全国县级医院系列实用手册

医院院长手册

主　编　易利华

副主编　张　彤　李　拓

王　丹

人民卫生出版社

图书在版编目（CIP）数据

全国县级医院系列实用手册. 医院院长手册/易利华主编. —北京：人民卫生出版社，2016

ISBN 978-7-117-22162-7

Ⅰ. ①全… Ⅱ. ①易… Ⅲ. ①医院-管理-中国-手册 Ⅳ. ①R197. 32-62

中国版本图书馆 CIP 数据核字（2016）第 033638 号

全国县级医院系列实用手册

医院院长手册

主　　编：易利华
出版发行：人民卫生出版社（中继线 010-59780011）
地　　址：北京市朝阳区潘家园南里 19 号
邮　　编：100021
E - mail：pmph @ pmph. com
购书热线：010-59787592　010-59787584　010-65264830
印　　刷：北京盛通印刷股份有限公司
经　　销：新华书店
开　　本：850×1168　1/32　　印张：26. 5
字　　数：672 千字
版　　次：2016 年 3 月第 1 版　2019 年 6 月第 1 版第 5 次印刷
标准书号：ISBN 978-7-117-22162-7/R · 22163
定　　价：96. 00 元

编　　者（以姓氏笔画为序）

王　丹　中国人民大学医院管理研究中心党委副书记

曲如瑾　山西省运城市第三医院院长

朱　福　上海市徐汇区中心医院院长

刘文卫　湖北省襄阳市中心医院院长

刘承伟　桂林医学院附属医院党委书记

刘剑波　陕西省泾阳县人民医院院长

许洪元　新疆维吾尔自治区伊犁哈萨克自治州卫生和计划生育委员会党委书记

孙彦荣　河北省清河县中心医院院长

苏　飞　四川省宣汉县人民医院院长

李　军　首都医科大学卫生管理与教育学院教授

李　拓　湖北省恩施土家族苗族自治州中心医院院长

杨　红　江苏省无锡市第四人民医院党委副书记

杨　琼　山东省滕州市中心人民医院院长

吴　限　江苏省滨海县人民医院院长

汪开保　安徽省芜湖市无为县人民医院院长

张　彤　江苏省兴化市人民医院院长

陆红霞　江苏省无锡市第二人民医院党委书记

陈　水　江苏南京溧水区人民医院院长

陈小维　四川省彭州市中医医院院长

邵志民　复旦大学附属华东医院副院长

易利华　江苏省无锡市第二人民医院院长

赵　阳　江苏省无锡市第三人民医院副院长

编　者

夏志宏　湖北省宜城市人民医院院长
徐珠屏　四川省双流县妇幼保健院院长
高　峰　江苏省靖江市人民医院院长
谈永飞　江苏省宜兴市人民医院院长
黄晓光　南京医科大学医政学院副院长
章更生　浙江省绍兴市上虞人民医院院长
韩兴贵　山东省滕州市中医医院院长
曾　坪　重庆市高新区人民医院院长

参编单位

江苏省无锡市第二人民医院
江苏省兴化市人民医院
湖北省恩施土家族苗族自治州中心医院
中国人民大学医院管理研究中心
首都医科大学卫生管理与教育学院
南京医科大学医政学院
复旦大学附属华东医院
上海市徐汇区中心医院
重庆市高新区人民医院
河北省清河县中心医院
山西省运城市第三医院
陕西省泾阳县人民医院
四川省彭州市中医医院
四川省宣汉县人民医院
四川省双流县妇幼保健院
湖北省襄阳市中心医院
湖北省宜城市人民医院
桂林医学院附属医院
新疆维吾尔自治区伊犁哈萨克自治州卫生和计划生育委员会
山东省滕州市中心人民医院
山东省滕州市中医医院
浙江省绍兴市上虞人民医院

参编单位

安徽省芜湖市无为县人民医院

江苏南京溧水区人民医院

江苏省靖江市人民医院

江苏省滨海县人民医院

江苏省宜兴市人民医院

江苏省无锡市第三人民医院

江苏省无锡市第四人民医院

《全国县级医院系列实用手册》编委会

出版说明

县级医院是我国医疗服务承上启下的重要一环，是实现我国医疗服务总体目标的主要承载体。目前，我国县级医院服务覆盖全国人口9亿多，占全国居民总数70%以上，但其承担的医疗服务与其功能定位仍不匹配。据《2014中国卫生和计划生育统计提要》数据显示，截至2013年，我国有县级医院1.16万个，占医院总数的47%；诊疗人次9.24亿人次，占医院总诊疗人次的34%；入院人数0.65亿人，占医院总入院人数的46%。

为贯彻习近平总书记“推动医疗卫生工作重心下移、医疗卫生资源下沉，推动城乡基本公共服务均等化，为群众提供安全有效方便价廉的公共卫生和基本医疗服务”的指示，落实国务院办公厅《关于全面推开县级公立医院综合改革的实施意见》和《关于推进分级诊疗制度建设的指导意见》等文件精神，推动全国县级医院改革发展与全国分级诊疗制度顺利实施，通过抓住县级医院这一关键环节，实现“郡县治，天下安”的目标，在国家卫生和计划生育委员会的领导下，在中国医师协会、中华医学会、中国医院管理协会的支持下，人民卫生出版社组织编写了本套《全国县级医院系列实用手册》。

本套图书编写有如下特点：

1. 编写工作是在对全国31个省市自治区100多家县级医院的充分调研基础上开展的，充分反映了全国县级医院医务工作者迫切需求。

2. 图书品种是严格按照县级医院专业构成和业务能力发展要求设置的，涉及临床、护理、医院管理等27个专业。

3. 为了保证图书内容的学术水平，全部主编均来自全国知名大型综合三甲医院；为了增加图书的实用性，还选择部分县级优秀医生代表参与编写工作。

4. 为了保证本套图书内容的权威性和指导性，大部分参考文献来源于国家制定的指南、规范、路径和国家级教材。

5. 整套图书囊括了县级医院常见病、多发病、疑难病的诊治规范、检查技术、医院管理、健康促进等县级医院工作人员必备的知识和技术。

6. 本套图书内容在保持先进性的同时，更侧重于知识点的成熟性和稳定性。

7. 本套图书写作上字斟句酌，字词凝练。内容表达尽量条理化、纲要化、图表化。

8. 本书装帧精良，为方便阅读，参照国际标准制作成易于携带的口袋用书。

本套图书共27种，除适合于县级医院临床工作者阅读之外，还兼顾综合性医院年轻的住院医师和临床研究生使用。本套图书将根据临床发展需要，每3~5年修订一次。整套图书出版后，将积极进行数字化配套产品的出版。希望本套图书的出版为提升我国县级医院综合能力、着力解决我国“看病难、看病贵”等问题，做出应有贡献。

希望广大读者在使用过程中发现不足，并反馈给我们，以便我们逐步完善本套图书的内容，提高质量。

人民卫生出版社

《全国县级医院系列实用手册》编委会

2016年1月18日

前　言

2014 年 12 月 13 日，习近平总书记在江苏考察时指出，没有全民健康，就没有全面小康。围绕习总书记关于“医疗卫生工作重心下移、医疗卫生资源下沉”的要求，在国家卫生和计划生育委员会的指导下，在中国医师协会、中华医学会、中国医院协会的支持下，人民卫生出版社于 2015 年 8 月 22 日在北京主持召开了“全国县级医院改革与综合能力提升研讨会暨《全国县级医院系列实用手册》系列书主编人会议”，与全国各家大型三甲医院及县级医院共同携手，编写《全国县级医院系列实用手册》，务实推动县级医院改革发展、综合能力提升和诊疗水平提高。

无锡市第二人民医院院长易利华教授被聘为《全国县级医院系列实用手册》编委会副主任委员，并担任丛书之一《医院院长手册》的主编。为编好这本《县级医院院长手册》，主编单位先后派人进行了县级医院管理现状的专题调研，并于 2015 年 9 月 25 日在无锡召开了《医院院长手册》编写会。在编写会上，来自全国医院管理一线的 30 余位院长与高校教授共同就书籍编写大纲等相关问题进行了热烈的讨论，力求使此书能立足当前县级医院管理的现状，做到理论兼顾实用，管理兼顾创新，融理论、概念、方法和工具于一体，同时注重可读性和指导性，引入大量当前各医院管理创新的鲜活案例，使本书更具指导性、实用性、创新性。

全书共分六个部分：

第一部分为院长应掌握的基本理论，包含科学管理理论、院长常用的管理原理与工具、医院管理知识等；

第二部分为院长的主要管理工作，包含医疗管理、护理管理、门急诊管理、科教管理、信息化建设、人力资源管理、绩效管理、经济管理、医保管理、药学和医学装备管理、预防保健管理、院内感染管理、后勤保障管理、行政管理、党群管理等，内容涵盖医院管理的各个方面；

第三部分为院长素质与领导力，着重介绍院长素质要求、院长领导力的培养等；

第四部分为政策法规及规章制度。我们节选部分县级医院院长应知的、常用的、重要的法律法规、岗位职责和各项医院管理制度统一作一介绍；

第五部分为院长值得借鉴的医院管理案例精选。每家参编单位提供 1 ~ 2 个案例，同时遴选国内外医院管理中较有代表性的案例，并对每个案例予以精辟的专家点评，更加直观深入、清晰明了地说明医院管理中的各类问题；

第六部分为院长自测题。围绕书中各部分内容，分为多选题、判断题和简答题，并提供正确答案，可以作为检测学习效果的一种方法。

希望本书能成为县级医院院长的案头书、口袋书、工具书，能带给大家医院管理的新思路、新方法、新理念。相信在全国同行与县级医院院长们的共同努力下，能在新医改中，积极推动我国医疗卫生工作重心下移、优质医疗卫生资源下沉，推动城乡基本公共服务均等化，为群众提供安全、有效、方便、价廉的公共卫生和基本医疗服务，真正解决好基层群众看病难、看病贵的问题，贡献出我们的力量。

人民卫生出版社杜贤总编辑亲自指导本书编写工作，并指出县级医院改革的重点在于院长的理念和行动，此书是系列丛书的关键部分，是促进县级医院改革与综合能力提升的标志性事件之一。在此感谢人民卫生出版社的帮助和支持，感谢各位编者的辛勤努力，正是因为大家紧密配合，互相学习借鉴，我们才能在短时间内高质量地完成编写任务。

易利华

2015 年 12 月于江苏无锡

目　录

第一章 院长应掌握的基本理论

2009年3月发布的《中共中央、国务院关于深化医药卫生体制改革的意见》（中发【2009】6号）标志着我国新医改的正式开始。根据中央文件的精神，在五项医改任务中公立医院改革是第五项重点任务，也是深化医改的难点工作。

2014年3月，国家卫生计生委和财政部等又专门印发了《关于推进县级公立医院综合改革的意见》。2015年5月，国务院办公厅也印发了《关于全面推开县级公立医院综合改革的实施意见》，这两项文件把公立医院改革从第五项任务推到了第一项，成为了改革的重点，特别明确了县级公立医院改革是现阶段医改的重中之重。

在我国的医疗服务体系中，县级医院处于城乡医疗服务的中间环节和枢纽地位，是全国医疗服务的重要承担单位，同时也是全国医改的关键环节。它既有对区域内一、二级医疗单位医疗服务的统领作用，又有和省、市以及国家级医疗单位的联系和输送作用。县级公立医院改革成功与否，对于全国公立医院的改革和新医改都具有极其重要的作用。

根据国家卫计委官网的统计信息显示，截止到2013年，全国县级医院有1.16万家，占医院总数的47%，因此，公立医院改革在县级医院能否成功、能否推进、能否实施，对全国公立医院改革也具有试点、探索和突破口的作用。县级医院的改革举足轻重，情况复杂，任务重，要求高，而县级医院院长作为公立医院改革的具体组织者、实施者和指挥者，其作用和意义不可低估。

在现实的医院管理中，我国对县级医院院长的培养目标、选拔任用以及实践工作能力的考核尚未进入科学管理的轨道。因此，在县级医院的改革中，亟待推出一部县级医院院长实用型管理手册。这部手册可以给医院院长提供医院管理学的帮助，医改实践性的助手和增强科学性、理论性的厚度以及院长驾驭改革创新能力的帮助，本书就是这样一种尝试和探索。

在县级医院院长的队伍中需要科学管理理论帮助的情况还比较普遍。由于许多院长都是从医生或其他岗位转岗而成的，大部分都没有经过专门的管理科学的培养、培训和教育，对科学管理理论和基础知识普遍比较缺乏。但是在现实的管理中又有很强的需要和应用性，因此，本书中第一个部分就为大家提供这样一种理论上的帮助，为县级医院院长做好医院管理工作提供具有现实意义的管理科学的理论学习和帮助。

第一节　科学管理知识

一、泰罗科学管理理论

讲到科学管理，就不能不提到泰罗，泰罗是上世纪初在世界范围内影响最大、推广最普遍的科学管理思想和理论的发现人。他的科学理论研究被称为“科学管理理论的起点”，他本人也因此被尊之为“科学管理之父”，泰罗科学管理的内容常常被人们称为“泰罗制”。

“泰罗制”的主要内容是：泰罗分析认为，工人和业主在生产经营活动中存在着某种利益的一致性，那就是通过改善经营的成果，在其他资源和份额不变的情况下，双方也都能从经营的效果中取得双方的利益，并互为增加。泰罗认为，在现实的一线生产过程中，工人的每天实际工作量实际上只有工作能力的三分之一左右，而造成这种现象的原因主要有三点：第一，劳动力的使用不当、工作分配不合理和工作方法不正确；第二，工人不愿意干和不愿意多干，这有工人本身的原因，也有报酬的原因；第三，管理者在生产的组织和过程中存在着多种原因和情况。因此，“泰罗制”就是在这三点分析的基础上提出了以下三个方面的改进：第一，要改进管理方法。根据工作的性质和要求来挑选和培训员工，这是提升工作效能的基础。同时也要改善作业环境和作业条件，使工作标准化，为相互之间的比较产生条件。同时要注意培训员工，让他们尽快掌握标准的作业方法，这是工人技术的获取来源，也是管理的一个源泉。第二，改进工作后的分配方法，尽可能实现“差别工资计件制”。泰罗认为，工人愿意多劳动的一个最重要的原因就是分配的合理性和导向性。如果工人在生产中没有总额的增加和计件制的作用，他就有可能产生惰性且不愿意多完成工作。第三，改进生产组织，加强一线的管理。泰罗认为，在工业生产的一线中，应当多从工程技术的角度来思考和改善问题。通过管理的作用来提高生产效率，所以把一线的管理完善、提升，如实行“职能工长制”和“例外原则”，都是泰罗在一线管理中提出的创新见解。泰罗以自己在生产一线的管理实践和探索冲破了工业革命以来，一直沿袭的、传统的经验管理方法，将科学管理引进到生产一线和具体的工作之中，为管理理论的科学化奠定了基础。泰罗主张把管理的职能从生产中独立出来，把管理作为一个独立的学科来思考、研究和创新。因此，泰罗为科学管理奠定了扎实的理论和实践基础。

当然，泰罗的科学管理也有一定的局限性。在当时的背景下，他的研究范围和内容尚比较狭窄，但无法掩饰他作为科学管理的起点和奠基人的突出贡献。

此外，科学管理理论更重要的贡献是提出了实施科学管理的核心问题——精神革命，即基于科学管理，认为雇主和雇员双方的利益是一致的，通过双方共同的努力提高工作效率，生产出比过去更大的利润，既可使雇主的利润得以增加，企业规模得到扩大，也可使雇员工资提高，满意度增加。

归纳起来讲，泰罗科学管理主要有两大贡献：一是管理要走向科学；二是劳资双方的精神革命。科学管理理论不仅对20世纪的传统工业发展产生了巨大的积极影响，同时也为医院管理研究提供了诸多理论依据。泰罗关于工作任务、工作定额激励、鼓励创新、强调例外原则等观点对我们当今的医院绩效考核、医院人力资源管理、医院管理创新、医院发展战略等方面都有一定的现实指导意义。同时，科学管理中的思想精华、有效管理的方法，以及重新协调员工能力的一种方式，对于我们现在的医院管理实践，同样具有重要的参考价值。

泰罗科学管理理论提示医院管理者，不仅要用规范、准则、标准等科学化、标准化管理来强化员工的医疗服务行为，提高医疗服务质量，而且要有意识地把员工的目标与医院愿景有机统一起来。

二、法约尔一般管理理论

一般管理理论最早由法国人亨利·法约尔（Henri Fayol，1841—1925年）提出，是西方古典管理思想的重要代表，后来成为管理过程学派的理论基础，也是以后各种管理理论和管理实践的重要依据。其主要著作《工业管理与一般管理》是一般管理理论诞生的标志，成为管理理论发展史上的重要里程碑。

法约尔在管理科学中的最主要的贡献就在于他对组织管理有自己独特的见解。他最主要的著作是1916年发表的《工业管理与一般管理》，在这本著作中详细介绍了他的管理思想和观点。他认为，经营和管理是两个不同的概念，管理是经营的一个部分，除了管理活动以外，经营还包括技术、商业、商务、安全以及财务等一系列职能。法约尔认为，经营活动的六个方面在组织中是普遍存在的，因此，管理和经营是有区别的。根据法约尔的分析，人们在管理活动中，往往容易忽视管理知识的教育和培养，而注重对一般技术和能力的了解。他认为，管理的知识应当建立在公认的、普遍的认识之上，这些管理的原理、原则、方法和程序就是法约尔的一般管理。

法约尔的一般管理理论和原则的内容主要有 14 条：

1. 劳动分工　法约尔强调劳动分工是一种自然规律，目的就是要让劳动者得到更好的成果；

2. 权力与责任　权力是在劳动过程中要求他人服从和配合的力量，法约尔将其分为制度权力和个人权力两种；

3. 纪律　法约尔认为任何组织活动要想有效地进行都需要有统一的纪律，这是劳动的有效设置的一个必备条件；

4. 统一指挥　这是法约尔认为的最重要的一条基本原则。每个人都要接受领导人的命令，这种纪律和统一指挥在生产过程中非常重要；

5. 统一领导　这条原则对于为同一目标奋斗的人，与有领导和有计划是同样重要的；

6. 个人利益服从整体利益　这个原则是不言而喻的管理原则，但是法约尔认为在生产经营过程中仍然要时常去提醒、注意和遵循；

7. 注重人员的报酬　法约尔认为报酬是人们服务的价格，劳动能否产生满意的结果，报酬的高低是一个重要条件；

8. 集中　法约尔认为权力有集中与分散两种，但在管理的过程中更应该强调集中，集中是降低各种风险的重要保障；

9. 等级制度　法约尔非常注重和强调组织中的层次管理和等级制度，组织中的信息和命令的传递都有层次、有反馈；

10. 秩序 法约尔认为在管理活动中有物的秩序和人的秩序，都要明确、规范他们在一定的位置上，这也是做好管理工作的前提；

11. 公平 公平是管理的善意、公道的做法；

12. 人员的稳定 人员的稳定对于管理工作来讲是一个重要的条件，可以保障生产活动的正常进行和工作效率的提升；

13. 首创精神 法约尔认为任何有效的管理都需要调动人的首创精神，这是管理最有利的刺激方向；

14. 人员的团结 法约尔认为管理要让全体人员和谐、团结，这是管理力量的来源。

法约尔在管理基本原则的研究基础上认为，管理活动还应当包括计划、组织、指挥、协调和控制五个方面，这也为管理理论的发展奠定了重要的基础。

法约尔的一般管理理论提示医院管理者管理的职能和原则具有普遍适用性，应遵循管理的一般规律抓好医院的各项管理工作，履行管理职能，合理用权，有效授权，分工合作，优化配置资源，发挥医院应有功能和作用。其中对于管理的定义、管理活动的五个要素（计划、组织、指挥、协调、控制）以及管理的14条原则是医院管理理论和实践的重要参考依据，对于医院管理的研究和发展有着深刻的影响。可以说，法约尔的绝大部分理论已经被当今的医院管理者所接受和应用。

三、韦伯社会科学方法论

马克斯·韦伯（Max Weber，1864—1920年）是德国著名社会学家、政治学家、社会理论家，是社会学三大“奠基人”之一。

韦伯在1921年出版的代表作《经济与社会》中提出了“理想的”行政管理体制，即“官僚体制”。他把权力的类型分为三类，即传统型权力、法理型权力和超凡型权力，并在此基础上构划出了一个完整的“官僚体制”模式。同时，韦伯认为，只有法理型的权力才能成为科学组织的基础。

韦伯的社会科学方法论主要包括两方面内容：一是关于价值中立的论述；二是关于理想类型的论述。其中，价值中立有两层含义：第一，一旦社会科学家根据自己的价值观念选择了研究课题，他就必须停止使用任何主观的价值观念，而遵从他所发现的资料的指引，不管运用这种资料研究的结果是否对自己有利。此强调研究者应严格以客观的、中立的态度进行观察和分析，从而保证研究的客观性和科学性。第二，对事实领域和价值领域、事实判断和价值判断要作出严格的区分，不能从“事实的陈述”推出“应该的陈述”，也就是科学研究工作者只能向人描述或说明科学事实，不能教人进行价值选择。而理想类型从本质上讲是一套认识工具，是根据价值关联建起来的一套思维图像，是一套存在于思想里面，具有逻辑自洽性的秩序，用以与研究所得的资料或现实经验对照，从而认识现实与理想类型之间的差距。理想类型体现了价值关联的原则和理解的方式，从而成为社会科学认识经验现实的特有方法。

韦伯的社会科学方法论提示医院管理者应秉持客观、中立的态度，认识到社会科学应当像自然科学一样，以追求知识的客观性、可验证性为目的，尽管与自然科学相比要困难得多。在科学研究中避免直接进行价值说教、信仰灌输，而在表明自己的价值立场时，必须充分尊重事实，尊重价值的多元性。在医院管理工作中，这样的组织架构，不仅完善了工作流程、工作规则与行为规范，也逐步实现了医院工作的制度化、程序化和规范化，从而更好地达到了医院工作的目标、提高了医院整体运行的效能，是当今医院行政管理中不可或缺的理论基础。

四、梅奥人际关系学说—霍桑试验

梅奥（George Elton Mayo，1880—1949 年）是澳大利亚裔美国行为科学家、人际关系学说的创始人，主要代表著作是《组织中的人》和《管理和士气》。梅奥在美国西方电器公司霍桑工厂进行的长达八年的霍桑试验（Hawthorne Experiments）对人的行为和人际关系进行了系统研究，为其人际关系学说获得了充分的证据支持。

“霍桑试验”包括照明试验（1924—1927年）、继电器装配室的试验（1927—1932年）、“访谈试验”（1928—1930年）和对接线板接线工作室研究（1930—1932年）四个阶段。结果表明：无论工作条件（照明度强弱、休息时间长短、厂房内温度高低等）有无改善，试验组和非试验组的劳动生产率都在提高；在试验计件工资对生产效率的影响效果时发现，生产小组内部似乎有某种共识，大部分工人有意控制自己的产量，奖励性工资并没有带来劳动生产率的大幅提高；大规模调查访谈发现，工人因为能够自由地说出想法、发泄怨气而改变工作态度，劳动生产率也得到一定程度的提高。由此提示，影响劳动生产率的根本因素不是工作条件等环境因素，而是工人自身因素，包括归属感、被尊重感、被工作团体接受程度等。

梅奥全面总结了霍桑试验的结果，提出了人际关系学说。人际关系学说的主要内容是：

1. 人是“社会人”，并非“经济人”的人性假设

后者以生活观上的享乐主义、方法论上的科学主义为哲学基础，据此认为职工单纯追求经济利益，深信能够精确计算投入与生产比值，从而主张采取管制、惩罚等强硬、专制的管理方式。而霍桑试验结果显示，工资刺激绝不是增加产量的唯一因素，职工还有社会和心理方面的需求，即追求人与人之间的友情、安全感、归属感和尊重感，这就是“社会人”假设，采取温和、民主的管理方式更能促进提高生产效率。众所周知，人作为企业经营管理中最为活跃、最具革命性、最富创造力的因素，其创造性的发挥是有条件的，以其能动性为前提。硬性而机械式的管理，只能抹煞其才能。“只有满意的员工才是有生产力的员工”。企业的管理者应努力使员工满意，加强员工的管理参与度，增加主人翁责任感和个人

成就感，将其个人目标和企业的经营目标统一起来，可以激发出更大的工作热情，发挥其主观能动性和创造性。

2. “非正式组织”理论　人们相互发生思想、感情、行为的互动而形成具有共同情感的团体，即“非正式组织”。非正式组织符合人与组织生存和发展的客观规律。员工的行为很大程度上是受到集体中其他个体的影响。非正式组织以感情逻辑为行动标准，是新的组织观，与正式组织统一于社会系统。组织管理应力求保持效率逻辑同感情逻辑的平衡。培养共同的价值观，创造积极向上的企业文化是协调好组织内部各利益群体关系，发挥组织协同效应和增加企业凝聚力最有效的途径。只有发挥每个职工的作用，促进管理人员与职工以及职工之间的协调、合作，才能实现组织效率目标。

3. “士气”理论与人际关系为导向的新型领导　生产效率主要取决于职工的士气，后者与职工的满意度正相关，强调组织管理应以人为中心，激发职工的士气，强调非正式组织对职工的潜在作用。倾听和赞美都是管理中有效的沟通方式。要求新型领导必须以人际关系为导向，亲善的沟通方式不仅可以了解到员工的需求，更可以改善上下级之间的关系，从而使员工更加自觉地努力工作。不仅有助于营造和谐的工作氛围，而且能够提高员工的满意度，“在正式组织的经济需求和工人的非正式组织的社会需求之间保持平衡”，即能在经济的逻辑和非逻辑的感情之间进行平衡，协调好正式组织和非正式组织的关系，从而提高职工的满意度，鼓励士气，提高生产率。

霍桑试验从社会心理学的视角重新审视人，提出互利原则、人性激发原则、人人参与原则以及协调一致原则等思想，由此形成了人际关系学说。人际关系学说第一次把管理研究的重点从工作和物的因素转向人的因素，是对古典管理理论的修正和补充，开辟了组织管理研究新的理论范式，也为现代行为科学的发展奠定了基础，对管理实践产生了深远影响。

人际关系学说及霍桑试验提示，医院管理者不仅应建立有效的激励机制，培养团队精神，时刻把调动医务人员的积极性放在主导地位；更应重视和正确对待非正式组织的作用，建设医院文化，发挥正式组织的积极作用，避免非正式组织的不利影响；同时，应进行有效沟通，注重倾听和赞誉，增强员工自信心和使命感，提高满意度，激发创造力。

五、马斯洛需要层次理论

需要层次理论（Maslow's hierarchy of needs）是20世纪60年代由美国学者、著名的心理学家、管理学家和人本主义心理学家亚伯罕·哈罗德·马斯洛（Abraham H. Maslow，1908—1970年）提出，其代表性著作是《人类动机的理论》。

需要层次理论认为，人类的需要是分层次的，由低到高依次为：生理需要、安全需要、社交需要、尊重需要、自我实现需要（图1-1）。其中：

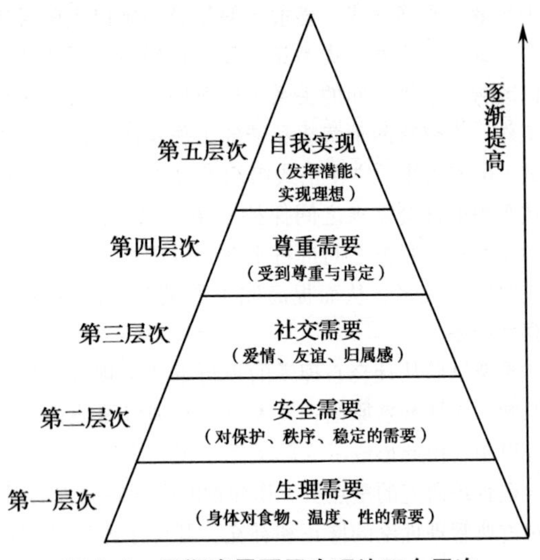

图1-1　马斯洛需要层次理论五个层次

1. 第一层次：生理需要　生理需要是人们最原始、最基本的需要，如空气、水、吃饭、穿衣、性欲、住宅、医疗等。如果这些需要（除性欲以外）任何一项得不到满足，人类个体的生理机能就无法正常运转，生命将因此受到威胁。因此，生理需要是推动人们行动最首要的动力。只有这些最基本的需要满足到维持生存所必需的程度后，其他的需要才能成为新的激励因素，已相对满足的需要也就不再成为激励因素。

2. 第二层次：安全需要　安全需要指要求劳动安全、职业安全、生活稳定、希望免于灾难、希望未来有保障等。安全需要较生理需要高一级，是当生理需要得到满足后产生的需要。现实中的个体都有安全感的欲望、自由的欲望、防御实力的欲望。马斯洛认为，整个有机体是一个追求安全的机制，人的感受器官、效应器官、智能及其他能力是寻求安全的主要工具，甚至可以把科学和人生观都看成是满足安全需要的一部分。同样，当安全需要一旦相对满足，就不再成为激励因素。

3. 第三层次：社交需要　社交需要也叫归属与爱的需要，指个人渴望得到家庭、团体、朋友、同事的关怀爱护理解，以及对友情、信任、温暖、爱情的需要。社交需要比生理和安全需要更细微、更难捉摸。它与个人性格、经历、生活区域、民族、生活习惯、宗教信仰等都有关系，难以察觉，无法度量。

4. 第四层次：尊重需要　尊重需要可分为自尊、尊他和他尊（权力欲）三类，包括自我尊重、自我评价以及尊重别人。尊重需要虽很少能够得到完全满足，但基本满足即可产生激励。人人都希望有稳定的社会地位，要求其能力和成就被社会所承认。尊重需要又可分为内部尊重和外部尊重。内部尊重指一个人希望在各种不同情境中有实力、能胜任、充满信心、能独立自主，即自尊。外部尊重是指一个人希望有地位、有威信，受到别人的尊重、信赖和高度评价，即他尊。当然受尊重是双向的，在受到别人尊重、信赖和高度评价的同时，也理应给对方以尊重、信赖和高度评价，即尊他。当尊重需要得到满足，能使人对自己充满信心，对社会满腔热情，体验到活着的用处和价值。

5. 第五层次：自我实现需要　自我实现需要是努力挖掘潜力，竭尽所能，使个体趋于完美。自我实现即自我完善，意味着充分地、活跃地、忘我地、集中全力全神贯注地体验生活，实现理想、抱负，最大程度地发挥个人能力和潜力，是最高层次的需要。这个阶段，解决问题能力增强，自觉性提高，善于独立处事，完成与自己能力相称的一切事情。为满足自我实现需要所采取的途径因人而异。

需要层次理论的主要观点如下：

五种需要按层次逐级递升，但顺序不是完全固定，也有种种例外情况；人人都有需要，某层需要获得满足后，另一层需要才出现；在多种需要未获满足前，首先满足迫切需要；当该需要满足后，其后的需要才显示出激励作用；一般而言，某一层次的需要相对满足了，就会向高一层次发展，追求更高层次的需要成为行为的驱动力，而获得基本满足的需要就不再是一股激励力量；五种需要可以分为两级，其中生理需要、安全需要和社交需要属于低级需要，这些需要借外部条件即可满足；而尊重需要和自我实现需要是高级需要，应通过内部因素才能满足，而且尊重需要和自我实现需要是无止境的；同一时期一个人可能有几种需要，但总有一种需要占主导地位，对行为起决定作用，各层次需要相互依赖和重叠，任何一种需要都不会因为更高层次需要的发展而消失，只是对行为影响的程度大大减小；一个国家多数人的需要层次结构，同该国的经济发展水平、科技发展水平、文化和人民受教育的程度直接相关。不发达国家，低级需要占主导的人数比例较大，发达国家则刚好相反。

尽管需要层次理论指出人的需要按照由低到高的顺序满足，从而实现人的发展，揭示了人类需要发展的一般趋势，但带有一定的机械主义色彩，即把这种需要层次看成是固定的程序，看成是一种机械的上升运动，忽视了人的主观能动性，忽视了通过思想教育可以改变需要层次的主次关系。

需要层次理论对于院长的医院管理工作具有重要的理论帮助，可以使院长更加了解医院管理工作的对象，更好地运用科学管理方法。也可以使院长更加了解医院服务工作的对象，使医院的医疗工作能更好地满足国家与社会的需求。

在医院管理的实战中，需要层次理论从激励的角度，以人的因素为根本，对医院人力资源管理工作提出了新的要求，其提示医院管理者，对待员工，应以医务工作者为本，满足医护人员的基本需求，重视员工提出的各种合理要求和建议，根据因人而异的需要，抓住主导的需要，有的放矢地加以运用；在做重要决策时征求员工意见，激发他们的工作热情和以单位为家的主人翁精神；注重对人员的培养，既要着眼于眼前，又要放眼于今后，做到统筹安排和合理规划。特别是针对医护人员这样的高智商群体，除了应关注基本的低层次需要外，更应该强调高层次需要，通过设计职业发展路径、营造氛围、搭建平台等，给其创造展现才华、实现自我价值的空间，从而有利于激发医护人员的工作热情和积极性，提升管理工作水平，提高医疗服务质量。对待患者，应了解患者的心理活动与需要，及时发现患者当前的主要需要，从而针对性地采取管理措施，为患者提供满意的服务。

六、巴纳德组织理论

美国著名的组织管理学家切斯特·巴纳德（Chester I. Barnard，1886—1961 年）提出了组织理论，被誉为组织系统学派的创始人，其重要著作是《经理人员的职能》。

组织理论认为：

组织是“两人或两人以上，用人类意识加以协调而成的活动或力量系统”，强调合作。组织内主管是最为重要的因素，主管有三个主要职能：制定并维持一套信息传递系统；促使组织中每个人都能做出重要的贡献；阐明并确定本组织的目标。

组织不论大小，其存在和发展必须具备三个基本条件，即明确的目标、协作的意愿和良好的沟通。明确的目标指组织不仅应当有目标，而且目标必须为组织成员所理解和接受，与个人目标相统一，适应环境变化。协作的意愿是指组织成员对组织目标做出贡献的意愿。良好的沟通指组织的共同目标和个人的协作意愿间的意见交流，以便形成合力。这三个条件均与主管作用的发挥程度密切相关。

组织功能作用发挥情况，应以组织自身的平衡稳定状态及与周围环境的适应为前提，即组织平衡理论。包括内部平衡与外部平衡。前者从根本上讲就是组织成员贡献与回报的对等问题；后者是组织与外部环境的适应问题。

管理者权威的大小和指挥权力的有无，取决于下级人员接受其命令的程度，来自由下而上的认可。

巴纳德组织理论提示，医院管理者应明确医院目标，并通过制定适宜的薪酬制度和外环境动态适应机制实现医院组织的内部和外部平衡，同时努力提升管理者权威的接受度，想方设法使医院目标与员工个人目标相统一，从而更好地发挥医院功能。

七、西蒙决策理论

美国著名的行政学家赫伯特·西蒙（Herbert A. Simon，1916—2001 年），为 1978 年的诺贝尔经济学奖获得者，其从行为科学的角度探讨了决策理论，被公认为是决策理论学派的创始人，《管理行为》是其最具代表性的著作。决策理论适用于一切正式组织机构的决策。

决策理论的主要观点是：

1. 组织的基本功能就是决策　“管理就是决策”，组织是一个决策系统，有效的组织应以正确的决策为基础。

决策贯穿管理的全过程。

2. “有限理性”决策　由于受决策者主观认识能力、知识、价值观念等方面的限制，以及受客观上的时间、经费、情报来源等方面的限制，任何组织都不可能追求到“最理想”和“最优化”的决策，只能追求在当时条件下“令人满意”的决策。个人或企业的决策都是在有限度的理性条件下进行的。现实生活的管理者或决策者，是介于完全理性与非理性之间的“有限理性”的“管理人”。

3. 满意性准则　在决策时应确定一套标准说明令人满意的、最低限度的替代办法，而标准本身也可以变动。满意型决策需要满足两个条件：一是有相应的最低满意标准；二是策略选择能够超过最低满意标准。

4. 决策的目的性　人的行为与组织的活动都有目的性，决策过程即目标确定和目标实现，就决策导向最终目标的选取而言，将决策称之为“价值判断”；决策包含的最终目标的实现而言，将之称作为“事实判断”。相应的决策要素可以分为价值要素和事实要素。

决策理论提示，医院管理者应区分规范性和非规范性决策，遵循有限理性和满意性准则，基于决策的目的性建立科学的决策模式。在决策行为变成常规后，管理者需要不断用有限理性来拷问常规，对常规提出质疑，进行审查和周期性修正，以保障规范性决策制定过程的准确性。患者导向型的理性决策模式，强调决策制定过程中注重公众的参与，建立有效的评价决策体系；效率导向型的理性决策模式，强调健全组织化、民主化、责任制的决策机制和纠错改正机制，提高决策效率。

八、平衡计分卡理论

哈佛商学院罗伯特·卡普兰（RobertS. Kaplan，1940—）和戴维·诺顿（David P. Norton，1941—）于1992年发明了平衡计分卡（Balanced Score Card，简称BSC）———种绩效管理和绩效考核的工具，相关思想载于《哈佛商业评论》的《平衡计分卡——绩效衡量与驱动的新方法》。

平衡计分卡从财务、客户、内部运营、学习与成长四个角度，将组织的战略落实为可操作的衡量指标和目标值，即建立“实现战略制导”的绩效管理系统，从而保证企业战略得到有效的执行。因此，平衡计分卡通常被称为加强企业战略执行力的最有效的战略管理工具。

1. 财务方面　组织财务性业绩指标，能够综合地反映组织业绩，可以直接体现股东的利益。因此，它一直被广泛地应用于对组织的业绩进行控制和评价，并在平衡计分卡中予以保留。常用的财务性业绩指标主要有利润和投资回报率。此外，还可以采用营业收入、销售成本和经济附加值（剩余收益）等。

2. 客户方面　用户是上帝，客户是实现组织财务目标永不枯竭的源泉。组织只有更好地满足客户需要，才能拥有更多的客户，创造出组织更好的经济效益平衡计分卡中客户方面的指标主要有：客户满意程度、客户保持程度、新客户的获得、客户获利能力、市场份额等。除上述核心指标外，还包括能够吸引和保持客户份额的价值观念属性，如产品和服务属性：即产品或服务的功能及其价值和质量；客户关系包括交送产品或服务给客户，还包括市场反应、交货时间及客户对在组织购买商品的感觉；组织形象和声誉等。

3. 内部运营方面　组织财务业绩的实现，客户各种需求的满足，以及股东价值的追求，都需要靠其内部的良好经营来支持。这一过程又可细分为创新、生产经营和售后服务三个具体过程。一是创新过程。组织创新主要表现为确立和开拓新市场，发现和培育新客户，开发和创造新产品和服务，以及创立新的生产工艺技术和经营管理方法等。永无止境地创新是保证组织在激烈的市场竞争中致胜的法宝。平衡计分卡中用来衡量创新能力的指标大致有：新产品开发所用的时间、新产品销售收入占总收入的比例、损益平衡时间，还有一次设计就能完全达到客户对产品性能要求的产品的百分比、设计交付生产前需要被修改的次数等。二是生产经营过程。生产经营过程是指从接受客户订单开始，到把现有产品和服务生产出来并提供给客户的过程。实现优质经营是这一过程的重要目标，评价其业绩的指标主要有时间（包括产品生产时间和经营周转时间）、质量（产品和服务的质量）、成本（产品和服务的成本）。三是售后服务过程。是指在售出和支付产品和服务之后，给客户提供的服务活动过程。它包括提供保证书、修理、退货和换货，以及支付手段的管理（如信用证的管理）等。良好的售后服务对保护客户的经济权益，维护组织的形象和声誉都有着重要的意义。衡量售后服务的指标大致有组织对产品故障的反应和处理时间、售后服务一次成功率、客户付款的时间等。

4. 学习与成长方面　组织的学习和成长主要来自三个方面的资源：人员、信息系统和组织的程序。前面财务、客户和内部运营过程目标，通常显示出在现有的人员、系统和程序的能力与实现突破性业绩目标所要求的能力之间的差距。为了弥补这些差距，组织就要投资于培训员工、提高信息系统技术、组织好组织程序。其中提高员工能力、激发员工士气尤为重要。反映员工方面的指标主要有员工培训支出、员工满意程度、员工的稳定性、员工的生产率等。

创建平衡计分卡主要有7个步骤（图1-2）。

第一步，定义组织的愿景。

第二步，确定组织战略，通过确定战略，了解组织如何实现愿景。

第三步，定义关键成功因素和维度，即组织必须在哪些关键环节做好事情。

第四步，确定关键绩效衡量标准，即关键成功因素与维度的评价标准。

第五步，定义评估方法，保证以正确方式进行评价。

第六步，制定执行计划。

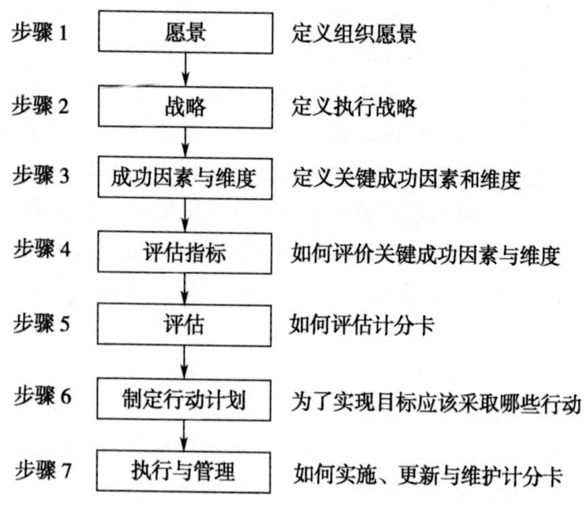

图 1-2 平衡计分卡创建步骤

第七步，执行和管理，即撰写计分报告，并加以实施、更新与维护，同时明确哪些人员应该得到何种报告。创建并实施平衡计分卡要遵循五个核心原则：将战略转变为可操作性用语；确保组织有效实施战略；使战略成为每一个人的工作；确保战略可持续性实施；通过领导实现变革。

平衡计分卡不仅是一种管理手段，也体现了一种管理思想：只有量化的指标才是可以考核的，组织愿景的达成要考核多维度指标。

实施平衡计分卡具有以下优点：克服财务评估方法的短期行为；使整个组织行动一致，服务于战略目标；能有效地将组织的战略转化为组织各层的绩效指标和行动；有助于各级员工对组织目标和战略的沟通和理解；利于组织和员工的学习成长和核心能力的培养；实现组织长远发展；提高组织整体管理水平。但是，平衡计分卡不适用于战略制定，亦非流程改进的方法，它尚存在实施难度大、指标体系建立较困难、指标数量过多、各指标权重分配比较困难、部分指标量化工作难以落实、实施成本大等缺点。

目前，平衡计分卡是组织经营业绩评价方面最新、内容最全的理论和方法，运用平衡计分卡进行管理业绩评价，有助于组织提升管理水平：从财务指标看企业或组织的获利能力；从内部运营指标看企业或组织的综合提升力；从客户指标看企业或组织的竞争能力；从学习与成长指标看企业或组织的持续后劲。平衡计分卡从多个角度入手，运用一系列绩效指标表述组织经营思想的表格，运用平衡观念来驱动组织绩效的量度，是一种典型的绩效目标体系，追求的是短期和长期绩效目标之间的平衡、财务和非财务之间的平衡及外界和内部绩效的平衡等，可以快速而全面地考察企业。最初平衡计分卡在生产型企业中取得了巨大的成功，而后逐渐向服务性行业延伸，目前已被引入卫生系统。

平衡计分卡理论有利于完善医院发展战略，并可将战略与绩效管理系统联系起来。目前，我国很多医院采取隐式的战略管理模式，即医院发展战略只存在于院长的头脑中，并依靠个人魅力来进行管理；有的甚至根本没有对未来发展进行规划。尽管有些医院也取得了一定程度的成功，但其弊端仍显而易见——这种隐式战略管理模式不可避免地依从于其业务性质和负责人兴趣的驱使，导致各自为政。平衡计分卡的实施可以有效地促使医院实现战略的显式化管理。

首先，它要求将医院的战略与绩效管理相连接，从而促使医院管理者主动对自身的愿景进行反思，明确设定战略目标。在管理者明晰了医院的战略后，平衡计分卡将会与医院绩效管理的各个环节紧密相连，将医院的愿景及战略目标转化为绩效指标并分解到医院的每一名员工，进而将实现指标的行动计划与指标联系起来并配置资源，确保计划、指标与战略目标的实现。其次，平衡计分卡还是进行绩效指导与反馈的重要工具，它能持续地对医院各个层面的绩效实施监控、实现沟通，以确保整体绩效，促进医院战略目标的实现。最后，平衡计分卡还是考核评价的工具，它通过与薪酬等人力资源政策有效地结合，实现合理的绩效回报，以激励医院全体职工提高实现其绩效目标的积极性与主动性。

因此，平衡计分卡能够帮助医院管理者建立一个实现医院“精准”战略的绩效管理系统，是联系医院战略与绩效管理系统的有效工具！但实施平衡计分卡有以下注意事项：一是平衡计分卡宜量身定制。每家医院都有其特殊的组织文化、管理风格、资源背景，直接套用不可取，必须量身定制特有的绩效考核体系。且具体的测评指标设计的质量将严重影响到平衡计分卡的实施，测评指标要慎重选择，数量不宜过多，加起来不应超过20个，内容必须是客观和可以量化的，便于操作和理解。二是要重视医院内部的上下沟通。平衡计分卡作为一种新的管理工具在引入时必定会触及组织中部分群体的利益和承受习惯性的压力，充分的沟通是克服来自组织内部阻力的最佳办法。广泛宣传及鼓励员工积极参与不失为可取的办法。在平衡计分卡的测评结果与员工的薪酬奖惩制度结合的问题上，要使员工抛开以财务绩效为重的思维定式并自觉接受新的评价办法。三是医院必须有完善的信息支持系统。平衡计分卡对计算机数据信息系统有较高的要求：在引入平衡计分卡以前要在医院内部建立一个完善的信息管理系统，以便能够及时地提供测评指标所必需的信息，如财务信息、顾客信息、业务流程信息、员工电子档案等。此外，还应包括竞争对手和行业内的相关信息，这是医院制订战略规划的数据来源。引入平衡计分卡是现代医院管理的一个发展方向。

九、戴明环（PDCA）理论

PDCA循环又叫质量环，是管理学中的一个通用模型，最早由苏哈特于1930年构想，后来被美国质量管理专家威廉·爱德华兹·戴明（William Edwards Deming）在1950年再度挖掘出来，加以广泛宣传，并运用于持续改善产品质量的过程，因此PDCA理论又被称为戴明环理论。

戴明环理论的核心内容就是戴明环（PDCA）。PDCA是英语单词Plan（计划）、Do（执行）、Check（检查）和Act（修正）的首字母，PDCA循环就是按照这样的顺序进行质量管理，并且循环不止地进行下去，从而带动质量不断提升，即质量螺旋式上升的科学程序。其中：

P（Plan）：计划，包括方针和目标的确定，以及活动规划的制订。

D（Do）：执行，根据已知的信息，设计具体的方法、方案和计划布局；再根据设计和布局，进行具体运作，实现计划中的内容。

C（Check）：检查，总结执行计划的结果，分清哪些对了，哪些错了，明确效果，找出问题。

A（Act）：修正，对检查的结果进行处理，对成功的经验加以肯定，并予以标准化；对于失败的教训也要总结，引起重视。对于没有解决的问题，应提交给下一个PDCA循环中去解决。

以上四个过程不是运行一次就结束，而是周而复始地进行，一个循环完了，解决一些问题，未解决的问题进入下一个循环，呈阶梯式上升。

PDCA循环是全面质量管理所应遵循的科学程序。全面质量管理活动的全部过程，就是按照PDCA循环，不停顿地、周而复始地运转。PDCA循环不仅在质量管理体系中运用，也适用于一切循序渐进的管理工作。

PDCA循环过程具体包括四个阶段八个步骤：

1. 第一阶段：P阶段　P阶段就是以满足用户需求、取得最大经济效益为目的，制订质量目标和质量计划，选定要突破的质量问题点，并围绕实现目标、计划和拟解决的质量问题，制订相应的实施措施。一般来说，在计划阶段需要明确为什么要制订措施和计划（Why）、预期达到什么目标（What）、在何处执行计划和措施（Where）、由什么人执行（Who）、什么时候执行

（When）、何时完成及怎样执行（How）等问题，即计划阶段应考虑的是“5W1H”。具体来说，计划阶段可分为以下四个步骤：

第一步：分析质量现状，找出存在的质量问题。应首先树立不断发现质量问题、改善质量的意识。在分析质量现状时，要强调用数据说话，运用统计分析表、排列图、直方图、控制图等数理统计分析工具，来分析和发现质量问题。

第二步：分析产生质量问题的各种原因和影响因素。运用因果图、排列图等手段从影响产品质量的六大方面来分析，即人员、设备、材料、工艺方法、检测方法和环境等因素。

第三步：找出影响质量的主要原因。在第二步的基础上，应用排列图、相关图、因果图等工具，从影响质量的各因素中，找出主要原因，解决主要矛盾。在实践中，确定主要问题常采用“20/80 原理”，即 20% 的原因是影响质量问题的主要原因，应将解决问题的精力主要放在这些问题上。

第四步：针对影响质量的主要原因，拟订管理、技术和组织等方面的措施，提出质量改进活动的计划和预期要达到的效果。可以采用目标管理方法，应该明确目标、进度、负责人、参加人、检查人和具体措施等。使用过程决策程序图或流程图，方案的具体实施步骤将会得到分解。

2. 第二阶段：D 阶段　即按照预定的计划、标准，根据已知的内外部信息，设计出具体的行动方法、方案，进行布局。再根据设计方案和布局，进行具体操作，努力实现预期目标的过程。

第五步：针对主要原因，提出解决的措施并执行。设计出具体的行动方法、方案，进行布局，采取有效的行动；产品的质量、能耗等是设计出来的，通过对组织内外部信息的利用和处理，做出设计和决策，是当代组织最重要的核心能力。设计和决策水平决定了组织执行力。

对策制订完成后就进入了实验、验证阶段也就是做的阶段。在这一阶段除了按计划和方案实施外，还必须要对过程进行测量，确保工作能够按计划进度实施。同时建立起数据采集，收集起过程的原始记录和数据等项目文档。

3. 第三阶段：C 阶段　即确认实施方案是否达到了目标。

第六步：检查执行结果是否达到了预定的目标。效果检查，检查验证、评估效果；“下属只做你检查的工作，不做你希望的工作”，IBM 前 CEO 郭士纳的这句话将检查验证、评估效果的重要性一语道破。

方案是否有效、目标是否完成，需要进行效果检查后才能得出结论。将采取的对策进行确认后，对采集到的证据进行总结分析，把完成情况同目标值进行比较，看是否达到了预定的目标。如果没有出现预期的结果时，应该确认是否严格按照计划实施对策，如果是，就意味着对策失败，那就要重新进行最佳方案的确定。

4. 第四阶段：A 阶段

第七步：把成功的经验总结出来，制定相应的标准。

标准化，固定成绩；标准化是维持企业治理现状不下滑，积累、沉淀经验的最好方法，也是企业治理水平不断提升的基础。可以这样说，标准化是企业治理系统的动力，没有标准化，企业就不会进步，甚至下滑。

对已被证明的有成效的措施，要进行标准化，制定成工作标准，以便以后的执行和推广。

问题总结，处理遗留问题。所有问题不可能在一个 PDCA 循环中全部解决，遗留的问题会自动转进下一个 PDCA 循环，如此，周而复始，螺旋上升。

第八步：把没有解决或新出现的问题转入下一个 PDCA 循环去解决。对于方案效果不显著的或者实施过程中出现的问题，进行总结，为开展新一轮的 PDCA 循环提供依据。

其中，处理阶段是 PDCA 循环的关键。因为处理阶段就是解决存在问题，总结经验和吸取教训的阶段。该阶段的重点又在于修订标准，包括技术标准和管理制度。没有标准化和制度化，就不可能使 PDCA 循环转动向前。

PDCA 循环可以使思想方法和工作步骤更加条理化、系统化、图像化和科学化。它具有如下特点：

特点一：大环套小环、小环保大环、推动大循环。

PDCA 循环作为质量管理的基本方法，不仅适用于整个工程项目，而且也适用于整个组织和组织内的科室、工段、班组以至个人。各级部门根据组织的方针目标，都有自己的 PDCA 循环，层层循环，形成大环套小环，小环里面又套更小的环。大环是小环的母体和依据，小环是大环的分解和保证。各级部门的小环都围绕着组织的总目标朝着同一方向转动。通过循环把组织上下或工程项目的各项工作有机地联系起来，彼此协同，互相促进。

特点二：不断前进、不断提高。

PDCA 循环就像爬楼梯一样，一个循环运转结束，生产的质量就会提高一步，然后再制定下一个循环，再运转、再提高，不断前进，不断提高。

特点三：阶梯式上升。

PDCA 循环不是在同一水平上循环，每循环一次，就解决一部分问题，取得一部分成果，工作就前进一步，水平就进步一步。每通过一次 PDCA 循环，都要进行总结，提出新目标，再进行第二次 PDCA 循环，使品质治理的车轮滚滚向前。PDCA 每循环一次，品质水平和治理水平均更进一步。

戴明环（PDCA）理论提示，医院管理者应重视并建立全面质量管理、持续质量改进理念，可以通过 PDCA 循环实现医疗领域各方面的精细化管理，如医用耗材、护理单元、门急诊、人力资源管理、科研管理、病历质量管理等。

PDCA 在医用耗材管理的应用：医用耗材管理是系

统工程，涉及多个管理环节，多个管理部门，由于发展历程较短，要实现标准化、规范化和精细化的管理目标注定是一个长期的过程。实践证明，PDCA 管理模式能有效地提高耗材管理质量。只有依靠科学的管理方法，才能达到持续改进管理目标，实现管理效益的目的。

PDCA 在医疗护理单元中的应用：戴明环实施，护理单元各方面的工作都进入了良性循环，护理质量有了很大的提高。但在看到成绩的同时也要清醒地认识到，建设品牌护理单元，进而建设品牌医院的工作任重而道远，必须坚持贯彻实施戴明环，才能不断提高护理质量。

PDCA 在改进门诊看病难问题中的应用：经过 PDCA 循环后，门诊看病难的问题在不断地进行分析、总结和持续改进过程中，管理的行动力不断加强，门诊面貌焕然一新，得到社会普遍好评，门诊医疗服务水平得到新的提升。

十、彼得·圣吉学习型组织理论

学习型组织理论（Learning Organization）是美国学者彼得·圣吉（Peter M. Senge，1947—）在管理实践中结合前人的诸多理论，再加之个人独特的理性思维而产生的重要的现代管理思想。他的思想具有深度也有广度，现代医院管理者应当汲取其精华，促使现代医院管理能不断有新的追求。

彼得·圣吉在《第五项修炼》中指出："建立不断创新、进步的'学习型组织'，就是要使大家得以不断突破自己的能力上限，创造真心向往的结果，培养全新、前瞻开阔的思考方式，全力实现共同的抱负，以及不断一起学习如何学习"。

1. 学习型组织的"五项修炼"　彼得·圣吉提出了创建学习型组织的"五项修炼"，即自我超越、改善心智模式、建立共同愿景、团队学习和系统思考。"五项修炼"被称为建立学习型组织的"圣吉模型"，强调这五项修炼是创造学习型组织、告别传统威权控制型组织的先决条件。

第一项修炼：自我超越

自我超越是学习型组织的精神基础。其主要内容是，深刻了解自己的真实愿望，通过认真的观察，对客观现实做出正确的判断。这项修炼可以激发实现自己内心深处最想实现的愿望的动力，并全心投入工作，最终实现自我超越。

第二项修炼：改善心智模式

心智模式的特点是，它已在每个人心里根深蒂固，它影响人们如何了解这个世界，如何采取行动，如何对事物做出评价等。改善心智模式，就是把自己工作的组织看成学习的场所，看成转向自己的镜子，学习发掘内心世界的潜在能力，使这些能力浮现出来，并加以审视。心智模式改善后，它使人具备一种有学习效果的、兼顾质疑与表达的交谈能力，既能有效地表达自己的想法，也能以开放的心态容纳别人的想法。

第三项修炼：建立共同愿景

这里所说的共同愿景，指的是一个组织中各成员发自内心的共同目标。作为组织，总是设法以共同的愿景把大家凝聚在一起；作为个人，要尽力在组织中为实现共同的愿景而努力。通过这样努力的学习，个人就会产生追求卓越的热情，并在组织中获得鼓舞。

第四项修练：团队学习

团队的集体智慧肯定高于个人智慧。团队在学习时，不仅团队整体会产生卓越有效的成果，个别成员的成长速度也会比其他学习方式要快。圣吉指出，团队学习的修炼应从深度会谈开始，所有成员谈出心中的假设，让想法自由交流，以发现更深入的见解。日积月累，整个团队的水平就会有明显的提高。

第五项修炼：系统思考

组织和人类的其他活动一样，也是一种系统，也受到细微且息息相关的行动的牵连，因此必须进行系统思考的修炼。系统思考的修炼是建立学习型组织最重要的修炼，其重要性高于其他思想修炼。少了系统思考，就无法探究各项修炼之间如何互动。系统思考可以强化其他每项修炼，并不断提醒我们，每个人融合团队产生的学习效果，肯定大于每个人单独学习的效果之和。

把五项修炼作为一个整体来开发是非常重要的，但这也是极富挑战性的工作，因为整合这些新工具，比简单地分别应用它们要困难许多，但回报很大。

这就是为什么系统思考成为第五项修炼。它是整合其他修炼的修炼，它把其他修炼融入一个条理清晰一致的理论和实践体系。它防止了其他修炼变成分散独立的花招，或最新流行的组织变革时尚。没有系统的观点，就不会想去了解各项修炼之间的关联。通过强化其他各项修炼，第五项修炼不断提醒我们：整体大于局部的组合（图1-3）。

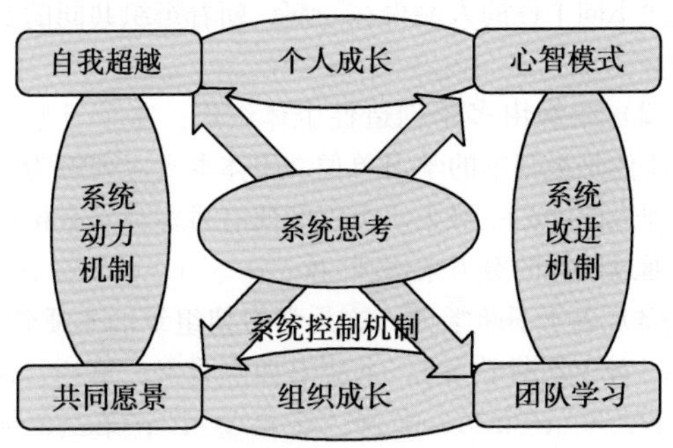

图1-3 学习型组织五项修炼的基本关系

但是，系统思考还需要开发共同愿景、心智模式、团队学习和自我超越的修炼，才能发挥出潜力。开发共同愿景会促进对长期性目标的承诺。心智模式的修炼主要在开放我们的心胸，这是我们发现自己目前看待世界的方法的局限性的必要过程。团队学习能够培育超越个人视角局限、以看清更大图景的集体技能。而自我超越则会激发一种个人动机，它让我们持续地学习和理解我们的行动如何影响着我们的世界。没有自我超越，人们就会沉浸在一种反应式的心态里“是别人或其他东西造成了我的问题”，以至于认为系统观点是对自己的严重威胁。

最后，系统思考可以使我们理解学习型组织的最微妙之处——个人看待自己和世界的新方法。学习型组织的核心是心灵的转变：从把自己看成与世界相互分立，转变为与世界相互联系；从把问题看成是由“外部的”其他人或其他因素造成的，转变为认清自己的行动如何导致了所面对的问题。在学习型组织中，人们不断发现自己如何创造现实，以及自己如何改变现实。

2. 学习型组织的特征

（1）组织成员拥有一个共同的愿景：组织的共同愿景，来源于员工个人的愿景而又高于个人的愿景。它是组织中所有员工共同愿望的景象，是他们的共同理想。它能使不同个性的人凝聚在一起，朝着组织共同的目标前进。

（2）组织由多个创造性个体组成：在学习型组织中，团体是最基本的学习单位，团体本身应理解为彼此需要他人配合的一群人。组织的所有目标都是直接或间接地通过团体的努力来达到的。

（3）善于不断学习：这是学习型组织的本质特征。所谓“善于不断学习”，主要有四点含义：第一，强调“终身学习”；第二，强调“全员学习”；第三，强调“全过程学习”；第四，强调“团体学习”。

（4）扁平式结构：学习型组织结构是扁平的，即从最上面的决策层到最下面的操作层，中间相隔层次极少。它尽最大可能将决策权向组织结构的下层移动，让最下层单位拥有充分的自主权，并对产生的结果负责。

（5）自主管理：团队成员在“自主管理”的过程中能形成共同愿景，能以开放求实的心态互相切磋，不断学习新知识，不断进行创新，从而增加组织快速应变、创造未来的能量。

（6）组织的边界将被重新界定：学习型组织的边界

的界定，建立在组织要素与外部环境要素互动关系的基础上，超越了传统的根据职能或部门划分的“法定”边界。

（7）员工家庭与事业的平衡：学习型组织努力使员工丰富的家庭生活与充实的工作生活相得益彰，达到家庭与事业之间的平衡。

（8）领导者的新角色：在学习型组织中，领导者是设计师、仆人和教师。领导者的设计工作是一个对组织要素进行整合的过程，他不只是设计组织的结构和组织政策、策略，更重要的是设计组织发展的基本理念。领导者的仆人角色表现在他对实现愿景的使命感，他自觉地接受愿景的召唤。领导者作为教师的首要任务是界定真实情况，协助人们对真实情况进行正确、深刻的把握，提高他们对组织系统的了解能力，促进每个人的学习。

3.“五项修炼”的意义 彼得·圣吉的学习型组织理论提示，医院管理者要设想把医院变成一个真正意义上的学习型组织，那就需要通过不断学习来变革医院。学习型组织是在个体、科室（或部门）及组织相互作用的医院中产生的。学习型组织的理论与实践已经在诸多的企业和其他形式的市场经济主体上得到了体现和实现，从医院管理的角度来实践彼得·圣吉提出的“五项修炼”更具有现实意义：

（1）努力培养医院员工系统思维的能力，拓宽医院管理的新视野：不论对于在什么岗位的员工，院长和医院管理者都要注意，一方面利用好他现在所具备的专业技术和工作能力；另一方面要培养他未来胜任更重要岗位的潜在能力。在这里，系统思维能力就是医护员工个体能力的基础。医院可以通过系统培训、多岗位交流、进行医院与科室管理的定期分析等多种形式锻炼医护员工的系统思维能力，当一个医院的大多数医护员工具备了这一能力时，这家医院的管理、发展视野必将比别的医院开阔。

（2）不断追求卓越，高起点开展医院管理，鼓励超越自我：追求卓越应当成为每一个医院、每一位院长的医院管理指南。首先，院长和医院管理者要追求卓越，不能仅满足于医院运行的“还不错”、医院管理“还可以”等程度，要寻找和思索如何向比自己更好的强者挑战、如何实现超越自我。其次，院长和医院管理者应要求每个医护员工都要有追求卓越的服务观、竞争观。医生要争当名医，科室要争创名科，医院要争创名院，其他医护员工要争当服务之星等，培养和塑造医院的竞争优势。追求卓越，才能有所创新，才能超前一步，形成新优势。

（3）主动改善心智模式，积极参与医院改革：每家医院都不能因为现在自己条件较好、国家支持较多、名医名科较齐全，来院求医者较多而盲目乐观、安逸无忧。作为一名成功的院长必然是具备良好的心智模式，即“生于忧患、死于安逸”。在新时期，医疗市场竞争日趋激烈，院长、医院管理者及每一位医护员工都要强化忧患意识、机遇意识、创新意识、市场意识、责任意识。不断解放思想、更新观念，改变不良的管理惯性模式和思维习惯，人人参与医院改革，积极稳妥地推进医院改革，使医院改革真正成为市场经济条件下医院发展的新机遇。

（4）要建立共同愿景，引导医护员工自觉奉献：院长如果能非常形象地勾画或描绘医院不远将来的发展景象，并能为广大医护员工所认可和接受，那么这种先进的管理思想将会形成强大的精神动力，鼓励和引导每一位医护员工自觉奉献，转化为医院发展中最先进和最强大的生产力。

（5）注重团队学习，为现代医院管理创造新契机：在医院现代化建设的进程中，每个医院都将面临无数个医院管理的难题和矛盾，每个医院也都蕴藏着巨大的团体智慧。如果我们的医院能在团体的学习中形成“最佳整体搭配”和“最优化的整体运作功能”。那么这种团体学习所延伸出来的现代医院管理技术和技巧就会为现代化医院建设创造出新的事业前景和新的契机。

十一、迈克尔·波特战略管理理论

战略管理理论由哈佛商学院的大学教授迈克尔·波特（Michael E. Porter，1947—）提出，波特因此成为当今全球第一战略权威，被商业管理界公认为“竞争战略之父”。

波特的战略管理理论主要观点如下：

1. 五力模型理论　五力模型指五种竞争力量的消长、博弈、抗争模型。这五种力量包括供应商的议价能力、购买者的议价能力、潜在进入者（新进入者）的威胁、替代品的威胁、同行业竞争者的竞争（图1-4）。

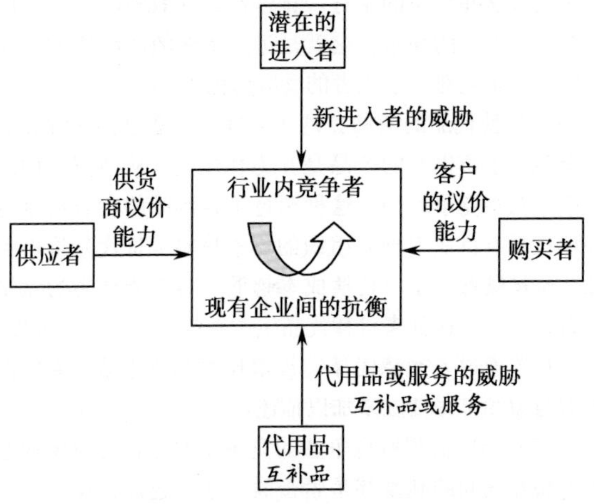

图1-4　五力模型理论示意图

（1）供应商的议价能力：供方主要通过其提高投入要素价格与降低单位价值质量的能力，来影响行业中现有组织的盈利能力与产品竞争力。供方力量的强弱主要取决于他们所提供给买主的是什么投入要素，当供方所提供的投入要素其价值构成了买主产品总成本的较大比例、对买主产品生产过程非常重要、或者严重影响买主产品的质量时，供方对于买主的潜在讨价还价力量就大大增强。

（2）购买者的议价能力：购买者主要通过其压价与要求提供较高的产品或服务质量的能力，来影响行业中现有组织的盈利能力。当产品相对标准化、买方规模小、购买者购买量大时，购买者可能具有较强的讨价还价力量。

（3）潜在进入者（新进入者）的威胁：潜在进入者（新进入者）在给行业带来新生产能力、新资源的同时，将希望在已被现有组织瓜分完毕的市场中赢得一席之地，这就有可能会与现有组织发生原材料与市场份额的竞争，最终导致行业中现有组织盈利水平降低，严重的话还有可能危及这些组织的生存。竞争性进入威胁的严重程度取决于两方面的因素，这就是进入新领域的障碍大小与预期现有企业对于进入者的反应情况。

（4）替代品的威胁：两个处于不同行业中的组织，可能会由于所生产的产品是互为替代品，从而在它们之间产生相互竞争行为，这种源自于替代品的竞争会以各种形式影响行业中现有组织的竞争战略。替代品价格越低、质量越好、用户转换成本越低，其所能产生的竞争压力就强；而这种来自替代品生产者的竞争压力的强度，可以具体通过考察替代品销售增长率、替代品厂家生产能力与盈利扩张情况来加以描述。

（5）行业内现有竞争者的竞争：大部分行业中的组织，相互之间的利益都是紧密联系在一起的，作为组织整体战略一部分的各组织竞争战略，其目标都在于使得自己的组织获得相对于竞争对手的优势，所以，在实施中就必然会产生冲突与对抗现象，这些冲突与对抗就构成了现有组织之间的竞争。现有组织之间的竞争常常表现在价格、产品介绍、售后服务等方面，其竞争强度与许多因素有关。组织可以尽可能地将自身的经营与竞争力量隔绝开来、努力从自身利益需要出发，影响行业竞争规则、先占领有利的市场地位再发起进攻性竞争行动等手段来对付这五种竞争力量，以增强自己的市场地位与竞争实力。

没有任何事物是绝对的，波特五力模型也是基于一定的市场基础假设之上的，如该模型假设市场中的组织仅存在竞争，而毫无合作可言；市场份额是有限的等，这些均与市场经济相违背。但这并不影响其发挥作用。

2. 三大战略思想　在与五种竞争力量的抗争中，蕴涵着三类成功型战略思想。这三种思想是：总成本领先战略、差异化战略、专一化战略。

（1）总成本领先战略：总成本领先战略要求坚决地建立起高效规模的生产设施，在经验的基础上全力以赴降低成本，抓紧成本与管理费用的控制，以及最大限度地减小研究开发、服务、推销、广告等方面的成本费用。为了达到这些目标，就要在管理方面对成本给予高度的重视。贯穿于整个战略之中的是使成本低于竞争对手，该组织成本较低，意味着当别的组织在竞争过程中已失去利润时，这个组织依然可以获得利润。赢得总成本最低的有利地位通常要求具备较高的相对市场份额或其他优势，诸如与原材料供应方面的良好联系等，或许也可能要求产品的设计要便于制造生产，易于保持一个较宽的相关产品线以分散固定成本，以及为建立起批量而对所有主要顾客群进行服务。总成本领先地位非常吸引人。一旦组织赢得了这样的地位，所获得的较高的边际利润又可以重新对新设备、现代设施进行投资以维护成本上的领先地位，而这种再投资往往是保持低成本状态的先决条件。

（2）差别化战略：差别化战略是将产品或组织提供的服务差别化，树立起一些全行业范围中具有独特性的东西。实现差别化战略可以有许多方式：设计名牌形象、技术上的独特、性能特点、顾客服务、商业网络及其他方面的独特性。最理想的情况是组织在几个方面都有其差别化特点。推行差别化战略有时会与争取占有更大的市场份额的活动相矛盾。推行差别化战略往往要求组织对于这一战略的排他性有思想准备。这一战略与提高市场份额两者不可兼顾。在建立组织的差别化战略的活动中总是伴随着很高的成本代价，有时即便全行业范围的顾客都了解公司的独特优点，也并不是所有顾客都将愿意或有能力支付公司要求的高价格。

（3）专一化战略：专一化战略是主攻某个特殊的顾客群、某产品线的一个细分区段或某一地区市场。正如差别化战略一样，专一化战略可以具有许多形式。虽然低成本与差别化战略都是要在全产业围内实现其目标，专一化战略的整体却是围绕着很好地为某一特殊目标服务这一中心建立的，它所开发推行的每一项职能都要考虑这一中心思想。这一战略依靠的前提思想是：公司业务的专一化能够以高的效率、更好的效果为某一狭窄的战略对象服务，从而超过在较广阔范围内竞争的对手们。波特认为，这样做的结果是公司或者通过满足特殊对象的需要实现了差别化，或者在为这一对象服务时实现了低成本，或者两者兼得。这样的公司可以使其赢利的潜力超过产业的普遍水平。这些优势保护公司抵御各种竞争力量的威胁。专一化战略常常意味着限制了可以获取的整体市场份额。专一化战略必然地包含着利润率与销售额之间互以对方为代价的关系。

以上三种战略是每一个公司必须明确的。全行业范围差别化的必要条件是放弃对低成本的努力。而采用专一化战略，在更加有限的范围内建立起差别化或低成本优势，更会有同样的问题。徘徊其间的公司几乎注定是低利润的，所以它必须做出一种根本性战略决策，向三种通用战略靠拢。一旦公司处于徘徊状况，摆脱这种令人不快的状态往往要花费时间并经过一段持续的努力；而相继采用三个战略，则注定会失败，因为它们要求的条件是不一致的。

波特的战略管理理论提示，医院管理者应当清醒地认识到医院竞争环境中同样存在五种力量，分别为：①供应商，包括药品、器械、设备的供应者以及场地的提供者、医生、护士等。②购买者，包括患者、患者家属、保险管理机构甚至政府等。③替代者，包括多种非医疗消费（如健康食品、娱乐、旅游、购房、买车、教育等）。④潜在购入者，包括政府、其他医疗机构、外资医院、营利机构、福利机构等，所有看好同类医疗业务并可能进入的组织和个人，他们都会促进特定医疗市场竞争的加剧。⑤现有的竞争，这是最重要的现实竞争力量，包括所有开展同样或类似业务的医疗服务提供者。同时，政府作为管制者，对医疗市场进行着比较强的管制，也构成医院战略的重要环境力量。鉴于此，应该做好充分的心理和现实准备，根据医院实际，选择适宜的竞争战略。

十二、约翰·科特企业文化理论

企业文化理论由世界顶级企业领导与变革领域最权威的代言人约翰·科特（John P. Kotter，1947—）提出，其代表著作是《企业文化与经营业绩》。

企业文化理论指出企业文化（包括内在的共享价值观及外显的行为规范）对长期经营绩效有巨大的正相关性，企业长期经营绩效的好坏与企业文化的强弱无关，而与企业文化是否适应外部环境变化有关。自然发展的企业文化容易导致不健康的文化，而提升绩效的文化需要管理层长期的努力。相当强的企业文化带来浓厚的集体主义色彩，包括促成企业长期兴旺发达的办事方法。这些文化具体表现在各种标准上，促使人们不那么看重短期经济压力。一种强有力的企业文化，就是一股能量巨大的力量。在潜在的短期经济压力和本位主义能很容易变成控制企业行为的现实力量的环境中，要使各级管理人员集中于任何重要的企业目标，这种文化的力量仍是必需的。

企业文化有三个定则：一是由内而外，由外知内。这就是说，一个成功或失败的企业，都能从其表面的运作中，看出企业内部的发展和经营状况，以及企业运营的健康状态。二是企业文化是其内在精神的表现，而不是包装的结果。适当的宣传可以提升企业文化的效能，但过度地包装只会适得其反。三是企业文化总是深深地凝聚着一把手的烙印。从某种意义上来说，企业的一把手的志趣爱好、精神状态、思维方式和处事原则，对这个企业文化特色的形成有着决定性的作用。

成功地改变企业文化可以采取四项措施：①正式的教育和培训；②正式的和非正式的沟通；③公司制度的改变；④物质奖励。

企业文化理论提示，医院管理者应积极建设医院文化，通过文化的熏陶、吸引、引领、塑造、协调、约束等潜移默化的作用，影响医院员工的行为，从而提升医院服务质量，提高患者满意度。

十三、赫茨伯格双因素理论

双因素理论，即激励与保健因素理论，由美国心理学家、管理理论家、行为科学家弗雷德里克·赫茨伯格（Frederick Herzberg，1923—2000 年）首创，也是赫茨伯格最主要的成就。

双因素理论认为，员工工作积极性主要受到两类因素的影响。一类是员工对工作环境或工作关系满足的因素，如公司政策与管理、监督、工资、人际关系、工作环境与安全、地位与福利等。这类因素不能直接起激励职工的作用，但能起到预防职工产生不满和维持工作现状的作用，类似于卫生保健对身体健康所起的作用，故称之为“保健因素”。另一类是影响人们工作的内在因素，其本质是注重工作本身的内容，如工作表现机会、工作带来的愉快、工作上的成就感、由良好的工作业绩而得到的赏识和奖励、成长和发展的机会、对未来发展的期望、挑战性的工作、职务上的责任感、提升等，借此促进人们的进取心，激发人们的工作热情，提高工作效率，被称为“激励因素”。两类因素与激励力之间的关系及变化趋势有明显的不同，当保健因素缺失时，往往导致人的“不满意”。可是当它达到一定标准后再增加时，只是消除了“不满意”，并不会导致积极的态度，也达不到“满意”的状态，形成了某种既不是满意、又不是不满意的中性状态。其变化趋势与报酬之间呈负相关。而对于激励因素，其变化趋势恰恰相反，缺失或处于较低水平时，人处于一般的激励水平，既不存在“满意”，也不存在“不满意”，而报酬达到一定标准后，激励力就随着报酬的增加而增加，其变化趋势与报酬之间呈正相关。

总的来看，激励因素基本上都是属于工作本身或工作内容的，保健因素基本都是属于工作环境和工作关系的。但是，激励因素和保健因素都有若干重叠现象，如赏识属于激励因素，基本上起积极作用；但当没有受到赏识时，又可能起消极作用，这时又表现为保健因素。工资是保健因素，但有时也能产生使职工满意的结果。

双因素理论提示，医院管理者保健因素着眼于需要的低阶段，激励因素着眼于需要的高阶段，物质需要的满足是必要的，没有它会导致不满，但是即使获得满足，它的激励作用往往是很有限的、不能持久的。要调动人的积极性，不仅要注意物质利益和工作条件等外部因素，更重要的是要注意工作的安排，量才录用，各得其所；注意对人进行精神鼓励，给予表扬和认可；注意给人以成长、发展、晋升的机会。随着温饱问题的解决，这种内在激励的重要性越来越明显。就目前国内各大医院的收入水平和福利制度来说，员工更多的需要是尊重和自我实现的需要，而随着温饱问题的解决，生理需要已经不是主要需要，而这种尊重和自我实现需要的内在激励的重要性越明显。有必要琢磨制定针对性的激励计划。

十四、凯恩斯经济学理论

凯恩斯经济学理论由英国著名的资产阶级经济学家约翰·梅纳德·凯恩斯（John Maynard Keynes，1883—1946 年）创立，是资本主义国家制定经济政策的主要依据，代表性著作是《就业、利息与货币通论》。

凯恩斯经济学理论主要包括四个理论：有效需求理论与就业理论、乘数理论、流动性偏好理论、经济周期理论。

1. 有效需求理论与就业理论　所谓有效需求，是指总供给和总需求达到均衡时的总需求。当总需求价格大于总供给价格时，社会对商品的需求超过商品的供给，组织就会增雇工人，扩大生产；反之，组织会因无法实现其最低利润而裁减雇员、收缩生产。因此，就业量取决于总供给与总需求的均衡点。这个与总供给相均衡的总需求就是有效需求。有效需求决定实际就业量，有效需求的大小决定就业水平的高低。

2. 乘数理论　一笔投资增量会引起一笔收入的增量，收入的增量与投资的增量的比值，就是投资乘数。如果投资支出或政府支出有一定的增加，必将导致收入“成倍地”增加。由于乘数作用，有效需求的缩减（投资、消费支出或政府开支的缩减）引起社会总需求“成倍地”缩减加剧衰退或危机，而扩大总支出（投资支出、消费支出或政府购买支出）可“成倍地”扩大有效需求，消除经济衰退或危机，从而为推行“国家调节”找到理论根据。

3. 流动性偏好理论　居民货币的需求起因于三个动机：交易动机、预防动机和投机动机。其中，交易动机和预防动机货币需求和收入正相关，投机动机货币需求和利率负相关。出于交易动机和谨慎动机的流动偏好所需要的货币数量，大致取决于经济体系的一般经济活动和货币收入水平，对利率变动的反应不灵敏。与此不同，出于投机动机的流动偏好所需要的货币数量对利率的变动非常敏感，会随着利率的变化而变化。

4. 经济周期理论　经济发展必然会出现一种向上向下的周期性运动，并具有明显的规则，这就是经济周期。一般经济周期经历四个阶段，即繁荣、恐慌、萧条、复苏，其中繁荣和恐慌是经济周期的两个重要阶段。

凯恩斯经济学理论的主要观点是，通过国家颁布法律建立经济管理机构，通过财政、金融和其他手段全面干预经济，并且认为财政政策比货币政策有效，强调宏观总量分析和有效需求的重要性。在经济政策主张上，凯恩斯经济学理论认为，货币政策和财政政策都可以用来刺激消费和投资，但重点还是要放在财政政策上。之所以采取政府干预的政策，是因为有时市场不是万能的。因为市场中的某些价格（如工资）具有刚性，不能根据外部经济的变化迅速变动，不能平滑地调节经济，从而使市场力量受阻。在这种情况下，主张以国家干预政策代替自由放任政策，需要财政政策和货币政策进行调节，政府所实施的这些稳定性政策能够很好地弥补市场力量的不足。

凯恩斯经济学理论提示，医院管理者应在认清医疗卫生服务市场的特殊性基础上，关注国家宏观经济政策，包括货币政策、财政政策、价格政策等，适时调整医院经济行为，推动医院各项事业的可持续发展。

十五、熊彼特创新理论

创新理论由奥地利裔美籍经济学家约瑟夫・A・熊彼特（Joseph Alois Schumpeter，1883—1950 年）在其代表作《经济发展理论》提出。《经济发展理论》《经济周期》《资本主义、社会主义和民主主义》等著作形成了以“创新理论”为基础的独特的理论体系。

创新理论认为，经济发展源于创新。所谓创新，是建立一种新的生产函数，是把一种从来没有过的关于生产要素和生产条件的新组合引入生产体系。

创新理论的主要内容包括创新的主体动力、创新的动力、创新的形式，以及创新与信贷、竞争、垄断、经济周期的关系。

1. 创新的主体动力——企业家　只有企业家才能实现创新。这里的企业家是指那些把实现新的生产方法组合作为自己职能，并实际履行生产手段新组合的人。具有以下特点：

（1）企业家富有创造性和远见性：企业家不同于日常的管理者，日常的管理者只是在静态循环流转中例行公事的人，而企业家不墨守成规，他常常创造性地变更其行为轨道，企业家总是将实现生产要素的第一次组合作为自己的职能，因为只有要素第一次组合时，才是一种特殊的行动，而如果是在管理一个企业的进程中去做时，那就只是例行的工作。企业家也不同于技术专家，技术专家是从事发明创造的人，而企业家则是将技术上的发明用于经济生活，并敢于尝试他人没有运用过的新方法的人。

（2）企业家善于发现并及时地利用机遇：企业家具有在不确定性中及时发现和抓住机会的能力，具有促使生产手段进入新渠道的才能，他们从不感情用事，不采用政治领导的方式，而是通过购买生产手段或它们的服务，然后按照他认为合适的方式去利用它们，同时吸引其他生产者跟随他进入他的生产部门。

（3）企业家具有丰富的专业知识，超强的克服困难的意志力：企业家从事生产前，必须对“新组合”进行价值评定，只有当新产品的价值大于正常循环流程中以同样的生产手段生产出来的产品的价值时，企业家才会进行创新，而这就需要企业家具有丰富的专业知识。然而，仅有特殊才能还不能保证企业家成功。由于“新组合”伴随着高风险，企业家在实施“新组合”时常常会遇到一系列的困难，诸如新环境的挑战，心理的、个人的和社会的障碍等，这就要求企业家具有超强的克服困难的意志力，以克服创新过程中所遇到的各种障碍，最终实现创新。

（4）企业家是“理性”的：所谓理性，是指企业家是从自身的角度出发来考虑问题的，其进行创新主要是为了满足自身的需求，而并非是其他的因素促使他实施“新组合”。

2. 创新的动力　主要来自于两个方面，一方面来自于对利润的追逐，另一方面来自于“企业家精神”。

（1）利润：所谓利润，就是一种超过成本的余额，即一个组织的收入与支出之间的差额。所谓收入，是指企业家从事创新的全部收益。所谓支出，是指企业家在生产中的直接和间接支付，它包括企业家花费的劳动所应得的适当工资、企业家自己拥有的土地租金和风险的额外酬金。利润是企业家创新的产物，没有创新就没有利润。创新之所以能够产生利润，主要是因为通过创新企业家能够以更低的成本生产出与其竞争者相同的产品，从而使得创新的企业家能够从成本差中获得利润。利润具有以下特征：暂时性、非剥削性、垄断性。

（2）企业家精神：随着物质的不断充裕，利润动机对创新的影响力会逐渐减弱，而“企业家精神”会逐渐成为企业家实现创新的主要推动力。“企业家精神”主要是指企业家希望通过创新来凸显自己的才能，证明自己的优越性，从而获取别人的承认及社会的尊重。

3. 创新的形式

（1）新的产品：采用一种新的产品，也就是消费者还不熟悉的产品，或产品的一种新特性。

（2）新的生产方式：采用一种新的生产方法，即在有关制造部门中尚未通过经验检定的方法，这种新的方法决不需要建立在科学上新发现的基础之上，而是存在于商业上处理一种产品的新的方式之中。

（3）新的市场：开辟一个新的市场，也就是有关国家某一制造部门以前不曾进入的市场，不管这个市场以前是否存在过。

（4）新的供应来源：掠取或控制原材料或半制成品的一种新的供应来源，不管这种来源是已经存在的，还是第一次创造出来的。

（5）新的组织：实现任何一种工业的新的组织，如造成一种垄断地位或打破一种垄断地位。

4. 创新与信贷的关系　创新与信贷紧密相连，信贷是实现创新的一个重要要素，没有信贷就没有创新。理由如下：

企业家为了进行生产，实现新组合，必须进入生产资料市场，购买所需要的资源，而企业家自身的资本往往是有限的，因此，他必须通过银行贷款（即提供信用）来购买生产资料。在这里，企业家通过信贷把他所需要的产品从它们原来的应用场所中抽取出来，按需要重新加以组合利用，从而迫使经济体系进入新的渠道。

对于那些已经正常运转的企业来讲，信贷之所以具有实际的重要性，其主要原因在于发展。通过信贷，企业的闲置资金可以被集中起来，并进入到企业家手中，从而满足企业家实现新组合对资金的需求，而如果没有发展，企业的这些资金就可能被闲置起来。因此，只有企业家需要信贷，只有就产业的发展而言，信贷才起着一种根本性的作用。

5. 创新与竞争的关系

（1）创新中的竞争：创新引起的竞争是一种高层次的竞争，它既促进经济增长，又促使资本主义创造性毁灭过程的形成。竞争最重要的作用是促使企业家实施创新，由此推动经济发展，而在资本主义发展过程中，企业家之间的竞争过程是资本主义创造性的毁灭过程。创新活动之所以产生，是因为具有创新精神的企业家看到，创新能够给他带来额外的赢利机会。当一个组织实现创新并带来额外的利润时，其他组织将会纷纷模仿，这进一步引起那些采用旧方式的组织为保卫自己的生存而进行“适应”，这是一个激烈的竞争过程。这种因创新引起的竞争所打击的不是现存组织的利润和产量，而是这些组织的基础，这种竞争危及组织的生命。在创新的竞争过程中，一方面实现了经济的增长；另一方面，那些“适应”能力太差的组织将会被淘汰。

（2）创新与完全竞争：完全竞争不是竞争的常规，它不利于创新，也不利于经济发展。其结论主要是基于以下观点：第一，在完全竞争的市场状态下，一个组织实现了创新，那么其他组织就会纷纷模仿，最早实现创新的组织的利润就会消失，从而失去创新的动力。第二，在完全竞争的市场状态下，各组织的内部收益小于垄断组织。第三，完全竞争的行业比垄断行业更容易受到经济不景气的打击。第四，完全竞争不一定能使资源配置最优化，反而会导致浪费。

6. 创新与垄断的关系　与创新和扩大规模相联系的垄断是创新和经济发展必不可少的条件，是经济进步的推进剂；而同缩小规模和创新无联系的垄断则会损害消费者的利益并阻滞经济进步。垄断力量的最佳点处于组织的边际收益等于组织的边际成本那一点上。

7. 创新与经济周期的关系　创新是经济周期的内在原因，当创新出现时，造成了对银行信贷和对生产资料的扩大需求，对生产资料的扩大需求促成了新工厂的建立和新设备的增加，同时也增加了对消费品的需求，使经济处于繁荣阶段。当创新扩展到较多组织，获利机会趋于消失之后，组织对银行信贷和对生产资料的需求便减少，经济进入衰退阶段。由于“第二次浪潮”的影响，经济进入一个病态的失衡阶段，即萧条阶段，随着“第二次浪潮”的反应逐渐消除，经济出现了一个必要的调整、恢复阶段，即复苏阶段。经济的这种波浪式运动为经济周期。

创新理论强调了创新在经济发展过程中的作用，创新是经济发展的一个最重要的因素，突破了传统西方经济学仅从人口、资本、工资、利润、地租等经济变量在数量上的增长来认识经济发展的壁垒，是对经济理论的一大贡献。

创新理论的不足主要体现在以下三个方面：一是创新主体的定义是狭隘的。只有企业家即实现“新组合的人”才是创新主体的观点是狭隘的。实际上，创新的主体是一个很大的范畴，它既包括企业家，又包括广大的管理人员、科技工作者及普通工人等。二是只看到了科学技术在经济生活中的积极作用，忽略了科学技术的消极作用。实际上事物都是具有两面性的，科学技术同样存在其不利的一面，而创新理论中却从未提及。三是创新理论抹杀了生产关系及其变革，否定了劳动价值论，歪曲了资本的实质和剥削的本性，掩盖资本主义的基本矛盾。

创新是一种创造性破坏，即不断破坏旧结构、创造新结构的过程。在实践中，一批批旧组织在创新浪潮中被淘汰，又一批批新组织在创新浪潮中崛起，具有创新能力和活力的企业不断发展，生产要素在创新过程中实现优化组合，经济就会不断发展。经济发展的逻辑就是持续创新，持续破坏，持续优化，持续发展。

在当前国家提出“大众创业、万众创新”的“双创”背景下，创新理论具有重要的现实意义。创新理论提示，医院管理者重视创新、鼓励创新，注重并发挥创新带来的生产技术的革新、生产方法的变革以及生产力变动在经济、社会发展过程中，特别是在医院发展进程中的推动作用，注重并发挥技术进步和制度变革在提高生产力中的作用，用创新理念指导创新行动，促进医院科研、医疗及教学的跨越式发展。

十六、彼得·德鲁克现代管理理论

管理学家、管理咨询顾问、社会学家、作家彼得·德鲁克（Peter Ferdinand Drucker，1909—2005 年），被称为“现代管理学之父”。

现代管理理论的重要组成部分就是“目标管理”（management by objectives，MBO）。

1. 目标管理的基本思想　企业的使命和任务必须转化为目标。

目标管理是一种程序，使一个组织中的上下各级管理人员统一起来制定共同的目标，确定彼此的责任，并将此项责任作为指导业务和衡量各自贡献的准则。

每个组织管理人员或工人的分目标就是组织总目标对他的要求，同时也是这个组织管理人员或工人对企业总目标的贡献。

管理人员和工人是依据假定的目标进行自我管理，以所要达到的目标为依据，进行自我指挥、自我控制，而不是由他的上级来指挥和控制。

组织管理人员对下级进行考核和奖惩也是依据分目标进行。

2. 目标管理的中心思想　引导管理者从重视流程、管理制度等细节问题转为重视组织的目标。目标管理达到目的的手段是过程激励。注重管理行为的结果，而不是对行为的监控，把管理的整个重点从工作努力（即输入）转移到生产率（即输出）上来。首先，每一个管理者都必须明确其目标。这些目标应该始终以企业的总目标为依据。制定自己的目标，是每一个管理者的责任，并且是他们的首要责任。其次，目标管理用自我控制的管理来代替由别人统治的管理。最后，目标管理把客观的需要转化成为个人目标，通过自我控制来取得成就。

3. 目标管理的核心　每一个管理者的工作目标应该由他们对自己所属上级单位的成功应做的贡献来规定。上级管理部门必须保留是否批准下级制定目标的权力。但是，制定自己的目标却是每一个管理者的责任，而且是他们的首要责任。目标管理还意味着每一位管理者应该认真参与他们所属上一级单位的目标制定工作。做一个管理者就意味着承担责任。在高层管理者控制目标的前提下，操作层面的管理者可以“发展目标”，但不能逾越高层对管理的终极控制。

4. 目标管理的原则　该原则是能让个人充分发挥特长，凝聚共同的愿景和一致的努力方向，建立团队合作，调和个人目标和共同福祉的原则。目标管理一方面强调管理的目标导向；另一方面强调目标管理的内部控制，即管理中的员工自我控制。

5. 操作注意事项　运用目标管理时应该注意以下问题：

（1）目标设置比较困难。目标的确立是目标管理的关键，正确而恰当的目标会使得目标管理变得相对容易和易于控制。

(2) 目标管理容易导致短期行为。实行目标管理的组织所确定的目标大多是短期的，很少超过1年。

(3) 强调上下协商可能会影响工作效率。

(4) 目标管理容易造成对非数量目标的忽视。

(5) 基于目标管理的人性假设存在问题。

(6) 组织整体上缺乏灵活性。

现代管理理论提示，医院管理者注重医务人员的特点，努力将个人目标与医院目标有机结合起来，实现目标分解与员工自我控制，而并非简单的任务分配，发挥员工的主观能动性。同时，注意考虑所谓目标医院是否有所需要，员工是否有相同价值观；注意在运用的过程中可以采取渐进的方式，尽量避免目标管理的缺点，并不断地改进和完善，发挥目标管理的潜力促进医院发展。

十七、布姆斯与比特纳7P服务营销理论

杰罗姆·麦卡锡（Edmund Jerome McCarthy，1928—）于1960年在其《基础营销》（Basic Marketing）一书中第一次将企业的营销要素归结为四个基本策略的组合，即著名的“4P′s”理论：产品（Product）、价格（Price）、渠道（Place）、促销（Promotion），由于这四个词的英文字头都是P，再加上策略（Strategy），所以简称为“4P′s”。

7Ps营销理论（The Marketing Theory of 7Ps），由布姆斯（Booms）和比特纳（Bitner）于1981年在传统市场营销理论4P′s的基础上增加三个“服务性的P”，即人（People）、过程（Process）、物质环境（Physical Environment）。

1. 7P服务营销理论的七要素　包括产品、价格、渠道、促销、人员、服务过程和物质环境（即有形展示）等。

(1) 产品：注重开发的功能，要求产品有独特的卖点，把产品的功能诉求放在第一位。

（2）价格：根据不同的市场定位，制定不同的价格策略，产品的定价依据是组织的品牌战略，注重品牌的含金量。

（3）渠道：组织并不直接面对消费者，而是注重经销商的培育和销售网络的建立，组织与消费者的联系是通过分销商来进行的。

（4）促销：组织注重销售行为的改变来刺激消费者，以短期的行为促成消费的增长，吸引其他品牌的消费者或导致提前消费来促进销售的增长。

（5）人员：所有的人都直接或间接地被卷入某种服务的消费过程中。知识工作者、白领雇员、管理人员以及部分消费者将额外的价值增加到了既有的社会总产品或服务的供给中，这部分价值往往非常显著。

（6）服务过程：服务通过一定的程序、机制以及活动得以实现的过程（亦即消费者管理流程）。

（7）物质环境：即有形展示，包括服务供给得以顺利传送的服务环境，有形商品承载和表达服务的能力，当前消费者的无形消费体验，以及向潜在顾客传递消费满足感的能力。

7P服务营销理论实际上是从管理决策的角度来研究市场营销问题。从管理决策的角度看，影响企业市场营销活动的各种因素（变数）可以分为两大类：一是组织不可控因素，即营销者本身不可控制的市场、营销环境（包括微观环境和宏观环境）；二是可控因素，即营销者自己可以控制的产品、价格、渠道、促销、人员、服务过程、有形展示（如商标、品牌、广告）等。

2. 7P的核心

（1）人员：即企业员工。企业员工是企业组织的主体，每个员工做的每件事都将是客户对组织服务感受的一部分，都将对企业的形象产生一定的影响。

（2）服务过程：组织应关注在为用户提供服务时的全过程，通过互动沟通了解客户在此过程中的感受，使客户成为服务营销过程的参与者，从而及时改进自己的服务来满足客户的期望。

从营销对象来讲，4P 组合侧重于对产品的推销，而 7P 组合则侧重于对顾客的说服。4P 讲究“推”的营销策略，而 7P 则更加注重“拉”的营销策略。

7P 服务营销理论提示，医院管理者要重视医院员工在医院发展过程中的主体地位，尊重员工在医院发展过程中的作用，提高服务能力，给患者带来更好的服务体验。医院各部门之间要加强合作沟通，注重患者在就医过程中的体验，创造更好的服务环境。

十八、哈默与钱皮流程再造理论

流程再造理论由美国麻省理工学院哈默教授（Michael Hammer）和卡尼指数公司（CSC Index）管理顾问公司钱皮（James Champy）董事长于 20 世纪 90 年代提出，即业务过程重构（Business Process Management，BPR），其为代表性著作《公司重组：企业革命宣言》的主旨思想。

流程再造的基本含义是对现有的业务流程从根本上进行再思考和再设计，以求在成本、质量、服务和速度这些关键业绩指标上取得突破性的改进，使组织能最大限度地适应以“顾客、竞争、变化”为特征的现代经营环境。

流程再造理论的核心内容是根本性的思考、彻底的变革、显著的进展与重新设计组织的业务流程，包括以下内容：

1. 根本性的思考　在思考表明业务流程再造过程中，管理者必须重新思考业已形成的基本信念，即对长期以来组织在经营中所遵循的基本信念，如分工思想、等级制度、规模经营、标准化生产和官僚体制等进行重新思考。这就需要打破原有的思维定势，进行创造性思维。对长期以来组织在经营中所遵循的分工思想、等级制度以及官僚体制进行重新审视，并打破原有的思维定势，进行创造性思维。其关键在于提出颠覆性的基本问题，例如，“我们为什么要这样做?”“我们为什么要做现在的事情?”等。对贯穿组织始终的管理思想与方法进行思考，脑海中不能带有任何条条框框，不可受任何束缚。

2. 彻底的变革　从理论上讲，流程再造不是对现有组织体系的调整与补充，而是要进行脱胎换骨式的彻底改造，抛弃现有的业务流程和组织结构，以及所有的陈规陋习，把过去的一切规定好的结构与过程都搁置一边，另起炉灶，创造出全新的工作思路与方法，并对组织从整体上进行重新设计，开辟崭新的组织发展路径。对于组织来说，再造是一场革命而不是改良。如果不进行彻底变革，只在管理制度和组织结构方面进行修补，对根除组织的顽疾无济于事。

3. 显著的进展　组织进行流程再造，并不是要取得微小的改善和点滴的提高，而是要取得业绩上的突飞猛进。“显著的进展”的目标，即“周转期缩短 70%，成本降低 40%，顾客满意度和组织收益增进 40%，市场份额增长 25%”。组织的流程再造绝非是缓和的、渐进的改善，而是要实现一跃千里的大步跨越。

4. 重新设计组织的业务流程　在一个企业中，业务流程的设计决定着组织的运行效率以及组织产品和服务的效益。在传统的组织中，分工理论决定着组织业务流程的构造方式。依托于分工理论的组织结构模式在促进组织发展的同时，也给组织的发展带来了一系列弊端，诸如分工过细过窄、员工技能单一、组织机构庞大、组织效率低下、管理费用增多等。这些都严重背离了“分工出效率”的初衷。正是由于原有的工作流程“作怪”，才造成了组织“百病缠身”。因此，再造要从重新设计组织的工作流程入手。

流程再造理论的主要思想表现在流程导向、系统优化、知识基础、组织设计和人本管理等五个方面，是一个系统的互动过程，以顾客满意为基点，及时响应外部环境，提高组织的核心竞争力，在组织内各部门或组织之间密切联系，协调统一，对组织的工作流程做根本改造的创造性变革。根据流程再造的程度不同，流程再造可以分为系统化改造法和全新设计法两种。

流程再造理论提示，医院管理者应勇于打破常规束缚，在对整个医院的相关流程进行考察的基础上，以服务患者为出发点和落脚点，分析现有流程，确定流程的起点和目的，并对那些不产生增值效益的流程以及重复多余累赘的流程一概加以撤换、归并，甚至会全盘否定、抛弃原有流程而代之以全新的流程。

十九、哈肯协同理论

协同的概念是由著名的战略管理专家伊戈尔·安索夫（H. IgorAnsoff，1918—2002 年）于 1965 年在《公司战略》一书中首次提出的，指协调两个或两个以上的不同资源或个体，使其协同一致地完成某一目标的过程或能力。协同的结果是使每个个体获益，整体加强并共同发展。协同理论由联邦德国斯图加特大学教授赫尔曼·哈肯（Hermann Haken，1927—）首创，是系统科学的重要分支理论。

协同理论的内涵是：系统如何通过子系统的自我组织产生时间、空间或功能结构，目标是探索带有普适性的规律。协同理论与传统科学的态度相反，它立足于各部分之间相互作用，而非把对象还原为各部分之和。其原则是：系统的行为并不单纯是其子系统行为的叠加，而是由子系统通过相互作用组织和调节起来的。宏观上来看，系统的性质和行为就是其各个子系统合作效应的体现。协同理论的主要研究内容就是各子系统之间的协同作用，即其从无序到有序的转变机制，这种协同作用也就是系统的自组织能力，即系统使自己统一为一个有机的整体、并使这个整体向着更完善形式发展进化的动力。

协同理论认为，一个系统从无序转化为有序的关键在于，在一定条件下，该系统内的各个子系统，通过非线性的相互作用，能否产生协同作用和相干效应，在宏观上表现出系统的自组织现象。这个理论是在耗散结构理论基础上的一个重要飞跃。

协同理论的主要观点包括以下三个方面：

1. 协同效应　协同效应是指由于协同作用而产生的结果，是指复杂开放系统中大量子系统相互作用而产生的整体效应或集体效应。对千差万别的自然系统或社会系统而言，均存在着协同作用。协同作用是系统有序结构形成的内驱力。任何复杂系统，当在外来能量的作用下或物质的聚集态达到某种临界值时，子系统之间就会产生协同作用。这种协同作用能使系统在临界点发生质变产生协同效应，使系统从无序变为有序，从混沌中产生某种稳定结构。协同效应说明了系统自组织现象。

2. 伺服原理　伺服原理即快变量服从慢变量，序参量支配子系统行为。它从系统内部稳定因素和不稳定因素间的相互作用方面描述了系统的自组织的过程。其实质在于规定了临界点上系统的简化原则——“快速衰减组态被迫跟随于缓慢增长的组态”，即系统在接近不稳定点或临界点时，系统的动力学和突现结构通常由少数几个集体变量即序参量决定，而系统其他变量的行为则由这些序参量支配或规定。

3. 自组织原理　自组织是相对于他组织而言的。他组织是指组织指令和组织能力来自系统外部，而自组织则指系统在没有外部指令的条件下，其内部子系统之间能够按照某种规则自动形成一定的结构或功能，具有内在性和自生性特点。自组织原理解释了在一定的外部能量流、信息流和物质流输入的条件下，系统会通过大量子系统之间的协同作用而形成新的时间、空间或功能有序结构。

管理协同按管理要素来划分，分为同质要素的管理协同和异质要素的管理协同；按空间维度来划分，分为组织与环境协同、组织目标协同、组织及结构协同、技术与方法协同、文化协同等；按时间维度来划分，分为先后协同和同步协同。

协同理论提示，医院管理者关注医院内、外部诸要素的相互作用，在地区间、各级医院间协同发展的形势下，推进“政事分开”以及公立医院监管协同机制的建立，助力区域卫生规划工作，营造和合有序、协作共赢的局面和良性循环，使系统整体功能发生倍增或放大，即实现“2 +2 >4”的协同效应。

二十、精细化管理理论

精细化管理是一种文化、一种理念。它是源于发达国家（日本20世纪50年代）的一种企业管理理念，是社会分工的精细化，以及服务质量的精细化对现代管理的必然要求，是建立在常规管理的基础上，并将常规管理引向深入的管理模式和基本思想，是一种以最大限度地减少管理所占用的资源和降低管理成本为主要目标的管理方式。现代管理学认为，科学化管理有三个层次：第一个层次是规范化，第二层次是精细化，第三个层次是个性化。精细化管理就是落实管理责任，将管理责任具体化、明确化。其本质意义就在于它是一种对战略和目标分解细化和落实的过程，是让企业的战略规划能有效贯彻到每个环节并发挥作用的过程，同时也是提升企业整体执行能力的一个重要途径。

1. 精细化管理理论溯源　科学管理之父泰罗最早提出了精细化管理思想。1911年，泰罗发表了《科学管理原理》一书，这是世界上第一本精细化管理著作。

精细化管理作为现代工业化时代的一个管理概念，最早可以溯及日本的“精益生产方式”，简称“丰田模式”。该生产方式是以避免浪费为着眼点，设法在生产过程中以消灭任何无用的动作、避免无用的努力、消除无用的材料，努力建立这样一种组织；即消灭不能给产品或服务的最终用户带来好处的所有活动；同时，要持续不断地寻找并贯彻改进的方法。因此，精细化管理可以理解为通过对行为不断追求精与细的努力，以实现最优管理目标的过程。

“丰田生产方式”的精髓就是“精细化管理”。丰田生产方式包含两大支柱——准时生产和自动化：准时生产，意味着将必需的产品、在必要的时候只生产必要的数量；自动化，就是自动地监视和管理不正常情况的手段，就是防止不合格产品从前工序流入后工序，不使后工序造成混乱，并以此保证准时生产。

丰田生产方式的核心可以认为是丰田三角模型（图1-5），是一个以人员和人员发展为中心的整体系统。围绕这一中心，技术工具（生产什么）、管理方法（管理什么）、管理哲学（信奉什么）三大模块均衡发展。这四大部分有机组合在一起就形成了丰田企业文化，也就是精益文化。

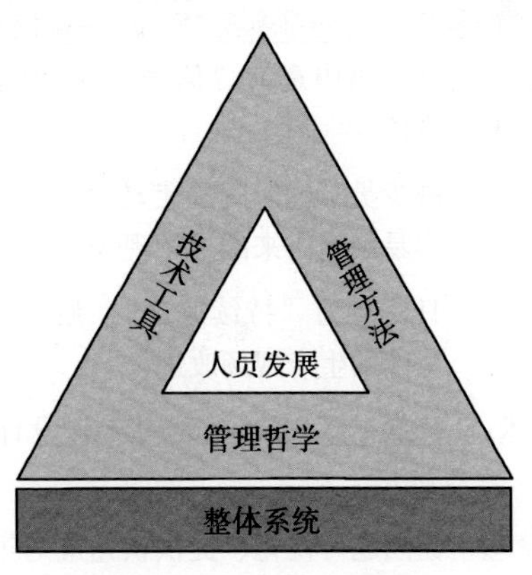

图1-5　丰田三角模型

（1）人员发展：这是三角模型的核心。丰田通常都把“人”放在核心位置，这并非偶然。“要造车先造人”，是说发展员工是改进生产和流程的关键。在精益方法中，人员发展指的是构建并落实“一个以三个尺度为框架的，培养与领导者管理同向并具备应用技巧的精益化员工”。对医院来说，发展各层次领导者和员工的精益化理念与能力是我们当前面临的一个基本挑战。

（2）管理哲学：为三角模型体系的基座。作为一个团体，我们的信念是什么？目标又是什么？丰田的企业文化常被看作精益哲学的典范。丰田哲学包括两个方面：一是追求“对社会的长期贡献”；二是追求“组织的经济业绩和成长”。

（3）技术工具：精益的技术工具指精益实施和应用的工具与方法。精益的内涵是不能仅凭一种或者一套工具来准确界定的。定义和效仿某个精益工具是比较容易的，但要收到精益的极致效果，就必须着力改进整个管理系统，不管是医院还是其他行业都是这样。精益工具及定义见表1-1。

表1-1 精益工具及定义

精益工具	定义
看板法	在日语中意为“信号”，一种库存管理方法
5S法	减少员工的时间和走动浪费，让问题更容易展现出来的生产现场组织方法
改善法	日语意为“持续改进”，强调以员工为主体的生产现场改进
防错技术	降低错误发生次数的流程设计和改进方法
可视化管理	让问题可视化、提供快速应对策略和问题解决方案的方法

（4）管理方法：领导水平和管理技巧对精益方法的实施起着重要作用。缺少出色的领导，员工可能就不会理解医院改进的必要性和用精益方法实现医院改进的可能性。“培育和维持对领导的信任感和责任感，合格的领导必须首先秉承团队合作和待遇公平的精神，还应具有以事实为依据的决策能力和长远的目光。”医院在实施精益过程中完全可以奉行这种理念。

2. 精细化管理是一种管理理念 精细化管理追求使管理活动达到最佳效果，引导人们朝着既精又细的方向努力。“精”可以是精确、精干、精益求精；“细”可以被看作是仔细、细节等。首先，从管理理念的角度看，任何有助于精、细或既精又细的管理做法，包括科学管理之父泰罗在科学管理方面的一些做法，以及后来出现的各种各样的管理方法，如走动管理法、作业成本管理法、零基管理法、ABC 管理法等都属于此。其次，精细化管理是在常规管理的基础上进行的，是针对常规管理中存在的问题，根据组织管理的要求，对现行常规管理做出改进并求精求细的结果。如对科研人员由现行 8 小时工作制改为弹性工作制；在业绩考核中，由侧重数量指标考核改为兼顾质量指标甚至侧重质量指标考核等。最后，精细化管理是一个永无止境的过程。随着环境的逐渐变化和人们认识水平的不断提升，需要对现行管理做法及时做出改进，是一个持久、精进的过程。

3. 精细化管理的内容 精细化管理要求的“精”与“细”只有结合管理对象才能落到实处。精细化管理在组织管理过程中的实施，使组织管理的具体对象化解为精细管理的具体内容。因此，凡是组织管理的内容都可以纳入精细化管理的内容。

从组织架构看，可以从组织建制、班子成员构成与职责分工、制度建设、事项安排、队伍管理等方面进行精细化管理。从管理职能看，精细化管理可以体现在计划、组织、控制、激励和领导五项基本职能的履行过程之中。从管理层次看，可分为高层、中层及基层三个层次：高层的精细化管理主要体现在各项决策活动中；中层则既有决策活动，又有执行活动；基层主要是在执行活动中达到精细化要求。从业务内容看，精细化管理的内容包括供应、制造、销售、勘探、开发、钻井、工程建设、教育培训、后勤服务等。从专业管理看，精细化管理的内容包括计划管理、生产管理、物资管理、质量管理、成本管理、财务管理、技术管理等。从管理方法看，精细化管理包括了对组织管理的具体内容采用符合“既精又细”要求的各种管理方法。

4. 精细化管理活动的实施 精细化管理最终要落实在行动上，并通过实施来体现开展管理活动的效果。

遵循一定的程序确定程序是开展任何活动所必需的，精细化管理活动的开展可以分为三个基本阶段：第一阶段，评估内容，找准切入点。实施精细化管理不是漫无边际，全面开花，而是要对现有管理内容做出评估，查找管理薄弱的环节与方面，有选择、有针对性、有重点地实施。如果是制度问题就从完善制度入手，是责任问题就从明晰责任入手，是组织问题就从调整组织结构入手，是员工问题就从提高队伍素质、加强队伍建设入手等。第二阶段，组织实施。针对查找出来的问题，制定出相应的措施。如哪些问题可以通过对指标的进一步细化、量化，或通过流程的梳理更加合理；哪些环节需要遵循标准或使标准更科学、事项衔接更合理、行为更经济、安排更务实等。同时，将改进措施落实到每个部门、岗位、工种、每道工序、每项作业、每个具体的操作动作之中。第三阶段，再评估。精细化管理具体做法实施一段时间后，需要再次做出评估，分析成效得失。对不完善的地方再加以改进，做到循环递进，螺旋上升，最终形成持续改进、不断创新的工作机制。

注意循序渐进实施精细化管理可以由简入繁、逐渐完善直至稳固实施。对于需要进行精细化管理的方面，在起初拟订的规章条款、操作策略不要太复杂，否则不利于员工掌握和操作，由此影响精细化管理的实施效果；在初步实施取得一定效果的基础上，可以逐渐完善规章条款、操作策略，这样员工接受起来就比较容易，比较自觉。在员工逐渐接受的基础上，再设法将精细化管理具体做法植入员工心目中，成为员工自觉的行为习惯。

5. 精细化管理是医院管理现代化的新要求 精细化管理是科学管理的较高层次，也是医院管理现代化的新要求，精细化管理源于20世纪50年代丰田公司的探索，最终在汽车行业中运用导出了精细化的管理和精细化的生产。从社会发展进程看，精细化管理的发展与汽车工业是离不开的。福特汽车的规模化生产影响了整个 20 世纪的制造业，表明了流水线、标准化是科学管理的重要起步阶段；通用汽车的细分化生产激发了消费者的个性化需求，从而调整自身的生产与服务能力，形成了科学管理的中间发展阶段；因此而生的丰田汽车“精益化管理”是在前两个阶段基础上的深化和细化，提升了众多企业和职业经理人的管理理念，是管理科学的最新发展阶段。

从理论发展角度，精细化管理具有三个理论来源，即泰罗的科学管理理论、戴明的质量管理理论和丰田的精益管理模式。泰罗的科学管理理论强调用科学的研究方法建立规范标准化，并贯彻到生产中以获得更好的业绩。戴明质量管理理论对精细化管理理论的主要贡献在于：强调事先的流程和程序设计；强调体系原因和非体系原因；强调管理者应该不只是“管”，更重要的是“帮”；强调对员工的训练。丰田精益生产模式追求以越来越少的投入——较少的人力、较少的设备、较短的时间和较小的场地创造出尽可能多的价值。丰田精益生产模式的根本方法是，通过对流程的标准化和自动化，调动员工参与，实现流程的持续改进和精益求精，最终改进效率、减少浪费、提高速度。丰田精益生产体系的精髓是丰田三角模型，其内涵是一个以人员和人员发展为核心的整体系统。围绕这一核心，技术工具、管理工具、哲学理念三大模块均衡发展，这四大部分有机组合在一起就形成了精益文化。

6. 医院精细化管理的展望　在新医改提出的五项改革中，最难的是公立医院改革，除了资产管理、出资人管理，更主要的是公立医院今后的运营模式改革，因此，要探索和构建精细化的公立医院管理体系框架。例如，医院行政管理体系如何扁平化？现在多数医院的管理体系错综复杂，每家公立医院都有二三十个行政管理部门，院长和副院长之间、副院长和副院长之间、部门和部门之间，或出现管理的重叠交错，或出现管理的真空，没有简单有效的脉络，这是现今医院管理上的一大问题。管理者的很多精力都被这样的问题所牵扯淹没了。而在国际上先进的医院管理体系中，院长只需管理几个主管，如负责医疗的医长、负责护理的护长、负责经济财务的财长以及负责管行政的主管，这样就使医院的管理体系更加精简和高效。再比如，三级医院要求级级负责，而医院的主任医生很少有时间在患者身边，这个问题怎么解决？国外早就实行了主诊负责制，即把在患者身边时间最长的医生作为责任医生，这个是最正确的，而我们的探索也是如此。护理专业本身是一门学科，虽然依附于各个学科进行工作，但是对护理的管理包括衡量和考核也应是专业化的。这个就需要护理专业一体化来实现，即精细化管理框架的探索。

现在医院多数是按照医学的分类设置部门、对患者进行诊治，并没有以患者为中心的中心化医疗平台，所以患者生了病却不知道应该看什么科。从这个层面讲，还是没有真正实现以患者为中心的理念转变。将来的公立医院门诊框架应该归成若干个，形成以疾病为分类的门诊中心。这就是今后公立医院精细化框架的实现，门诊应该是中心化的门诊，病房应该是主诊化的病房，护理应该是垂直化的管理，行政应该是扁平化的。后勤保障的趋势是外包，把那些可以剥离的部分都剥出去，把与医疗密切相关的后勤服务用一个内部系统串联起来。

7. 医院精细化管理应注意的问题　医院精细化管理并非可望不可及，但落实的过程中应注意以下几个问题：

（1）精细化管理必须循序渐进，因时、因地制宜，与本单位实际情况相结合在开展工作的初期，重点要教育职工能给予充分的理解，摆正心态，以积极态度应对。

（2）精细化管理应增强执行力，避免形式化精细化管理是一种工作方法和先进管理理念，只有不断强化职工的精细化管理意识，培养员工时时处处见精细的习惯，提升员工的执行力，与绩效考核有机结合，精细化管理才有生命力，才能持续深入开展并收到应有成效。

（3）精细化管理不单纯是成本管理，要与专业相结合。行政管理、业务管理、医疗技术管理、财务管理、安全管理、护理管理、服务管理等诸多管理环节和服务细节都需要精细化管理，而成本管理仅属于精细化管理的一个范畴。

（4）各层管理者的亲力亲为是精细化管理成败的关键。精细化管理能卓有成效地开展，高层管理者的重视，尤其是一把手的重视起到了决定性作用。院长要发挥自己的人格魅力，中层管理者的积极参与和快速执行也非常关键，具有承上启下的作用。

（5）部门间精细化管理的开展要基本同步。部门和部门之间如存在较大差距，将阻碍精细化管理的进程，尤其是跨部门之间的流程难以完成。部门独立运行难以实现粗放式管理向精细化管理的转变。

（6）精细化管理不是单纯的减员增效注重细节质量，必须有相匹配的人力资源作保证。长期超负荷运转不利于医院科学、持续的发展。精细化管理培训要用理论指导实践，注重实效，减少不必要的书写。

精细化管理理论提示医院管理者，公立医院改革，特别是县级医院改革，千头万绪，亟需通过精细化管理来研究和实现医院未来发展的持续动力。

第二节 院长常用的管理原理与工具

一、蓝海战略

蓝海战略（Blue Ocean Strategy）最早是由 W. 钱・金（W. Chan Kim）和勒妮・莫博涅（Renée Mauborgne）于 2005 年 2 月在二人合著的《蓝海战略》一书中提出的。蓝海战略认为，聚焦于红海等于接受了商战的限制性因素，即在有限的土地上求胜，却否认了商业世界开创新市场的可能。运用蓝海战略，视线将超越竞争对手移向买方需求，跨越现有竞争边界，将不同市场的买方价值元素筛选并重新排序，从给定结构下的定位选择向改变市场结构本身转变。

1. 蓝海战略的本质　医院可以开辟当今还不存在的专业，打开一个未知的医疗服务与市场空间。这个亟待开发的市场空间或产业就是“蓝海”，它代表着创新的需求，代表着高成长与领先的机会。在蓝海战略里组织往往没有竞争对手，而医院在医疗服务领域中的创新为患者创造了生命与服务价值，因此医院可以通过占领更多的医疗领域而获得更好的回报。

蓝海的开创者一般不以竞争对手为标杆，而是采用一套完全不同的战略逻辑，这就是价值创新。价值创新是蓝海战略的基石。在蓝海战略逻辑的指导下，医院不须把精力放在打败竞争对手上，而要放在全力为患者与社会和医院自身创造价值飞跃上，并由此开创新的、无人竞争的医疗服务和专业技术市场空间，彻底甩脱竞争。

蓝海战略的价值创新对“价值”和“创新”同样重视。按价值创新来协调医院专业活动的创新系统。

2. 蓝海战略的制定方法

（1）战略布局图：在战略布局图上，横轴表示的是产业竞争和投资所注重的各项元素。通过战略布局图，组织就能够明白竞争对手正将资金投入何处，在产品、服务、配送等方面产业竞争正集中在哪些元素上，以及顾客从市场现有的相互竞争的商品选择中得到了些什么。

（2）四步动作框架图：为了重构买方价值元素，塑造新的价值曲线，就需要四步动作框架图来帮助组织创造新的价值曲线。

“剔除—减少—增加—创造”坐标格。

3. 蓝海战略需注意的问题　重点突出，即能够清晰地显示出组织强调哪些元素；另辟蹊径，即组织的价值曲线与其他商家的价值曲线相比是有明显不同的；令人信服的主题，即蓝海战略的主题不仅要传达清晰的信息，还要切合实际地宣传技术或服务，否则顾客会失去信任和兴趣。

蓝海战略就是要做“价值创新”。“价值”和“创新”同样重要；创建蓝海成败关键并非尖端科技的创新，也不是“进入市场的时机”，而是“创新”和“实用”、“售价”和“成本”两组的密切配合。

在拟定蓝海策略时，提出了“四项行动架构”：即“消除”哪些产业内习以为常的因素？“降低”哪些因素应降低于产业标准？“提升”哪些因素应高于产业标准？“创造”哪些产业尚未提供的因素？第一点与第二点在于节省成本，扩大需要；第三点与第四点在于强调“差异化”与“新价值”，提升产品价值。

与“血流成河”的红海策略相比，蓝海策略具有五大特色：开创没有竞争的“新市场”；不与对手竞争，使“竞争”变得不相干；创造出新的需求，并透过成本领先，追求持续战略领先；同时追求顾客所能获得的高价值与产品的低成本；调整整个医院组织的操作系统，给以完全的配合。

蓝海战略给医院发展带来的启示：做强医院现有的优势项目；创新医院发展新的空间与新领域，形成新的价值优势；创造患者新的需求，追求区域内医疗服务能力的持续领先。

二、边际效应

边际效应（Marginal utility），有时也称为边际贡献，是指其他投入固定不变时，连续地增加某一种投入，所新增的产出或收益反而会逐渐减少。也就是说，当增加的投入超过某一水平之后，新增的每一个单位投入换来的产出量会下降。

在经济学中边际效应是指经济上在最小的成本的情况下达到最大的经济利润，从而达到帕累托最优。边际效益递减是经济学的一个基本概念，它说的是在一个以资源作为投入的组织中，组织所付出的资源投入对其产出的效用是不断递减的，换句话，就是虽然其产出总量是递增的，但是其二阶导数为负，使得其增长速度不断变慢，使得其最终趋于峰值，并有可能衰退。通常，边际贡献又称为“边际利润”或“贡献毛益”等。

边际效应的应用非常广泛，例如经济学上的需求法则就是以此为依据，即用户购买或使用商品数量越多，则其愿为单位商品支付的成本越低（因为后购买的商品对其带来的效用降低了）。当然也有少数例外情况，例如嗜酒如命的人，越喝越高兴，或者集邮爱好者收藏一套“文革”邮票，那么这一套邮票中最后收集到的那张邮票的边际效应是最大的。

边际贡献分析就是在对成本进行习性分析的基础上，根据在相关范围内固定成本相对不变的特性，在决策分析时对这部分成本不予考虑，而只对产品所创造的边际贡献进行分析，通过比较各方案的边际贡献大小来确定最优方案的分析方法。

开发新产品的决策分析。前面叙述的只是利用组织剩余生产能力分析研究究竟开发哪种新产品比较合适。至于通过增加固定资产投资，扩大生产能力以发展新产品的决策，则属于长期投资决策范围。

是否接受追加订货的决策分析。这方面的决策可以采用差量分析法，也可采用边际贡献分析法。原则上只要对方客户的开价略高于单位变动成本，并能补偿专属成本，即可接受。

亏损产品是否停产或转产的决策分析。工业单位在日常经营过程中，往往会由于某些产品质量较次、款式陈旧等原因造成市场滞销，仓库积压，发生亏损，这就引起了亏损产品是否要停产或转产的问题。对于这方面的决策，通常可采用边际贡献分析法加以解决。

边际效应的应用。例如：作为公司管理层，要给员工涨工资，给 3 千月薪的人增加 1 千带来的效应一般来说是比给 6 千月薪增加 1 千大的，甚至比给 6 千月薪的人增加 2 千的还大，所以似乎给低收入的人增加月薪更对单位有利；对同一个人更是明显，例如他拿 3 千时候增加 1 千所带来的激励效果，一般情况下远远比他拿 6 千月薪时候增加 2 千所产生的激励效果大。另外，经常靠增加薪水来维持员工的工作热情是不行的，第一次涨薪 1 千后，员工非常激动，大大增加了工作热情；第二次涨薪 1 千，很激动，增加了一些工作热情；第三次涨薪 2 千，有点激动，可能增加工作热情；第四次……直至涨薪已经带来不了任何效果，因为根据马斯洛的需求理论来说，当薪水达到一定水平的时候，这时候他关注的重点已经发生了转移，所以激励方式方法都应该随之变化。如果想避免这种情况，在每次涨薪都想达到和第一次涨薪 1 千相同的效果，则第二次涨薪可能需要 2 千，第三次需要 3 千，或者在薪水涨到一定程度后，采用红包的形式更加富有激励和引导效果。当然，使用其他激励措施，例如第二次可以安排其参加职业发展培训，第三次可以对其在职位上进行提升，虽然花费可能相当，但由于手段不同，达到了更好的效果。

近年来，各大公立医院都在进行不同程度的规模扩大，进行盖楼、购置大型医疗设备等，目前国内超过 2 000张床位的医院屡见不鲜。公立医院的迅速发展，一方面提高了医院的综合实力，进一步满足了老百姓的看病需求，使“看病难”的问题得到一定程度的缓解；但同时也改变了老百姓就近就医的习惯，不同程度存在着诱导消费、过度医疗等问题，造成医疗资源的浪费。公立大医院的无限扩大规模带来了一系列的问题，从资源配置来看，既抢占了政府资源又挤占了市场资源。从医院经营来看，也并不利于医院的绩效提升。规模的扩大不等于效益的提高，尽管规模扩大有一定的积极作用，但当医院的规模达到一定程度后，医院的效益增长速度将低于规模的扩大速度，扩大的“边际效应”会逐步递减，出现规模不经济现象，不利于医院的自身经营。

三、鲶鱼效应

鲶鱼效应是指鲶鱼在搅动小鱼生存环境的同时，也激活了小鱼的求生能力。鲶鱼效应是采取一种手段或措施，刺激一些组织活跃起来投入到市场中积极参与竞争，从而激活市场中的同行业组织。其实质是一种负激励，是激活员工队伍之奥秘。

鲶鱼效应对于“渔夫”来说，在于激励手段的应用。渔夫采用鲶鱼来作为激励手段，促使沙丁鱼不断游动，以保证沙丁鱼活着，以此来获得最大利益。在医院管理中，管理者要实现管理的目标，同样需要引入鲶鱼型人才，以此来改变医院相对一潭死水的状况。

鲶鱼效应对于“鲶鱼”来说，在于自我实现。鲶鱼型人才是医院管理必需的。鲶鱼型人才是出于获得生存空间的需要出现的，而并非是一开始就有如此的良好动机。对于鲶鱼型人才来说，自我实现始终是最根本的。

鲶鱼效应对于“沙丁鱼”来说，在于缺乏忧患意识。沙丁鱼型员工的忧患意识太少，一味地追求稳定；但现实的生存状况是不允许沙丁鱼有片刻的安宁。“沙丁鱼”如果不想窒息而亡，就应该也必须活跃起来，积极寻找新的出路。以上方面都是探讨鲶鱼效应时必须考虑的问题。

鲶鱼效应的根本在于一个管理方法的问题，而应用鲶鱼效应的关键就在于如何应用好鲶鱼型人才。如何对鲶鱼型人才或组织进行有效的利用和管理是管理者必须探讨的问题。由于鲶鱼型人才的特殊性，管理者不可能用相同的方式来管理鲶鱼型人才，已有的管理方式可能有相当部分已经过时。因此，鲶鱼效应对管理者提出了新的要求，不仅要求管理者掌握管理的常识，而且还要求管理者在自身素质和修养方面有一番作为，这样才能够让鲶鱼型人才心服口服，才能够保证组织目标得以实现。因此，医院管理在强调科学化的同时，应更加人性化，以保证管理目标的实现。

鲶鱼效应是医院领导层激发员工活力的有效措施之一。已有鲶鱼效应在人力资源管理中的应用、在领导活动中的应用，具体包括竞争机制的建立、能人的启用、领导风格的变革等。当一个组织的工作达到较稳定的状态时，常常意味着员工工作积极性的降低，“一团和气”的集体不一定是一个高效率的集体，这时候“鲶鱼效应”将起到很好的“医疗”作用。一个组织中，如果始终有一位“鲶鱼式”的人物，无疑会激活员工队伍，提高工作业绩。

目前，医院的组织结构和工作设计依然成为流程改造的一个大课题，不合理、枯燥无味、没有前景、单调无聊的工作内容让人们感觉像一桶拥挤的沙丁鱼一样没有激情，不愿意在岗位上多思考、多改进，以致慢慢地形成了集体惰性。如果能够把工作扩大化、丰富化的鲶鱼效应应用到工作设计上，那对组织的贡献也是显而易见的。如何把好动、充满激情的“鲶鱼”放到一潭死水的工作中呢？这又是一门棘手的学问，有人主张从横向和纵向扩大工作范围、深化工作内容，让员工们体验丰富的工作活动，感受努力工作的成就，让他们体现面对挑战性、来劲性工作时的激动与欲望；有人主张运用轮岗的方式增长员工的才干，让他们工作中的“鲶鱼”越游越欢；其实最好在应用以上措施的同时还要注重人与岗位性格的匹配，“鲶鱼”就要做“鲶鱼”的事情，“沙丁鱼”就要做“沙丁鱼”的事情，岗位中既要有鲶鱼性工作内容也要有沙丁鱼性工作内容，最重要的是要发现员工的偏好，看哪些工作能够让他们产生鲶鱼的动力与激情，只有匹配了之后，鲶鱼效应才能真正发挥它的作用，不然虽然设置了鲶鱼性工作内容，却发现这种工作根本不能让员工为之动容、为之奋斗，那么这条鲶鱼就成了死鱼了。从这个角度看，工作中的“鲶鱼”代表着丰富的工作内容、富有动力的责任和权利、充满挑战的工作期望、新鲜的其他岗位体验等。对于领导者和人力资源管理者而言，是否要在工作中设置鲶鱼工作、在什么层次上设置鲶鱼工作，都将是一个组织的战略问题。

综上所述，从不同的角度分析，“鲶鱼”代表的内容是不同的，对于一个从业者，领导可能是“鲶鱼”，那么你的努力最好和组织保持同方向，不要往后游，否则就有被吃掉的危险，永远充满激情地向上游，也许某一天你也变成了“鲶鱼”，赶着一群“沙丁鱼”向上奋斗；你的同事也可能是“鲶鱼”，那就和他比拼比拼，看谁的能量更大；你的下级也可能有“鲶鱼”，那就在激励下属成长的同时，别忘了给自己充充电，保持强劲的势头发展，否则你也有被下属吃掉的危险；你的工作中也可能有“鲶鱼”，那就合理地安排自己的工作，分清主次，让“鲶鱼”越游越欢，最好能到上一层工作岗位上去搅动一番。

四、凯恩斯陷阱

凯恩斯陷阱又称流动性陷阱，是凯恩斯提出的一种假说，指当一段时间内利率降到很低水平，市场参与者对其变化不敏感，对利率调整不再作出反应，导致货币政策失效（图1-6）。

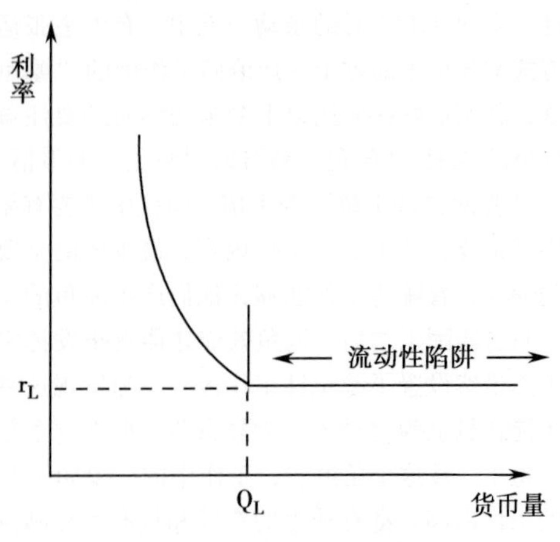

图1-6　凯恩斯陷阱示意图

在市场经济条件下，人们一般是从利率下调刺激经济增长的效果来认识流动性陷阱的。按照货币—经济增长（包括负增）原理，一个国家的中央银行可以通过增加货币供应量来改变利率。想货币供应量增加（假定货币需求不变），那么资金的价格即利率就必然会下降，而利率下降可以刺激出口、国内投资和消费，由此带动整个经济的增长。如果利率已经降到最低水平，此时中央银行靠增加货币供应量再降低利率，人们也不会增加投资和消费，那么单靠货币政策就达不到刺激经济的目的，国民总支出水平已不再受利率下调的影响。经济学家把上述状况称为“流动性陷阱”。

根据凯恩斯的理论，人们对货币的需求由交易需求和投机需求组成。在流动性陷阱下，人们在低利率水平时仍愿意选择储蓄，而不愿意投资和消费。此时，仅靠增加货币供应量就无法影响利率。如果当利率为零时，即便中央银行增加多少货币供应量，利率也不能降为负数，由此就必然出现流动性陷阱。另一方面，当利率为零时，货币和债券利率都为零时，由于持有货币比持有债券更便于交易，人们不愿意持有任何债券。在这种情况下，即便增加多少货币数量，也不能把人们手中的货币转换为债券，从而也就无法将债券的利率降低到零利率以下。因此，靠增加货币供应量不再能影响利率或收入，货币政策就处于对经济不起作用状态。

货币需求的利率弹性为无穷大的情况。在以利率为纵轴，货币量为横轴的平面坐标图上，可以用货币需求曲线上与某一最低限度利率水平相对应的一段平行于横轴的曲线来描述流动性陷阱。出现这种情况，增加的货币供应量将完全被投机性货币需求吸收，不再会引起利率的下降和投资的增加。这是英国经济学家 J. M. 凯恩斯首先提出的，但将其命名为流动性陷阱的则是英国经济学家 D. H. 罗伯逊。

凯恩斯认为，人们对货币的需求，同时受交易动机、谨慎动机和投机动机支配，就是说，它既是国民收入的函数，也是利率的函数。由于利率的不确定性将造成债券价格升降，人们便有机会在持有债券和持有货币之间进行选择。当市场利率降低（债券价格提高），且低于某种“安全水平”时，人们预期未来利率将上升（债券价格下跌），从而愿意多持有货币。反之，人们就会少持有货币而多购买债券。上述对持币动机及对货币需求的解释，实际上并未超出古典学派的视野。不同的是，凯恩斯在此基础上进一步指出了一种特殊的情况，即当利率降至某种水准时，则根据上述理由，灵活偏好可能变成几乎是绝对的；这就是说，当利率降至该水准时，因利息收入太低，故几乎每人都宁愿持有现金，而不愿持有债务票据。此时金融当局对于利率即无力再加控制。他认为，金融当局对于市场利率，并不总能随心所欲地加以调节；利率降至某一水平之后，任何措施都不再能使它下降。这种无能为力的状况，恰如落入陷阱一样。

流动性陷阱的存在，意味着运用货币手段来解决经济萧条问题可能是无效的。这一结论动摇了古典学派的理论根基。因此，围绕流动性陷阱问题，西方经济学界争论很大。凯恩斯学派代表人物之一，美国经济学家 J. 托宾在其早期论文中，曾运用若干资料证明了流动性陷阱的存在，并明确得出货币政策不如财政政策有效的结论。然而，另两位美国经济学家 M. 布隆芬布雷纳和 T. 迈耶同样进行了实证研究，却得出流动性陷阱并不存在的结论。货币主义代表人物 M. 弗里德曼则持某种折衷态度。一方面，他否定有流动性陷阱存在；另一方面，他又认为市场利率不可能无限降低，因为人们需要以货币来替代其他金融资产的普遍愿望会使利率的下降有一个最低的限度。

凯恩斯陷阱让医院管理者意识到了医院管理的悖论问题。无锡市第二人民医院易利华教授在其主编的《医院管理悖论》一书中指出：任何医院在发展、运行以及持续改进过程中，都会面临许多悖论，就像凯恩斯陷阱一样，我们只有通过巧妙平衡由悖论产生的各种相互矛盾的需求或所谓“张力”，才能使医院管理不断提高，不断前进。凯恩斯陷阱让我国的医院管理者意识到医院管理哲学问题的存在，并用心解决、平衡，才能获得医院管理的持续性发展。

五、X-Y 理论

美国管理学家麦格雷戈（Douglas MC Gregor）于1957年提出了X-Y理论。麦格雷戈把传统管理学称为“X理论”，他自己的管理学说称为“Y理论”。

X理论认为，多数人天生懒惰，尽一切可能逃避工作；多数人没有抱负，宁愿被领导批评，怕负责任，视个人安全高于一切；对多数人必须采取强迫命令，软硬兼施的管理措施。

Y理论的看法则相反，它认为，一般人并不天生厌恶工作，多数人愿意对工作负责，并有相当程度的想象力和创造才能；控制和惩罚不是使人实现企业目标的唯一办法，还可以通过满足职工爱的需要、尊重的需要和自我实现的需要，使个人和组织目标融合一致，达到提高生产率的目的。

麦格雷戈认为，人的行为表现并非是固有的天性决定的，而是由组织中的管理实践造成的。剥夺人的生理需要，会使人生病。同样，剥夺人的较高级的需要，如感情上的需要、地位的需要、自我实现的需要，也会使人产生病态的行为。人们之所以会产生那种消极的、敌对的和拒绝承担责任的态度，正是由于他们被剥夺了社会需要和自我实现的需要而产生的疾病的症状。因而迫切需要一种新的，建立在对人的特性和人的行为动机更为恰当的认识基础上的新理论。麦格雷戈强调指出，必须充分肯定作为组织生产主体的人，职工的积极性是处于主导地位的，他们乐于工作、勇于承担责任，并且多数人都具有解决问题的想象力、独创性和创造力，关键在于管理方面如何将职工的这种潜能和积极性充分发挥出来。

该理论的贡献在于：首先，阐述了人性假设与管理理论的内在关系，即人性假设是管理理论的哲学基础；提出了“管理理论都是以人性假设为前提的”重要观点，这表明麦格雷戈已揭示了“人本管理原理”的实质。其次，“X-Y 理论”关于“不同的人性假设在实践中就体现为不同的管理观念和行为”的观点，动态地分析了人性假设的变化对管理理论的影响，进而提出了管理理论的发展也是以人性假设的变化为前提的研究课题。最后，“X-Y 理论”提出的管理活动中要充分调动人的积极性、主动性和创造性，实现个人目标与组织目标一体化等思想以及参与管理、丰富工作内容等方法，对现代管理理论的发展和管理水平的提高具有重要的借鉴意义。

该理论的不足之处在于，X 理论认为人们工作本性是被动的，所以应该以“计件工资”等形式加强监管的措施；Y 理论认为人们工作本性是主动的，所以只要采取以“内在奖励”为主的重精神、轻物质等方式，就可以激励人们的工作积极性。但实际上，人们在工作中不可能存在着工作懒惰或勤勉的本性，人们工作的积极主动性主要还是决定于人们在工作中能、责、权、利是否能够统一，如果这四项有一项与其他项目不能达到统一的话，以 X 理论实施加强工作监控也就是不得不采取措施，但由此员工工作动力的激发只能是靠监控的力度去体现。在 X 理论和 Y 理论相互比较优劣过程中，应该清楚地认识到：以 X 理论对人的工作过程加强监控，其对人们工作动力的激发只会随监控程度强度大小而上下浮动，同时以 X 理论往往只能管得住人们外在的体力行为，却管不住人们内在的心智。而且就现代非奴隶制社会制度条件下以加强监控的方式，无论如何也不可能让人们为工作去做自认为“不划算的事”，特别是为工作去“卖命”，所以以单纯 X 理论是激发不出人们工作的积极主动性的，这也就是“美国摩托罗拉”等公司为什么要实施高度放权管理的缘故，且以 X 理论为主特别不适用于那些需要高风险、高技术、特别是高创造性的职业，这也是像“微软”“Google”等高科技公司极力推行高福利制度的缘故。但是Y理论也是存在局限的，因为人是千种千样的，不可能因为你实行了某种Y理论措施，大家就一致地就有积极主动性了，所以加强监控是必须的，如果不能以监控达到奖勤罚懒、多劳多得、少劳少得的效果，其结果就难免陷入平均主义的泥潭，而平均主义难以推动人们的劳动生产率是我国社会主义历史发展早已证明了的。

总之，就管理方式来讲，以加强薪酬工资、加大福利、改善工作环境、授责授权等Y理论方式应该是推动人们工作积极主动性产生的主体方式，而作为以X理论实施的监控则又是保障Y理论公正实施不可缺少的关键。

一个有经验的医院管理者，应当创造让医院员工发挥想象力的空间和平台，创新管理机制让有创新能力的人才迸发出来；创造那些能让员工施展自己能力和水平，体现自己价值的平台；而打破那些可能会导致员工懒散、不思进取的管理机制。

六、DELPHI 专家咨询法

德尔菲法（Delphi method），是采用背对背的通信方式征询专家小组成员的预测意见，经过几轮征询，使专家小组的预测意见趋于集中，最后做出符合市场未来发展趋势的预测结论。德尔菲法又名专家意见法或专家函询调查法，是依据系统的程序，采用匿名发表意见的方式，即团队成员之间不得互相讨论，不发生横向联系，只能与调查人员发生关系，以反复的填写问卷，以集结问卷填写人的共识及搜集各方意见，可用来构造团队沟通流程，应对复杂任务难题的管理技术。德尔菲法（Delphi Method），又称专家规定程序调查法。该方法主要是由调查者拟定调查表，按照既定程序，以函件的方式分别向专家组成员进行征询；而专家组成员又以匿名的方式（函件）提交意见。经过几次反复征询和反馈，专家组成员的意见逐步趋于集中，最后获得具有很高准确率的集体判断结果。

德尔菲法本质上是一种反馈匿名函询法。其大致流程是：在对所要预测的问题征得专家的意见之后，进行整理、归纳、统计，再匿名反馈给各专家，再次征求意见，再集中，再反馈，直至得到一致的意见。其过程可简单表示如下：匿名征求专家意见-归纳、统计-匿名反馈-归纳、统计……若干轮后停止。由此可见，德尔菲法是一种利用函询形式进行的集体匿名思想交流过程。它有三个明显区别于其他专家预测方法的特点：①匿名性。因为采用这种方法时所有专家组成员不直接见面，只是通过函件交流，这样就可以消除权威的影响。这是该方法的主要特征。匿名是德尔菲法的极其重要的特点，从事预测的专家彼此互不知道其他有哪些人参加预测，他们是在完全匿名的情况下交流思想的。后来改进的德尔菲法允许专家开会进行专题讨论。②反馈性。该方法需要经过3~4轮的信息反馈，在每次反馈中使调查组和专家组都可以进行深入研究，使得最终结果基本能够反映专家的基本想法和对信息的认识，所以结果较为客观、可信。小组成员的交流是通过回答组织者的问题来实现的，一般要经过若干轮反馈才能完成预测。③统计性。最典型的小组预测结果是反映多数人的观点，少数派的观点至多概括地提及一下，但是这并没有表示出小组的不同意见的状况。而统计回答却不是这样，它报告1个中位数和2个四分点，其中一半落在2个四分点之内，一半落在2个四分点之外。这样，每种观点都包括在这样的统计中，避免了专家会议法只反映多数人观点的缺点。

该方法可以避免群体决策的一些可能缺点，声音最大或地位最高的人没有机会控制群体意志，因为每个人的观点都会被收集，另外，管理者可以保证在征集意见以便作出决策时，没有忽视重要观点。

医院管理者要善于挖掘普通员工的思维，激发他们参与管理的热情。如无锡市第二人民医院开展的“金点子”活动，就把全院员工的智慧和能力调动起来，让全院员工一起动脑筋、想办法，参与医院管理，而医院管理者只需要适当地引导和鼓励，让可行性建议转化实际行动。

七、因果图（鱼骨图）

鱼骨图又名特性因素图，是由日本管理大师石川馨先生所发展出来的，故又名石川图。鱼骨图是一种发现问题“根本原因”的方法，它也可以称之为“因果图”（图1-7）。鱼骨图原本用于质量管理。

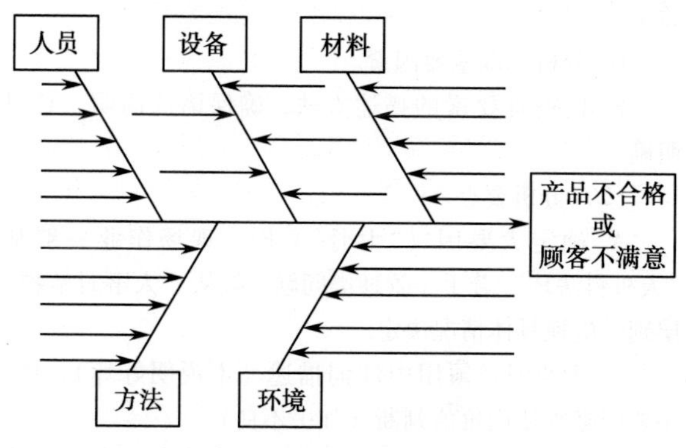

图1-7　因果图（鱼骨图）示意

问题的特性总是受到一些因素的影响，通过头脑风暴找出这些因素，并将它们与特性值一起，按相互关联性整理而成的层次分明、条理清楚，并标出重要因素的图形就叫特性要因图。因其形状如鱼骨，所以又叫鱼骨图（以下称鱼骨图），它是一种透过现象看本质的分析方法，又叫因果分析图。同时，鱼骨图也用在生产中，来形象地表示生产车间的流程。

1. 鱼骨图的类型

（1）整理问题型鱼骨图：各要素与特性值间不存在

原因关系，而是结构构成关系，对问题进行结构化整理。

（2）原因型鱼骨图：鱼头在右，特性值通常以“为什么……”来写。

（3）对策型鱼骨图：鱼头在左，特性值通常以“如何提高/改善……”来写。

2. 鱼骨图制作步骤

（1）分析问题原因/结构

A. 针对问题点，选择层别方法（如人机料法环测量等）。

B. 按头脑风暴分别对各层别类别找出所有可能原因（因素）。

C. 将找出的各要素进行归类、整理，明确其从属关系。

D. 分析选取重要因素。

E. 检查各要素的描述方法，确保语法简明、意思明确。

（2）分析要点

A. 确定大要因（“大骨”）时，现场作业一般从“人机料法环”着手，管理类问题一般从“人事时地物”层别，应视具体情况决定。

B. 大要因必须用中性词描述（不说明好坏），中、小要因必须使用价值判断（如…不良）。

C. 脑力激荡时，应尽可能多而全地找出所有可能原因，而不仅限于自己能完全掌控或正在执行的内容。对人的原因，宜从行动而非思想态度面着手分析。

D. 中要因跟特性值、小要因跟中要因间有直接的原因-问题关系，小要因应分析至可以直接下对策。

E. 如果某种原因可同时归属于两种或两种以上因素，请以关联性最强者为准（必要时考虑“三现”主义：即现时、到现场、看现物，通过相对条件的比较，找出相关性最强的要因归类）。

F. 选取重要原因时，不要超过 7 项，且应标识在最末端原因。

（3）鱼骨图绘图：鱼骨图绘图过程包括如下步骤。

A. 由问题的负责人召集与问题有关的人员组成一个工作组（work group），该组成员必须对问题有一定深度的了解。

B. 问题的负责人将拟找出问题的原因写在黑板或白纸右边的一个三角形的框内，并在其尾部引出一条水平直线，该线称为“鱼脊”。

C. 工作组成员在鱼脊上画出与鱼脊成45°角的直线，并在其上标出引起问题的主要原因，这些成45°角的直线称为“大骨”。

D. 对引起问题的原因进一步细化，画出“中骨”“小骨”等，尽可能列出所有原因。

E. 对鱼骨图进行优化整理。

F. 根据鱼骨图进行讨论。完整的鱼骨图如图所示，由于鱼骨图不以数值来表示，并处理问题，而是通过整理问题与它的原因的层次来标明关系，因此，能很好地描述定性问题。鱼骨图的实施要求工作组负责人（即进行组织诊断的专家）有丰富的指导经验，整个过程负责人尽可能为工作组成员创造友好、平等、宽松的讨论环境，使每个成员的意见都能完全表达，同时保证鱼骨图正确做出，即防止工作组成员将原因、现象、对策互相混淆，并保证鱼骨图层次清晰。负责人不对问题发表任何看法，也不能对工作组成员进行任何诱导。

医院管理中，对某项工作计划就是首先按鱼骨图的方法，找出有利因素、不利因素，放大有利因素效应，克服不利因素关系，才能最终达到成功。

八、雷达图

雷达图（Radar Chart）又可称为戴布拉图、蜘蛛网图（Spider Chart），是财务分析报表的一种。即将一所医院的各项财务分析所得的数字或比率，就其比较重要的项目集中划在一个圆形的图表上，来表现医院各项财务比率的情况，使用者能一目了然地了解医院各项财务指标的变动情形及其好坏趋向。

雷达图可以应用于医院经营状况——收益性、生产性、流动性、安全性和成长性的评价。上述指标的分布组合在一起非常像雷达的形状，因此而得名。

雷达图的绘制方法是：先画3个同心圆，把圆分为5个区域（每个区为72°），分别代表医院的收益性、生产性、流动性、安全性和成长性。同心圆中最小的圆代表同行业平均水平的1/2值或最差的情况；中心圆代表同行业的平均水平或特定比较对象的水平，称为标准线（区）；大圆表示同行业平均水平的1.5倍或最佳状态。在5个区域内，以圆心为起点，以放射线的形式画出相应的经营比率线。然后，在相应的比率线上标出本医院决算期的各种经营比率。将本医院的各种比率值用线联结起来后，就形成了一个不规则闭环图。它清楚地表示出医院的经营态势，并把这种经营态势与标准线相比，就可以清楚地看出医院的成绩和差距。雷达图的分析方法是：如果医院的比率位于标准线以内，则说明医院比率值低于同行业的平均水平，应认真分析原因，提出改进方向；如果医院的比率值接近或低于小圆，则说明医院经营处于非常危险的境地，急需推出改革措施以扭转局面；如果医院的比率值超过了中圆或标准线，甚至接近大圆，则表明医院经营的优势所在，用予以巩固和发扬。如果把雷达图应用于创新战略的评估，就演变成为戴布拉图。实际上戴布拉图与雷达图的绘制与分析方法完全相同，但是，戴布拉图是用医院内部管理责任：协作过程、业绩度量、教育与开发、分布式学习网络和智能市场定位，以及外部关系：知识产品/服务协作市场准入、市场形象活动、领导才能和通信技术等两个基本方面10个具体因素来替代经营雷达图的5个因素。

随着计算机的发展，财务雷达图已经不是原始的手工描绘，常见的办公软件等都已经具备了雷达图的自动生成，如Microsoft Office、Kingsoft WPS等，在中间件里也有WFsoft wfRadar等不错的应用，雷达图已经进入我们的生活，不仅仅是医院财务，在个人账务管理以及投资理财，雷达图也开始崭露头角，应用越来越广泛。

九、SWOT 分析

SWOT 分析法可以用来确定医院自身的竞争优势、竞争劣势、机会和威胁，从而将医院的战略与医院内部资源、外部环境有机地结合起来的一种科学的分析方法。

所谓 SWOT 分析，即基于内外部竞争环境和竞争条件下的态势分析，就是将与研究对象密切相关的各种主要内部优势、劣势和外部的机会和威胁等，通过调查列举出来，并依照矩阵形式排列，然后用系统分析的思想，把各种因素相互匹配起来加以分析，从中得出一系列相应的结论，而结论通常带有一定的决策性。运用这种方法，可以对研究对象所处的情景进行全面、系统、准确的研究，从而根据研究结果制定相应的发展战略、计划以及对策等。S（Strengths）是优势、W（Weaknesses）是劣势，O（Opportunities）是机会、T（Threats）是威胁。按照医院竞争战略的完整概念，战略应是一个医院“能够做的”（即组织的强项和弱项）和“可能做的”（即环境的机会和威胁）之间的有机组合。

SWOT 分析方法从某种意义上来说隶属于医院内部分析方法，即根据医院自身的既定内在条件进行分析。SWOT 分析有其形成的基础。著名的竞争战略专家迈克尔·波特提出的竞争理论从产业结构入手对一个“可能做的”方面进行了透彻的分析和说明，而能力学派管理学家则运用价值链解构价值创造过程，注重对资源和能力的分析。

SWOT 分析就是在综合了前面两者的基础上，以资源学派学者为代表，将医院的内部分析（即 20 世纪 80 年代中期管理学界权威们所关注的研究取向，以能力学派为代表）与产业竞争环境的外部分析（即更早期战略研究所关注的中心主题，以安德鲁斯与迈克尔·波特为代表）结合起来，形成了自己结构化的平衡系统分析体系。与其他的分析方法相比较，SWOT 分析从一开始就具有显著的结构化和系统性的特征。就结构化而言，首先在形式上，SWOT 分析法表现为构造 SWOT 结构矩阵，并对矩阵的不同区域赋予了不同分析意义。其次在内容上，SWOT 分析法的主要理论基础也强调从结构分析入手对企业的外部环境和内部资源进行分析。

由于医院是一个整体，并且由于竞争优势来源的广泛性，所以，在做优、劣势分析时必须从整个价值链的每个环节上，将医院与竞争对手做详细的对比。如技术是否新颖，流程是否复杂，沟通是否畅通，以及服务是否具有竞争性等。如果一个医院在某一方面或几个方面的优势正是该行业医院应具备的关键成功要素，那么，该医院的综合竞争优势也许就强一些。需要指出的是，衡量一个医院及其技术是否具有竞争优势，只能站在现有潜在用户角度上，而不是站在医院的角度上。

从整体上看，SWOT 可以分为两部分：第一部分为 SW，主要用来分析内部条件；第二部分为 OT，主要用来分析外部条件。利用这种方法可以从中找出对自己有利的、值得发扬的因素，以及对自己不利的、要避开的东西，发现存在的问题，找出解决办法，并明确以后的发展方向。根据这个分析，可以将问题按轻重缓急分类，明确哪些是急需解决的问题，哪些是可以稍微拖后一点儿的事情，哪些属于战略目标上的障碍，哪些属于战术上的问题，并将这些研究对象列举出来，依照矩阵形式排列，然后用系统分析的所想，把各种因素相互匹配起来加以分析，从中得出一系列相应的结论，而结论通常带有一定的决策性，有利于领导者和管理者做出较正确的决策和规划。

SWOT 分析法常常被用于制定集团发展战略和分析竞争对手情况，在战略分析中，它是最常用的方法之一。

进行 SWOT 分析时，主要有以下几个方面的内容：

1. 分析环境因素　运用各种调查研究方法，分析出医院所处的各种环境因素，即外部环境因素和内部能力因素。外部环境因素包括机会因素和威胁因素，它们是外部环境对医院的发展直接有影响的有利和不利因素，属于客观因素，内部环境因素包括优势因素和弱点因素，它们是医院在其发展中自身存在的积极和消极因素，属主动因素，在调查分析这些因素时，不仅要考虑到历史与现状，而且更要考虑未来发展问题。

优势，是组织机构的内部因素，具体包括：有利的竞争态势、充足的财政来源、良好的社会形象、技术力量、规模经济、产品质量、市场份额、成本优势、广告攻势等。

劣势，也是组织机构的内部因素，具体包括：设备老化、管理混乱、缺少关键技术、研究开发落后、资金短缺、经营不善、竞争力差等。

机会，是组织机构的外部因素，具体包括：新产品、新市场、新需求、外国市场壁垒解除、竞争对手失误等。

威胁，也是组织机构的外部因素，具体包括：新的竞争对手、替代产品增多、市场紧缩、行业政策变化、经济衰退、客户偏好改变、突发事件等。

SWOT方法的优点在于考虑问题全面，是一种系统思维，而且可以把对问题的“诊断”和“开处方”紧密结合在一起，条理清楚，便于检验。

2. 构造SWOT矩阵 将调查得出的各种因素根据轻重缓急或影响程度等排序方式，构造SWOT矩阵。在此过程中，将那些对医院发展有直接、重要、大量、迫切、久远的影响因素优先排列出来，而将那些间接、次要、少许、不急、短暂的影响因素排列在后面。

3. 制定行动计划 在完成环境因素分析和SWOT矩阵的构造后，便可以制定出相应的行动计划。制定计划的基本思路是：发挥优势因素，克服弱点因素，利用机会因素，化解威胁因素；考虑过去，立足当前，着眼未来。运用系统分析的综合分析方法，将排列与考虑的各种环境因素相互匹配起来加以组合，得出一系列医院未来发展的可选择对策。

十、MA 矩阵分析法

矩阵图上各元素间的关系如果能用数据定量化表示，就能更准确地整理和分析结果。这种可以用数据表示的矩阵图法，叫做矩阵数据分析法。在 QC 新七种工具中，数据矩阵分析法是唯一种利用数据分析问题的方法，但其结果仍要以图形表示。数据矩阵分析法示意图见表 1-2。

表 1-2　数据矩阵分析法示意图

	A	B	C	D	E	F	G	H
1		易控制	易使用	网络性能	软件廉容	便于维护	总分	权重%
2	易于控制	0	4	1	3	1	9	26. 2
3	易于使用	0. 25	0	0. 20	0. 33	0. 25	1. 03	3. 0
4	网络性能	1	5	0	3	3	12	34. 9
5	软件廉容	0. 33	3	0. 33	0	0. 33	4	11. 6
6	便于维护	1	4	0. 33	3	0	8. 33	24. 2
	总分之和	34. 37						

数据矩阵分析法的主要方法为主成分分析法（principal component analysis），主成分分析法是一种将多个变量化为少数综合变量的一种多元统计方法，利用此法可从原始数据中获得许多有益的信息。但是，由于这种方法需要借助电子计算机来求解，且计算复杂，虽然是品质管理新七大手法之一，但在品质管理活动中应用较少。

矩阵数据分析法与矩阵图法类似，两者的区别在于：矩阵数据分析法不是在矩阵图上填符号，而是填数据，形成一个分析数据的矩阵。它是一种定量分析问题的方法。目前，此法在日本广泛应用，但只是作为一种“储备工具”提出来的。在矩阵图的基础上，把各个因素分别放在行和列，然后在行和列的交叉点中用数量来描述这些因素之间的对比，再进行数量计算，定量分析，确定哪些因素相对比较重要的。

当进行顾客调查、产品设计或者其他各种方案选择，或做决策时，往往需要确定对几种因素加以考虑，然后，针对这些因素要权衡其重要性，加以排队，得出加权系数。譬如，在做产品设计之前，向顾客调查对产品的要求。利用这个方法就能确定哪些因素是临界质量特性。一是市场调查数据分析。当进行顾客调查、产品设计开发或者其他各种方案选择时，往往需要考虑多种影响因素，并确定各因素的重要性和优先考虑次序。矩阵数据分析法可以通过对市场调查数据分析计算，判断出顾客对产品的要求、产品设计开发的关键影响因素，最适宜的方案等。二是多因素分析。在某工序影响因素复杂且各因素间存在可量化的关系时，可以进行较准确地分析。三是复杂质量评价。通过对影响质量的大量数据进行分析，确定哪些因素是质量特性。

在具体医院管理实践中，可以将其与其他工具结合使用。如可以利用亲和图（affinity diagram）把这些要求归纳成几个主要的方面。然后，利用这里介绍进行成对对比，再汇总统计，定量给每个方面进行重要性排队；过程决策图执行时确定哪个决策合适时可以采用；质量功能展开。两者是有差别的。本办法是各个因素之间的相互对比，确定重要程度；而质量功能展开可以利用这个方法的结果。用来确定具体产品或者某个特性的重要程度。当然，还有其他各种方法可以采用，但是，这种方法的好处之一是可以利用电子表格软件来进行。

如何进行矩阵数据分析法。一是确定需要分析的各个方面。通过亲和图可得到以下几个方面，需要确定它们相对的重要程度：易于控制、易于使用、网络性能，以及其他软件可以兼容、便于维护。二是组成数据矩阵。用 Excel 或者手工制作。把这些因素分别输入表格的行和列。三是确定对比分数。自己和自己对比的地方都打 0 分。以“行”为基础，逐个和“列”对比，确定分数。“行”比“列”重要，给正分。分数范围为1～9分。打1分表示两个重要性相当。如第2行“易于控制”分别和C列“易于使用”比较，重要一些，打4分。和D列“网络性能”比较，相当，打1分。如果“行”没有“列”重要，给反过来重要分数的倒数。如第3行的“易于使用”和B列的“易于控制”前面已经对比过了。前面是4分，现在取倒数，1/4＝0.25。有D列“网络性能”比，没有“网络性能”重要，反过来，“网络性能”比“易于使用”重要，打5分。现在取倒数，就是0.20。实际上，做的时候可以围绕以0组成的对角线对称填写对比的结果就可以了。

十一、RCA根因分析法

根本原因分析（RCA）英文全称是Root Cause Analysis，它是一项结构化的问题处理法，用以逐步找出问题的根本原因并加以解决，而不是仅仅关注问题的表征。此法于上世纪70年代末起源于美国海军。经过30多年的发展，RCA根本原因分析法已广泛应用在石油、化工、煤矿、电力、制造等各种行业，被证明是非常实用有效的事故分析方法。RCA分析法在医疗界的应用起步较晚，国际医疗卫生机构认证联合委员会（JCAHO）直到上世纪90年代末期才将此法引入医疗领域，随后逐渐得到国际医疗界的认同，成为提升患者安全的重要方法之一。JCI机构在对美国以外的医疗机构认证标准中，也明确提出了应采用此类方法找出潜在的系统原因，及时纠正，避免类似事件再次发生。

RCA法是一项结构化、系统化的问题处理法，用以逐步找出问题的根本原因并加以解决，其目的不是仅仅关注问题的表征，不只着眼于引发事故的直接原因，而是通过分析调查，逐步探寻可能再次引发类似事故发生的潜在原因，采取有效的纠正和预防的手段，从而达到彻底解决问题的目的，变“处理事故＋处罚责任人”为“主动性维护和预防”。它提倡建立“持续改进”的组织文化，有效促进了组织内部对话与团队协作，无论对于突发的重大事故还是潜在的异常状态，都具有较好的处理效果。

组织的多数疑难杂症都有不止一种应对之法，这些各不相同的解决之法，对于组织来说亦有不同程度的资源需求。因为这种关联性的存在，就需要有一种最为有利的方案，能够快速妥善地解决问题。因此，只顾解决表面原因，而不管根本原因的解决之法成为一种普遍现象，就不足为怪了。然而，选择这种急功近利的问题解决办法，治标不治本，问题免不了要复发，其结果是组织不得不一而再、再而三地重复应对同一个问题。可以想象，这些方法的累积成本肯定是惊人的。根本原因分析法的目标是找出问题（发生了什么）、原因（为什么发生）、措施（什么办法能够阻止问题再次发生）。所谓根本原因，就是导致所关注问题发生的最基本原因。因为引起问题的原因通常有很多，物理条件、人为因素、系统行为、或者流程因素等，通过科学分析，有可能发现不止一个根源性原因（图1-8）。

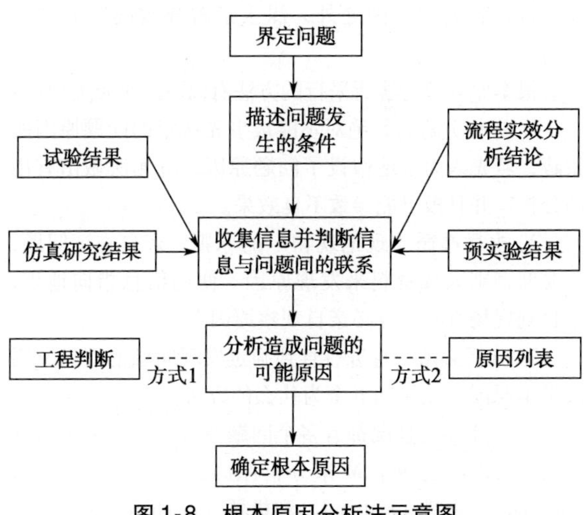

图1-8 根本原因分析法示意图

根本原因分析法最常见的一项内容是，提问为什么会发生当前情况，并对可能的答案进行记录。然而，再逐一对每个答案问一个“为什么”，并记录下原因。根本原因分析法的目的就是要努力找出问题的作用因素，并对所有的原因进行分析。这种方法通过反复问一个为什么，能够把问题逐渐引向深入，直到发现根本原因。

找到根本原因后，就要进行下一个步骤：评估改变根本原因的最佳方法，从而从根本上解决问题。这是另一个独立的过程，一般被称之为改正和预防。在寻找根本原因的时候，必须要记住对每一个已找出的原因并对其进行评估，给出改正的办法，这将有助于整体改善和提高。

根本原因分析作为一个一般性的术语，存在着一系列不尽相同的结构化的具体方法，用于解决具体的组织问题。为发现与了解问题的许多潜在原因，有效的分析是关键要素，接着，必须从这些潜在原因中缩小范围，专注于最主要的原因，无论是一所企业还是一家医院，要想取得成功有极大部分得归功于能充分分析状况，并在明显、表面的原因之外，深入了解导致问题的许多原因。

根本原因分析法所采行的方法有以下八个重要原则：

1. 进行分析时，绝对不能被事先认定的问题原因所蒙蔽，若先入为主地假设了问题原因，将无法做出有用的分析，并且极可能导致不良效果。

2. 永远遵循“现地现物”的原则，亲自查证问题，不要仰赖别人或资料来发现原因。使用信息指向地点，亲自到现场查看，务必亲自观察原因点。

3. 分析必须一直进行直到确定发现问题的真正原因或根本原因（使用问五个为什么的方法）。

4. 几乎所有情况都有多个问题原因，因此分析必须全面。可以透过四个 M 来分析原因：人（man）、方法（method）、物料（material）和机器（machine）。

5. 由于有许多可能的原因，因此必须缩小范围至最重要的原因。缩小范围可以集中努力，以产生较大效果。

6. 在分析过程中，目的是要辨识出问题原因以让问题解决者进行矫正，集中于这个目的，可避免把问题推诿给他人的倾向，并集中于“我们能怎么做”的问题。

7. 进行彻底且全面的分析可发现根本原因，而且可清楚显示明确的矫正行动。从问题到原因、再到解决方法，有一条可观察、明显的轨迹可循。

8. 进行彻底且全面的分析能提供事实数据，能准确预测问题原因矫正后将产生什么效果。判断矫正问题后可产生的效果，这在解决问题的流程中是很重要的一部分，因为它迫使我们评估检视问题的能力与成效。

十二、FMEA 失效模式和效果分析

在实际的质量管理体系运作中，虽然都会去编制一份有关“预防措施”形成文件的程序，但真正可以达到预见性地发现较全面的潜在问题通常存在较大难度。为能有效地实施“预防措施”，使可能存在的潜在问题无法出现，需要一个从识别问题到控制潜在影响的管理系统，这就需要进行失效模式和效果分析。

失效模式和效果分析（Failure Mode and Effect Analysis，FMEA）是一种用来确定潜在失效模式及其原因的分析方法（图 1-9）。具体来说，通过实行 FMEA，可在产品设计或生产工艺真正实现之前发现产品的弱点，可在原形样机阶段或在大批量生产之前确定产品缺陷。FMEA 最早是由美国国家宇航局（NASA）形成的一套分析模式，FMEA 是一种实用的解决问题的方法，可适用于许多工程领域，目前世界许多汽车生产商和电子制造服务商（EMS）都已经采用这种模式进行设计和生产过程的管理和监控。FMEA 有三种类型，分别是系统 FMEA、设计 FMEA 和工艺 FMEA。

在设计和制造产品时，通常有三道控制缺陷的防线：避免或消除故障起因、预先确定或检测故障、减少故障的影响和后果。FMEA 正是帮助我们从第一道防线就将

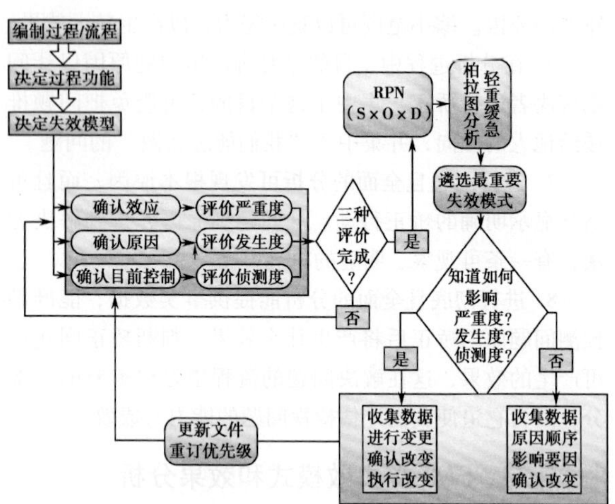

图 1-9 FMEA 失效模式和效果分析示意图

缺陷消灭在摇篮之中的有效工具。

FMEA 是一种可靠性设计的重要方法。它实际上是 FMA（故障模式分析）和 FEA（故障影响分析）的组合。它对各种可能的风险进行评价、分析，以便在现有技术的基础上消除这些风险或将这些风险减小到可接受的水平。及时性是成功实施 FMEA 的最重要因素之一，它是一个“事前的行为”，而不是“事后的行为”。为达到最佳效益，FMEA 必须在故障模式被纳入产品之前进行。

FMEA 实际是一组系列化的活动，其过程包括：找出产品/过程中潜在的故障模式；根据相应的评价体系对找出的潜在故障模式进行风险量化评估；列出故障起因/机制，寻找预防或改进措施。

由于产品故障可能与设计、制造过程、使用、承包商/供应商以及服务有关，因此 FMEA 又细分为设计 FMEA、过程 FMEA、使用 FMEA 和服务 FMEA 四类。其中设计 FMEA 和过程 FMEA 最为常用。

设计 FMEA（也记为 d-FMEA）应在一个设计概念

形成之时或之前开始，并且在产品开发各阶段中，当设计有变化或得到其他信息时及时不断地修改，并在图样加工完成之前结束。其评价与分析的对象是最终的产品以及每个与之相关的系统、子系统和零部件。需要注意的是，d-FMEA在体现设计意图的同时还应保证制造或装配能够实现设计意图。因此，虽然d-FMEA不是靠过程控制来克服设计中的缺陷，但其可以考虑制造/装配过程中技术的/客观的限制，从而为过程控制提供了良好的基础。进行d-FMEA有助于：设计要求与设计方案的相互权衡；制造与装配要求的最初设计；提高在设计/开发过程中考虑潜在故障模式及其对系统和产品影响的可能性；为制定全面、有效的设计试验计划和开发项目提供更多的信息；建立一套改进设计和开发试验的优先控制系统；为将来分析研究现场情况、评价设计的更改以及开发更先进的设计提供参考。

过程FMEA（也记为p-FMEA）应在生产工装准备之前、在过程可行性分析阶段或之前开始，而且要考虑从单个零件到总成的所有制造过程。其评价与分析的对象是所有新的部件/过程、更改过的部件/过程及应用或环境有变化的原有部件/过程。需要注意的是，虽然p-FMEA不是靠改变产品设计来克服过程缺陷，但它要考虑与计划的装配过程有关的产品设计特性参数，以便最大限度地保证产品满足用户的要求和期望。p-FMEA一般包括下述内容：确定与产品相关的过程潜在故障模式；评价故障对用户的潜在影响；确定潜在制造或装配过程的故障起因，确定减少故障发生或找出故障条件的过程控制变量；编制潜在故障模式分级表，建立纠正措施的优选体系；将制造或装配过程文件化。

FMEA技术的应用发展十分迅速。50年代初，美国第一次将FMEA思想用于一种战斗机操作系统的设计分析，到了60年代中期，FMEA技术正式用于航天工业（Apollo计划）。1976年，美国国防部颁布了FMEA的军用标准，但仅限于设计方面。70年代末，FMEA技术开始进入汽车工业和医疗设备工业。80 年代初，进入微电子工业。80 年代中期，汽车工业开始应用过程 FMEA 确认其制造过程。到了 1988 年，美国联邦航空局发布咨询通报要求所有航空系统的设计及分析都必须使用 FMEA。1991 年，ISO-9000 推荐使用 FMEA 提高产品和过程的设计。1994 年，FMEA 又成为 QS-9000 的认证要求。目前，FMEA 已在工程实践中形成了一套科学而完整的分析方法。

FMEA 可以描述为一组系统化的活动，其目的是：认可并评价产品/过程中的潜在失效以及该失效的后果；确定能够消除或减少潜在失效发生机会的措施；将全部过程形成文件。无论是产品设计或者是过程设计，FMEA 所关注的主要是策划和设计的过程，但随着其使用的场合不同又有不同的区分。

确定产品需要涉及的技术、能够出现的问题，包括下述各个方面：需要设计的新系统、产品和工艺；对现有设计和工艺的改进；在新的应用中或新的环境下，对以前的设计和工艺的保留使用；形成 FMEA 团队。理想的 FMEA 团队应包括设计、生产、组装、质量控制、可靠性、服务、采购、测试以及供货方等所有有关方面的代表。

记录 FMEA 的序号、日期和更改内容，保持 FMEA 始终是一个根据实际情况变化的实时现场记录，需要强调的是，FMEA 文件必须包括创建和更新的日期。

创建工艺流程图。工艺流程图应按照事件的顺序和技术流程的要求而制定，实施 FMEA 需要工艺流程图，一般情况下工艺流程图不要轻易变动。

列出所有可能的失效模式、效果和原因，以及对于每一项操作的工艺控制手段。对于工艺流程中的每一项工艺，应确定可能发生的失效模式。对于每一种失效模式，应列出一种或多种可能的失效影响。对于每一种失效模式，应列出一种或多种可能的失效原因。现有的工艺控制手段是基于目前使用的检测失效模式的方法，来避免一些根本的原因。

对事件发生的频率、严重程度和检测等级进行排序。严重程度是评估可能的失效模式对于产品的影响，10 为最严重，1 为没有影响；事件发生的频率要记录特定的失效原因和机制多长时间发生一次以及发生的概率。如果为 10，则表示几乎肯定要发生，工艺能力为 0.33 或者 ppm 大于 10 000。检测等级是评估所提出的工艺控制检测失效模式的概率，列为 10 表示不能检测，1 表示已经通过目前工艺控制的缺陷检测。计算风险优先数 RPN（risk priority number）。RPN 是事件发生的频率、严重程度和检测等级三者乘积，用来衡量可能的工艺缺陷，以便采取可能的预防措施减少关键的工艺变化，使工艺更加可靠。对于工艺的矫正首先应集中在那些最受关注和风险程度最高的环节。RPN 最坏的情况是 1000，最好的情况是 1，确定从何处着手的最好方式是利用 RPN 的 pareto图，筛选那些累积等级远低于 80% 的项目。推荐出负责的方案以及完成日期，这些推荐方案的最终目的是降低一个或多个等级。对一些严重问题要时常考虑拯救方案，如一个产品的失效模式影响具有风险等级 9 或 10；一个产品失效模式/原因事件发生以及严重程度很高；一个产品具有很高的 RPN 值等。在所有的拯救措施确定和实施后，允许有一个稳定时期，然后还应该对修订的事件发生的频率、严重程度和检测等级进行重新考虑和排序。

十三、循迹追踪法

循迹追踪法是 2004 年美国医疗机构评审联合委员会（JCAHO）全新设计的现场调查方法之一。从 2006 年开始，该方法被广泛应用于美国 JCI（Joint Commission International，JCI）医院评审过程中。2011 年 9 月国家卫生部发布了《医院评审暂行办法》，陆续出台了《三级综合医院评审标准（2011 年版）》，并在评审工作中尝试引入循迹追踪法（tracer methodology，TM）作为评价方法之一。目前，循迹追踪法已成为国际组织对医院进行JCI认证时，采用的一种即时跟踪评审方法，要求国际JCI检查官在患者和医院工作人员完全不知情的状态下，对几名新入院的患者从进入医院大门一直到住进病房接受医嘱处理，进行全程追踪，涉及服务环节几十项。这是对医疗过程的各个环节进行全方位的跟踪检查，尤其关注那些严重影响患者安全与医疗服务质量的流程。

循迹追踪法有以下几方面的特点和优势：一是循迹追踪法是以“患者”的角度来评价医院。评价者将仅花费少量时间来检查书面形式的制度，将利用超过60%的时间来询问医疗服务直接提供或监督者，评估来自不同部门员工为提供医疗服务的协作和交流情况；追踪可以使评价者通过患者的角度“看”到治疗、服务过程，然后全面分析提供治疗、护理、服务的医院情况。二是“灵活性”是循迹追踪法的关键。它使评价者的追踪流程或服务的范围更为宽广，进而使评审过程深入到一线工作员工，由评价者与员工和患者的交流记录、医疗记录、评价者观察构成的动态现场调查过程，可以全面描述医院的组织服务流程。这种灵活性克服了医院弄虚作假的可能性，这正是传统医院评审方法的主要缺陷之一。三是循迹追踪法注重利用信息系统和数据。在医院评审现场调查过程中，调查者通过收集各种来源的数据，用以开展评价、追踪患者治疗、护理、服务的经历。

循迹追踪法是一种过程管理方法，通过跟踪患者就诊过程或医院某一系统运行轨迹，评价医院管理系统及考核医院整体服务。相比较传统检查方法，循迹追踪法能使评审专家更客观地评估医院日常功能运行和流程执行情况，同时能帮助评审者识别医院服务流程中影响服务质量的缺陷及危害患者、家属、员工和来访者的潜在风险。在运用该方法开展评价工作时，评审员一般采用两类追踪：个案追踪和系统追踪。所谓个案追踪，是指通过选定某特定患者，追查该患者从入院到出院后所接受的所有医疗服务活动。系统追踪是指通过选择医疗机构中风险相对较高的流程或功能项目进行追查。二者相辅相成，从不同维度达到全面评价的目的。

2010 年美国 JCI 第四版标准中，循迹追踪法应用的比例从原来的 30% 提升到 70%，这就意味着循迹追踪法已成为 JCI 医院评价中最主要的评价方法。循迹追踪法的最初提出主要是用于第三方评审机构对医疗机构进行评审，但是现阶段医院管理者同样可以借鉴追踪检查的方法，进行医院管理与质量持续改进。

医务人员的质量安全意识是医院医疗质量、安全管理的保障，是医院生存和发展的基础。所谓质量管理，就是将不合格的产品及时剔除，同时制定和执行相关制度控制和减少不合格产品的生产。应用于医院管理中，就是在医疗活动过程中，严格落实和执行相关制度，减少和防范医疗活动过程中的不到之处，降低患者因医疗活动失误而引发的风险。

近年来，医院在医疗质量管理中，借鉴 JCI 评审中的循迹追踪方法，针对医院患者安全的不利因素，从医疗制度执行到结果的科学评判，再到可能产生纠纷的病例回顾分析；同时不断在日常工作中保持警示教育的高压态势，强化执行结果的联合督查等一系列循迹管理，形成了具有医院医疗质量精细化管理特色的做法。

十四、5S 管理法

5S 管理法是现代科学管理的一种模式，5S 即整理（seiri）、整顿（seiton）、清扫（seisou）、清洁（seiketsu）、素养（shitsuke），又被称为“五常法则”。

5S 管理法起源于日本，是指在生产现场中对人员、机器、材料、方法等生产要素进行有效的管理，这是日本企业独特的一种管理办法。1955 年，日本 5S 的宣传口号为“安全始于整理，终于整理整顿”。当时只推行了前两个 S，其目的仅为了确保作业空间和安全。到了 1986 年，日本的 5S 著作逐渐问世，从而对整个现场管理模式起到了冲击的作用，并由此掀起了 5S 的热潮。

日本式企业将5S运动作为管理工作的基础，推行各种品质的管理手法，第二次世界大战后，产品品质得以迅速地提升，奠定了经济大国的地位，而在丰田公司的倡导推行下，5S对于塑造企业的形象、降低成本、准时交货、安全生产、高度的标准化、创造令人心旷神怡的工作场所、现场改善等方面发挥了巨大作用，逐渐被各国的管理界所认识。随着世界经济的发展，5S已经成为工厂管理的一股新潮流。5S广泛应用于制造业、服务业等改善现场环境的质量和员工的思维方法，使企业能有效地迈向全面质量管理，主要是针对制造业在生产现场，对材料、设备、人员等生产要素开展相应活动。根据企业进一步发展的需要，有的企业在5S的基础上增加了安全（safety），形成了“6S”；有的企业甚至推行“12S”，但是万变不离其宗，都是从“5S”里衍生出来的，如在整理中要求清除无用的东西或物品，这在某些意义上来说，就能涉及节约和安全，具体举例如横在安全通道中无用的垃圾，这就是安全应该关注的内容。

1. 5S管理法的原则

（1）自我管理的原则：良好的工作环境，不能单靠添置设备，也不能指望别人来创造。应当充分依靠现场人员，由现场的当事人员自己动手为自己创造一个整齐、清洁、方便、安全的工作环境，使他们在改造客观世界的同时，也改造自己的主观世界，产生“美”的意识，养成现代化大生产所要求的遵章守纪、严格要求的风气和习惯。因为是自己动手创造的成果，也就容易保持和坚持下去。

（2）勤俭办厂的原则：开展“5S”活动，会从生产现场清理出很多无用之物，其中，有的只是在现场无用，但可用于其他的地方；有的虽然是废物，但应本着废物利用、变废为宝的精神，该利用的应千方百计地利用，需要报废的也应按报废手续办理并收回其“残值”，千万不可只图一时处理“痛快”，不分青红皂白地当作垃圾一扔了之。对于那种大手大脚、置单位财产于不顾的

"败家子"作风，应及时制止、批评、教育，情节严重的要给予适当处分。

（3）持之以恒的原则："5S"活动开展起来比较容易，可以搞得轰轰烈烈，在短时间内取得明显的效果，但要坚持下去、持之以恒，并不断优化就不太容易。不少单位发生过一紧、二松、三垮台、四重来的现象。因此，开展"5S"活动贵在坚持，为将这项活动坚持下去，企业首先应将"5S"活动纳入岗位责任制，使每一部门、每一人员都有明确的岗位责任和工作标准；其次，要严格、认真地搞好检查、评比和考核工作、将考核结果同各部门和每一人员的经济利益挂钩；第三，要坚持PDCA循环，不断提高现场的"5S"水平，即要通过检查，不断发现问题，不断解决问题。因此，在检查考核后，还必须针对问题，提出改进的措施和计划，使"5S"活动坚持不断地开展下去。

2. 5S管理法的作用 提高企业形象；提高生产效率和工作效率；提高库存周转率；减少故障，保障品质；加强安全，减少安全隐患；养成节约的习惯，降低生产成本；缩短作业周期，保证交期；改善企业精神面貌，形成良好企业文化。

十五、六西格玛

六西格玛（six sigma，6 sigma）是一种管理策略，它是由摩托罗拉提出的。这种策略主要强调制定极高的目标、收集数据及分析结果，通过这些来减少产品和服务的缺陷。六西格玛的原理是，如果检测到项目中有多少缺陷，就可以找出如何系统地减少缺陷、使项目尽量完美的方法。一个企业要想达到六西格玛标准，那么它的出错率不能超过百万分之3.4。

六西格玛包括两个过程：六西格玛DMAIC和六西格玛DMADV，它们是整个过程中两个主要的步骤。六西格玛DMAIC是对当前低于六西格玛规格的项目进行定义、度量、分析、改善以及控制的过程。六西格玛

DMADV 则是对试图达到六西格玛质量的新产品或项目进行定义、度量、分析、设计和验证的过程。所有的六西格玛项目是由六西格玛绿带或黑带执行的，然后由摩托罗拉创建的六西格玛黑带大师监督。

六西格玛拥护者声称，这种策略可以使 50% 的项目受益，它可以使营运成本降低、周转时间得到改善、材料浪费减少、对顾客需求有更好地理解、顾客满意度增加、产品和服务的可靠性增强。然而，要想达到六西格玛标准需要付出很多，并且可能需要几年的时间才能实现。德州仪器、亚特兰大科学公司、通用电气和联合信号公司是实施六西格玛管理的几个典型例子。

六西格玛是一种统计评估法，核心是追求零缺陷生产，防范产品责任风险，降低成本，提高生产率和市场占有率，提高顾客满意度和忠诚度。六西格玛管理既着眼于产品、服务质量，又关注过程的改进。“σ”是希腊文的一个字母，在统计学上用来表示标准偏差值，用以描述总体中的个体离均值的偏离程度，测量出的 σ 表征着诸如单位缺陷、百万缺陷或错误的概率性，σ 值越小，缺陷或错误就越少。6σ 是一个目标，这个质量水平意味的是所有的过程和结果中，99. 99966% 是无缺陷的，也就是说，做 100 万件事情，其中只有 3. 4 件是有缺陷的，这几乎趋近到人类能够达到的最为完美的境界。6σ 管理关注过程，特别是企业为市场和顾客提供价值的核心过程。因为过程能力用 σ 来度量后，σ 越小，过程的波动越小，过程以最低的成本损失、最短的时间周期、满足顾客要求的能力就越强。6σ 理论认为，大多数企业在 3σ ~ 4σ 间运转，也就是说每百万次操作的失误为6210 ~ 66 800，这些缺陷要求经营者以销售额在 15% ~ 30% 的资金进行事后的弥补或修正，而如果做到 6σ，事后弥补的资金将降低到约为销售额的 5%。

为了达到 6σ，首先要制定标准，在管理中随时跟踪考核操作与标准的偏差，不断改进，最终达到 6σ。现已形成一套使每个环节不断改进的简单的流程模式：界定、测量、分析、改进、控制。界定：确定需要改进的目标及其进度，企业高层领导就是确定企业的策略目标，中层营运目标可能是提高制造部门的生产量，项目层的目标可能是减少次品和提高效率。界定前，需要辨析并绘制出流程。测量：以灵活有效的衡量标准测量和权衡现存的系统与数据，了解现有质量水平。分析：利用统计学工具对整个系统进行分析，找到影响质量的少数几个关键因素。改进：运用项目管理和其他管理工具，针对关键因素确立最佳改进方案。控制：监控新的系统流程，采取措施以维持改进的结果，以期整个流程充分发挥功效。

作为持续性的质量改进方法，6σ 管理具有如下特征：

1. 对顾客需求的高度关注　6σ 管理以更为广泛的视角，关注影响顾客满意的所有方面。6σ 管理的绩效评估首先就是从顾客开始的，其改进的程度用对顾客满意度和价值的影响来衡量。6σ 质量代表了极高的对顾客要求的符合性和极低的缺陷率。它把顾客的期望作为目标，并且不断超越这种期望。企业从 3σ 开始，然后是 4σ、5σ，最终达到 6σ。

2. 高度依赖统计数据　统计数据是实施 6σ 管理的重要工具，以数字来说明一切，所有的生产表现、执行能力等，都量化为具体的数据，成果一目了然。决策者及经理人可以从各种统计报表中找出问题在哪里，真实掌握产品不合格情况和顾客抱怨情况等，而改善的成果，如成本节约、利润增加等，也都以统计资料与财务数据为依据。

3. 重视改善业务流程　传统的质量管理理论和方法往往侧重结果，通过在生产的终端加强检验以及开展售后服务来确保产品质量。然而，生产过程中已产生的废品对企业来说却已经造成损失，售后维修需要花费企业额外的成本支出。更为糟糕的是，由于容许一定比例的废品已司空见惯，人们逐渐丧失了主动改进的意识。6σ

管理将重点放在产生缺陷的根本原因上，认为质量是靠流程的优化，而不是通过严格地对最终产品的检验来实现的。企业应该把资源放在认识、改善和控制原因上而不是放在质量检查、售后服务等活动上。质量不是企业内某个部门和某个人的事情，而是每个部门及每个人的工作，追求完美成为企业中每一个成员的行为。6σ 管理有一整套严谨的工具和方法来帮助企业推广实施流程优化工作，识别并排除那些不能给顾客带来价值的成本浪费，消除无附加值活动，缩短生产、经营循环周期。

4. 突破管理　掌握了 6σ 管理方法，就好像找到了一个重新观察企业的放大镜。人们惊讶地发现，缺陷犹如灰尘，存在于企业的各个角落。这使管理者和员工感到不安。要想变被动为主动，努力为企业做点什么。员工会不断地问自己：企业到达了几个 σ？问题出在哪里？能做到什么程度？通过努力提高了吗？这样，企业就始终处于一种不断改进的过程中。

5. 倡导无界限合作　6σ 管理扩展了合作的机会，当人们确实认识到流程改进对于提高产品品质的重要性时，就会意识到在工作流程中各个部门、各个环节的相互依赖性，加强部门之间、上下环节之间的合作和配合。由于 6σ 管理所追求的品质改进是一个永无终止的过程，而这种持续的改进必须以员工素质的不断提高为条件，因此，有助于形成勤于学习的企业氛围。事实上，导入 6σ 管理的过程，本身就是一个不断培训和学习的过程，通过组建推行 6σ 管理的骨干队伍，对全员进行分层次的培训，使大家都了解和掌握 6σ 管理的要点，充分发挥员工的积极性和创造性，在实践中不断进取。

十六、零库存管理

零库存是一种特殊的库存概念，零库存并不是等于不要储备和没有储备。所谓的零库存，是指物料（包括原材料、半成品和产成品等）在采购、生产、销售、配送等一个或几个经营环节中，不以仓库存储的形式存在，而均是处于周转的状态。它并不是指以仓库储存形式的某种或某些物品的储存数量真正为零，而是通过实施特定的库存控制策略，实现库存量的最小化。所以"零库存"管理的内涵是以仓库储存形式的某些种物品数量为"零"，即不保存经常性库存，它是在物资有充分社会储备保证的前提下，所采取的一种特殊供给方式。

实现零库存管理的目的是为了减少社会劳动占用量（主要表现为减少资金占用量）和提高物流运动的经济效益。如果把零库存仅仅看成是仓库中存储物的数量减少或数量变化趋势而忽视其他物质要素的变化，那么，上述的目的则很难实现。因为在库存结构、库存布局不尽合理的状况下，即使某些企业的库存货物数量趋于零或等于零，不存在库存货物，但是，从全社会来看，由于仓储设施重复存在，用于设置仓库和维护仓库的资金占用量并没有减少。因此，从物流运动合理化的角度来研究，零库存管理应当包含以下两层意义：①库存货物的数量趋于零或等于零；②库存设施、设备的数量及库存劳动耗费同时趋于零或等于零。后一层意义上的零库存，实际上是社会库存结构的合理调整和库存集中化的表现。

零库存实现的方式有许多，就目前企业实行的"零库存"管理，可以归纳为六类：

1. 无库存储备　无库存储备事实上是仍然保有储备，但不采用库存形式，以此达到零库存。有些国家将不易损失的铝这种战备物资做为隔音墙、路障等储备起来，这就是在仓库中不再保有库存的例子。

2. 委托营业仓库存储和保管货物　营业仓库是一种专业化、社会化程度比较高的仓库。委托这样的仓库或物流组织储存货物。从现象上看，就是把所有权属于用户的货物存放在专业化程度比较高的仓库中，由后者代理用户保管和发送货物，用户则按照一定的标准向受托方支付服务费。采用这种方式存放和储备货物。在一般情况下，用户自己不必再过多地储备物资，甚至不必再单独设立仓库从事货物的维护、保管等活动，在一定范围内便可以实现零库存和进行无库存式生产。

3. 协作分包方式　主要是制造企业的一种产业结构形式。这种形式可以以若干企业的柔性生产准时供应，使主企业的供应库存为零，同时主企业的集中销售库存使若干分包劳务及销售企业的销售库存为零。

4. 采用适时适量生产方式　适时适量（JIT）生产方式，即“在需要的时候，按需要的量生产所需的产品”。这是在日本丰田公司生产方式的基础上发展起来的一种先进的管理模式，它是一种旨在消除一切无效劳动，实现组织资源优化配置，全面提高组织经济效益的管理模式。看板方式是适时适量生产方式中的一种简单有效的方式，也称传票卡制度或卡片制度。采用看板方式，要求组织各工序之间或组织之间或生产组织与供应者之间采用固定格式的卡片为凭证，由下一环节根据自己的节奏，逆生产流程方向，向上一环节指定供应，其主要目的是在同步化供应链计划的协调下，使制造计划、采购计划、供应计划能够同步进行。在具体操作过程中，可以通过增减看板数量的方式来控制库存量。

5. 按订单生产方式　在拉动（PULL）生产方式下，企业只有在接到客户订单后才开始生产，企业的一切生产活动都是按订单来进行采购、制造、配送的，仓库不再是传统意义上的储存物资的仓库，而是物资流通过程中的一个“枢纽”，是物流作业中的一个站点。物是按订单信息要求而流动的，因此从根本上消除了呆滞物资，从而也就消灭了“库存”。

6. 实行合理配送方式　一般来说，在没有缓冲存货情况下，生产和配送作业对送货时间不准更敏感。无论是生产资料，还是成品、物流配送在一定程度上影响其库存量。因此，通过建立完善的物流体系，实行合理的配送方式，企业及时地将按照订单生产出来的物品配送到用户医院手中，在此过程中通过物品的在途运输和流通加工，减少库存。企业可以通过采用标准的零库存供应运作模式和合理的配送制度，使物品在运输中实现储存，从而实现零库存。一是采用“多批次、少批量”的方式向用户医院配送货物。企业集中各个用户的需求，统筹安排、实施整车运输。增加送货的次数、降低每个用户、每个批次的送货量，提高运输效率。配送企业也可以直接将货物运送到车间和生产线，从而使生产企业呈现出零库存状态。二是采用集中库存的方法向用户配送货物。通过集中库存的方法向用户配送货物，增加库存是商品和数量，形成规模优势，降低单位产品成本，同时，在这种有保障的配送服务体系支持下，用户的库存也会自然日趋弱化。三是采用“即时配送”和“准时配送”的方法向用户配送货物。为了满足客户医院的特殊要求。在配送方式上，企业采用“即时配送”和“准时配送”的方法向用户医院配送货物。“即时配送”和“准时配送”具有供货时间灵活、稳定、供货弹性系数大等特点。因此作为生产者和经营者，采用这种方式，库存压力能够大大减轻，甚至企业会选择取消库存，实现零库存。

目前，按照精细化管理要求，有条件的医院正在全面推行“零库存”管理，用于药品的采购、一次性耗材管理、高值耗材管理以及总务物资的管理等，收到良好的经济效益。

十七、CRM 客户关系管理

客户关系管理（customer relationship management，CRM）是为提高核心竞争力，利用相应的信息技术以及互联网技术来协调企业与顾客间在销售、营销和服务上的交互，从而提升其管理方式，向客户提供创新式的个性化的客户交互和服务的过程。其最终目标是吸引新客户、保留老客户，以及将已有客户转为忠实客户，增加市场份额。

CRM 的产生是市场与科技发展的结果，是一种旨在改善企业与客户之间关系的新型管理机制，它实施于企业的市场营销、销售、服务与技术支持等与客户相关的领域。而在线CRM是基于互联网模式、专为中小企业量身打造的在线营销管理、销售管理、完整客户生命周期管理工具。

其具有七大指标：①客户概况分析（Profiling）包括客户的层次、风险、爱好、习惯等；②客户忠诚度分析（Persistency）指客户对某个产品或商业机构的信用程度、持久性、变动情况等；③客户利润分析（Profitability）指不同客户所消费的产品的边缘利润、总利润额、净利润等；④客户性能分析（Performance）指不同客户所消费的产品按种类、渠道、销售地点等指标划分的销售额；⑤客户未来分析（Prospecting）包括客户数量、类别等情况的未来发展趋势、争取客户的手段等；⑥客户产品分析（Product）包括产品设计、关联性、供应链等；⑦客户促销分析（Promotion）包括广告、宣传等促销活动的管理。

在管理技巧方面，客户关系管理注重的是与客户的交流，组织的经营是以客户为中心，而不是传统的以产品或以市场为中心。为方便与客户的沟通，客户关系管理可以为客户提供多种交流的渠道。顾客包括老顾客和新顾客，所以做好客户关系管理首要任务就是既要留住老客户，也要大力吸引新客户。

留住老客户的主要方法包括：首先，为客户供高质量服务。质量的高低关系到企业利润、成本、销售额。每个组织都在积极寻求用什么样高质量的服务才能留住企业优质客户。因此，为客户提供服务最基本的就是要考虑到客户的感受和期望，从他们对服务和产品的评价转换到服务的质量上。其次，严把产品质量关。产品质量是组织为客户提供有利保障的关键武器。没有好的质量依托，组织长足发展就是个很遥远的问题。肯德基的服务是一流的，但依然出现了“苏丹红”事件，而让竞争对手有机可乘，致使客户群体部分流失。第三，保证高效快捷的执行力。要想留住客户群体，良好的策略与执行力缺一不可。许多企业虽能为客户提供好的策略，却因缺少执行力而失败。在多数情况下，企业与竞争对手的差别就在于双方的执行能力。如果对手比你做得更好，那么他就会在各方面领先。事实上，要制定有价值的策略，管理者必须同时确认企业是否有足够的条件来执行。在执行中，一切都会变得明确起来。面对激烈的市场竞争，管理者角色定位需要变革，从只注重策略制定，转变为策略与执行力兼顾。以行为导向的企业，策略的实施能力会优于同业，客户也更愿意“死心塌地”地跟随企业一起成长。

吸引新客户可以利用以下方法：首先，以市场调查为由，收集客户名单。其次，以公司搞活动，可以参加抽奖，进而收集相关名单。第三，开发已签单的客户，做好服务，寻求转介绍等方式，换句话讲，开发客户需要找一个理由，这点很重要。留住了老客户，吸引了新客户，就如拥有了双剑合璧的力量，可以使其发挥出最大的万丈光芒，从而达到预期的目标。

顾客满意是指一个人通过对一种产品的可感知的效果（或结果）与他（她）的期望值相比较后，所形成的愉悦或失望的感觉状态。根据顾客满意的定义，顾客满意度是顾客对产品和服务的期望与顾客对产品与服务的感知的效果的差距。因此，从顾客满意度的定义可知，影响顾客满意度的因素有顾客的期望值和顾客感知价值，而顾客感知价值又取决于顾客感知所得与顾客感知所失的差值大小。因此，提高顾客满意度的逻辑即为：管理顾客的期望，增加顾客感知所得，减少顾客感知所失。

对于顾客期望的管理有如下考虑：提高期望值有利于吸引顾客购买；期望值定得太低，顾客满意度高，但销售量小；期望值定得太高，顾客满意度低，顾客重复购买的少因此企业应酌情引导顾客的期望。

对于增加顾客感知价值，有如下途径：增加顾客感知所得；减少顾客感知所失；既增加顾客感知所得，又减少顾客感知所失。

顾客理论是医患关系新的模式，也是未来发展趋势。将医患关系定位于顾客服务关系，是基于对患者及家属的充分尊重，对患者情感的充分尊重，是构建新型医患关系的必由之路。

十八、QCC 品管圈

品管圈（QCC）活动是由日本石川馨博士于 1962 年所创，我国多称之为质量管理小组，就是由相同、相近或互补之工作场所的人们自动自发组成数人一圈的小圈团体（又称 QC 小组，一般 6 人左右），全体合作、集思广益，按照一定的活动程序来解决工作现场、管理、文化等方面所发生的问题及课题。它是一种比较活泼的品管形式。目的在于提高产品质量和提高工作效率。

QCC 品管圈的活动内容包括：

1. 组圈　根据同一部门或工作性质相关联、同一班次之原则，组成品管圈。选出圈长，由圈长主持圈会，并确定一名记录员，担任圈会记录工作。以民主方式决定圈名、圈徽。圈长填写“品管圈活动组圈登记表”，成立品管圈，并向 QCC 推动委员会申请注册登记备案。

2. 制定活动计划　每期品管圈活动，必须围绕一个明确的活动主题进行，结合部门工作目标，从品质、成本、效率、周期、安全、服务、管理等方面，每人提出 2～3 个问题点，并列出问题点一览表。以民主投票方式产生活动主题，主题的选定以品管圈活动在 3 个月左右能解决为原则。提出选取理由，讨论并定案。制定活动计划及进度表，并决定适合每一个圈员的职责和工作分工。主题决定后要呈报部门直接主管审核，批准后方能成为正式的品管圈活动主题。活动计划表交 QCC 推行委员会备案存档。本阶段推荐使用脑力激荡法和甘特图。

3. 目标设定　明确目标值并和主题一致，目标值尽量要量化。不要设定太多的目标值，最好是一个，最多不超过两个。目标值应从实际出发，不能太高也不能太低，既有挑战性，又有可行性。对目标进行可行性分析。

4. 现状调查数据收集 根据上次的特性要因图（或围绕选定的主题，通过圈会），设计适合本圈现场需要的、易于数据收集和整理的检查表。决定收集数据的周期、收集时间、收集方式、记录方式及责任人。圈会结束后，各责任人员应依照圈会所决定的方式，开始收集数据。数据一定要真实，不得经过人为修饰和造假。本阶段使用检查表。

5. 数据收集整理 对上次圈会后收集数据过程中所发生的困难点，全员检讨，并提出解决方法。检讨上次圈会后设计的检查表，如需要，加以补充或修改，使数据更能顺利收集，重新收集数据。如无前两点困难，则圈长落实责任人及时收集数据，使用QC手法，从各个角度去层别，作成柏拉图形式直观反映，找出影响问题点的关键项目。本阶段可根据需要使用适当的QC手法，如柏拉图、直方图等。

6. 原因分析 在圈会上确认每一关键项目。针对选定的每一关键项目，运用脑力激荡法展开特性要因分析。找出影响的主要因素，主要因素要求具体、明确、且便于制定改善对策。会后落实责任人对主要因素进行验证、确认。对于重要原因以分工方式，决定各圈员负责研究、观察、分析，提出对策构想并于下次圈会时提出报告。本阶段使用脑力激荡法和特性要因法。

7. 对策制定及审批 根据上次圈会把握重要原因和实际观察、分析、研究的结果，按分工的方式，将所得之对策一一提出讨论，除了责任人的方案构想外，以集思广益的方式，吸收好的意见。根据上述的讨论获得对策方案后，让圈员分工整理成详细具体的方案。对所制定的具体对策方案进行分析，制定实施计划，并在圈会上讨论，交换意见，定出具体的步骤、目标、日程和负责人，注明提案人。圈长要求圈员根据讨论结果，以合理化建议的形式提出具体的改善构想。圈长将对策实施计划及合理化建议报部门主管/经理批准后实施（合理化建议实施绩效不参加合理化建议奖的评选，而直接参加品管圈成果评奖）。如对策需涉及圈外人员，一般会邀请他们来参加此次圈会，共同商量对策方法和实施进度。本阶段使用愚巧法、脑力激荡法、系统图法。

8. 对策实施及检讨　对所实施的对策，由各圈员就本身负责工作做出报告，顺利者给予奖励，有困难者加以分析并提出改进方案和修改计划。对前几次圈会做整体性的自主查检，尤其对数据收集、实施对策、圈员向心力、热心度等，必须全盘分析并提出改善方案。各圈员对所提出对策的改善进度进行反馈，并收集改善后的数据。

9. 效果确认　效果确认分为总体效果及单独效果。每一个对策实施的单独效果，通过合理化建议管理程序验证，由圈长最后总结编制成合理化建议实施绩效报告书，进行效果确认。对无效的对策需开会研讨决定取消或重新提出新的对策。总体效果将根据已实施改善对策的数据，使用 QCC 工具（总推移图及层别推移图）用统计数据来判断。改善的经济价值尽量以每年为单位，换算成具体的数值。圈会后应把所绘制的总推移图张贴到现场，并把每天的实绩打点到推移图上。本阶段可使用检查表、推移图、层别图、柏拉图等。

10. 形成标准化　为使对策效果能长期稳定的维持，标准化是品管圈改善历程的重要步骤，把品管圈有效对策纳入公司或部门标准化体系中。

11. 成果资料整理（成果比较）　计算各种有形成果，并换算成金额表示。制作成果比较的图表，主要以柏拉图金额差表示。列出各圈员这几次圈会以来所获得的无形成果，并做改善前、改善后的比较，可能的话，以雷达图方式表示。将本期活动成果资料整理编制成“品管圈活动成果报告书”。本阶段可使用柏拉图、雷达图等。

12. 活动总结及下一步打算　任何改善都不可能是十全十美地一次解决所有的问题，总还存在不足之处，找出不足之处，才能更上一个台阶。老问题解决了，新问题又来了，所以问题改善没有终点。按 PDCA 循环，品质需要持续改善，所以每完成一次 PDCA 循环后，就应考虑下一步计划，制定新的目标，开始新的 PDCA 改善循环。

十九、战略积分卡

战略积分卡又叫战略平衡计分卡，是哈佛商学院罗伯特·卡普兰和戴维·诺顿于 1992 年发明的一种绩效管理和绩效考核的工具。

战略积分卡是将组织的战略目标逐层分解为各种具体的相互平衡的绩效考核指标体系，并对这些指标的完成情况进行分时段的考核与评估。

战略积分卡与平衡计分卡之间最大的区别在于：一是平衡计分卡是着眼于组织的经营绩效，而战略积分卡则着眼于组织的长期发展目标；二是平衡计分卡是按组织管理运营绩效的驱动因子构建 KPI；而战略积分卡则是按组织愿景的要素构建 KPI。因此，战略积分卡是以组织的战略要素为基础，并将各种衡量方法整合为一个有机整体，从财务、内部流程、顾客、创新与学习四个进行考核评估的一种平衡计分卡。

1. 医院战略积分卡关注的重点

（1）财务层面：将低成本战略和市场营销战略要素纳入长短期战略平衡中。财务方面将不再是单纯的考虑即期收入问题，而是要加入医院的业务增长战略，包括短期的资金战略（业务收入、成本控制、资金有效回收等）和长期的业务增长战略（新医疗增长点、新技术开展、新市场等），这两者的平衡将是医院发展战略的物质基础。

（2）内部管理层面：将精细化战略要素纳入内部业务流程再造过程。运用 JCI 理念将患者安全、资源利用、质量控制和医院文化等进行 PDCA，形成精、准、细、严的管理惯性与思维。包括业务能力提升（医疗质量保障、改变医疗流程传递服务理念等）和运营管理能力提升（资源充分利用、信息传递流畅等）。它是内部流程战略层面的重点内容。

（3）顾客层面：将差异化战略要素纳入绩效考核、评估中。通过先进标杆和患者的价值主张制定组织的战略目标。其中不仅要关注一般的满意度（包括门诊、住院满意度），更要关注市场及患者的价值体验（第三方评价、重点专科数量与能力、专家诊疗需求等）。它是顾客维度组织发展战略的核心内容。

（4）学习与成长层面：将创新驱动战略要素纳入组织长期发展之中。包括人才引进、人才培养、技术创新、技术引进等，以及支持战略所需要的技术梯队、学科带头人、信息系统等。它是支撑组织发展及成长战略层面的重要保证。

2. 战略积分卡的动态管理　战略管理是组织运用战略思维和方法保持竞争优势，实现可持续发展的一个长期过程，也是一项动态积累和循序渐进的过程。在此过程中要将找出符合自身战略目标的指标作为出发点，增加并明确量化要素指标，减少一般指标，充分考虑劳动强度、工作效率、技术含量、风险责任等要素。同时明确各项指标考核评价的时效性，并将积分卡运用到职工薪酬分配，使积分卡逐步成为可以清晰明确的组织战略指导。

动态管理的主要内容包括：

（1）增加要素层：针对发展战略明确管理核心，将衡量要素专注于组织各阶段最重要的战略实施。如劳动强度包括门急诊工作量、住院床日、手术量等；工作效率要素包括平均住院天数、患者负担、收入结构等；技术含量要素包括四级手术率、危重患者数量；财务效能要素包括资金回收率等。

（2）增加细节层：明晰时间动态，首先，将时间性强、完成周期为月度、易用定量标准评价的基础性和过程性指标，如收入、工作量、手术量等归为月度评价考核范围。其次，对于工作时间跨度较长、短期结果受特殊情况会产生较大偏差以及结果性业绩指标，如患者负担、科研工作、人才培养等指标归入年度评价考核范围。

（3）增强关联性：要将战略积分卡与薪酬分配相结合，战略积分卡将战略的标准转化为指标和目标值，但是指标和目标值不会只是因为它被确定而得以实现，组织必须为每个目标的实现提供资源，这其中必须包括对组织内部各团队和成员的物质分配。将积分卡中代表劳动、技术、管理、风险等要素的主要指标参与员工分配，形成“横到边、纵到底”即涵盖所有人群，涵盖年度所有薪酬的全面纵横薪酬体系，真正实现积分卡与薪酬分配的无缝结合，为战略目标的逐步实现提供无形基础。

战略积分卡四个层面的目标链接为一条因果关系链，将战略目标具体化、要素化，充分显示四个方面的深层内在关系：学习与创新解决组织长期生命力的问题，是提高组织内部运作管理能力的基础；组织通过内部管理能力的提高为顾客提供更大的价值；顾客的满意导致组织良好的财务收益。以战略积分卡的形式将目标落实到各个部门，强化了各部门以财务为基础，以内部管理为抓手，以顾客满意为品牌，以科室成长为目标的组织整体协调发展的意识，形成有目标、有考核、有奖惩的绩效管理回路。同时，战略计分卡在员工薪酬分配上的运用，把绩效管理延伸至薪酬管理，为组织战略目标的全面实施提供了保证。

二十、医院精益管理链

医院精益管理链（hospital lean management chains，HLMC）是从精益供应链和协同理论发展派生出来的新概念，是指在管理活动中，要以顾客满意为轴向，不断优化生产过程、服务过程、供应过程，减少浪费、降低成本、形成精益管理的有效过程。精益管理链在精细化管理的基础上，结合了精益供应链原理与链条概念，将无锡市第二人民医院医院管理的实践探索融入其中，形成了独特的管理理论和要素化的管理新构架。

1. 医院精益管理链概念 医院精益管理链是由无锡市第二人民医院易利华院长于2014年首次提出，该体系以精细化管理理论为基础，结合协同理论、供应链理论，其研究一举摘获了2015年首届国际医院联合会国际奖，得到了国际医院管理同行的认可和肯定。

医院精益管理链体系把医院最核心的资源和管理要素，从“医疗质量管理、医学人才培养、绩效考核、医疗服务、内部管理、医院文化”六个方面凝练出来，构成一条管理链条，相互支撑、互为促进，通过PDCA循环持续提升，最终形成医院管理的整合效应。其目标是实现医疗活动流程的完整和各环节的紧密衔接，通过医疗质量优、人才成长快、绩效考核好、流程更合理、管理更扁平、文化更精益，使医院系统整体功能放大，实现“2+2>4”的效应。在实施过程中充分运用精益供应链与管理协同的原理，对医院管理的资源、要素、流程、平台等实施有效的精益管理，将医院管理作用的要素，实行齿状对接，以求无缝连接和最优效果。并注意运用协同管理的自组织原理，选择医院管理中最为重要的几个要素，凝练为医院精益管理的核心链条，包括医疗质量系统、人才成长系统、绩效考核系统、服务流程系统、内部管理结构系统和医院文化体系等，通过PDCA的循环和医院精益管理的三角形工具的作用机制，不断优化生产过程、服务过程、供应过程，减少浪费、降低成本、形成精益管理。

2. 医院精益管理链特性 医院精益管理链的链条具有四个特性：行为导向、实现低耗高效、结构稳定、能进行有效的信息传递，减少物流的混乱和阻塞。精益管理链会受到两个轴向的影响，一是行为轴，二是价值轴。管理者往往看到的是具体的行为，其背后蕴含的价值不易见，但却客观存在。这也可以解释为什么一些院长不太重视服务，因为他们并没有体会到服务的价值。精益管理链的另一个启发来自哈肯的协同论，其核心观点是：在任何系统中，其子系统的相互协调、同步合作的集体联合行动与作用，就是协同。医院里的协同存在于每个科室和每个管理过程中，不管你认识不认识，重视不重视，协同都是客观存在的，而且会发生效果和作用。并不是所有的协同效果都是正向的，而是存在着序参量与超序参量。比如把医院的不同科室（A、B、C、D）的效能用 $\alpha\times(A+B+C+D)$ 来表示，α 是一个管理系数，当 α 的值 $\leqslant 1$，即为序参量；如果 $\alpha\geqslant 1$，就成为超序参量。另外，高效的 α 可以产生快变量，低效的 α 则会产生慢变量。医院管理的作用就是努力把系数 α 的值增大，效率增高。

3. 医院精益管理链构成　构筑医院精益管理链的核心链条是根据不同医院的情况由医院自己来提炼的，在实施精益管理链的过程中，无锡市第二人民医院提炼出现阶段医院最重要的六个子系统，构成了管理链上的关键链接点。这六个子系统分别是：医疗质量系统、人才成长系统、绩效考核系统、服务流程系统、内部结构系统和医院文化体系（图 1-10）。这六个包含了医院所有能力集的子系统，它们之间相互影响、相互协调和相互作用，使得各子系统间不断产生协同效应。对这些关键链接点进行组合排列，构成医院管理的动态精益链，形成动态、可循环和持续改进的医院管理质量精细化控制体系。管理链中各节点环节为提高管理链的整体竞争力而进行彼此协调和相互努力，形成提升精益管理链协同的关键技术，进而促进提高医院管理成效。

（1）医疗质量系统“标准化”：医疗质量直接关系患者的生命，是医院管理者必须长抓不懈的重要工作内容。精益医疗的核心目标就是提升质量。如何实现医疗质量的提升，就需要医院通过内部管理体系中的有关要素进行整合优化、评价及持续改进。医院在精细化管理上需强化关键环节的管理，比如加强危重患者、疑难患者和重大手术患者的管理；抓好病历、查房、手术三个环节及严格控制“医院感染”等医源性问题；抓好基础护理，开展整体护理，全面提高护理水平；加强急诊、

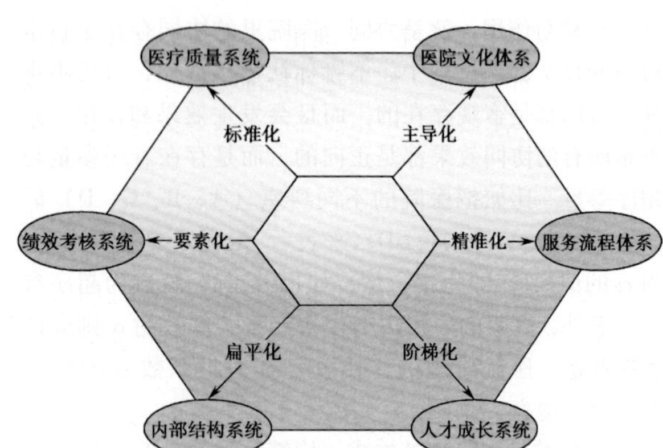

图 1-10 医院精益管理链结构示意图

病房抢救、手术室的科室建设及急诊、门诊与病房、一级科室与病房、病房与手术室的协调，保证各个环节通道的通畅。

（2）人才成长系统“阶梯化”：无锡市第二人民医院在 2013 年获得亚洲管理奖项目的“人才树”工程的基础上，再度延展内涵发起了人才树接力活动，针对医学人才个体及群体成长的客观规律，实施医院培养人才项目，重点筑牢以普通医务人员和新职工群体为主的“基底”、强壮以技术骨干群体为主的“树干”、营养以学科带头人为主的“树冠”，实现了医学人才培养的系统化和梯队化。

（3）绩效考核系统“要素化”：医院要建立与目标相统一的医院内部精细化绩效考核制度，对各个工作环节做到严格、细致、及时和精准，使医院各项制度和目标落到实处。运用平衡计分卡这一有效测量工具，围绕财务、内部运营、客户需求、学习与创新四个维度，通过逐步增加要素、增加细节、增强关联性，突出劳动强度要素、工作效率要素、技术含量要素和财务效能要素，并将医院长远发展生命力的医疗、技术、服务和创新等指标，融入医院的战略目标。

（4）服务流程系统“精准化”：对医疗服务流程进行精细化分析和控制，使其达到精准化的要求。以门诊为例，医院要求做到对可用资源进行高效配置，如采用紧密型或半紧密型整合的诊疗中心形式，形成一套相对稳定的 1+1>2 的具有主攻目标的综合诊疗模式。医技检查科通过区域性的集约化共享平台，实行区域内医疗机构检查（检验）结果互认，这对于合理、有效利用卫生资源，降低患者就诊费用，简化患者就医环节都具有重要意义。

（5）内部结构系统“扁平化”：按照职能撤并和集中原则，对医院行政管理架构予以重组，实现内部结构系统“扁平化”，有效缩减人力资源成本，提升工作和服务效能。需要注意的是：扁平化是流程再造、资源共享，不只是机构精简或集中指挥。扁平化组织的一个显著特征是决策权的下放，按流程组织自我管理团队，拥有各种资源且赋予决策权，员工主动参与医院管理，充分发挥主动性、积极性。机关事业部制和后勤社会化是医院选择内部结构系统扁平化的优先层级。

（6）医院文化体系“主导化”：医院文化是员工在医疗过程中所共同具有的理念信仰、价值观念和行为准则，医院文化是医院管理链隐性、灵活而又不可或缺的一个节点，起到柔性的协调作用，使整个链环协同运转。医院文化建设要有两个主导，院长要从医院宗旨和价值观层面主导医院文化的发展方向和方式，同时让员工在医院文化开展的过程中发挥主导性，使医院文化精彩且具个性，更好地凝聚人心。

第三节　医院管理知识

一、医院的定义及分类

医院是医疗机构的一种基本组织形式，具备较完善的诊断和治疗疾病的功能，它以诊治疾病和监护患者为主要目的。

医院是运用医学科学理论和技术，对患者、特定人群或健康人群提供医疗、预防、保健和康复等保健服务的场所，备有一定数量的病床、医务人员和必要的设备，通过医务人员的共同协作，对住院或门诊患者实施诊疗、护理与预防工作，以达到保障人群健康的目的。

这一定义包含以下六层含义：一是医院工作是以人为服务对象的；二是医院是以诊治疾病为主要功能的；三是医疗组织的特点是专科分工和集体协作；四是医院是以医疗、预防、教学、科研为一体化的；五是强调进行科学的、正确的诊疗，指出了医院的技术和质量应有的状态；六是说明了我国医院的事业性质——具有公益性的医疗事业机构。

医院主要有四大基本功能：①医疗。这是医院的主体功能，也是设立医院的根本目的。②教学。医院应当在完成医疗工作任务和确保医疗质量的前提下，根据自身条件、能力和特点，承担和开展相应的医学教育任务。③科学研究。医学是不断发展和不断创新的学科，有许多诊断技术和治疗手段需要在临床实践中进行研究和逐步完善提高。所以，医院开展科学研究一方面是提高医院和医务人员业务水平的需要，另一方面，也是提高医学科学水平的需要。④社会预防。医院的医疗工作任务不仅仅只是面向患者个体的，也是面对社会群体的。因而，医院不仅单纯为了治疗患者，还必须结合临床及公共卫生的要求，开展预防保健工作和社会医疗服务。

根据不同的划分角度，医院可分为不同类型，但各种类型的医院之间没有绝对的界限，有的医院同时兼有几种类型。

表1-3 我国医院划分类型

划分角度	类型
服务范围	综合医院、专科医院、康复医院、妇幼保健院、中医院、中西医结合医院、民族医院、中心卫生院、疗养院
技术水平和服务层次	一级医院、二级医院、三级医院
服务区域	城市医院（市、区、街道医院）、农村医院（县、乡镇医院
诊疗和治疗方法	西医医院、中医医院、蒙医医院、藏医医院
特定任务	军队医院、企业医院、医学院附属医院
经济性质	股份制医院、股份合作制医院、独资医院
经营主体	公立医院、公有民营医院、民有民营医院
经营目标	非营利性医院、营利性医院

二、中国医院管理发展的阶段

根据文献记载，最早提出医院管理作为一门独立学科的是美国学者豪兰（How Land），他于1910年提出这一观点并主张对医院管理者进行医院管理知识的专门教育。1935年，世界第一部医院管理的专著《医院的组织与管理》由美国医院管理学教授麦克依陈（Mac Eachen）编著出版，这是最早提出的较为完整的医院管理学体系。

我国医院管理学科的研究和建设起步稍晚，大致在新中国成立前后，1949 年之前，我国的大中城市医院基本上套用的都是西方式医院管理方法。

我国医院管理学的理论发展主要经历了四个发展阶段（图 1-11）：

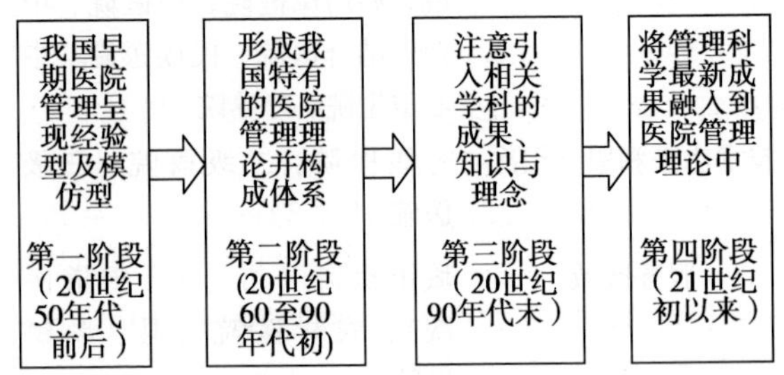

图 1-11 我国医院管理理论四个发展阶段

第一阶段是新中国成立前后的模仿阶段，主要模仿美国、前苏联等国的医院管理模式，尚未形成中国自己的医院管理理论。

第二阶段是 20 世纪 60 年代至 90 年代的创立阶段，主要以 1963 年中国人民解放军总后勤部卫生部主编的《军队医院管理》一书为代表，形成了我国自己的医院管理理论。党的十一届三中全会以来，医院管理趋于正规，出现了许多具有较高学术水平的医院管理著作，如郭子恒主编的《医院管理学》（人民卫生出版社，1983 年）、陆忠主编的《现代医院管理学》（黑龙江出版社，1984 年）、马骏主编的《现代医院管理》（上海科技出版社，1986 年）等。上述医院管理理论研究较深入、较全面地阐述了我国医院的内在运作规律、规范及其要求，但研究视野基本未涉及管理科学的最新研究成果。

第三阶段是 20 世纪 90 年代末期，以 1998 年丁涵章、马骏、陈洁等主编的《现代医院管理全书》（杭州出版社）为标志，该著作开始将医院管理的研究视野拓展到国民经济的相关领域和相关学科的知识。如：社会学、法学、价格学、经济学、心理学等，但并未研究医院应如何运用上述学科的研究成果来加以应用。

第四阶段是本世纪初以来，一批具有实践经验的院长进行了管理科学和医院管理学的强化学习，再加上一批海外学成归来的医院管理学者，对中国医院理论的实用性研究进行了拓展，特别是将管理科学的最新研究成果充实和运用到医院管理的理论研究和实践运用之中，取得了较大的成果。在这方面无锡市第二人民医院也积极探索并取得了突破，先后出版了《医院管理新论》《医院经营新论》《医院现代化导论》《医院管理创新》《医院科室管理学》《医院精细化管理概论》《医院精益管理链》等20余部医院管理著作，并以提升医院院长和医院管理者管理水平为主题，连续举办13届中国医院发展战略高级论坛，成为第四代中国医院管理理论的重要开拓者与探索者。这一段的理论特点就是实现了管理科学最新研究成果与医院管理理论和实践的全面融合。

从21世纪初，我国医院管理理论研究开始进入了实践型研究的阶段，其理论性更为拓展，其实践性更为紧密。逐步克服了纯理论性研究较多和与医院管理实践相去甚远的问题。我国许多医院院长逐步成为管理学硕士、博士，并成长为新一代中国医院管理学科的骨干研究力量。

三、医院领导体制

领导体制是指领导者为保证领导活动正常进行，并实现领导职能而建立的组织结构形式和有关规章制度的有机统一体，是领导活动中的领导权限划分及相应组织机构设置的制度体系，是领导活动的载体。

医院领导体制是在不同的社会制度和一定的历史发展时期的医院管理结构、管理方式、管理层次的划分，以及各管理层次的职能分工与协调合作的制度体系。

新中国成立以来，我国医院领导体制的演变，大体经历了一长制、党委领导下的院长分工负责制、革命委员会负责制、党委领导下的院长负责制、院长负责制、董事会领导下的院长负责制等。下面重点介绍党委领导下的院长负责制、院长负责制和董事会领导下的院长负责制。

1. 党委领导下的院长负责制

（1）主要包括：党委集体领导；院长在党委的领导下负责医院的行政指挥，副院长协助院长抓好分管工作；职工参与民主管理。党委领导下的职工代表大会制度，是医院的民主管理形式。

（2）存在的问题：医院领导体制上的党政职能不分，责权分离；也容易造成医院书记、院长多头指挥。

2. 院长负责制　目前，我国大多数医院实行的是院长负责制。主要包括：院长统一领导全面负责，党委保证监督，职工代表大会参与民主监督与民主管理。

为了提高医院领导的水平和实现医院领导活动的目标，必须建立有关的工作制度。院长负责制主要建立以下领导制度：集体讨论医院重大问题的制度；计划工作制度；各级目标责任制和检查制度；奖惩制度；调查研究制度；信息管理制度。

3. 董事会领导下的院长负责制　包括少数中外合资或合作医院和国内的民营医院，以及部分公立医院。医院董事会向股东大会负责，院长由董事会任命，向董事会负责。医院行政、业务上的重大问题，经董事会讨论决定，院长是具体的执行者。有利于理顺医院内部管理体制，使决策更加民主、科学；有利于更有效的行使监督机制，职责更加分明、责权更加清晰。

2009 年 4 月发布的《中共中央国务院关于深化医药卫生体制改革的意见》提出，公立医院要建立和完善医院法人治理结构，明确所有者和管理者的责任，形成决策、执行、监督相互制衡，有责任、有激励、有约束、有竞争、有活力的机制。公立医院的法人治理是指为实现公立医院出资者的目的，平衡所有者、经营者，以及利益相关者的若干制度安排。理顺公立医院的法人治理结构，有利于提高公立医院活力，促进公立医院提供更好的医疗卫生服务。

四、医院文化和医院精神文明

医院文化有广义和狭义之分。狭义的医院文化是指医院在长期医疗活动中逐渐形成的以人为核心的文化理论、价值观念、生活方式和行为准则等。广义的医院文化泛指医院主体和客体在长期的医学实践中创造的特定的物质财富和精神财富的总和。

医院文化包括医院硬文化和医院软文化两大方面。医院硬文化主要是指医院内的物质状态：医疗设备、医院建筑、医院环境、医疗技术水平和医院效益等有形的东西，其主体是物。医院软文化是指医院在历史发展过程中形成的具有本医院特色的思想、意识、观念等意识形态和行为模式以及与之相适应的制度和组织结构，其主体是人。两者是有机整体，彼此相互制约，又互相转换。

在医疗市场竞争非常激烈的今天，医院文化水平已经成为衡量医院核心竞争力大小的一个重要标志，决定着医院的兴衰。医院文化在医院的发展中起着内聚人心，外树形象的核心作用，优秀的医院文化又对社会进步起着积极的促进作用。

精神文明是人类在改造客观世界和主观世界的过程中所取得的精神成果的总和。所谓医院精神文明，是指医院在长期的医疗实践中逐步形成并为全体员工认可和遵循的群体意识，是医院的优良传统、员工群体共同的理想信念、价值观念、道德规范和行为方式的总和，是医院赖以生存和发展的精神支柱、无形资源与根本动力。

医院精神文明建设主要包括医院思想道德建设、医院教育科学文化建设，为物质文明的发展提供思想保证、精神动力和智力支持。培育和树立良好的医院精神文明，可以引导职工树立正确的人生观、价值观、道德观，培育职工树立全心全意为人民服务的高尚思想情操，也是塑造医院良好形象的重要途径。

五、医院工作特点

医院工作的特点不仅是医学自身的特点，而且也反映了医院工作的规律性。只有按照医院工作的特点进行工作才能将医院办好。

由于医院是以患者为主要工作对象的，这是医院系统区别于其他系统的最本质特点，只有遵循这一基本特点衍生出来的具体特点进行工作，才能真正体现以“患者为中心”的医疗服务原则。具体地说，医院具备以下特点：

1. 医疗服务对象具有特殊性　医院的服务对象主要是患者，这些患者不同程度地存在着生理、病理以及心理、社会等方面的障碍和病变，医治患者的疾病是医院工作的主要任务，这是医疗质量必须是医院管理永恒主题的基础。同时，医院不仅要对患者提供医疗服务，还要提供护理服务、生活服务、社会服务等，这是医院面对患者这一特定服务对象的主体功能。我们的医疗任务是要帮助患者克服病痛和延长生命，这就要求我们全体医院工作人员必须善待患者生命，这是医院一切活动，也是医院管理的第一原则。医院要培养医务人员具有好的医疗技术，也要培养医务人员具有认真、细致、负责、爱伤的医疗作风。

2. 医疗服务具有很强的科学性　医院面对的是患者，而患者又是十分复杂的有机整体。因此，医务人员必须具备全面的医学科学知识、熟练的技术操作能力、丰富的临床实践经验和辩证的思维科学水平，以及较强的社会交往能力、医患沟通能力和良好的团队合作精神，才能胜任繁重复杂的医疗工作。医院面对的是患者生命，因而医疗技术的开展，医疗活动的过程都要恪守科学的原则。医院要采用最先进、最积极、最成熟的医疗科技成果和知识成果，应用于临床医疗工作的实践。同时，医院和医务人员在医疗方案的选择、医疗技术的实施、医疗过程的监护等治疗全程中都要遵循科学的原则，提倡谨慎服务，精益求精、严谨规范。

3. 医疗服务具有极强的时效性　“时间就是生命”的格言在医院工作中是最贴切的注解和生动的反应。对急、危、重患者，医院和医务人员只有分秒必争才能赢得抢救时机、挽救患者生命。因此，要求医院和医务人员要有极强的时间观念和在抢救患者过程中连续作战的奉献精神，要求医务人员必须严密和连续观察病情变化，医院必须健全各种值班制度和岗位责任制，以确保医疗工作既有常规节奏，又能应急完成对各种突发性医疗事件、公共卫生事件以及患者病情的意外变化。

4. 医疗服务具有整体性　医院开展的医疗服务往往都是要涉及医院多个部门。从医院的就诊程序上看，患者到医院门急诊就诊需要通过挂号、分诊、医生诊治、医技部门检查、药剂部门配药、收费处收费等整个医疗过程。另外，有许多急、危、重、疑难、复杂患者和复合伤、多脏器衰竭患者的抢救都需要通过多学科协作、多名专家及医护员工的参与。医院的医疗服务的整体性还包含了医疗工作、护理工作、后勤管理工作等各个部分。总之，医院和医务人员要高度重视医疗服务整体性这一特点，要切实加强团结、协作、配合、补台的意识。

5. 医疗服务具有社会性　医院是社会性非常强的特殊服务机构。一方面，医院医治患者是全家、全单位、全社会都容易非常关注的医疗实践；另一方面，医院除了要做好患者个体的医疗工作任务之外，还要做社区医疗、卫生宣教、公共卫生等多种社会性工作，尤其是医院的建设、发展与管理也需要得到各级政府和社会各界的关心、帮助、支持。

六、医院管理职能

医院管理职能随着时代发展、医学发展、理念认识的不断提升而不断变化，但其管理的中心思想不变，就是“为人民生命健康服务”。因此，医院管理职能主要从以下几方面认识：

1. 制定科学的医院发展规划目标　当前，医学科学技术发展日新月异，国际医疗卫生竞争日益加剧，这就要求医院管理职能引导长期发展目标和发展战略。从当地的国民经济、社会发展、疾病谱的变化出发，把医学人才培养、科技进步纳入长期规划，加大资金投入，强化管理责任，有计划地培养实现医学人才、医学技术攻关、科学技术研究、教学等，为医院长期发展储备后劲。

2. 加强职业道德和行风建设　要积极引导和培育新时期医务人员职业道德建设，促进良好的职业素质的养成，树立全心全意为人民生命健康服务的理念。同时要加强行风建设，持续高压地促进良好行风的培育，培养出有理想、有道德、有素质、有技术的新一代医务人员。

3. 加强医疗质量、技术和服务建设　随着社会经济的发展，人民群众对生命健康认识、对医疗服务的需求越来越高。医院管理的一个重要职能就是要不断引导全院医务人员，投身于医疗质量建设、加强医疗技术更新，提升医疗服务品质，努力为人民群众提供优质、高效、安全、可靠的医疗服务。

4. 促进医院资产保值增值　必须强化管理责任，建立健全监督机制，充分使用资产，确保使用价值和效率，维护国家和集体利益，抑制医院资产购置和使用方面的不正之风。

5. 促进医学科研与教育　要合理引导和加强科研投入，加强国际国内合作，加大医学新技术研究力度，缩短新成果应用于临床的周期，推动科技成果转化。要把医学科研攻关提到管理的议事日程上，努力做到人力保证、资金保证、设备设施保证。同时要加强医学教育的良性发展，提升医学人才的教育水平和层次，为医学发展、服务储备医学人才。

6. 探索绩效分配新形式　要充分调动医务人员积极性，按照社会主义按劳分配原则，把劳动要素分解来测定，探索新型绩效分配形式，把劳动差别、贡献大小量化来确定劳动报酬，真正使医院分配制度起到激励积极性、创造性，制约不良行为的杠杆作用，充分调动广大医务人员积极性。

七、医院分级管理与评审

医院分级管理指运用现代科学管理和医院管理理论，按照医院的功能和相应规模、技术建设、管理及服务质量等综合水平，提出规范要求，将其划分为一定级别和等次的标准化管理，并通过评审机制督促落实。

医院按照《综合医院分级管理标准》确定为甲、乙、丙三等，其中三级医院增设特等，因此目前国内医院共分为三级十等，分级类型如下：

一级医院主要是农村乡、镇卫生院，城市街道卫生院，地市级的区医院和相当规模的工矿、企事业单位的职工医院，它们是直接为社区提供医疗、预防、保健、康复综合服务的基层医院，位于三级医疗网的底部。

二级医院主要是指各地一般市及县医院以及省、直辖市的区级医院，是跨几个社区提供卫生服务的地区性医院和地区性医疗预防技术的中心，是三级网的主要层次。

三级医院主要指中央、省、市直属的城市大医院及医学院校的附属医院，它们是医疗、科研、教学的技术中心，位于三级网的顶部。

目前，国内一些地区尤其是发达地区按照等级医院评审标准核审医院等级，达到等级标准即授予或参照该等级管理。

医院分级管理是我国医疗管理体制的重大改革，也是加强行业管理的重要步骤。通过这种管理，把原有的城乡三级医疗预防网一体化。这样，可促进医院体系整体的合理运转和以医疗质量为中心的医院综合水平的提高，增强其整体功能，更好地服务于人民。

医院评审是由医疗机构之外的专业权威组织对这个机构进行评估，以正确判断评定这个机构满足质量管理体系标准的符合程度。1994 年国务院颁布的《医疗机构管理条例》规定“国家实行医疗机构评审制度，由专家组织的评审委员会按照医疗机构评审办法和评审标准，对医疗机构的执业活动、医疗服务质量等进行综合评价。”

医院评审一般要经过五个阶段，即自查申报、资格评审、考核检查、做出评审结论、审批。另外，如果医院对评审结论有不同意见，可申请复审。目前应用的是2012年版等级医院评审标准。

八、医院病床编设原则及方法

在我国，医院规模的大小及收治患者能力的大小通常是以医院病床的编制为指标来衡量的，虽然它并不一定是医院业务水平高低的标志。

1. 编制原则

（1）合理布局原则：医院病床的编设要适应当地卫生行政主管部门对医疗卫生发展规划的总体要求，以保证卫生资源的合理配置和充分利用；同时要能满足本地区人群对医疗保健服务的基本需要。

（2）适应社会需求原则：社会需求是决定一个医院规模及相应的病床编制的重要指标之一。医院的服务范围、地区经济特征、服务人群的性别年龄等人口学特征、人群疾病谱和发病率以及现有医疗机构的分布状况和病床的设置数量、当地医疗保健体制、病床的工作效率和医院工作人员的业务能力等，都是影响当地住院服务有效社会需求的因素。

（3）服从医院等级原则：不同等级的医院承担着不同的社会功能，其病床编设的规模与比例也有所不同。我国医院的发展趋势是二、三级医院向医疗中心转化，一级医院向社区卫生服务中心转化。医院病床的编制则更应从其功能定位，以其承担的功能为标准，从医院人才力量、设备条件的可能以及兼顾医院发展规划而综合性地加以研究，科学且合理地编设。

（4）效益与动态管理原则：医院病床的编设，要注意医院病床使用的经济效益，以保证卫生资源的充分利用。对于使用效率低的病床，经过充分论证后，要及时合理地加以调整；对于本地区发病率低，病床基本闲置的科室可考虑不设病床。

（5）保证重点反映特色原则：不同的医院都有自己的重点学科或反映本院特色的专科，尤其是省级、市级医院，其重点学科和专科特色在病床编设时必须充分考虑，要保证重点学科与特色专科的发展，同时要满足患者的医疗需求。

2. 设置方法　我国的医院属于带有一定福利性质的公益性事业，要充分满足服务人群的医疗保健需要，又要考虑社会主义市场经济下医院的经济效益，病床数和结构比例合理是非常必要的，从社会住院服务的需要量或需求量出发来编配医院的病床是进行医院规模设置的常用方法。

（1）社会住院服务需要量法：这种方法的基本思路是先进行医院服务人群的人口特征、主要多发病种发病率的历史资料和现况调查；利用专家咨询法，确定发病率中应当住院的百分比，由此推算每年社会需要多少住院服务。然后根据有关病床周转次数的规定，将之转化为所需编配的病床数。再根据被配置医院的功能定位以及外来患者的可能百分比，确定有多大份额的病床数能配备到该医院。最后通过获得的资料，预测将来的人群人口学特征、发病率和住院百分比，对病床的编排进行动态管理与调整。

（2）社会住院服务需求量法：社会住院服务需求量法其思路与需要量法的思路基本相同。不同之处是，在收集基线调查及历史资料时，还应收集有关影响卫生服务利用的因素（如经济、交通等），权衡可被利用的住院服务需要量的百分比作为住院服务需求量，以住院服务需求量为参数，来核算病床的编配额与结构。这种方法较好体现了医疗服务的社会性，也有利于提高医院的经营效益。

（3）参照国家有关标准：上述方法各有利弊，是建立在大规模的基础资料调查之上的。为简化工作，国家根据大多数情况建立了相应的标准，比如每百万人口需配备多少张病床，各类病床的比例、结构如何等。根据《全国医疗卫生服务体系规划纲要（2015-2020年）》医疗机构设置标准，县办综合性医院（单个执业点，下同）床位数一般以500张左右为宜，50万人口以上的县可适当增加，100万人口以上的县原则上不超过1000张；地市办综合性医院床位数一般以800张左右为宜，500万人口以上的地市可适当增加，原则上不超过1200张；省办及以上综合性医院床位数一般以1000张左右为宜，原则上不超过1500张。专科医院的床位规模要根据实际需要从严控制。

目前，在我国的城市三级医院及部分发达地区的二级医院，医院床位数往往超过1000张，这就需要在医院的科学管理上下功夫才能管理好这样的医院。通常有重点专科发展需要或教学科研任务的医院，床位可以多一些。患者单一、需求量大的专科医院如精神病院的病床规模亦可大些。

九、病区标准化管理

医院病区管理（亦称病房管理），是指患者在住院期间全过程的医疗、护理、医技、工勤人员协同进行的组织与管理；是住院患者诊疗、生活的场所，是隶属于某一科室的相对独立的管理的医、教、研的工作场地。一般设30~50张病床。每个病区收住病种为临床一个或几个医疗专科的病种。

病区标准化管理是指在病区管理过程中，以标准的制订和标准的实施这一形式来进行计划、组织、协调、监督和控制的过程。其基本步骤为包括制订或选定标准；学习熟知标准；标准执行及控制；数理统计，综合检查评估标准实施情况。

病区标准化管理具有规范、约束、简化、协调、统一的功能，保证患者获得同质化诊疗，有利于建立正常管理秩序，提高医疗服务效率，合理利用资源，定向引导员工行为，使病区管理工作规范化、正规化、高效化、科学化。

十、医院门急诊管理

医院门诊是指医务工作者在医院设定的诊疗场所为不住院的患者与人群检查身体、诊治疾病、指导防病的医疗服务形式。广义的门诊范畴包括急诊。

按照就诊者的健康及疾病需要处理的迫切程度，门诊可以分为一般门诊、急诊和保健门诊三种。急诊是专门接待病情紧急、必须及时给予医疗措施甚至抢救的患者。时间性很强，应 24 小时开放。

按医院科室设置划分，可分为综合门诊、分科门诊、专科门诊。传染科门诊如发热门诊、肠道门诊、肝病门诊等要与其他普通门诊分离，通道、诊室、卫生间、医疗设备、机械不能混用，防止交叉感染。

按疾病划分，可分专病门诊、多学科门诊。多学科门诊如肿瘤多中心门诊，由肿瘤内科、外科、放疗科、化疗科等组成；脑科中心门诊，由神经内科、神经外科、康复科、影像科等组成。

按应诊人情况划分，可分为一般医师门诊和专家门诊。

医院门急诊管理是指导根据国家相关法律法规、规章制度及医院规定，对门急诊的人员、流程、设施、设备等综合计划、组织、协调、控制的过程，核心内容包括门急诊质量管理和服务流程管理。一般由门诊部主任管理与协调工作。

十一、住院诊疗管理

住院诊疗是指对入院患者实施诊疗活动，发挥诊疗功能的设置及医疗技术人员能级结构的组织方式。通常由联络组织（住院处——负责门、急诊与住院诊疗的联系，办理患者出、入院，安排调整床位、住院经济核算，协调解决住院中遇到的各项事务问题）、中心组织（病房组织和医技科室）、支持组织（提供药品、器械、设备、后勤生活等服务的科室）三部分组成。

住院诊疗管理指为入院接受诊疗的患者，提供良好的医疗服务，所实行的以病房管理为中心，以三级医生负责制或主诊医师负责制为基础的全过程管理活动，包括对住院诊疗组织结构的设计、医疗质量的监控、医务人员实施诊疗活动行为规范、诊疗技术的应用管理、规划提高住院诊疗整体水平的目标管理等。其特点与任务包括以下方面：①以病房管理为中心。加强多学科多部门的协作，创造良好的诊疗条件和环境。②建立以三级医师负责制或主诊医师负责制为核心，以医疗活动为重点的诊疗体系。在医疗活动中保证医疗质量，不断提高医疗水平，促进业务技术的发展。③系统管理，确保诊疗工作的连续性和协同性。住院诊疗管理必须加强医疗、护理、医技、信息、后勤部门的相互协调，使医疗服务有序、协调、一体化。

住院诊疗管理是医院整体医疗水平的主要体现，是发挥医院功能的中心环节，也是医疗质量的基本核心。住院诊疗管理水平是医院医疗服务质量的重要标志。

十二、医院成本管理

医院成本主要可以分为医疗项目成本与病种医疗成本、或劳动成本和物化劳动成本、采购成本、维护设备成本。医院成本管理就是依照相关的成本管理办法进行成本的核算工作，在对成本进行仔细核算的基础上进行项目成本、绩效考核成本核算等，以此最大限度地降低医院的运行成本，使医院更好地实现成本优化目标，是医院实行财务管理的基础。

医院成本管理活动通过持续改进以改善成本管理、减少或杜绝资源的浪费和损失、使成本降到尽可能低的水平。

医院成本管理是医院管理的一个重要组成部分，它要求系统、全面、科学和合理，它对于促进增产节支、加强经济核算，改进医院管理，提高医院整体管理水平具有重大意义。

十三、临床路径管理

路径的概念起源于20世纪70年代的建筑与工程工业（如人造卫星、火箭的发射）。80年代初，美国政府为了缩减医疗费用、提供高效率的优质服务，考虑在医院开展路径管理。1985年美国波士顿的新英格兰医疗中心（New England Medical Center）率先开始实行临床路径。

临床路径（clinical pathway）是指由医生、护士和其他人员对一定的诊断和手术做出最适当的、有顺序的和有时间性的照护计划，以减少康复的延迟及资源的浪费，使服务对象获得最佳的照护品质。

临床路径制定的要素：

首先，其对象是针对一组特定诊断或操作，如针对某个ICD码对应的各种疾病或某种手术等。

其次，路径的制定是综合多学科医学知识的过程，这些学科包括临床、护理、药剂、检验、麻醉、营养、康复、心理以及医院管理，甚至有时还包括法律、伦理等。

再次，路径的设计要依据住院的时间流程，结合治疗过程中的效果，规定检查治疗的项目，顺序和时限。

最后，其结果是建立一套标准化治疗模式，最终起到规范医疗行为，减少变异，降低成本，提高质量的作用。

临床路径管理是指针对一个病种，制定出医院内医务人员必须遵循的诊疗模式，使患者从入院到出院依照该模式接受检查、手术、治疗、护理等医疗服务。具体实施参照国家卫计委颁布的《医疗机构临床路径的制定与实施》。

临床路径的宗旨是为患者提供最佳的照顾，因此每一次每一种疾病的临床路径实施后，都应根据对其评价的结果，及时加以修改和补充，并应随着医学与社会的发展，对某一病种与其临床路径也需要进行不断的追踪与评价。

十四、医院质量管理

医院质量管理是为了使医院的医疗、服务工作达到预期的要求，而对每个影响质量的因素和环节实施计划、组织、指挥协调、控制、监督、检查等以质量为目标的全部管理活动过程。

医院质量管理的职能就是有效地、科学地运用现代医学科学管理理论、技术与方法对结构（基础）质量（人员、医疗技术、仪器设备、物质、时间、环境等）、环节质量和终末质量进行有效的管理。

医院全面质量管理不仅要对医疗质量进行管理，也要对工作质量进行管理；不仅对服务质量进行管理，也要对经济性、时间性、舒适性等进行管理；不仅要对人进行管理，也要对物进行管理。医院全面质量管理的原则包括以下内容：

1. 全面管理　不仅包括诊断、治疗疾病的自然属性，还包括关心患者、尊重患者权利的社会属性，体现了特异性和非特异性医学服务相结合的特点。

2. 全过程管理　对医疗服务的全过程，医疗服务的每一操作、每一环节都要严格控制。

3. 全员参与　不仅是医院领导，医务人员包括后勤人员都要参与到医院质量管理；同时还包括患者，企业单位、政府，也应参与医院质量管理。

4. 科学管理　收集汇总运行数据，运用 PDCA 戴明环、循迹追踪等科学管理工具，持续改进医院质量。

医院质量管理是医院管理的核心，它涉及医院的管理部门、后勤部门、医技部门和临床医疗护理部门，医疗质量的最终形成是医院工作中各个方面综合作用的结果。

十五、医院感染管理

医院感染是指住院患者在医院内获得的感染，包括在住院期间发生的感染和在医院内获得出院后发生的感染，但不包括入院前已开始或者入院时已处于潜伏期的感染。医院工作人员在医院内获得的感染也属医院感染。

医源性感染是指在医学服务中，因病原体传播引起的感染。医院感染和医源性感染既有相同点，又有不同点，前者强调的是在医院这个场所发生的感染，后者所强调的是患者接受医疗服务过程中由病原体所致的感染。

医院感染管理是各级卫生行政部门、医疗机构及医务人员针对诊疗活动中存在的医院感染、医源性感染及相关的危险因素进行的预防、诊断和控制活动。医院感染管理贯穿于医疗、护理活动的全过程，涉及医院管理、临床医学、护理学、微生物学、流行病学、卫生学、建筑学等诸多方面，与全体医务人员、科技人员及后勤人员密切相关。

医院感染管理分为行政管理和业务管理，行政管理包括建立健全医院感染管理组织并明确岗位职责、完善相关的管理制度，制定相关的工作规范和工作标准；业务管理包括医院感染监测、消毒灭菌与隔离、抗菌药物合理使用、重点部门的医院感染预防与控制、医疗废物的安全管理等业务内容。

医院感染管理不局限于对感染的预防、诊断和控制，还包括了对相关危险因素的甄别和干预。医院感染管理应当以预防为主，未雨绸缪，不仅要对发生的感染及时予以诊断、控制，更要针对风险因素进行控制。

十六、医院护理管理

世界卫生组织（WHO）对护理管理的定义：护理管理是为了提高人们的健康水平，系统地利用护士的潜在能力和有关其他人员或设备、环境和社会活动的过程。我国专家将护理管理定义为使医院的护理人力、物力、技术、信息和时间等要素有机结合并最优化运转，以达到提高护理工作效果和效率为主要目标的医院管理工作。

护理管理一般可以分为护理行政管理、护理业务管理和护理教育管理三部分。护理行政管理主要是遵循国家的方针政策和医院有关的规章制度，对护理工作进行组织管理、物资管理、经济管理。护理业务管理是对各项护理业务工作进行质量控制，以保证护理工作质量，提高护理人员的业务能力，提高工作效率。护理教育管理主要是为了培养高水平的护理人才，提高护理队伍的素质而进行的管理活动。

现代护理功能是以增进人类健康为主要任务的，包括指导保健、预防疾病、处置分娩、照顾产妇、协助康复事业等业务。为了实施护理，要明确护理的功能，确立护理组织，还要实施科学有效地管理。

十七、医院药事管理

医疗机构内药学事业简称药事，泛指医院内部一切与药有关的事项，是由药学若干部门（行业）构成的一个完整的体系，包括药品的采购、储存、使用、效能、价格及不良反应一系列的事项，是医院药品管理的具体表现。

医院药事管理是以科学管理的基本原理和研究方法对医院药学事业各部门的活动进行研究，总结其管理活动的规律，并用以指导医院药事健康发展的实践活动。狭义的医院药事管理是指医院药学部（药剂科）及其业务管理活动。广义的医院药事管理是指对医院药学实践的计划、组织机构、人员配置、领导和控制，即以服务患者为中心，临床药学为基础，促进临床科学、合理用药的药学技术服务和相关的系统药品管理工作。

从整体上讲，医院药事管理包括药品监督管理、基本药物管理、药品储备管理、药品价格管理、医疗保险用药与定点药店管理等。从个体上讲，医院药事管理主要包括药品研究与开发质量管理、药品生产质量管理、药品经营质量管理、药学服务质量管理、药品储备管理、药品价格管理、医疗保险用药销售管理等。

医院药事管理是由若干互相联系、又有区别、互相制约的部门管理和专业管理构成的一个整体；应强调行政与业务技术的结合，是医疗质量的重要组成部分；应强调医疗机构药学部门的执法、监督、检查作用。

十八、医院人力资源管理

人力资源从广义上讲是指一定时期内组织中的人所拥有的能够被组织所用，且对价值创造起贡献作用的教育、能力、技能、经验、体力等的总称。从狭义讲就是单位独立的经营团体所需人员具备的能力。人力资源是经济学中一切资源中最宝贵的资源，也是第一资源。

医院人力资源指医院里具有一定学历、技术职称或某一方面专长的专业技术人员、管理人员和后勤人员。医院人力资源管理是根据医院发展战略的要求，有计划地对人力资源进行全面、科学、有效的管理，通过招聘以及对医院员工的培训、使用、考核、激励、调整等一系列过程，调动员工的积极性，使医院所有职工的潜能得到充分的开发和利用，以保证医院总目标的实现和可持续发展。包括人力资源的预测与规划、工作分析与设计、人力资源的维护与成本核算、人员的甄选与录用、合理配置与使用、智力开发与教育培训，以及调动工作积极性、提高科学文化素质和思想道德觉悟等。

人力资源是经济学中一切资源中最宝贵的资源，也是第一资源。加强医院人力资源管理，实施人才战略，对于提升医院核心竞争力、促进医院、学科可持续发展具有重要的战略意义。

十九、医院信息管理

医院信息是指涵盖医疗、护理、医学教育、医学研究、医院管理等各项工作中的各种数据、报表、资料和文件，包括与其有关的一切语言、方案、符号、声像、图形。可分为医疗信息、管理信息，前者包括患者信息、医疗统计信息、医技检查信息等；后者包括药品信息、设备库存、人事资源、财务管理、科教管理信息等。

医院信息是医院管理上一项极为重要的资源，信息可以转化为效益，信息还可以转化为生产力。医院信息管理是指对医院管理及各项业务活动中的各种因素（包括人、信息、技术等）进行科学的计划、组织、控制和协调，实现医院信息的有效收集、存储、传递和应用的过程，通过信息为管理服务，把管理决策建立在信息的充分利用基础上。主要包括信息技术管理、信息内容管理、信息人员管理。

医院信息是医院中人流、物流、信息流三大资源之一，医院信息是医院管理的对象，又是医院管理的基础。医院的市场竞争、业务的发展、人员素质的提高、技术的更新、管理水平的提高等离不开医院信息管理，信息管理水平同时也是医院管理水平的重要体现。

二十、医院科研管理

医院科研管理是对医学领域的科学研究和技术活动的管理。具体地说，就是将现代管理学原理、方法应用于医院的科技活动中，以调动临床科技人员和有关部门的积极性，实现在科技活动中各要素的最佳组合并发挥最大的效能。

医院科研按任务来源，可分为纵向科研任务、横向科研任务、自由选题。按科技活动类型，可分为基础研究、应用研究、开发研究。医院科研管理的基本目标是出成果、出人才、出效益、促进医学科学事业的不断发展和医疗技术、医疗质量的不断提高。

随着现代医学发展的整体化趋势，医疗、教学、科研、预防四项任务相辅相成，成为医院生存和自身发展不可分割的整体。科研是促进医学发展的重要手段，是保证学科建设与发展、培养医学人才的必要措施，是衡量一个医院医疗水平、学术水平高低的重要标志。

二十一、医院学科建设

医院学科建设指根据医学发展的趋势、国家和所在地区建设和发展的需要，结合医院学科的特点和前期基础，制订学科建设发展规划，并分解为具体的阶段目标、计划、措施加以贯彻落实。主要包括明确建设目标、主要研究方向、人才培养队伍梯队、基础条件投入建设成效评估等方面。

重点学科建设是医院现代化建设的重要组成部分，是“科技兴院”的重要举措。临床学科是医院的基本组成单位，学科发展是医院发展的基础，重点学科是具有特色和优势的学科。由于学科的基础、发展背景的不同，其发展空间和发展前景也不同，在国内外的影响存在差异。同时由于医院的财力问题，致使医院在考虑学科建设时不能要求所有学科齐头并进，只能根据区域特点和医院实际，依照“有所为，有所不为”的原则，选择部分基础较好、学术氛围活跃，适当支持后能产生最大效应的学科作为重点来发展，培育和扶植医疗“精品”，创建“名牌”效应。

学科建设是医院品牌、声誉、地位的基石；是医院绩效、人才以及可持续发展的基础；也是医院管理、质量、业务的抓手。加强学科建设，对提高医院医疗技术水平与服务能力，推动医院科研、教学工作的开展，培养优秀的学科人才，提高医院科技创新能力，增强医院的核心竞争力具有重要意义。

二十二、医院战略管理

医院战略管理是指医院战略的分析制定、评价选择以及实施控制，使医院能够达到其战略目标的动态管理过程，是医院赖以生存和不断发展而进行的总体性谋划。

这种谋划注重从全局的视野创造医院的未来，在对医院的内外部环境进行正确分析的基础上，认清医院现有的优势、劣势，面对的机会和风险，选择、确定医院的总体目标和实现目标的方针与策略。

医院战略管理包括总体战略、业务战略、职能战略三个层次。总体战略是医院最高层次的战略，它根据医院的战略目标，选择医院的经营领域和发展方向，是关乎医院全局发展的、整体性的、长期的战略行为；业务战略是医院各业务经营单位的战略，是在总体战略的指导下，具体科室的经营计划和方略，着眼于专业科室的局部战略问题，关系着某一具体的服务和市场，在一定程度上影响医院总体战略的实现；职能战略是医院职能部门的医院战略管理，它是医院职能部门创建和有效运用研究开发、医疗服务、财务运营、人力资源等方面的机制和方略，以保证医院总体目标的实现，它着眼于医院的经营目标，提出目标实现的具体措施和计划，促进和保证医院战略目标的如期实现。

对于院长来说，最为重要的就是医院总体发展战略，这是核心，也是根本。院长在进行医院战略管理的制定时，需要充分的考虑医院所处的环境、竞争的条件、优势的资源（如人才、技术、装备、服务等），也就是说需要实事求是地从自身特点和需要出发才能使院战略管理具有价值和意义，也具有现实可行性。

二十三、医院管理创新

创新的概念首先是由著名经济学家约瑟夫·熊彼特（J. Schumpeter）在其1912年出版的《经济发展论著》提出，其实质就是新的资源配置方式对经济发展的推动。管理是资源有效配置的活动，这样来看，医院管理创新（hospital management innovation）就是指创造一种新的、更有效的卫生资源整合范式。这样一个概念至少可以包括以下几个方面：提出一个新的医院经营思路；创设一个新的医院组织机构并使之有效运转；提出一个新的医院管理方式、方法；设计一种新的医院管理模式；进行一项医院管理制度的创新。

在医院管理的实践中，院长与医院管理者的创新思维转化为医院管理创新的行为的过程，也就是释放创造力的过程。这包括创新思维的火花——创新领导信念——创新领导活动——形成创新的医院文化与氛围——吸引更多的员工和整体的创新凝聚——提升医院管理的整体水平。

医院管理创新就是一个创新型领导者运用创新理念，去影响和引领一个创新的团队，从而实现医院永续发展的过程。医院管理创新是一种知识，是医院发展的需要，需要院长和医院管理者去创造性学习、掌握和运用。

二十四、医院风险管理

医疗风险管理是医院有组织、有系统、最大限度地消除或减少医疗风险的危害和经济损失的管理活动，同时也是经由识别、解决或缓解医疗活动中现有或潜在的各种风险问题，提供高品质健康服务的过程。医疗风险管理包括对医疗机构及从业人员的管理、药品与设备的安全监督管理、风险管理教育、风险传递的过程监控、事故之后的风险评价和控制等。

医院风险管理过程是由一系列管理活动构成的，包括风险相关信息收集、识别潜在风险与危险因素、开展风险评估，制订应对风险策略、进行风险控制与反馈，以实现对风险的预防、消减和控制的目标。国际标准化组织也提出了风险管理过程框架（图1-12）。

医院服务对象的特殊性决定了医院在进行风险管理时要强调事前风险管理，规避潜在不良因素带来的不必要人员伤亡，数量化佐证衡量风险程度，预设最坏情况，弹性化调整，与周围不断变动的环境协调互动改进。

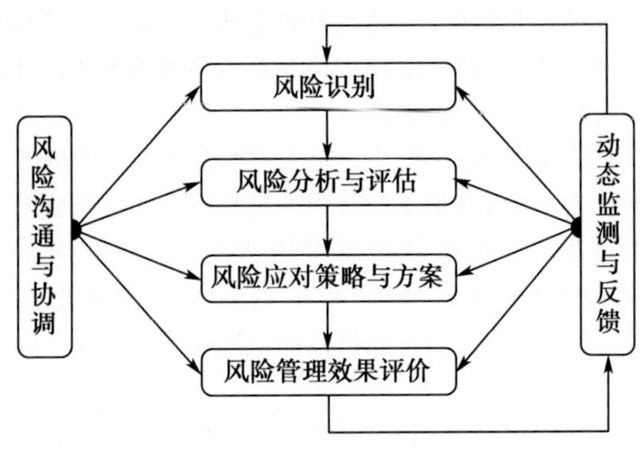

图 1-12　医疗风险管理过程

二十五、医院科室管理

医院科室主要是指临床医疗及医技科室，是医院实施医疗活动的基本单元，是直接对伤病员进行诊断、治疗、护理的基本场所。围绕医院科室展开的管理活动就是医院科室管理，主要范畴有科室目标管理、人员管理、医疗工作管理、质量管理、制度管理等，与医院人力资源管理、医院经济管理等息息相关，紧密配合。

医院科室具有技术性、协作性、规范性以及服务性，因此在科室管理中要注重结合科室特性进行管理。首先要重视科室治疗技术规范化，面对患者，必须建立一系列切实可行、安全有效的医疗护理技术操作规范和工作制度，执行质量考核办法，严格质量控制；其次，重视人才队伍建设，形成专业化、精细化人才梯队，特别是医技科室，对仪器设备的依赖性日趋增多，人才质量落后，要培养专业知识丰富、掌握临床技能的医技人才；最后强化服务意识，以患者为中心，科室的布局、工作流程以及诊疗过程要满足患者的需求，努力为患者提供便捷的医疗服务。

当前，我国医院管理中普遍采用院、科两级负责制和分层次管理的模式，在这种管理模式下，科室主任既是医院管理的执行人，又是医院核心领导与科室员工之间的信息沟通的桥梁。科室主任对医院发展战略、决策的把握和核心任务的执行力，将直接影响着医院发展战略的实施，决定了医院可持续发展的潜力和市场竞争力，选好科室主任对于促进科室快速发展、提升医院执行力有着不可替代的地位和作用。

第二章 院长的主要管理工作

院长是医院管理的引领者，也是医院内部管理的主要角色。院长的日常管理工作很具体、也很繁琐，虽有层次管理架构，但是作为医院的法人代表，院长在医院运营管理中具有不可替代的作用。

本书认为，县级医院院长在医院日常管理中的主要工作可分为以下 16 个方面。第一是医疗管理，这是医院管理的核心和基础；第二是护理管理，这是医院医疗管理与人力资源管理的重点；第三是门急诊管理，这是医院服务管理的重点；第四是医院科教管理，这是医院发展管理的重要内容；第五是医院信息化管理，这是医院现代化管理的重要方向；第六是医院人力资源管理，这是医院第一要素的管理；第七是绩效管理，这是医院管理的重要杠杆和支点；第八是医院经济管理，这是医院效益运转的重要前提和保障；第九是医院医保管理，这是医院现阶段医疗管理的环境与条件；第十是药学管理与医院装备管理，这是医院管理中的两个重要方面和工具；第十一是预防保健管理，这是医院医疗工作的重要延伸内容；第十二是医院感染管理，这是医院管理中薄弱环节；第十三是医院后勤保障管理，这是医院运行基础和动力；第十四是医院行政管理，这是医院院长进行医院管理的重要途径；第十五是医院党群管理，这是医院院长要协助党委书记做好管理的重要方面；第十六是医院安全管理，这是医院现阶段医院管理的应急反应和重要方面。

第一节　医疗管理8件事

医疗管理是医院管理的核心，医院几乎所有活动都要围绕医疗管理来展开，对于院长来说，医疗管理的重要性再怎么强调也不为过。医疗管理理应成为医院院长关注的“第一焦点”。

一、医疗质量及持续改进

医疗质量对于医疗界来讲，其含义和意义与患者和社会大众的理解是不太一致或有落差的。这是我国现实医院管理的主要难题。很多院长都有体会，从医院内部管理来说，第一头痛的事就是处理医疗纠纷，最难抓的管理就是医疗质量，最难让社会大众与患者满意的就是医疗技术与服务水平所构成的医院医疗服务水平的内涵建设。

1. 医疗质量是患者的生命，也是医院的生命　随着医疗市场竞争的日益激烈，医院竞争的本质归根结底是医疗质量的竞争。美国质量管理专家J. M. Juren曾经预言，20世纪是生产力的世纪，21世纪是质量的世纪。当今医院已经意识到，医疗质量不仅仅是患者的生命，更是医院的生命。

院长应当对医疗质量管理的重要性，有这样的一个基本认识。随着社会经济的发展，医院管理的现实难度越来越大，主要表现为医院与医生所提供的医疗技术与服务能力及水平和患者与社会大众的要求之间具有一个相当大的落差。很多医学因素、风险因素、社会因素、心理因素、环境因素等构成了医疗服务的复杂性与医疗质量评判的复杂性。

医疗质量是医院的生命线，也是患者求医的主要目的与动因。医院管理的优劣对于患者而言主要是看医疗质量的动态表现过程，患者需要优质的医疗服务，其中包含了医疗技术的精湛、准确、高超，也包含了医疗服务的优质、快捷与高效。

2. 院长要学会用 PDCA 的管理方法来抓医疗质量管理，促进医疗质量持续改进

（1）计划阶段（P）：院长要把握的三个关键环节

1）完善医疗质量管理的组织体系：在开展 PDCA 循环之初，应建立职责明确、分级负责的医疗质量管理组织机构。在决策层，成立全院医疗质量管理委员会，院长为第一责任人，由院机关各部门负责人和临床专家组成，负责全院医疗质量管理活动的组织领导、计划协调、监控管理和效果评价。在职能层，成立医院感染管理、护理质量管理、药事管理、输血管理、病案管理等二级专业委员会或小组。在医务科的统一协调下，制定各项质量管理控制方案和考核标准，并负责监督落实。在执行层，由各科室主任、护士长、病区大组长和质控联络员组成医疗质量管理小组，按照计划组织本科室医疗质量的自查自评，及时发现医疗工作中存在的问题并立即整改。

2）分析医疗问题与主要原因：首先，采取自下而上的方式，由各科室、各病区全面分析影响医疗质量的主要因素和存在的问题，汇总到医务科；医务科将临床上报的问题进行分类梳理，分别召开各质量管理专业委员会会议，由各专业委员会根据科室提出的问题和检查督导的情况，提出各方面质量管理的最突出问题，并全面分析原因。其后，由医务科对全院医疗质量管理的现状和主要问题进行汇总分析，从基础质量、过程质量和终末质量等不同层面确定解决医院医疗质量中存在的核心问题，提出医院医疗质量改进的方向和目标。

3）制定医疗质量管理计划和实施方案：在制定计划时，采取自上而下、上下结合的方式。首先，医务科要依据分析得出的主要问题和因素，提出医疗质量管理的目标，按照国际患者安全目标、等级医院质量标准等

要求，初步拟定医院医疗质量管理的计划和实施方案。然后，在全院范围内就计划方案征求各科室的意见，重点围绕“5W1H”进行深入细致的讨论，即为什么制定该措施（Why）？达到什么目标（What）？在何环节执行（Where）？由谁负责完成（Who）？什么时间完成（When）？如何完成（How）？最后，将科室反馈的意见汇总，进一步细化医疗质量管理的计划和实施方案，并将确定后的计划下发各科室执行。通过“两下一上”的程序，在全院范围内形成人人关注医疗质量的氛围，使医疗质量管理计划得到广泛的认可，以提高计划的针对性和可操作性。

（2）实施阶段（D）：院长要重点落实的两项重要任务

1）广泛开展医疗质量管理培训：医院的每个成员都是医疗质量管理活动的执行者，因此，加强培训至关重要。一是通过多种方式宣传教育培养全院人员的质量意识。二是开展医疗质量管理目标的解读与培训，使全院人员了解医疗质量管理的目标、内容、重点、流程和考核。三是开展医疗质量管理法规制度的专题学习，通过集中授课，专家讲座等形式，使全体人员熟悉国家关于医疗质量管理的最新内容和要求，自觉调整与规范自身医疗行为。

2）严格执行医疗质量管理制度：医疗质量管理制度一旦确定即产生强制性和约束力，各部门必须严格遵照制度执行。在制度执行过程中必须是全员参与全过程的管理。在计划实施的过程中，要认真执行、不打折扣。还应根据出现的新情况、新问题对制度进行必要的完善，推动医院医疗质量管理制度的更好执行。

（3）检查阶段（C）：院长要注意利用好职能部门，抓检查、考核和评估

1）强化过程监督：对医疗质量管理的检查监督应贯穿于制度执行的全过程。建立有效的检查督导机制，采取科室自查与院部检查相结合、全面检查与重点抽查

相结合、定期检查与随机检查相结合的方式，做到每周分析，每月有评价，每季有督导。并通过各种途径反馈给各科室与个人，限期整改。

2）加强终期评估：在医疗质量管理活动结束后，由院长和医务科对全院和各科医疗质量管理的情况进行总结评估。在终期评估中，应坚持“用数据说话”的原则，统一汇总各类数据，并要把完成情况同目标值进行比较，了解是否达到了预定的目标。如果出现偏差，则要分析原因，进一步整改。

（4）处理阶段（A）：院长在医疗质量管理活动中，要抓好两项总结，提高工作

1）总结经验、形成制度：一轮 PDCA 循环结束，院长要在检查评价的基础上，总结有益的经验，对于成熟有效的做法进行标准化，形成相应的管理制度。对于有效但仍有较大改进空间的做法继续完善，作为下一轮的优先方案。

2）深挖问题、持续提高：院长还要注意对尚未实现的目标进行深入分析，查明问题的原因，同时总结发现的新问题，形成医院医疗质量管理的重点和改进的新方向。通过 PDCA 的循环往复，达到医院医疗质量持续改进、持续提高的目的。

3）实施单病种质量管理与临床路径：1992 年，在卫生部医政司的指导下，中国医学科学院和北京市卫生局编写了《单病种质量控制标准（试行草案）》，该标准选择了 102 种临床各科常见病与多发病作为全国单病种质量的评价范围。单病种质量控制的最终目的是通过对单病种从诊断、检查、治疗、效果及费用等方面实行全面监控，以达到提高医疗质量、降低成本、减少不合理费用，充分利用卫生资源增强服务效益的目的。

临床路径是当前国际较流行的单病种质量管理模式。这种模式是由医院选择某些发病率高、费用高、手术或处置方式差异小的病种，制定一种医护人员认可的治疗规范，使患者从住院到出院按照此模式接受治疗。主管

医生必须根据执行结果及时总结、评价、发现差异及时修正改进，以保证医疗质量的持续改进，并有效地控制成本。

医院应将开展临床路径与单病种质量管理作为推动医疗质量持续改进的重点项目，规范临床诊疗行为的重要内容之一。

一是成立医院临床路径管理委员会和临床路径指导评价小组及科室临床路径实施小组，制定临床路径开发与实施的规划和相关制度，并组织落实。

二是各职能部门如医疗、护理、医技、药学、财务等相关科室职责、分工明确，建立多部门间和科室间的协调机制，逐步推进临床路径及单病种管理工作。

三是根据医院医疗资源情况，以常见病、多发病为重点，参照卫生部发布的临床路径与单病种质量管理文件、遵照循证医学原则，筛选并确定开展临床路径的科室和病种。制定临床路径文本和单病种质量管理标准，根据实施效果评价及时调整病种、修订文本、优化路径。

四是建立临床路径与单病种质量管理信息平台，临床、医技科室、药学负责人及职能部门及时收集、记录实施中存在的问题与缺陷，通过医疗、护理、质控等部门的联席会议对存在问题与缺陷进行总结分析，提出改进措施。实施过程和效果进行评价分析，总结并不断改进临床路径与单病种质量管理。

五是建立临床路径统计工作制度，定期对进入临床路径患者进行平均住院日、住院费用、药品费用、非预期再手术率、并发症与合并症、死亡率等指标的统计分析。

六是对执行临床路径管理相关的医务人员和患者进行满意度调查。对实施“临床路径与单病种质量管理”的病种进行疗效、费用及成本进行卫生经济学分析评估。对实施病种“临床路径与单病种质量管理”的依从性进行监控。

3. 应关注国际患者安全目标的实现　患者安全是指

患者接受诊治的过程中，不发生医疗法律法规允许范围之外的，对患者心理、机体构成损害、障碍、缺陷或死亡，不发生医务人员在执业允许范围之外的不良执业行为的损害和影响。其内涵包括技术安全、管理安全、心理安全三个方面。

世界卫生组织世界患者安全联盟20世纪90年代提出患者安全目标。中国医院协会在美国医疗行业协会（JCAHO）患者安全目标的基础上，从2006年开始连续发布我国的《患者安全目标》，目前的《患者安全目标（2014-2015）》包括以下十大目标：

（1）严格执行查对制度，正确识别患者身份：在诊疗活动中，严格执行患者身份“查对制度”，确保对正确的患者实施正确的操作；实施有创（包括介入）诊疗活动前，实施医师必须亲自向患者或其家属告知；完善关键流程（急诊、病房、手术室、ICU、产房、新生儿室之间流程）的患者识别措施，健全转科交接登记制度；提倡使用“腕带”作为识别患者身份的标识；对传染病、药物过敏、精神患者等特殊患者应有明显识别标志（腕带、床头卡、指纹等）；职能部门应落实其督导职能，并有记录。

（2）强化手术安全核查，防止手术患者、手术部位及术式错误：择期手术须完成各项术前检查与评估工作全部完成后方可下达手术医嘱；建立手术部位识别标示制度与工作流程；建立手术安全核查与手术风险评估制度及工作流程，并提供必需的保障与有效的监管措施；围术期预防性抗菌物选择与使用符合规范。

（3）加强医务人员有效沟通，完善医疗环节交接制度，正确及时传递关键信息：建立规范化信息沟通程序，加强医疗环节交接制度，包括医疗护理交接班、患者转诊转运、跨专业团队协作；规范医嘱开具、审核、执行与监管常规和（或）处理流程；在实施紧急抢救时，必要时可下达口头临时医嘱；护士应对口头临时医嘱完整复诵确认，在执行时双人核查，事后及时补记；接获患者非书面的重要检查（验）结果时，接获者必须规范、完整、准确地记录患者识别信息、检查（验）结果和报告者的姓名与电话，复述确认无误后才可提供医师使用；建立跨专业的有效沟通培训机制，减少医务人员之间沟通方式的差异性。提供多种沟通方式和沟通渠道，确保沟通准确、通畅、便捷。

（4）减少医院感染的风险：按照手卫生规范，正确配置有效、便捷的手卫生设备和设施，为执行手卫生提供必需的保障与有效的监管措施；医护人员在临床诊疗活动中应严格遵循手卫生相关要求。尽可能降低医院内医疗相关感染的风险，如呼吸机相关性肺炎（VAP）、导管相关性血流感染（CTBSI）、导尿管相关尿路感染（CAUTI）及手术部位感染（SSI）；医护人员在无菌临床操作过程中都应严格遵循无菌操作规范，确保临床操作的安全性；使用合格的无菌医疗器械。有创操作的环境消毒，应当遵循的医院感染控制的基本要求；严格遵循各种废弃物的处理流程，遵循医院感染控制的基本要求。

（5）提高用药安全：建立规范管理程序，对高浓度电解质、易混淆（听似、看似）药品有严格的储存识别与使用要求；严格执行麻醉药品、精神药品、放射性药品、医疗用毒性药品及药品类易制毒化学品等特殊管理药品的使用与管理规章制度；对特殊处方或用药医嘱在转抄和执行时有严格的核对程序，并由转抄和执行者签名确认。

（6）强化临床“危急值”报告制度：根据医院实际情况确定“危急值”项目，建立“危急值”评价制度；建立规范的临床“危急值”报告制度与流程；“危急值”项目可根据医院实际情况认定，至少应包括血钙、血钾、血糖、血气、白细胞计数、血小板计数、凝血酶原时间、活化部分凝血活酶时间等；对属于“危急值”报告的项目实行严格的质量控制，尤其是分析前质量控制措施，并认真落实。

（7）防范与减少患者跌倒、坠床等意外伤害：评估有跌倒、坠床等风险的高危患者，要主动告知跌倒、坠床危险，采取有效措施防止意外事件的发生；有跌倒、坠床等意外事件报告制度、处理预案的工作流程；加强评估患者跌倒、坠床防范健康教育反馈。

(8) 加强全员急救培训，保障安全救治：建立全员急救技能培训机制，确定必备急救技能项目，并有相关组织培训机构；对过敏性休克、火灾、地震、溺水、中暑、电梯事故、气管异物、中毒等应急措施进行培训和演练，对相关人员进行高级生命支持的培训；医院建立院内抢救车及药品规范管理制度，在规定的地点部署并实施统一的管理；定期对员工急救技能及应急能力进行考评，建立考评标准及反馈机制；加强员工急救时自身防护意识及自身救护能力评估，保障员工安全。

(9) 鼓励主动报告医疗安全（不良）事件，构建患者安全文化：建立主动报告医疗安全（不良）事件与隐患缺陷的制度与工作流程；有激励措施，鼓励医务人员参加《医疗安全（不良）事件报告系统》网上自愿报告活动，提高不良事件上报率；有医疗安全（不良）事件反馈机制，对重大不安全事件及时反馈。有根因分析和针对性的持续改进措施，从系统上减少、杜绝不良事件的发生；进行不良事件上报相关制度和流程的全员培训，确保员工明确上报范畴、上报途径和上报流程；营造患者安全文化氛围，包括领导重视、组织承诺、管理参与、医务人员授权。

(10) 建立医务人员劳动强度评估制度，关注工作负荷对患者安全的影响：医疗机构有责任和义务为医务人员提供安全、无疲劳的工作环境；评估和制定组织内部合理的工作量。依据相关法律及医疗制度明确规定每天、每周最长工作时限，确保三方安全；从系统、组织及个人层面充分认识疲劳的危害，提供预防疲劳的最佳实践指南。涉及体力劳动操作时，指导员工按体力操作安全指南工作；进行组织内部风险评估，特别是开展重大、耗时、技术性强的医疗技术时，充分考虑医务人员体力和技术因素，制定安全可行的实施方案；充分利用质控工具和现代技术优化流程，减轻工作人员工作负荷，确保诊疗质量。

二、医疗技术与技术创新

医疗技术关系到医疗质量和医疗安全，是医疗赖以运行的基础，是患者选择和评价医院的第一依据。技术创新是医院可持续发展的助推器，同时也是医院获得核心竞争力的动力源泉。加强医疗技术管理，推动技术创新，应成为医院院长主抓的工作。

1. 医疗技术的概念及分类　医疗技术是指医疗机构及其医务人员以诊断和治疗疾病为目的，对疾病做出判断和消除疾病、缓解病情、减轻痛苦、改善功能、延长生命、帮助患者恢复健康而采取的诊断、治疗措施。

根据不同的标准，医疗技术可以有不同的分类。如按主体可分为医疗技术、护理技术、信息技术，按技术特征可分为内科、外科技术等，按发展程度和应用范围分为探索性医疗技术、应用性医疗技术。

院长应该引起注意的是，2009 年 5 月 1 日起执行的《医疗技术临床应用管理办法》将医疗技术分为三类：第一类是指安全性、有效性确切，医疗机构通过常规管理在临床应用中能确保其安全性、有效性的技术；第二类是指安全性、有效性确切，涉及一定伦理问题或者风险较高，卫生行政部门应当加以控制管理的医疗技术；第三类是指具有下列情形之一，需要卫生行政部门加以严格控制管理的医疗技术，包括涉及重大伦理问题；高风险；安全性、有效性尚需经规范的临床试验研究进一步验证；需要使用稀缺资源；卫生部规定的其他需要特殊管理的医疗技术。

2. 院长推行医疗技术的举措

（1）要关注整体，有所为，有所不为：等级医院评审标准明确了医院一般专科的必备技术项目及重点专科项目，院长要定期对医院各科室尤其重点专科技术项目开展数量和质量进行评估，并针对性予以补缺或提优；开展专科技术项目时，应结合医院学科建设、科室团队实力及区域疾病谱特点等，有所为、有所不为，对于拟推行的重点技术项目在人力、物力、财力等方面予以重点扶持。

（2）要加强医疗技术准入管理：医疗技术准入包括技术本身准入和医务人员准入。在推行医疗技术时，首先应进行评估，看其是否安全、有效，是否符合医学伦理原则；其次应考虑医院是否具备符合相应资质的医务人员、符合技术开展所需的设备设施，是否符合医院诊疗科目等；再次要考虑是否建立相关的规章制度和有效的质量监控举措。

医务人员准入，也就是在开展医疗技术时，医务人员不仅要具备相应的资质，同时还确实要具备开展该医疗技术所必需的技能。医院要建立医务人员技术准入制度，健全和完善医疗技术档案并实现信息化、动态化管理，实时更新，定期审核；对实施手术、介入、麻醉等高风险技术操作的卫生技术人员实行“分级管理”和“准入制”，定期进行技术能力评价与“再授权”机制。

（3）要坚持医疗技术安全管理：安全是医疗技术的立足点。要抓住关键环节及重点患者，如围术期患者的管理、急危重患者的管理；对于一些复杂的、特殊的病例以及开展次数较少的医疗技术要充分做好治疗前准备，必要时请分管领导审批把关。

3. 技术创新是医院可持续发展的助推器　技术创新通常是指新的技术（包括新的产品和新的生产方法）在生产等领域里的成功应用，包括对现有技术要素进行重新组合而形成新的生产能力的活动，具有过程性、不确定性、与市场紧密相关性等特征，它不仅标志着技术变化，也是一项与市场紧密相关的变革活动。

创新是一个医院搏击市场、迎接挑战、抢抓机遇、赢得发展的根本保证。一个先进医院要保持自己的领先优势，一个弱势医院要实现跨越式发展，缩小与先进医院的差距，关键在于创新。而技术创新作为市场竞争中的决定性因素，是所有创新中最有活力、最有直接作用的竞争手段。

医院竞争战略的目的是构建医院的核心竞争力，而战略的核心是技术创新，从根本上讲医院核心竞争力构建主要依赖技术创新。只有按患者需求持久的技术创新，才能使医院长期具有核心竞争力的优势；才能在瞬息万变的市场中，以敏锐的洞察力、果断正确的决策力和迅速快捷的反应力，把握机遇，迎接挑战，从而保持医院的持续发展和维护医院的利益格局。

4. 院长推行医疗技术创新的主要举措

（1）要树立全员创新意识，提高医疗技术创新。推动技术创新，实施“科教兴院”战略，关键是要解放思想，转变观念，要加大宣传力度，使每位员工认识到“技术创新是明天的饭碗”，形成人人关心技术创新的大科技氛围；建立完善医院科技创新项目的评估、申报、审查、立项和实施等工作制度，明确技术创新目的，为新技术、新项目的开展做好计划导向工作，使医院技术创新工作管理规范化、程序化。

（2）要突出重点专科，发挥技术创新引领作用。重点专科要从侧重临床为主转为基础、科研、教学、临床能力协同发展，重点专科的体现就是技术创新能力的表现。院长要鼓励各科开展“一科一技”、“一科多技”，大力加强科技创新和技术引进的力度，形成自身品牌优势、技术特色；重点专科应走在前列，成为医院技术创新的引领者。

（3）要加强人才队伍建设，建立医疗技术创新团队。首先要选拔科技创新能力强的学科带头人作为科室的领军人才，加以培养；其次应建立一支学科技术骨干队伍，疏通和开辟国内外学术交流和科技合作渠道，以提升本学科的学术层次和技术水平；再次要运用人力资源管理原理，最大程度地激发人才创造性，推动技术创新。

（4）要建立医疗技术创新倾斜政策，鼓励扶持技术创新。对于经过医院认证同意开展的技术创新项目或意向，医院在资金、人员、设施等方面予以重点扶持；建立有效的激励政策，运用表彰、分配、奖励、职务、职称等“杠杆”，鼓励医务人员进行医疗技术创新探索。

（5）要建构和完善以产、学、研联合为主要形式的技术创新支撑体系。产、学、研结合是医院技术创新的重要方向，同时也是医院自身发展的要求。县级公立医院是人才汇聚、技术密集、设备精良、病源广泛的场所，完全可以形成以医院为基地、以关键人才和技术为核心、以有产业化前景的项目为主导的产、学、研一体化的产业链，加快技术应用和推广，从而把科技优势转化为创新的优势、竞争的优势、发展的优势。

相关链接：

无锡市第二人民医院一直把学科建设和科技创新作为医院发展的突破口，医院每年的第一个全院性会议都是“学科建设与科技创新擂台赛”。各专科尤其是省、市重点专科汇报上一年度学科建设与技术创新成果及本年度发展规划，医院邀请上海、北京、南京等地医学专家进行打分，并对学科建设和拟开展技术项目进行点评，医院根据评分情况决出一、二、三等奖，排名前者予以重奖。截至目前，无锡市第二人民医院拥有省级临床重点专科10个、省级临床重点专科建设单位1个、市医管中心重点发展专（学）科2个、市级医学重点专科7个、市级专科（病）诊疗中心4个，是全省市级医院中拥有省级重点专科最多的医院之一。

2015年医院将未来发展的目光瞄准了“国家队”——国家级临床重点专科。年初，院长办公会就已制定了遴选优势专科创建国家级重点专科的目标，并对打擂台优选出的重点发展专科给予500万元/年，对其精心打磨，争取用3～5年时间，创建出1～2个国家级临床重点专科。

三、医患沟通

医院是医疗活动的主战场，医患双方在诊治过程中需要密切配合做好医疗工作。院长要掌握医患沟通的基本原则与要求，组织好这项医疗质量管理工作。

医患沟通，就是医患双方为了治疗患者的疾病，满足患者的健康需求，在诊治疾病过程中进行的一种交流。医患之间的沟通不同于一般的人际沟通，患者就诊时，特别渴望医护人员的关爱、温馨和体贴，因而对医护人员的语言、表情、动作姿态、行为方式更为关注、更加敏感。这就要求，医务人员必须以心换心，以情换真，站在病患的立场上思考和处理问题。

1. 医患沟通主要内容　主要是医院关于服务项目、服务范围、可用性和提供及时性的描述；说明医疗服务费用的多少；解释医疗服务项目、医疗技术或设施、设备的提供以及相关费用，让患者能了解、能掌握、能选择。

医院开展医患沟通时，还要加强健康宣教、知情同意，解决患者不满意环节问题的投诉。

例如，医疗知情制度的落实。一是患者入院后，医护人员必须向患方详细告知患者的诊断、检查及副作用。治疗方案及选择、手术风险、药物副作用、医疗费用、疾病愈后转归、住院须知、生活环境、出院医嘱等。要求医务人员讲清楚为什么用药、用什么药，药品或手术费用大致是多少。二是原则上规定患者入院时、入院后各项检查完毕时（常规入院 3 天后）、出院时均必须将相关内容向患方进行告知，有情况或变化时应随时告知。告知内容必须写在病程记录（或门诊病历）上，并与患者履行签字手续。三是各科可根据本科专业实际，制定本专业特殊知情同意书或登记本，落实患者的知情同意权。

2. 医患沟通方法　医患沟通的方法也很重要，以下对此简要介绍：

沟通技巧总结概括为“一个基本、两个技术、三个要求、四个注意、五个避免”。

一个基本：指医患沟通要有一个基本的原则即诚信。要求医护人员遵循“诚信”的原则，学会换位思考。

两个技巧：指沟通语言和沟通方式。即医务人员要学会如何充分运用“言”“行”及如何选择合理的沟通方式来进行沟通。一是沟通语言。“语言”包括行为语言，作为人们表达意思、交流感情、传递信息的工具，在沟通医患关系中有着非常重要的不可替代的作用，是医患沟通最直接最锋利的方法。“语言”表达艺术的高低直接反映医务人员的素质，关系着沟通的好坏。在医患沟通中，要求医务人员善于使用“口语”“身体语言”两种语言作为沟通的武器。对待不同的患者，具体情况具体对待，选择使用语言应不同。“口语”原则上要求语言具有礼貌性、解释性、保护性、安慰性、科学性。医院要求医护人员提高语言水平，把复杂深奥的疾病机制用通俗易懂的语言讲给患者听，在帮助患者树立战胜病魔信心的同时，使其了解相关诊治的难度和风险。对手术患者，医院要求“谁手术、谁谈话”。“身体语言”要求医务人员要有医务人员应具有的学者风度、行为，善于用自己的行为、行动等身体语言来感化患者，善于运用适度的举止动作与患者沟通，用巧妙、准确、明了的手势、动作、姿势、眼神笑容、站立距离等，往往可以增加传递信息的清晰性，给患者增加信心，引起其愉快情绪，帮助他们战胜病魔。二是沟通方式。根据不同的病情、不同层次的患者，采取不同的沟通方式。

三个要求：一是要求医务人员在沟通前认真了解患者所患疾病的专科知识和前沿知识，尤其是并发症、不良后果等，做到胸有成竹，言之有物；二是要求医务人员在与患者沟通前，必须充分熟知患者的整体病情变化、心态、对疾病的认知和疗效的期望值，沟通时“打有准备之仗”；三是要求医务人员在沟通时，多听家属说几句话、多对家属说几句话。

四个注意：一是注意沟通对象的身份是否合适、合法；二是注意是否实行保护性医疗措施；三是注意沟通时对方的反应、感受；四是注意控制现场氛围和医患双方的情绪。

五个避免：一是避免使用刺激性的语气和语言；二是避免使用对方听不懂的专业词语；三是避免不顾对方心情，压制对方宣泄情绪；四是避免随便打断对方倾诉；五是避免不问情况强行要求对方接受事实。

四、分级诊疗和双向转诊

分级诊疗是按照疾病的轻、重、缓、急及治疗的难易程度进行分级，不同级别的医疗机构承担不同疾病的治疗，以促进各级医疗机构分工协作，合理引用医疗资源，形成“健康进家庭，小病在基层，大病到医院，康复回基层”的就医格局，实现我国的医疗资源配置，各级医疗机构的发展均衡有序以及引导人民群众养成科学合理的就医习惯，逐步形成基层首诊、分级诊疗、双向转诊、上下联动、急慢分治、防治结合的医疗服务模式。

1. 分级诊疗的目标任务

（1）到2017年，分级诊疗政策体系逐步完善，医疗卫生机构分工协作机制基本形成，优质医疗资源有序有效下沉，以全科医生为重点的基层医疗卫生人才队伍建设得到加强，医疗资源利用效率和整体效益进一步提高，基层医疗卫生机构诊疗量占总诊疗量比例明显提升，就医秩序更加合理规范。

（2）到2020年，分级诊疗服务能力全面提升，保障机制逐步健全，布局合理、规模适当、层级优化、职责明晰、功能完善、富有效率的医疗服务体系基本构建，基层首诊、双向转诊、急慢分治、上下联动的分级诊疗模式逐步形成，基本建立符合国情的分级诊疗制度。

2. 分级诊疗的意义

（1）全面提升县级公立医院综合能力。根据服务人口、疾病谱、诊疗需求等因素，合理确定县级公立医院数量和规模。按照“填平补齐”原则，加强县级公立医院临床专科建设，重点加强县域内常见病、多发病相关专业，以及传染病、精神病、急诊急救、重症医学、肾脏内科（血液透析）、妇产科、儿科、中医、康复等临床专科建设，提升县级公立医院综合服务能力。在具备能力和保障安全的前提下，适当放开县级公立医院医疗技术临床应用限制。县级中医医院同时重点加强内科、外科、妇科、儿科、针灸、推拿、骨伤、肿瘤等中医特色专科和临床薄弱专科、医技科室建设，提高中医优势病种诊疗能力和综合服务能力。通过上述措施，将县域内就诊率提高到90%左右，基本实现大病不出县。

（2）明确县级医疗机构诊疗服务功能定位。县级医院主要提供县域内常见病、多发病诊疗，以及急危重症患者抢救和疑难复杂疾病向上转诊服务。接收上级医院转诊的急性病恢复期患者、术后恢复期患者及危重症稳定期患者。

（3）大力提高县级医疗卫生服务能力。通过组建医疗联合体、对口支援、医师多点执业等方式，鼓励县级二级以上医院医师到基层医疗卫生机构多点执业，或者定期出诊、巡诊，提高基层服务能力。合理确定基层医疗卫生机构配备使用药品品种和数量，加强二级以上医院与基层医疗卫生机构用药衔接，整合推进区域医疗资源共享，整合二级以上医院现有的检查检验、消毒供应中心等资源，向基层医疗卫生机构和慢病医疗机构开放，加强医疗质量控制，推进同级医疗机构和联合体内医疗机构检查、检验结果互认，简化流程、便民便医、满足患者需求。

（4）加快推进医疗卫生信息化建设。加快全民健康保障信息化工程建设，县级医院要尽快建立区域性医疗卫生信息平台，实现电子健康档案和电子病历的连续记录以及不同级别、不同类别医疗机构之间的信息共享，确保转诊信息畅通。鼓励县级医院向乡镇、村级医疗卫生机构提供远程会诊、远程病理诊断、远程影像诊断、远程心电图诊断、远程培训等服务，鼓励有条件的地方探索“基层检查、上级诊断”的有效模式。促进跨地域、跨机构就诊信息共享。发展基于互联网的医疗卫生服务，充分发挥互联网、大数据等信息技术手段在分级诊疗中的作用。

3. 分级诊疗的考核

（1）试点地区 30 万以上人口的县至少拥有一所二级甲等综合医院和一所二级甲等中医医院，县域内就诊率提高到 90% 左右，基本实现大病不出县。

（2）每万名城市居民拥有两名以上全科医生，每个乡镇卫生院拥有一名以上全科医生，城市全科医生签约服务覆盖率≥30%。

（3）远程医疗服务覆盖试点地区 50% 以上的县（市、区）。

（4）整合现有医疗卫生信息系统，完善分级诊疗信息管理功能，基本覆盖全部二、三级医院和 80% 以上的乡镇卫生院和社区卫生服务中心。

（5）由二、三级医院向基层医疗卫生机构、慢病医疗机构转诊的人数年增长率在 10% 以上。

（6）县级二、三级医院要与乡镇卫生院、社区服务中心、村卫生室等建立稳定的技术帮扶和分工协作关系。

4. 规范双向转诊程序

（1）基层首诊：基层医疗机构承担患者的首诊工作，首先接诊的科室为首诊责任科室，首诊医师为首诊责任人。首诊医师应根据患者的实际情况，对患者进行初步诊断，并做出相应处理，严禁推诿患者。

首诊医师如遇到需要急诊抢救的危重患者，应就地抢救治疗；如设备、条件有限，首诊医师在应急对症处置的同时充分评估病情，对能转院的患者及时与上级医院衔接，并向本单位负责人汇报由专业人员护送患者到上级医院。遇危重、疑难病例处理困难又不能转院时，应及时请上级医院会诊协助处理。

患者病情涉及多个科室，原则上首诊科室先处置，必要时请其他科室协同处置，各科室经治医师均应详细记录处置经过。患者因病情需要，留观或住院，门诊医师须与有关科室医师或上级医院取得联系并做好交接，以保证医疗安全。危重患者进行检查、转科、留观、住院均需有关医护人员护送。

基层医疗卫生机构不得开展本机构核准登记的诊疗科目范围之外的诊疗服务。

（2）患者上转：患者经基层医疗机构首诊后，符合上转条件者，在征得患者同意并充分尊重自主选择权的情况下，按照双向转诊制度及时将患者转往上级医疗机构。对于不具备完全民事行为能力的患者，应征得其法定监护人同意。在上转患者过程中，基层医疗机构应尽可能提供前期所有诊疗信息。

原则上基层医疗机构不得直接向外省医疗机构上转患者，县（区）级公立医疗机构除外。

（3）患者下转：在二级及以上医疗机构就诊或从基层医疗机构上转的患者，符合下转条件者，在征得患者同意并充分尊重自主选择权的情况下，按照双向转诊制度，经治医师要及时将患者转往基层医疗机构治疗或管理。对于不具备完全民事行为能力的患者，应征得其法定监护人同意。在下转患者时，上级医院应将患者诊断治疗、预后评估、辅助检查及后续治疗、康复指导方案提供给基层医疗机构，必要时要开展跟踪服务。

（4）全程管理：双向转诊的医疗机构均应做好患者转出、转入信息登记汇总，并利用城乡居民健康档案、电子病历和远程医疗系统等信息化手段，统一管理患者就医信息，为居民提供整体、连续的医疗卫生服务。

5. 严格双向转诊要求

（1）医疗机构应开展双向转诊工作，特别是上转患者要严格掌握上转指征，杜绝小病大治，弄虚作假，增大医保资金支出。

（2）医疗机构要建立畅通、便捷的双向转诊机制，制定双向转诊实施方案，明确各科室及医务人员的职责，形成紧密协作、相互支持的工作格局，确保医疗服务的连续性。

（3）医疗机构应设立双向转诊对外联络电话，指定专（兼职）科室、专（兼职）人员负责双向转诊工作。

（4）建立双向转诊绿色通道，并保持有效畅通，确保医疗质量和医疗安全。

（5）需要转往上级医疗机构救治时，由转出的医疗机构出具转诊证明，并作为患者申请城乡医保和新农合报销时享受相应政策优惠的依据。对于在省外工作、生活或旅行的参保居民，因当地政策原因无法取得转诊证明的，应在申请报销时提供其在当地进行首诊的其他证明材料。

五、医疗运行指标统计与分析

医疗运行统计指标是医疗运行情况总体综合数量特征的范畴及其具体数值。其指标主要包括资源配置、工作负荷、治疗质量、工作效率、患者负担和资产运营等指标，这是院长掌握医院运行情况的重要工具。

1. 医疗运行统计指标种类

（1）资源配置指标：指实际开放床位数、急诊留观床位数、职工总数、卫生技术人员总数、医院建筑面积。

（2）工作负荷指标：门、急诊人次、留观人次、健康体检人次、入院人数、出院人数、实际开放总床日数、实际占用总床日数、出院患者占用总床日数、门诊手术例数、住院手术例数。

（3）治疗质量指标：手术冰冻与石蜡诊断符合例数、恶性肿瘤手术前诊断与术后病理诊断符合例数、急诊抢救例数、急诊抢救成功例数、住院危重抢救例数、住院危重抢救成功例数。治愈率、好转率、入院与出院诊断符合率、手术前后诊断符合率、临床与病理诊断符合率、三日确诊率。

（4）工作效率指标：出院者平均住院日、平均每张床位工作日、病床周转次数、病床使用率。

（5）患者负担指标：每门诊人次医疗费用、每门诊人次药品费用、每住院人次医疗费用、每住院人次药品费用。

（6）资产运营指标：流动比率、速动比率、医疗收入/百元固定资产、业务支出/百元业务收入、资产负债率、医疗收入中药品收入比率。

2. 常用统计分析方法　常用统计分析方法主要包括相关分析、回归分析、聚类分析、因子分析、主成分分析、判别分析等。

（1）相关分析：相关分析是研究现象之间是否存在某种依存关系，并对具有依存关系的现象探讨其相关方向以及相关程度，是研究随机变量之间的相关关系的一种统计方法。相关分析主要是分析两个变量间的关系，分为正相关和负相关。

（2）回归分析：回归分析是确定两种或两种以上变数间相互依赖的定量关系的一种统计分析方法。回归分析按照涉及的自变量的多少，可分为一元回归分析和多元回归分析；按照自变量和因变量之间的关系类型，可分为线性回归分析和非线性回归分析。

（3）聚类分析：聚类分析又称集群分析，它是研究“物以类聚”的一种多元统计方法。它依据的原则是直接比较样本中各事物之间的性质。将性质相近的归在同一类，而将性质差别比较大的归在不同的类，从而来反映医院各科别之间如何进行归类管理。

（4）因子分析：因子分析是一种旨在寻找隐含在多变量数据中无法直接观察到的公因子的多元统计方法。

（5）主成分分析：主成分分析又称主分量分析，是将多个变量通过线性变换以选出较少个重要变量的一种多元统计分析方法，主成分分析重在综合原始变量的信息。

（6）判别分析：判别分析是将已知研究对象分成若干类型（或组别）并已取得各种类型的一批已知样品的观测数据，并在此基础上建立判别准则，然后对未知类型的样品进行判别分类的多元统计方法。

六、等级医院评审

医院评审是国际上通行的一种医院周期性质量评估制度，国际上通称“医疗机构评审”，其含义是由一个医疗机构之外的专业权威组织对这个机构进行评估，以判断评定这个机构满足质量管理体系标准的符合程度。其目的和本质是为了强化医疗服务质量，提高医院科学管理水平，促进构建目标明确、布局合理、规模适当、结构优化、层次分明、功能完善、富有效率的医疗机构服务体系，对不同等级的医疗机构实行科学化、规范化、标准化的分级管理。

1. 等级医院评审周期　评审周期一般为 4 年。结论分甲等、乙等、不合格三档。

新建医院在取得《医疗机构执业许可证》、执业满 3 年后方可申请首次评审。医院设置级别发生变更的，变更后执业满 3 年方可按照变更后级别申请首次评审。医院评审包括周期性评审和不定期重点检查，其中不定期重点评价分值应不低于下次周期性评审总分的 30%。

为深化医药卫生体制改革，积极推进公立医院改革，进一步做好医院评审工作，根据《医疗机构管理条例》的有关规定，国家卫计委在总结我国第一周期医院评审和医院管理年活动等工作经验的基础上，借鉴美国 JCI、日本，以及我国台湾、香港等地区医院评审评价经验，陆续颁布了《三级综合医院评审标准（2011 年版）》（卫医管发〔2011〕33 号）、《二级综合医院评审标准（2012 年版）》（卫医管发〔2012〕2 号）和专科医院评审标准，启动了我国第二轮医院评审工作。始终坚持“以患者为中心”，以评审标准为根本，以体现医院整体管理理念为原则，以持续改进医疗质量与安全为宗旨，兼顾实用性和操作性，促进医院明确自身定位，加强内涵建设。

2. 等级医院评审方式　在周期性评审中，在评审材料审核和现场评审的基础上，增加了利用疾病诊断相关分组（DRGs）等方法开展医院评价，采取以病案首页信息、电子病历、医院信息系统等为基础，对反映医疗质量、医院运行效率和单病种诊疗水平的有关数据信息进行综合分析、排序比较的方式，更加客观全面地反映医院工作状态。

现场评审的方式由原来单一专家组团现场评审，转变为多途径评价、院内外综合评价，将结构、过程、结果质量组合评价；从原来按分科室、分专业的评审方式，转变为从医院整体系统进行评审，以病例追踪方法，通过一个患者的服务全过程，将所涉及的各专业和科室贯穿在一起进行整体评价；从原来注重检查文字材料，注重管理制度文件、各种记录、仪器设备、人员编制，转变为注重实地检查制度与流程的执行力的评价，注重医院管理内涵的评价；由原来对结果采用的千分制，转变为运用质量管理 PDCA 的原理，分为“A、B、C、D”四档，保持了标准条款之间的公平性。

“追踪检查”是现场评价的基础，追踪方法学是一种检查过程质量管理的方法学。通过对医疗过程的各个环节进行跟踪检查，以全面评估医院服务的组织系统和程序。

根据当前深化医药卫生体制改革工作的要求，医院评审坚持“政府主导、分级负责、社会参与、公平公正”的原则和“以评促建、以评促改、评建并举、重在内涵”的方针，以医疗品质和医疗服务绩效作为评审的重点，将医改任务完成情况作为重要指标，围绕“质量、安全、服务、管理、绩效”，体现“以患者为中心”。

3. 等级医院评审指导思想 等级医院评审总的指导思想是“三个转变三个提高”。即在发展方式上，要由规模扩张型转向质量效益型；在管理模式上，要从粗放的行政化管理转向精细的信息化管理；在投资方向上，医院支出要从投资医院发展建设转向扩大分配，提高医务人员收入水平。并要在“三个转变”基础上实现“三个提高”，即提高效率，通过资源纵向流动提升服务体系整体绩效；提高质量，以临床路径管理为抓手加强医疗质量管理；提高待遇，通过改善医务人员生活待遇，切实调动医务人员积极性。

4. 等级医院评审条款设置　等级医院评审的条款设置，遵循 PDCA 循环原理（P 即 plan，D 即 do，C 即 check，A 即 action），分成“C”、“B”、“A”三个层次来体现，逐步递增，通过质量管理计划的制订、组织实现、自我评价并不断改进的过程，实现医疗质量和安全的持续改进，促使医院可持续发展。

评审标准覆盖医院全面管理及医疗服务全过程，标准共计分三类，分别为基本标准、核心条款及可选项目，其中核心条款是最基本、最常用、最易做到、必须做好的标准条款。三级综合医院及二级综合医院的评审标准均共设七章，第一章为医院功能任务，强调医院应明确自身定位，充分体现公立医院的公益性，充分发挥在医、教、研等方面的带动作用，特别明确了“县医院”所承担的功能任务；第二章为医院服务，围绕医疗质量与安全，坚持以人为本，突出服务理念的贯彻与服务流程的科学设计；第三章为患者安全，提出十大患者安全目标，确保患者安全；第四章为医疗质量安全管理与持续改进，以医疗质量与安全为核心，全面构架医疗质量与安全管理框架，梳理医院内部管理职责，对重点科室、重点人员、重点流程给予明确要求，确保医疗质量与安全；第五章为护理管理与质量持续改进。理顺护理管理体系，明确护理重点工作任务，落实优质护理。第六章为医院管理，多维度覆盖医院内部管理，加强自我管理与约束。第七章为监测指标，通过对医院的运行机制、医疗质量与安全指标的监测与追踪评价，促进医疗质量与安全的持续改进。

5. 医院等级评审中的常见概念解读

（1）多学科综合门诊：是国际上提倡的立体诊疗模

式，由医院根据自己的特长，以某一类疾病为主，将相关的多种专业科室整合在一起，组织一个多学科医学团队，使各学科专家相互合作，为每一个就诊患者制定一个科学、全面、规范、适宜的诊疗方案。如以神经内科为主，组织影像科、介入科、康复科、营养科等专业参与的脑血管病综合门诊。如以肝胆外科为主，组织影像科、介入科、放疗科、化疗科、中医科、营养科等专业参与的肝癌综合门诊。

(2) 持续质量改进：是以不断完善的管理理念和发展战略为指导，围绕克服医疗机构发展瓶颈的重点工作，通过全员参与医疗运行各环节的目标化、日常化、制度化的改进活动，使医疗、护理、医技、后勤、党风、行政管理等各项工作水平渐进地、螺旋式地上升，从而促使医疗机构以较快的速度平稳发展。因此，可以，“持续改进”既是一种可操作的管理变革模式，也是一种指导实践的管理哲学。

(3) 灾害脆弱性分析：医院受到某种潜在灾害影响的可能性以及它对灾害的承受能力，它描述的是某种灾害发生的可能性，这种可能性可以是一系列动态的可能(如地震、火灾、停电等)，而其影响可以是直接的，也可以是间接的。这些可能性的外在表现形式是医疗环境被严重破坏，医疗运作受到严重干扰，医疗需求急剧增加，它与灾害的严重程度成正比，与医院的抗灾能力成反比。医院要进行风险评估，制定应急预案对重点内容进行防范，使灾害风险降至最低。

6. 院长如何组织团队备战等级医院评审　医院管理者应该在读懂评审标准的基础上，将评审标准列为医院管理的常态行为去践行。在全院范围内开展必要的宣教，使职工了解等级医院知识和评审知识，增强信心和工作积极性；强化医疗核心制度，全面加强质量管理和全程质量控制，建立从患者就医到离院，包括门诊医疗、病房医疗和部分院外医疗活动的全程质量控制流程和全程质量管理体系。完善医疗质量管理体系；加强对病历书写质量的监管力度，提高和培养医护人员质量意识和法制意识，强化病历书写的基本功，加强对病历内涵质量的监控。

总而言之，等级医院评审标准突出体现的是有利于患者的医疗安全、技术服务、管理与效率的综合考核，不仅是医院等级评审工作的操作手册，更是医院日常管理的行为规范。

七、JCI 认证

JCI 认证是美国医疗机构评审联合委员会国际部（The Joint Commission International）专门为协助世界各国最优秀的医院融入国际质量评审和保险系统而设计的认证体系，是国际上最广为推崇的医院质量标准。通过 JCI 认证的医疗机构将获颁发 JCI 认证证书。JCI 标准是全世界公认的医疗服务标准，代表了医院服务和医院管理的最高水平，也是世界卫生组织认可的认证模式。JCI 已为 50 个国家 400 多家医疗机构提供了评审或认证服务。

1. 认识 JCI　JCI 原来只是国际医疗卫生机构认证联合委员会（JCAHO）用于对美国以外的医疗机构进行认证的附属机构，这个机构由来自西欧、中东、拉丁美洲及中美洲等地区的医疗、护理、行政管理和公共政策等方面的国际专家组成，该机构自 1997 年起，开始编制医疗机构认证标准，并开始对全球医疗机构的认证。

目前使用的是《美国医疗机构评审国际联合委员会医院评审标准》（第 5 版）。第一部分是以患者为中心的标准，第二部分是医疗机构管理标准。JCI 认证评审评分标准是 JCI 标准和测量要素，清楚地提出了被评估的要求，检查者在检查期间对每一条测量要素进行评分，并输入其所携带的笔记本电脑 JCI 标准评分系统。按“0 = 不符合”“5 = 部分符合”“10 = 完全符合”的三个评分点，每一条测量要素检查者根据检查结果给予评分。

2. JCI 认证体系　JCI 认证是一个严谨的体系，JCI 标准的理念是最大限度地实现可达到的标准，以患者为中心，建立相应的政策、制度和流程以鼓励持续不断的质量改进并符合当地的文化。标准的原则是：要求医院的管理制度要建立在标准之上，医生、护士、管理者要有授权，所有员工要有岗位考核与绩效评价，要求医院的管理达到相应的水平，尤其看重医院质量的评价依据。专家评价、考核医院的重点与国内的方式有所不同，医院的文件、台账、硬件建设不作为重点，而重点是医院的制度建设、医疗流程、质量的持续改进、医疗安全。尽管JCI质量标准为国际统一标准，但也考虑了国家的国情，所以其大部分标准都是只提供了行动的框架，而将建立质量目标与指标的工作留给了医院。JCI认证的医院目标是：为患者提供满足其健康需求的服务，协调各服务流程，以提高患者的治疗效果，最大限度地利用医疗资源。评审的核心价值是：降低风险，保证安全，医疗质量的持续改进。

3. JCI认证方式　国际组织对医院进行JCI认证，采用的是“循迹追踪法”，即对医疗过程的各个环节进行全方位跟踪检查，尤其关注那些严重影响患者安全与医疗服务质量的流程。检查中，国际JCI检查员在患者和工作人员完全不知情的状态下，对几名新入院的患者从进入医院大门一直到住进病房接受医嘱处理，进行了全程追踪，涉及服务环节几十项。整合评审检查申请书中提供的信息；追踪一定数量患者对医疗机构整个医疗流程的体验；允许检查员检查医疗流程中一个或多个环节，或环节衔接处的表现。

4. JCI评审准备　JCI评审检查的范围包括申请医院所有与标准相关的职能及其所有的医疗环境。适用标准由JCI根据申请单位的服务范围从《美国医疗机构评审国际联合委员会医院评审标准（第5版）》中选取。

（1）JCI评审过程时间表

实施评估前12~24个月——获取JCI评审手册并启动准备工作。

实施评估前6~9个月——提交JCI评审申请和确定

实地评估时间表。

实施评估前4~6个月——接收并完成与JCI的评审合同及旅行指导表。

实施评估前2个月——JCI实地评估组负责人与机构确立日程安排。

实施评估——实施JCI实地评估。

实施评估后15天——接收JCI评审结果和正式评审报告。

3年后评审前6~9个月——提交3年周期性评审申请。

(2) JCI准备流程

学习认证内容——自我基线评估——制定行动计划——团队合作——制定规范和步骤——适当调整计划——注重医生参与——模拟评审——通过评审——保持水平。

JCI认证对职能部门的检查中，主要考核员工资格与教育、医院感染控制、质量改进与患者安全等内容。

检查员将按计划日期进行现场检查。检查人员可不按日程安排而与任何员工面谈、检查医疗机构的任何部门或地点，或要求获得进一步的信息。该机构必须与检查人员合作并应按标准为检查员提供关于机构和其符合标准程度的准确信息。

评审过程被设计成为在医疗机构内创建一个安全和质量文化，并为持续改进医疗流程和效果而努力奋斗。如此，使医疗机构能够增强公众对该机构在关心患者安全和医疗质量方面的信任度，提供安全高效的工作环境改善员工满意度；倾听患者和家属的声音、尊重他们的权益、把他们当作合作伙伴参与到医疗过程中来；营造一个开放的文化可以从不良事件和安全问题及时报告中学习改进；建立合作型领导层，在各个层面上对质量和患者安全问题设定工作重点及持续监督。

5. JCI认证对医院的意义　JCI标准主要关注医院的医疗质量、患者安全及其不断改进和提高。JCI标准非常细致具体，可操作性强，医院所有管理政策都要求建立在这个标准之上。JCI 标准非常重视患者的权利保护，在保护患者和员工安全方面有很高的要求。JCI 标准每三年修订一次，如果某一条标准不再能反映当代医疗实践、通用技术、质量管理实践，将会被及时修订或删除。

我国三甲医院评审更多的是偏重于医院的规模、学科水平、专科技术、人才梯队、科研创新、设施设备以及医院的整体发展水平。这是我国对医院不同等级发展的总体方向和要求。三甲标准是医院发展的一个重要的方向。但是，JCI 则认为，医院的整体规模和学科技术及人才、设备等应当由各国从发展需要、经济能力、患者需求方面来自行选择和考虑，而并非他们的重点，JCI 标准则更侧重于通过患者的安全、医院医疗问题的解决、医院管理的持续改进和医院安全、伦理、学习文化的构造来推动医院科学发展。

对于院长来说，我们认为：JCI 标准是对三甲医院评审的一个重要补充和完善，其更多地维护了患者的利益和安全保证，同时也是一个国际认可的医院管理金字招牌。

八、医联体与区域医疗建设

1. 区域性医疗联合体概念　区域性医疗联合体简称为医联体，又称为医疗共同体或医疗集团，主要是指将在同一个区域内的相对统一管理体制下的不同级别、不同性质或者不同管理体制、不同隶属关系下的大中型医疗机构与基层医疗卫生机构进行优化整合，实施集团化模式，形成统一规范管理的服务模式，达到集预防保健、卫生服务、医疗救治全程服务一体化。

医疗联合体通过联合体内部的上下机制联动，较快提升基层医疗卫生机构的服务水平，是促进优质医疗资源纵向流动，建立分级医疗和控制费用的有效途径。

从产权及管理模式上来看，可以简单地理解为是以管理技术或资产为纽带，以二级或三级医院为龙头，联络基层医疗机构，以联合若干所二级医院和社区卫生服务中心共同构成的横向或纵向联合体。对于县级医院而言，一般都是以县域内龙头医院——县医院为核心组成的区域内医疗联合体。当然，也包括以城市大医院分工协作，整合区域医疗卫生资源所形成的更大规模的医疗联合体。

2. 医联体分类　医联体分为松散型的技术协作联盟和紧密型的医疗服务集团两种。其中，紧密型医联体是集团内所有公立医院的人、财、物统筹管理，在区域医疗中心和其他各层次医院、基层社区卫生服务中心之间，形成利益共同体和责任共同体，利于实现优质医疗资源的合理流动。

3. 医联体管理应当注意的几个问题

（1）成立医联体理事会：理事会是医联体的最高议事机构，按照卫生行政部门的统一要求，统筹协调医联体内部各医疗机构总体发展规划、资源统筹、学科建设、人员培养等重大事项的决策管理。医联体理事长一般由核心医院院长或卫生行政部门负责人担任，理事由医联体内各医疗机构负责人担任。理事会定期召开会议，讨论和解决医联体运行中出现的问题。理事会下设办公室，一般设在核心医院内，负责理事会日常工作。

（2）明确成员单位分工，各司其职

1）核心医院：负责牵头联合医联体区域内的各成员单位，构建分工协作机制。承担医联体理事会及办公室的筹建，负责办公室日常运行。组织成员单位制定双向转诊、重点专科对口扶持、人员带教培训、检查检验绿色通道和远程会诊等工作细则。承担疑难复杂危重疾病的诊疗，开展各专科具有较高技术含量的医疗技术，承担对下一级医疗机构的业务指导。负责医联体日常工作例会、工作信息和数据的收集、汇总。

2）二级医院：承担一般疑难杂症、常见多发病和某些专科疾病的诊疗，承担对社区卫生服务机构的业务指导、支援等，完成医联体理事会规定的相应工作。

3）社区卫生服务机构：承担常见多发疾病诊疗和慢病管理，开展部分常规诊疗技术和康复、护理等治疗。完成医联体理事会规定的相应工作。

（3）创新医联体运行机制：医联体内各医疗机构一般均为独立法人单位，其原有的法律关系、经济关系、资产归属、财政拨款渠道、职工身份等均保持不变，以技术、服务为纽带，以签订长期协作协议为方法，以医联体理事会为框架，相互协作，共同发展。

1）建立专科对口扶持机制：根据功能定位及各成员单位的业务特点，核心医院通过派遣骨干人员任职等多种形式，开展学科建设、技术协作、人才培养等工作。

2）建立业务指导机制：根据学科指南或临床路径，制定统一的诊疗和操作规范，逐步实行单病种的规范化治疗。核心医院通过定期讲座、查房等形式对成员单位医务人员进行培训。建立和完善上级医院医务人员定期到基层医院或社区卫生服务机构进行技术指导或者兼任学科带头人机制。鼓励医联体内医疗机构开展科研协作，联合申报科研项目。核心医院、二级医院安排固定的高年资主治医师及以上职称的专家定期到社区卫生机构查房、出诊、带教和会诊；建立医联体内社区卫生服务机构医务人员到核心医院、二级医院进修、培训机制。

3）建立双向转诊绿色通道：根据双向转诊的临床标准，结合专科会诊意见，建立会、转诊档案，按照患者自愿、分级诊治、连续治疗、安全便捷和尽量减轻患者就医费用负担的原则，制定医联体内各成员单位双向转诊制度，制定合理、方便、畅通的双向转诊具体实施细则。医联体内的基层医院发现疑难危重患者向上转诊时，优先在核心医院进行检诊和住院。

4）建立医院对公共卫生支持机制：发挥各级医院对社区卫生机构慢病防治、健康教育、计划生育、妇幼保健、康复技术指导、支持作用，组织核心医院技术骨干开展社区适宜技术推广，组建“健康讲师团”，定期下社区进行健康教育。

5）建立新型的医保支付方式：医联体内医保费用总额预付，实现以投保人的健康管理为中心的新型医保支付方式。

6）建立区域医疗资源统筹新机制：统筹使用医疗卫生资源，避免浪费；在统一质控标准、确保医疗安全的前提下，医联体内检查检验结果互认，减少重复检查检验。

7）建立连续健康管理服务和信息共享的机制：建立居民健康档案和医院电子病历信息系统对接，实现居民健康管理连续性、实时性。实现医联体内各成员单位检查检验门诊预约挂号有效衔接，方便居民在医联体内就医。

8）探索基层医疗机构药物统筹供应机制：根据慢病患者和康复治疗用药情况，建立医联内药品统筹机制，方便大医院下转的患者能在基层配到相关药品，保障药品使用的连续性。

9）建立医联体考核评估新机制：医联体理事会对各个成员单位推进医联体工作进行绩效考核，包括双向转诊、质量管理、专科建设、人才培训等内容；设立专项基金，重点对社区医院新增工作量进行奖励。

探索试点建立紧密型医疗联合体。松散型医联体工作效率相对偏低，应进行紧密型的医联体探索，如逐步管理一体化、财务一体化、人员一体化等，更大程度上实现医联体内部的衔接。

区域医疗是指以医疗软件作为载体，基于医疗行业信息化架构，在一定的区域内通过互联网实现医院、社区、公共卫生等信息资源的整合和共享，从而实现以居民为中心的医疗体系。其服务对象包括患者和医护人员。

区域医疗最早由美国政府提出，最初是指在医疗领域建立一个协同信息平台，其目的是建立一个以居民健康档案为基础的，为居民提供一个开放、共享的医疗服务保障体系。从一个人出生开始就建立医疗档案，跟踪一个人的健康状况，共享健康状况、医疗诊断信息、病历信息，从而实现医疗资源的最大化利用和医院间的协同医疗。

4. 区域医疗信息化系统 就医院而言，区域医疗信息化系统包括医院管理信息系统（HMIS）、医院临床信息系统（HCIS）、区域信息系统（GMIS）三个方面。医院管理信息系统以建设财务结算信息系统为中心，其目标是提高医院经济管理效率、降低医院运行成本；医院临床信息系统以建设以患者及医疗为主线的临床诊疗信息系统为中心，其目的是提高医院医疗服务能力和工作效率；区域信息系统以临床信息共享为特征，其目标是整合区域内医疗信息资源，提升整体医疗水平和效率。

第二节 护理管理5件事

护理人员约占医院职工总人数的1/3，护理队伍庞大、护理技术性强、工作量大。因此，对于院长来说，护理管理在医院管理中起着举足轻重的作用，在提高医院管理水平、医院感染的控制、确保医疗质量和患者安全等方面发挥着重要的作用。

一、护理垂直管理

护理垂直管理是引用绩效管理的方法，从垂直管理和绩效管理的角度出发来定义的护理管理模式。该模式打破了传统医院管理中实行院科两级负责制对护理管理有所忽视与偏废的问题，构建以护理部—科护士长—护士长为主线的垂直管理模式，将医院中护理的人、财、物与责、权、利形成统一的管理体系。护理垂直管理模式的运行，可更好地调动医院护理人员的积极性，提高工作效率，有利于护理质量的管理与监控，有利于护理人才战略的实施，有利于提升护理队伍的归属感与专业价值，从而稳定护理队伍，促进护理学科建设和整体发展。

1. 护理垂直管理的具体做法

（1）构建护理垂直管理组织架构：将块状型护理管理改革调整为条状型垂直化管理，由院长授予护理部在护理管理体制中的指挥权。护理部作为医院管理的职能部门，在院长与分管院长领导下，负责组织和管理医院的护理工作。通过实行护理部—科护士长—护士长的三级护理管理架构，分级负责，逐级指导，层层监督，形成了护理部宏观调控、科护士长区域协调、护士长微观控制的良好管理格局。

护理部主要负责垂直管理规划及运行，负责制定护理部发展规划、年度计划、总结报告等并及时上报主管院长。并全面负责护理人员的调配、培训、晋升、绩效考核；负责护理管理队伍的公开竞聘、任免、调配；负责护理部与其他部门之间的工作协调，发生突发应急事件时及时向主管院长请示、汇报等。

科护士长在护理部领导下负责分管片区内的人员调配、质量监控、业务培训、绩效考核等。科护士长的工作职能以行政管理为主，全院科护士长可集中办公，便于护理部统一管理。

病区护士长则以临床护理管理为主，在护理部、科护士长的领导下，在科主任的专业指导下，负责本病区的护理质量管理与监控，负责护理人员的分层管理、弹性排班、专科培训、绩效考核等；负责协调医护、护护以及病区与病区之间的关系。护士长管理的关键是要保证各项基础护理与专科护理措施的落实，不断提高临床护理质量，确保患者安全，提高患者对护理服务的满意度。

（2）设立医院各护理管理委员会或管理小组：如护理质量与安全管理委员会、护理科教研管理委员会、护理人力资源管理委员会、护理绩效考核管理委员会等。每个管理委员会设组长1名，副组长1～2名，组员若干，正副组长由护理部在护士长以上护理管理人员中择优选取，委员会成员由临床经验丰富的护士长和护理骨干组成。

护理管理委员会或护理管理小组作为护理部直接管理下的专职管理机构，紧紧围绕该委员会的管理范畴，制定宗旨、职责，并结合临床护理中的实际问题与隐患，经过各成员共同讨论制订年度工作计划报护理部备案。委员会各成员在组长的指导下，分工合作、责任到人，共同参与委员会工作，组织开展日常质量管理工作。定期召开委员会会议，动态了解该领域的现状、寻找存在问题并分析原因、提出改进意见和建议。对现有的各项专科工作制度进行修订、更新，组织各临床科室培训、落实，并监控改进效果。

各护理管理委员会工作和护理质量监控、绩效考核、人员培训、专业发展和科研论文等工作相匹配，相挂钩，做到既完成常规条线工作，又能促进专业发展和持续质量改进。由于各委员会成员大部分来源于临床一线的骨干，她们熟悉工作流程，对于临床工作中存在的薄弱环节及隐患掌握全面，能及时发现问题，并能站在不同角度从不同的利益出发，集体讨论通过的护理措施及相关规定更具可行性与操作性，使护理垂直管理体系进入良性循环。护理管理委员会工作模式的实施，明确了护理管理的领域，强化了护理垂直管理职能，使护理管理工作更全面、更具体。

（3）改革护理人员绩效分配方式：建立与护理垂直管理相匹配的绩效分配新方案，成立护士绩效考核小组，定期实施基于护理工作数量、质量、患者满意度、护理风险及技术要求的护理人员绩效考核，以岗位职责为基础，以日常工作和表现为重点，综合考核工作业绩、职业道德和业务水平，考核结果与护理人员的收入分配、奖励、评先评优、职称评聘和职务晋升等挂钩，充分体现向临床一线倾斜、向中夜班倾斜、多劳多得、优劳优酬、同工同酬，充分调动护士的积极性，提升工作潜能。

2. 医院在实施护理垂直管理中应该注意的几个问题

（1）医院领导层的授权、重视与支持是实施护理垂直管理的前提和保障。作为院长，不仅有必要了解护理管理在医院综合管理工作中所起到的作用，能够看到由于护理质量的提高给医院带来的经济效益和社会效益。还要在护理经费投入、人员配置、护士福利待遇、人才培养等方面给予支持。

（2）护理垂直管理的顺利开展需要各科室、职能部门的相互协调、大力支持和密切配合，院长要采用有效的保障措施，经常性地协调机制，来确保护理垂直化管理成为实施优质护理服务的重要内容，成为调动护士工作积极性的有力抓手。

（3）要加强护理管理队伍的建设，提高各级护理管理者的综合素质，确保护理垂直管理的实施和可持续发展。护士长作为基层管理者，是医院、护理部联系基层的一座桥梁，起着承上启下的作用，医院、护理部的决策，需要得到护士长的严格执行和有效实施。因此，医院应严格选拔优秀人才纳入护士长队伍，通过岗前培训、继续教育、经验交流等方式提高护士长队伍的综合素质。

（4）院长要重视并加强护理部与科主任、医生及各职能部门之间的沟通，定期征求他们的意见，不断改进护理工作，使之更加完善，使护理部的管理职能发挥更大的作用，从而进一步促进全院工作的协调运转。

二、人力资源与绩效管理

护理人力资源是医院卫生资源的重要构成部分，其配置是否合理决定了医疗质量和护理质量的高低，不仅会直接影响卫生服务的数量和质量，也将影响卫生系统的发展以及卫生需求程度的满足。护理人力资源管理是医院管理的重要环节，也是保证护理事业可持续发展的重要因素。国家卫计委 2011 年公布的《中国护理事业发展规划纲要（2011-2015 年）》（以下简称 2011-2015 纲要）提出，到 2015 年，全国 100% 的三级、二级医院的护士配置应当达到国家规定的护士配备标准。其中，三级综合医院、部分三级专科医院全院护士总数与实际开放床位比不低于 0.8∶1，病区护士总数与实际开放床位比不低于0.6∶1；二级综合医院、部分二级专科医院全院护士总数与实际开放床位比不低于0.6∶1，病区护士总数与实际开放床位比不低于0.4∶1。《三级综合医院评审标准实施细则（2013年版）》对一些特殊科室的护理人力资源做出了具体规定，如重症医学科（ICU）护士人数与床位数之比不低于2.5∶1～3∶1（国家卫计委印发的《重症医学科建设与管理指南（试行）》要求为3∶1以上）。

1. 护理人力资源现状　目前，护理人力资源普遍短缺、人才浪费与利用不足、优秀学科带头人与高素质护理人才的短缺、护理队伍流失不稳定等问题，已成为阻碍我国护理专业发展的重要因素。作为院长，首先要重视护理人力资源配备的重要性与必要性。医院护理人力资源过度缺乏，会造成护理人员长期处于超负荷工作状态，一方面使患者的需要不能得到充分满足，存在安全隐患。另一方面，将会严重影响护理人员的工作积极性和护理队伍的稳定性，导致护士离职率高，护士缺编进入恶性循环。其次，应避免非护理岗位的护士占用护士编制，使本来就短缺的护理人力资源状况更加严重。再次，要通过科学的方法对护理人力资源进行合理、有效的开发、管理，并将其合理配置以最大限度地发挥现有护理人力资源的工作效率。

2. 护理人力资源管理

（1）设立人力资源管理委员会，负责护理人力资源管理：人力资源管理委员会根据科室特点、护理工作内容、要求人力需求和时间维度等做宏观把握、微观调控，要优化资源、科学配置，避免造成科室之间忙闲不均，导致护理人力资源的配置不科学。对护士实行弹性排班管理，是人力资源管理重要方面之一。弹性排班是基于临床需要，根据患者数、患者危重程度、护理工作量、护士配比等进行动态调配，同时兼顾护士个体需求，体现人性化的排班模式。弹性排班是根据现有护理人力资源状况提出的一种科学管理制度，改革了传统的排班制度，使护士能在在岗时间尽可能地满负荷工作，避免人力资源浪费，从而实现护理人力资源的有效利用。

（2）建立全院应急护士人力资源库：制定护士人力资源紧急调配预案，以便及时补充临床护士的缺失，增加高峰工作段和薄弱时间段的护士人力，最大限度地保障临床护理岗位护士配置，确保突发事件以及特殊情况下护理人力的应急调配，保障医院各项医疗护理工作的顺利运作。应急护士人力资源库采取自愿报名、病区推荐和护理部统一筛选的形式择优录取，通过培训与考核，培养其多元化的护理服务技能，从而具备多科工作的能力。护理部对紧急人力资源库人员实行动态管理，根据情况及时调入和调出人员，以保障资源库人力的人员配置科学、合理。应急人力资源库成员实行24小时备班制，每日有应急人力资源库成员备班，病区如遇突发或意外状况，需要额外增加护理人力资源时，由护士长向科护士长报告，科护士长可根据情况首先在所管辖的片区内协调，如无法协调时向护理部应急人力资源库专管员提出申请，审核通过后调动应急资源库护士。如遇社会性特殊情况，人数较大车祸、群体性中毒烧伤等，可以直接报护理部，请求人力资源紧急支援。护理部每月统计应急资源库护士出勤情况，根据考核方案给予绩效补偿，以调动应急资源库护士工作积极性。

3. 护理人力岗位管理 为了贯彻落实公立医院改革关于充分调动医务人员积极性、完善人事和收入分配制度的任务要求，2012年国家卫计委发布了《关于实施医院护士岗位管理的指导意见》，意见指出，要以实施护士岗位管理为切入点，从护理岗位设置、护士分级、人力配置、绩效考核、职称晋升、岗位培训等六方面改革护士管理方式，形成内部激励与约束机制，推动护理专业的可持续发展。

医院可根据护士岗位管理要求，将护理岗位分为护理管理岗位、临床护理岗位和其他护理岗位，其中护理管理岗位、临床护理岗位应当占全院护士岗位总数的

95%以上，以保障患者安全和提高临床护理质量。护士分级管理是以护士业务能力为主要评价指标，结合医院岗位设置、不同专业技术职称、学历层次与工作年限等因素，将护理岗位分为N1（基本级）、N2（胜任级）、N3（骨干级）、N4（专家级）四个技术等级，并制定各级各岗人员的岗位说明书。不同等级的护士授予不同的工作权限，履行不同的工作任务与岗位职责，真正做到“人尽其才、才尽其用”。建立护士岗位准入评价标准和岗位晋级流程，对各级护理人员资质进行严格审核、准入。护士分级体系是实施岗位培训、职称晋升和绩效考核的重要依据。

加强护士岗位培训，根据医院护士岗位设置和专科发展需要，制定并切实落实医院护士分层岗位培训制度。首先是要加强新护士培训，包括岗前培训和规范化培训。岗前培训采用集中授课形式，内容应当包括医疗、护理相关法律法规、医院规章制度、医院文化及服务理念、医德医风以及医患沟通等内容。规范化培训以临床带教为主，时间为3年，内容涵盖诊疗护理规范和标准、专科知识、岗位职责及工作流程、临床护理技术等，新护士可采用先定岗后轮转的形式，不断提高新护士的综合能力和整体护理服务的意识。其次是加强专科护理培训。按照卫生行政部门要求，结合医院临床专科发展和护理岗位设置需要，开展专科护理知识和技能培训，提高专科护理水平，可以通过培养国家级、省级和市级专科护士来进行护理人员的专科培养。护理部可以通过选派优秀护士到国内外专科护士培养基地进行培养，也可以在院内申请专科护士培训基地，自行培养。再次是要加强护理管理队伍培训。国家卫计委制订统一的培训大纲和培训要求，建设国家级和区域性培训基地，负责培训全国三级医院护理部主任和师资骨干队伍。各省级卫生行政部门负责培训辖区内二级医院护理部主任和二级以上医院的护士长。近期，全国三级医院、二级医院100%的护理部主任和60%的护士长完成护理管理岗位培训。

因此，各医院从事护理管理岗位的人员，应当按照要求参加管理培训，提高护理管理者的理论水平、业务能力和管理素质，不断提高医院护理管理水平。

4. 护理人力绩效管理　医院应制定与护理垂直管理和护士岗位管理相配套的绩效考核方案，建立公正、公平、公开的科学评价体系。在医院绩效分配原则基础上，全院护士的绩效奖金由护理部负责实行二次分配。护理部成立护士绩效考核委员会，制定护士绩效考核制度和护士绩效考核具体方案，经委员会讨论后通过。护士绩效考核委员会定期（根据医院绩效周期）对各科室的护士绩效进行考核并通报护士长。各护理单元成立护士绩效考核小组，由护士长、骨干护士组成，科室内护士绩效考核小组同期对科室内护士进行绩效考核，根据绩效考核结果分配护士绩效工资。护理部依据各岗位技术含量、岗位风险、责任大小、劳动强度等要素将全院各科室和护理岗位进行分档分级，并作为奖金分配的依据。利用数据统计软件将护理工作中最关键、最具代表性、最能体现劳动价值的工作项目进行量化设计，变成可操作性目标列入考核系数，如劳动强度要素（患者数量、基础护理与专科护理量、手术量、危重患者数量）、工作质量要素（各类质控、督查得分）、患者满意度要素等。护理人员绩效奖金构成可由护士级别系数、班次系数、科档系数和考绩系数四部分组成，并按不同权重计算。绩效分配应尽可能做到科学考核、按岗取酬，按能取酬，加大不同岗位护理人员之间的分配差异，体现不同层次护士的劳动价值，充分体现“多劳多得”，增强护理人员的绩效意识和竞争意识。绩效要实现向临床一线倾斜、向中夜班倾斜和向高风险岗位倾斜的有效激励机制，以充分调动护士的积极性，从而提高护理工作的质量和效率。

三、质量管理及持续改进

护理质量管理是医院管理的重点之一，医院应建立完善的护理垂直管理模式下的护理质量管理体系，充分发挥护理质量管理组织构架的职能与效能作用。院长可与护理部主任、护理部与科护士长、大科与片区内护士长层层签订护理质量管理目标任务书，使各级护理管理者转变理念，积极、主动参与护理质量管理活动，确保持续改进护理质量。

1. 护理质量管理

（1）成立护理质量管理委员会：作为全院护理质量管理的“总指挥”，护理质量管理委员会组长由护理部分管护理质量管理的副主任担任，组员由科护士长、护士长和护理骨干组成。护理质量管理委员会下设多个护理质量控制小组，可包括危重患者护理质控组、急救药品、器械质控组、院内感染质控组、护理书写质控组、护理教学质控组等。同时可建立专项护理质量控制小组，如压疮护理小组、静脉治疗小组、管道护理小组等。护理质量管理委员会负责全面促进医院护理质量改进和患者安全计划的落实，制定并完善护理质量评价标准，定期听取各质控小组汇报，了解质量改进情况，定期报告质量督查结果，制作《护理质量简报》供全院医护人员查阅。

（2）建立、完善护理三级质量控制管理体系：护理质量实行护理部—科护士长—病区护士长三级管理，护理质量管理委员会—护理部各质量控制小组—病区质量控制小组三级组织。充分发挥三级质量控制管理体系的整体功能，各层次分别开展质控活动，宏观控制与微观控制有效结合，从而形成强有力的“自我控制”“同级控制”“逐级控制”相互配合、相互制约的护理质量控制网络。通过定期与不定期的检查实施全面质量控制，从而不断提高护理质量。一级质控由护士长和病区质量控制小组成员组成，负责开展科内质量控制活动并每月开展质量控制会议。二级质控由科护士长及大科片区内护士长组成，有计划地开展质控活动，并定期召开大科质量控制反馈会议。三级质控由护理部各质控小组组成，定期开展质量控制活动，每季度召开全院护理质量分析会。各级质控组织均按照相应护理质量控制标准，结合专科护理标准及专科质量监控指标进行质量控制，动态检查护理人员履职情况，各项标准、规范、制度、流程的落实情况、患者满意度情况等，找出存在的问题、提出改进方案并督促落实，监控改进效果。对于护理质量管理中有需要医院多科室多部门协调的问题，可通过医院行政查房、院长办公会及多部门协调会议等形式进行协调解决。各类质量控制活动均需按护理部统一格式书写质控记录并存档。

（3）应采用多元化、全方位的质量控制活动：除了定期的护理质量控制活动以外，还可进行专项督查，如高警讯药品管理专项督查、危急值报告专项督查、身份识别专项督查、手卫生专项督查等。同时可联合医疗-护理行风督查行动、院长行政查房、护士长夜查房和节假日督查等形式进行全面的护理质控管理，以不断促进护理质量的全面持续改进。

2. 护理环节质量管理　护理质量产生于临床护理工作的各具体环节之中，护理环节质量管理注重在医疗护理工作中实施控制，强调的是过程管理，属于前瞻性控制，对保证整体护理质量起着至关重要的作用。如果只关注终末质量而缺乏对环节质量的控制，护理质量管理将无法上升到预测的高度，因而不能充分发挥其监督和指导作用。所以，应充分认识护理环节质量的重要性，并加强护理环节质量管理，以此来提升整体护理质量。近年来，护理环节质量管理开始引起医院管理者的重视，进行护理环节质量管理能够将问题消灭在萌芽状态，减少和避免护理缺陷的发生，是保证护理质量管理的关键。

临床护理过程从患者入院即开始，此时护理活动及相应的护理环节质量控制也一并开始。该过程由患者入院、住院、术前、术中、术后、出院及出院后等各个环节共同组成，而住院过程中又包含护理评估、基础护理与专科护理、药物治疗、各项检查、健康教育、心理护理等质量环节。作为管理者应明确护理环节质量管理的关键所在，针对不同患者、不同病种、不同住院阶段，建立严谨的护理环节质量控制流程，突出每一阶段的质量控制重点。

护理环节质量管理还应注重关键时间段的护理质量问题，如中午、晚间、节假日的护理工作质量和护理安全。可通过建立护士长夜查房、节前安全检查、节假日督查等制度进行重点时间段的环节质量控制。注重环节护理质量管理是新时期医院护理质量管理的需要，抓好护理环节质量，才能有效预防护理缺陷及不良事件的发生，不断提升护理质量，确保患者安全。

3. 护理质量持续改进

（1）概念：持续质量改进（continuous quality improvement，CQI）是一种以追求更高的过程效果和效率为目标的持续活动，是一个不断循环、不断提高、螺旋式上升的过程。护理管理者可以通过实施 CQI，运用科学的方法主动发现问题并解决问题，促进护理质量的持续改进。CQI 强调以预防为主，实施基础管理、环节管理和终末质量管理相结合的全方位、全过程管理，进一步完善了护理质量管理体系和护理质量监督与评价机制，是运用科学的管理手段有效提高护理质量管理的途径。

（2）应用工具：护理质量持续改进过程中应用到多种质量管理工具，管理者可根据需要解决的护理质量问题选择不同的质量管理工具。PDCA 是护理质量管理的基本方法，应用也最为广泛。品管圈（quality control circle，QCC）强调的是一种自下而上的管理模式，与传统的自上而下的管理模式有效结合，可以解决临床护理、护理管理及护理教学过程中的许多问题。失效模式效应分析（FMEA）一种前瞻性的评估高风险医疗、护理流程并找出和矫正危险因子的风险管理方法，主要用于护理高风险事件的事先预防。根本原因分析法（RCA）则用于不良事件发生后的根本原因分析，从系统中找原因，从根本上解决问题。下面以QCC为例，介绍其在护理质量持续改进中的应用。

QCC是由同一个工作场所的人为了解决工作问题、突破工作绩效，自动自发地组成一个小团体，应用品管的简易统计方法进行分析，解决工作场所发生的问题，达到业绩改善之目标。护理队伍是由一群工作性质相似的基层护理人员所组成的为患者提供护理服务的特定群体，这恰恰符合QCC的工作理念。QCC活动贯穿于临床护理的各个环节，使护理质量管理有效地控制在每个执行环节，患者得到真正的实惠。在护理质量管理中，医院管理者、护理部应积极倡导开展QCC活动，鼓励更多的护理人员参与护理质量管理，让护士既成为质量改进的管理者，又是实践者，营造在宽松、愉悦的环境中不断提高护理质量的正性文化。针对临床护理工作中存在的护理质量问题，科室可以通过自发组建或护士长指派的形式成立多个QCC，通过选定圈长，设计圈名、圈徽，分析本科室存在的护理质量问题后选定主题，拟定QCC活动计划书，现状把握，设定目标，科学收集资料并分析，拟定对策，科学实施，效果确认，标准化，检讨与改进等一系列步骤来解决科室护理质量问题。QCC活动既给予圈员充分展示自我的机会，又体现了每位圈员必须对团队负责，提高了团队合作意识、责任感和主动参与等。医院还可以举办QCC成果展示活动，通过开展护理QCC活动成果展示、评比活动，激励广大护理人员主动参与护理质量管理，激发护理人员工作主动性和创造性，创建愉快的工作环境，提升医院护理质量和护理服务水平，促进护理质量的持续改进。

四、优质护理与专科护理

国家卫计委印发《2010年“优质护理服务示范工程”活动方案》，开始在全国范围内掀起了新的一轮护理"革命"。活动以"患者满意、社会满意、政府满意"为目标，旨在进一步规范临床护理工作，切实加强基础护理，改善临床护理服务，提高护理质量，保障医疗安全，努力为人民群众提供安全、优质、满意的护理服务。通知指出，医院领导要高度重视这项工作，并以此作为医院"抓服务、树形象"的重要契机，在全院营造良好的工作氛围，调动广大护士的积极性。同时，医院要切实履行领导责任，加强相关部门的团结协作，加大经费投入，提高护士福利待遇，向临床一线倾斜，实行同工同酬，调动各方面力量，为全面加强临床护理、落实基础护理工作提供便利条件和有力保障。

此项工程推出后，各地卫生行政部门、医院管理者和广大护理专业人员投身实践，锐意探索，先在有条件的医院进行试点，取得了明显的效果后，循序渐进地向其他医院推进。优质护理服务工程在我国如此迅速的实施，无疑在提高患者满意度、增强护士主动服务患者的意识、提高护士自身综合素质及提升护理专业价值认可度上收到了显著成效。

1. "责任制整体护理"模式　实施"责任制整体护理"模式，即落实责任包干，实行小组负责、包干到人的临床护理工作模式，以保障整体护理的落实。实施责任制整体护理模式，就是将病区的护理人员设置成数个护理责任组，责任组数量可根据各科室实际开放床位及床位使用情况设置，一般 30 张床位以下设立一个责任组，30 张床位以上设立两个责任组。每个组分管相对固定的床位，可以和医疗主诊组相匹配。每组设立一位具有较强的专科业务能力和一定管理能力的护士担任责任组长，护理责任组长可由医院按照相应的岗位任职条件通过公开竞岗产生，一般为 N3 级以上护士。

责任组长下设数名责任护士，可由不同级别的护士共同组成，每个组的人员相对固定，每个护士平均分管 6~8 张床。责任组长每日带领本组护士完成本组所分管患者所有的治疗、护理、健康教育等工作。责任组长全面掌握本小组所分管患者的情况，并将本组所管患者按照病情轻重和护理级别分配给组内每名护士负责。原则上责任组长负责危重、抢救、一级护理患者护理，其他责任护士根据岗位级别和工作能力负责相应患者的治疗护理。

责任组长除分管病床外，还需对本组患者的治疗护理、安全与质量全面负责，包括协调指导、质量监控、护理查房、护理教学等职责，体现能级对应、能岗匹配，保证护理质量。

2. 专科护理建设　随着临床诊疗技术的发展和医学分科的不断细化，对护士的专科知识、技术、能力也提出了更高的要求。临床医学专科的发展需要与之相配套的专科护理团队，来为患者提供专科化、高质量的护理服务，促进患者康复，改善预后。因此，加强专科护理建设，培养一支具有较高专科护理水平和较强教学、科研、管理能力的护士队伍是医院发展的必然趋势。

目前，在国家卫计委的大力支持下，我国专科护理已在ICU、手术室、急诊、肿瘤、伤口造口失禁、糖尿病、PICC、血液净化、母婴护理等多个领域得以发展。专科护士的培训工作多由各省、直辖市卫生行政部门及护理学会自主开展，以医院为临床实践基地。除此之外，国内还创办了如中山大学造口治疗师学校等专科护士培训学校。我国专科护士的培养采取脱产分阶段理论学习与临床护理实践相结合的形式，时间一般为3～6个月，培训结束进行考核，成绩合格者颁发合格证书。各级医院可结合临床学科建设需要和护理发展规划有计划地培养和建设专科护理队伍。选拔符合条件的护士，采用自愿报名和护理部推荐相结合的形式，通过一定的选拔流程选送优秀护士参加国家级、省级、市级专科护士培训基地的学习，以取得不同级别的专科护士资质认证证书。

3. 专科护士培养 专科护士是医院专科发展的重要推手。如何科学合理地配置专科护士是医院管理者必须关注的问题。因此，医院应制定专科护士培养与使用相关制度，明确专科护士工作范围，应承担的职责，以及应享受的权利与待遇等。通过落实多种形式的专科护理活动，最大程度地发挥专科护士的价值，提高临床专科护理水平和护理质量。

首先，直接参与临床护理工作。专科护士应以参与临床专科护理工作为主，对特殊疑难病例提供直接护理和指导；通过组织护理查房形式提高临床护士的专业水平、拓展知识面；运用自己所掌握的广泛专业知识为家属和患者进行健康教育。

其次，开展院内专科护理会诊（如要求所有压疮或有压疮高危因素的患者均须有专科护士院内会诊）。为低年资护士解决临床疑难护理问题提供了保证，从而达到优质护理资源共享的目的。

再次，开展专科知识培训。专科护士还应负责在全院范围内进行专科知识的培训，对不同层次的护理人员提供适当的教育。最后，带头学习专科知识。专科护士还应不断学习新知识、新技术，及时更新专科知识，参与学术交流，了解专科发展动态。积极开展护理研究，通过科学研究获取新的知识，用于解决临床护理问题。有条件的医院，可根据需要开设专科护理门诊（如伤口护理门诊、糖尿病护理门诊、PICC 门诊等），延续专科护理服务，使专科护士能够较好的发挥作用。能在特定专科领域为患者提供高品质的护理服务，极大提高了专科护士的工作积极性和自我价值感，同时满足患者对专科护理的需求，更好地发挥专科护士的社会功能，提高了患者的满意度。

专科护理是优质护理的基石，专科护理人才是专科护理质量的保证，是医院宝贵的资源财富。医院应建立专科护士的管理与使用机制，不仅在工作方面要充分使用和管理专科护士，发挥其专业价值，同时也需给予适当激励措施，如优化绩效考核制度，给予培训、晋升、评优等方面待遇倾斜等，充分调动专科护士的工作积极性，最大程度地提高其工作的主观能动性。相反，如果在临床护理工作中，取得专科护士资格的护士与普通护士在工作范畴和工资待遇等方面没有明显差别，将会在一定程度上影响专科护士的积极性和专科护理队伍的稳定性。

五、护理服务创新与科技创新

1. 开展护理路径

（1）临床护理路径概念：临床护理路径（clinical nursing pathway，CNP）建立在临床路径基础之上，是以循证护理为指导，对特定时期的特定患者群体的治疗护理管理。CNP 自 20 世纪 90 年代引进我国之后，已有序开展且与日俱增，从早期只有几个省市的大型综合医院逐步向全国其他省市的综合医院、专科医院发展。CNP 的病种也在不断增加，早期进入 CNP 的多为需要进行手术的外科疾病，病种相对单一。

（2）临床护理路径发展现状：近几年来 CNP 的应用范围已扩大到内科疾病、慢病及社区卫生服务，并渗透到心理护理、健康教育、临床教学等方面。时间进展模式 CNP 是住院患者常用的模式，是针对特定的患者群体，以时间为横轴，以入院指导、入院诊断、检查、用药、治疗、护理、饮食指导、健康教育、出院计划等各项护理手段为纵轴，制成一个日程计划表，对何时该做哪项检查、治疗及护理，病情达到何种程度，何时可出院等目标进行详细描述说明与记录。

CNP 通过循序渐进指导患者配合疾病的治疗，让患者掌握康复知识和技能，从而避免护理工作中的盲目性、重复性、低效性的弊端，促使护理工作从经验性逐步向标准化、规范化、科学化方向发展，使患者在住院期间得到全面、科学的护理，进一步融洽护患关系，促进患者早日康复。研究显示，CNP 可有效减少医疗费用，降低患者住院天数，提高患者满意度。

(3) 临床护理路径的开展：医院可以根据具体情况，成立CNP专业委员会，制定实施CNP的具体方案与步骤，并设立CNP专管员，负责CNP的指导、检查、协调、监控等，选择本院年度住院排名前几位的常见病种为CNP试点对象开展CNP。

CNP的第一步是由实施CNP的专科病区遵照“以患者为中心”和“取得最佳护理效果”的原则，参照卫生部颁布的临床路径标准，结合现有国际、国内护理常规与指南、标准，制定CNP表单。

第二步是规范CNP培训、落实及监控，由CNP专业委员会组织专题培训，向临床护士普及CNP相关知识及实施方法，列出目标、计划，以达成全员共识。CNP专管员负责下临床进行一对一专项指导，使每个病区、每个护士都知晓CNP的操作步骤以及实施进展。试点病区护士长、责任组长每日检查CNP实施情况，出现变异时，及时与医生沟通，共同进行干预。

第三步是细化考核评价标准，评价指标可包括成本评价指标、服务指标、质量指标等。通过实时评价、中期评价和终末评价监控CNP实施效果。实时评价由护士长、责任组长实施。每月总护士长、协调员、护士长组成质控小组，对试点病区进行中期评价。每2个月CNP专业委员会对完成CNP的病历进行终末评价，并将CNP考核情况体现在护理责任组绩效考核中。CNP可结合运用信息软件系统，通过信息上线，使临床护理路径更加规范，数据分析更加科学，程序更加合理。

2. 创新医院护理健康教育措施　健康教育是护理工作的重要组成部分，直接影响患者的康复以及日后的生活质量，同时也是护理质量检查的重点检查项目之一。而临床护理工作量大、繁琐，低年资护士健康教育知识及经验缺乏等，会导致宣教不到位，不能满足患者健康需求。

采用“健康教育指南”，发放“健康教育处方”是目前比较有效的健康教育措施。程序化、通俗化、规范化、常规化的“健康教育指南”是将基础护理、专科护理、心理护理、健康指导融合为一体，为住院患者提供程序化健康教育，贯穿于患者入院、检查、手术、术后、出院等五个时间段，每个阶段按照对应的护理要求，由专科护士给予规范、详细的介绍。发放健康教育指南，帮助患者知晓自己在住院每个阶段的治疗、护理等措施，积极配合诊疗护理，达到最佳诊疗效果，提高患者满意度。

健康教育指南的实施充分体现“用心护理、科学护理、责任护理、创新护理”的服务理念。医院可根据专科特点，制定常见病种的“健康教育指南”和“健康教育处方”，并组织护士培训。健康教育指南可以为护士提供指引，指导护士根据患者住院的不同时期提供规范、连续的健康教育。健康教育处方则是在病区和门诊免费向患者和提供，拓宽健康教育人群覆盖面，夯实健康教育基础，进而取得较好的健康教育成效。

3. 医院要积极组织护理科研　护理科研是护理学科发展的基础，也是医院护理管理的重要内容。然而，目前我国护理科研工作仍然比较滞后，一方面是由于护理队伍的文化层次相对较低，科研意识薄弱，文献阅读能力尤其是外文文献阅读能力欠缺；另一方面，护理人力资源不足、临床护理工作量大以及缺少资金资助等问题使得护理科研工作难以有效开展。护理科研的滞后在一定程度上制约了护理学科的发展和护士综合能力的提高。

医院应激发广大护理人员的科研热情，营造良好科研氛围，鼓励护士积极进行科学研究、发表科研成果，并将科研成果转化到临床护理工作中，不断推动护理学科发展、提高护理质量。同时，要加强培养学科带头人和科研骨干，在临床科研工作中做好传、帮、带，充分发挥各级护理人员主观能动性、挖掘潜力，积极主动参与科研。适当引进高学历、高职称、具有丰富科研经验的护理专家进行管理和指导。

此外，医院还可通过设立专项护理科研基金、组织护士进行科研能力专项培训、举办护理论文交流、选送部分护理骨干外出学习深造、加强学术交流、提供图书馆免费检索文献等激励手段，加速科研型护理人才的培养，提高护士科研能力和论文写作水平，推动护理科研的健康发展。

第三节 门急诊管理6件事

门急诊是医院的对外窗口单位，是患者首诊就医的第一场所，也是展示医院服务品牌的首要场所。门急诊就诊人员多、流程复杂、病情轻重不一，院长要高度重视医院门急诊管理，鼓励在医院门急诊服务中不断创新服务举措，在人力、物力、设施等方面予以倾斜，努力为患者创造优美、温馨、安全的就医环境。

一、医院门诊管理

门诊管理一般采用业务副院长领导下的门诊部主任负责制，负责门诊、急诊工作。一般采用两种门诊组织管理体制，一种是双重领导形式，门诊工作人员包括医护人员、工勤后勤人员、财务人员等必须接受门诊部主任和所在科室主任的双重领导，门诊部主要承担监督、协调等管理职能；另一种是统一归口管理形式，所有门诊工作人员在业务组织管理和考勤考核方面都由门诊部负责，并要求各科室参加门诊工作的医护人员相对稳定。

1. 院长要重视医院门诊质量管理　门诊质量包括门诊医疗质量和门诊服务质量。门诊医疗质量主要反映在对疾病的诊断治疗质量上，诊断是否正确、及时、全面，治疗是否正确、有效、彻底，工作效率和经济效益高低，在诊疗过程中有无事故发生。门诊服务质量受到挂号、收费记账、医技科室、后勤和护理服务质量的影响，它在很大程度上反映在医疗作风、服务态度、团结协作精神、执行规章制度和操作规程、环境卫生状况等各个服务环节上，因此它又是门诊医疗质量的重要保证。

（1）诊断质量和病历质量：包括问诊是否抓住要点、体格检查是否规范；病历患者基本信息是否填写齐全；主诉能否导致第一诊断；必需的检查检验项目执行情况；对未能在三次门诊内确诊者有否采取会诊或转院措施；诊断依据充分与否等。

（2）处方质量：包括处方书写规范、是否存在配伍禁忌、合理用药执行等情况。

（3）手术质量与治疗处置质量：包括手术是否及时、操作是否规范、麻醉是否合理、手术成功与否；皮试、注射、输液操作规范执行情况，传染病上报等。

（4）服务质量：要正确识别患者，应采用两种以上方法识别患者；要强调门诊准时开诊的执行，应尽的告知义务；严格执行首诊负责制、会诊制度、疑难病例讨论制度、消毒与隔离制度等。

（5）环境质量：包括硬环境和软环境，前者指就诊环境整洁明亮、标识系统清晰、便利设施齐全等；后者包括窗口部门服务规范执行、医务人员文明、就诊秩序井然、保护患者隐私等。

2. 院长要运用流程再造的观念让门诊更便捷　一般医院常规的门诊流程包括分诊、挂号、就诊、检查、取药、离院或入病房，是以疾病为中心的流程；现代医院门诊流程运用信息化手段，对门诊流程重组，尽可能缩短等待时间，充分体现“以患者为中心”。

（1）要推行结构化门诊电子病历：门诊电子病历的特点是数据共享。通过结构化门诊电子病历，门诊医生工作站与检查科室实现信息共享，可实时获得患者的检查、检验结果；运用药品管理系统，减少用药差错、配合禁忌等；实现检查检验申请“无纸化”，开具电子申请单时同时生成费用，取消划价步骤，患者直接至窗口或在医生工作站交费；植入ICD-10（国际疾病分类-10）标准，为临床医生采撷信息开展临床科研提供快速通道。

2

（2）要推行预付费制：预付费制也就是“先诊疗后结算”，即先在预付费就诊卡内存上押金，患者从挂号开始即可使用预付费就诊卡，享受诊疗、检查、检验、买药等一系列医疗服务，不必为缴费而多次往返于各窗口之间，只需在当日离开医院时进行一次费用结算。

（3）要大力提倡自助服务：自助服务机是广大患者尤其是中老年人最容易接受、操作的信息交互工具，对患者来说是非常重要和方便的工具，包括医院自助服务模块和医患关系管理模块。

医院自助服务模块包括自助挂号、自助预约、自助查询、自助查询检验结果、自助付费、自助充值等功能；医患关系管理模块包括语音引导、客户满意度调查、客户资料管理、患者投诉管理、客户活动管理、客户随访关怀、慢病提醒、患者用药跟踪等功能。自助服务机可以设在医院各诊室附近，既让患者快速获得服务，同时也可以有效保护隐私。

（4）要建立电子排队叫号系统：设置原则按照患者挂号的先后进行排序，可允许患者在挂号待诊时选择医生。可设置优先级，遇到急诊、老人、复诊等特殊患者时，允许分诊护士按优先原则调整队列顺序，使其能够优先就诊。

（5）要建立检查预约平台：建立检查预约平台，患者在一个平台即能预约所有检查项目，该检查预约信息同时在医生工作站、医技检查工作站、后勤支持中心实时共享。

通过与各个医技科室、后勤支持部门相联网的“辅助检查预约平台”，管理部门可以实时了解预约动态。此外，医技人员除可按照常规预约完成工作外，还允许其拥有最终的决定权，即能够结合病情和治疗需要，临时加入急诊检查，体现急诊优先的原则。

（6）要推行门诊一站式服务：门诊一站式服务的基础理念是尽可能解决患者提出的合理需求，对于不能解决的坚持下一站告知，避免患者反复来回。其内容一般包括咨询、盖章、药品咨询、各类便民服务、寄发化验单、方便门诊等。也可将“院长代表岗”或“门诊值班主任岗”设在该处。

3. 院长要引入现代信息管理工具推动门诊移动医疗 移动医疗是医疗与互联网概念的结合，也是医院拓展延伸服务的重要工具，包括提供医疗服务，包括远程医疗、预约平台、医院信息移动化解决方案等。国内目前的移动医疗产品可以大致进行如下划分：

第一类：医生工具。通常包括患者病历管理、药品信息、临床指南、前沿的医学资讯等，能够给医生的日常工作带来帮助。

第二类：自诊问诊平台。包括患者自诊或预诊、医患沟通平台、患者互助平台、签约私人医生等，在日常生活中能够为普通人和患者获取医疗信息和诊疗带来便利。

第三类：单科领域。关注某类疾病或某个单科领域，根据疾病的特点借助移动互联网，将慢病的管理提供给患者。

第四类：硬件结合。用户通常需要购买专用的硬件，测量生理信息后将通过 APP 自动记录下来，目前主要有血压、血糖、心率、体温、尿液信息等指标。除此之外，还有一些移动监护仪和远程胎儿监护仪等设备，也能够通过 APP 将信息及时发送给患者和家人。

第五类：医联平台。主要由第三方供应商或 HIS 厂商开发，或者由政府或医疗机构委托开发，通常包含挂号、预约、查看医院内的信息、查看化验单等功能。此类平台目前出现与微信、支付宝等结合的趋势。

第六类：医药电商平台。提供完善的药品信息、药品使用说明、病症查询，并且能够基于用户的地理位置推荐药品购买服务。

第七类：医疗新媒体。除了针对医疗机构和企业的服务之外，通过传递医疗资讯，进行患者健康教育，同时可以连接医生、制药企业和患者，并可以建立社区，为患者服务，采用移动互联网的微博、微信等通用平台架构，所以从广义上来说，也属于移动医疗的范畴。

二、医院急诊管理

医院急诊科（室）是抢救急、危、重症患者的场所，也是控制生命第一时段为后续科室序贯治疗提供可能性并创造最佳条件的关键场所。加强急诊科管理是提高救护质量的关键，院长应根据现代急诊急救的特点和规律，建立合理的管理模式、可行的制度，用先进的管理理论和现代的管理技术及方法指导实践，以达到高效率、高质量的救护目标。

1. 急诊科的建筑布局及设置要规范合理　医院急诊科（室）设置应与其任务、功能、规模相适应。二、三级医院独立设置急诊科，急诊科为一级临床科室。

（1）急诊科的建筑布局要以方便患者就诊为原则，应独立或相对独立成区，位于医院的一侧或前部；应有单独出入口，运送患者的车辆可直接到达急诊科（室）或抢救室门前；应有标志和路标，其标志应醒目，路标应准确，两者均应昼夜可见。具有双路供电系统和自备发电配送能力，保证用电需要。

（2）科室设置要齐全，基础设施包括预检分诊室、急诊室、抢救室、治疗室、急诊输液室、急诊监护室、观察室、急诊手术室、清创缝合室、隔离室等。

辅助设施包括急诊挂号室、急诊收费处、急诊药房、急诊检验室、急诊心电图、急诊超声室、急诊 X 光室、急诊 CT 室等，一般要求应能够提供 24 小时服务。

（3）要明确医院急诊就诊的范围。医院要根据自身专科特点，公示医院急诊急救的范围，避免抢救“中间”耽搁。在实际急诊过程中，急诊患者可分为两大类：一类是一般急诊患者，主要对发热、疼痛、腹泻、呕吐、眩晕、哮喘、鼻衄等的处理，占急诊患者的大多数；另一类是急诊危重患者，必须进行抢救者。重点是后者。

2. 院长要运用分级分区的管理理念来规范急诊流程　结合国际分类标准以及我国大中城市综合医院急诊医学科现状，根据病情危重程度判别及患者需要急诊资源的情况，将急诊医学科从功能结构上分为“三区”，将患者的病情分为“四级”，简称“三区四级”分类。

1 级：濒危患者，指病情可能随时危及患者生命，需立即采取挽救生命的干预措施，急诊科应合理分配人力和医疗资源进行抢救。

临床上出现下列情况要考虑为濒危患者：气管插管患者，无呼吸/无脉搏患者，急性意识障碍患者，以及其他需要采取挽救生命干预措施患者，这类患者应立即送入急诊抢救室。

2 级：危重患者，指病情有可能在短时间内进展为 1 级，或可能导致严重致残者，应尽快安排接诊，并给予患者相应处置及治疗。

患者就诊时呼吸、循环状况尚稳定，但其症状的严重性需要很早就引起重视，患者有可能发展为 1 级，如急性意识模糊/定向力障碍、复合伤、心绞痛等。急诊科需要立即为这类患者提供平车和必要的监护设备。严重影响患者自身舒适感的主诉，如严重疼痛（疼痛评分≥7/10），也属于该级别。

3 级：急症患者，指患者目前明确没有在短时间内危及生命或严重致残的征象，应在一定的时间段内安排患者就诊。

患者病情进展为严重疾病和出现严重并发症的可能性很低，也无严重影响患者舒适性的不适，但需要急诊处理缓解患者症状。在留观和候诊过程中出现生命体征异常者，病情分级应考虑上调一级。

4 级：非急症患者，指患者目前没有急性发病症状，无或很少不适主诉，且临床判断需要很少急诊医疗资源（≤1 个）的患者。如需要急诊医疗资源≥2 个，病情分级上调一级，定为 3 级。

分区包括红区：抢救监护区，适用于 1 级和 2 级患者处置，快速评估和初始化稳定；黄区：密切观察诊疗区，适用于3级患者，原则上按照时间顺序处置患者，当出现病情变化或分诊护士认为有必要时可考虑提前应诊，病情恶化的患者应被立即送入红区；绿区：4级患者诊疗区。

2

3. 在急诊运行过程中，院长要强调制度执行　急诊制度执行是确保急诊医疗质量、医疗安全和急诊流程畅通的重要保证。急诊制度包括急诊工作制度、首诊负责制度、交接班制度、抢救制度、护理制度、病历书写制度、值班制度、消毒隔离制度、留观室查房制度、出诊抢救制度、监护室工作制度、死亡病例讨论报告制度、救护车使用制度等。

（1）要严格岗位责任制管理：急诊工作24小时连续应诊是急诊科的重要特点，首先要坚持值班制度，不得擅离职守，离开急诊室要说明去向；其次要严格执行首诊负责制，首诊包括首诊医院、首诊科室、首诊医师。凡涉及他科的患者，应在先进行紧急处理的前提下，请他科会诊或转科，对病情危重要转科、转院的患者要预先进行联系落实，写好转科转院病历，必要时应有医护人员护送以免途中发生意外。总之，必须确定下一站落实者才能脱手。

（2）要重视病历书写制度：急诊病历要做到简明扼要、突出重点、准确无误、清晰明了，它既是抢救处理过程的真实写照，又是处理纠纷事故的法律依据。对各种医嘱、病情记录、交接班、会诊、抢救、患者离院或死亡时间应确保无误，尤其对生命体征记录应写明具体数据，不能以含糊词语代替。因抢救未及时记录的，要在抢救结束后6小时内补记，不能出现医护记录自相矛盾。

（3）要加强请示汇报制度：请示汇报的方式通常采用逐级报告，即科室内首先向科主任、护士长报告，再由科室向医务处（科）汇报，由医务处（科）决定是否向院领导汇报。但在十分重大和紧急情况下，可直接向医务处（科）甚至向院长请示汇报。凡遇下列情况者应作请示汇报：①遇有大批外伤、中毒、意外伤害或特大交通事故患者来院急诊者；②特殊患者（知名人士、外籍人士或我国港澳台地区同胞等）；③涉及法律问题的患者；④发生重大医患纠纷的患者；⑤难以断决是否转院的患者；⑥需涉及较多科室协调诊治并需院方出面组织的患者等。

4. 要畅通急诊绿色通道，确保危重患者优先处理 急救绿色通道即急救绿色生命安全通道，是指对危急重患者一律实行优先抢救、优先检查和优先住院的原则，医疗相关手续按情补办。实行“三先后一”原则：先抢救，先检查，先住院，后补交费用。

急救绿色通道救治患者范围：原则上所有生命体征不稳定和预见可能危及生命的各种类型急危重症、需要立即抢救患者、110 和 120 所送病情较严重患者、“五无”人员（无姓名、无单位、无地址、无家属、无经费保证）均应纳入急救绿色通道。

遇病因或诊断不明的患者，首诊科室或者首诊医师应首先承担主要诊治责任，并负责及时邀请有关科室会诊，在未明确患者所属科室前，首诊科室和首诊医师应负责到底。

急诊危重患者一般应由医护人员陪同检查，确保转运安全。

5. 要规范急诊留察管理 急诊留察需重点注意的对象：发热大于 38.5℃；胸闷、胸痛；呼吸困难；哮喘；腹痛；肾绞痛；腹泻；不明原因头晕、头痛；胸腹部外伤；过敏；三级高血压（极高危）；其他危急重症症状。

留察患者管理包括以下内容：

（1）凡具备住院条件，但患者或家属拒绝住院而要求留察的，需在门诊签字本写上“理解病情，拒绝住院，后果自负”并签名，同时在门诊病历上注明。

（2）病情需要时，在岗在班的任何医务人员有义务、有责任对在院的任何留察患者全面负责。

(3) 所有留察患者离院时，接诊医生或值班医生再次询问检查后才可离院，首诊或接诊医生需明白告知患者或家属在离院前须向接诊或值班医生咨询，征得同意后离院。

(4) 对急诊症状不能有所缓解或消除、诊断不明确的患者，不能反复留察，应收住院或请相关科室会诊。

2

(5) 留察患者不应该超过 72 小时，如果症状不缓解，应收入院治疗

(6) 对于应住院而由于医院无空床的留察患者，医院应提供病房同质化医疗。

三、门诊诊室管理

门诊诊室作为医务人员提供具体诊疗服务的活动场所，也是医院门诊服务的核心，具有时间短、要求高的特点，需要院长加强监督管理。

1. 要加强门诊诊室服务质量管理

(1) 要推行人性化理念，改善就医环境。各诊室医师对待患者态度应亲切、和蔼，视患者的利益高于一切；诊室采用一医一患一室的模式，诊室设置可拉式拉帘，有效保护患者隐私；诊室内安装储衣柜、杂物柜等，保持诊室的整齐、干净；在候诊、候检的相应区域放置绿色植物、休息椅、刊物、报纸、健康教育资料、各种宣传册，缓解患者等待引发的焦虑。

(2) 要改善服务模式，适应患者需求。根据疾病特点，开设个性化门诊如专科专病门诊或多学科门诊；提供主动服务，诊室医师认为患者需要复诊的，主动帮助预约；根据患者流量实施弹性门诊，缩短就诊等候时间，如便民门诊、特需门诊、节假日门诊和夜间门诊等。

(3) 要建立、健全门诊诊室管理制度。医院要定期督查门诊医生应医疗核心制度执行情况，尤其是首诊负责制、会诊制度、处方管理制度，强调合理治疗、合理检查、合理用药；定期检查在岗在位情况，不允许迟到、早退、串岗、脱岗或私自调班；推行医患沟通制度，做

好病情告知和入院前住院计划告知等。

2. 要严格执行门诊诊室消毒隔离要求

（1）要加强特殊诊室的管理。妇产科、泌尿外科、皮肤科、性病门诊室等必须严格执行消毒隔离制度，检查治疗用物等尽量使用一次性物品，废弃物必须使用专用的垃圾袋，并做好标记，要保证检查室和诊室内设施、设备达到规范要求。

（2）要加强感染性疾病门诊管理。感染性疾病科门诊设置相对独立，与其他门诊、急诊相隔离，有明确标识；分设患者、工作人员入、出口，分区明确，设清洁区，半污染区、污染区，人流、物流不能逆行；室内外保持清洁，定时通风，采用湿式清扫，并有记录；医务人员每诊疗、护理一个患者和接触污染物品后，应严格按照手卫生规范及时进行手的清洗或消毒，必要时戴手套；对传染病患者的排泄物、分泌物及时消毒处理；严格按照医疗废物管理的相关制度、规定，落实医疗废物的管理。

（3）普通诊室的管理要切实到位。患者流量大的诊室要开窗通风，保持空气流通；使用过的医疗器械、设备要每天消毒，以防交叉感染。

3. 要做好门诊诊室出诊及高峰时段应急管理

（1）要建立门诊服务信息管理系统，全面统计门诊各类数据，科学分析医院各临床科室门诊情况，动态观察门诊工作相关指标。

（2）要定期汇总分析数据反馈至临床科室，每季度对指标表现异常或接诊量下降的科室进行数据分析，各科室采取措施提高门诊患者接诊人数。

（3）要分析专病门诊接诊数据，梳理各科专病门诊情况，提出合理化建议，优化开设专病门诊。

（4）要建立门诊应急处理预案，合理调配医疗资源，处理可能影响正常医疗秩序的各类突发事件，如电源、信息系统故障等。

4. 适应疾病发展特点，开设多学科门诊　多学科门诊（multidisciplinary team，MDT）通常指由来自两个以上相关学科，一般包括多个学科的专家，形成相对固定的专家组，针对某一器官或系统疾病，通过定期、定时、定址的会议，提出诊疗意见的临床治疗模式。MDT 在国外的大型医院已经成为疾病治疗的重要模式，美国和其他国家一些重要的肿瘤治疗中心，均建立了 MDT 治疗工作模式。

服务对象一般包括：门诊患者就诊 3 个专科或在一个专科就诊 3 次以上尚未明确诊断者；门诊患者所患疾病诊断较为明确，但病情涉及多学科、多系统、多器官需要多个专科协同诊疗者；外院转来本院的疑难病患者。一般通过预约获得服务。

参加多学科门诊的专家人数一般不得少于 3 名，且为副主任医师以及以上资格的临床医师，可以固定排班也可以根据患者病情由门诊部提前预约。相关专家在接到会诊通知后，必须在约定的时间准时参加会诊；若不能按时参加会诊，应提前通知门诊部更换专家。会诊医师在会诊时应认真负责，详细询问患者病史，查阅实验室及影像学资料，认真进行体格检查，讨论分析病情，提出诊治方案。一般由与疾病诊断最接近、年资最高的主任主持。

四、门诊医技科室管理

医院的医技科室主要是指运用专门诊疗技术或设备协同临床各科诊疗疾病的技术科室，包括检验、放射、药剂、理疗、同位素、功能检查、病理、输血、供应、营养等。大致分为以下四类：①为临床提供诊断依据为主的科室：检验科、生化科、微生物科、病理科、核医学科等。②为临床提供治疗手段为主的科室：理疗科、针灸科、放疗科、激光科、体疗科、营养科等。③为临床提供医疗物质保障为主的科室：消毒供应室、医疗仪器设备维修中心等。④既能为临床提供诊断依据，又能对一些疾病独立完成治疗的科室：放射科、超声科等。

1. 医技科室管理的基本要求 医技科室管理是一个系统工程，不同的科室有不同的管理特点和要求，就医技科室管理的共性来讲，应建立技术标准，规范操作流程，培训合格的技术人才，严格各项规章制度。

（1）各医技科室应树立面向临床医疗的观点，开展新技术要走在临床的前面，促进临床医疗技术水平的提高。每项检查的技术操作均应认真、细致、及时、准确，每项检查结果均应结合临床做出全面、辩证地综合判断。

（2）要加强人才管理，提高技术人员素质。目前，我国医院医技科室诊断系列人才堆积、技术系列高层次人才奇缺，医技队伍力量薄弱，因此应根据不同的专业和发展特点，采取不同的途径和方式，培养高知识水准、了解临床特点、精通专业技术和擅长科学管理的新一代医技人才。

（3）要加强横向联系，协调好与临床科室的关系。要建立临床科主任与医技科主任联席会制度，采取直接对话的方式研讨问题。要对重点、疑难、危重抢救患者坚持随访制度，跟踪治疗效果，提高医技诊断和临床诊断的符合率。要定期向临床科室发放征求意见书，依据临床提出的问题认真研究，改进工作。要充分利用每月的目标考评，搜集临床信息并及时反馈给医技科室，加强技术管理，促进医疗、教学、科研的发展。

（4）要加强学科整合，发挥优势学科群的作用。结合医技科室的特点，遵循学科建设发展的内在规律，加强学科整合，优化资源配置，发挥综合学科的优势。积极组建医学影像中心、医学检验中心和体疗康复中心等优势学科，为解决疑难病例创造条件，更好地服务于患者。

（5）要加强卫生防护，防止有害物质损伤卫生技术人员和患者身体。医技科室大多有专用的设备和设置，其工作人员有可能发生职业病，因此要加强对特殊仪器设备的管理，操作人员要严格遵守操作规程，防止意外事故发生。如安装防护核元素及放射线损害的装置，对微生物、污染物进行无害化处理等，严格消毒隔离制度，将普通患者与传染患者分开。

（6）要规范管理，使各种标准科学化，操作流程化。医技科室的卫生技术人员要熟悉医疗仪器的结构性能和技术操作规程，学会掌握和调节仪器的灵敏度及准确性。要建立严格的仪器管理制度和技术操作规程。

2. 要加强医技检查的安全管理　医技科室的安全管理，不仅包括患者安全，还包括医务人员自身的安全防护。

（1）医技科室人员在对患者进行检查时，必须认真阅读申请单，核对患者姓名、性别、年龄、检查部位、项目名称，防止张冠李戴。在检查过程中，应密切观察患者，经常询问其有无不适；当患者出现反应时，属正常者应给予解释，以消除其紧张恐惧心理，坚持配合检查，若为不正常者，应立即停止操作，查找原因，根据情况，以患者安全第一的原则，决定是否继续检查，必要时请主管医师共同协商处理。

（2）特殊检查（如造影、特殊功能检查、介入治疗等）应由医生携带急救药品陪同检查。检查中遇有疑难问题，或对检查结果有怀疑时应及时主动与临床医师联系，共同协商，必要时复查。

（3）要妥善保管检查资料，及时归档，严格借阅手续，防止丢失。报告单发送应有登记，病房及门诊的重要检查要有签收手续。

（4）要遵守操作规程，认真执行医疗器械管理制度，定期保养、检测，保证安全。

（5）对于菌种、毒种、剧毒试剂，易燃、易爆、强酸、强碱物品要指定专人保管，定期检查，严格质量控制制度。

3. 要加强医技科室质量管理　质量管理是医技科室管理的基础，是为临床提供正确诊疗依据的重要保障。

（1）质量控制标准化：根据医院实际情况，建立质控制度及全程质控内容，并根据不同的医技科室和不同技术项目的技术特点，采用相应的管理方法。以生化标本、药品为质控对象的医技科室应采用计量质控，如生化检验室间质控、室内质控、药品质控等；以组织标本为质控对象，如病理科采用尸检率、切片合格率、病理报告合格率等；直接为患者进行仪器检查的医技科室，则如影像科通常采用X线片与报告符合率，X线合格片率及废片率等。

（2）诊断结果精准化：一时不能正确做出肯定诊断的要提出建议，重要诊断由上级医师或科主任签名；报告单书写必须规范，应确切、全面、客观描述所发现病变的位置、大小、形态、性质和特征，对临床诊断有帮助的阴性征象亦应记载，数据应准确，计量单位采用法定计量单位。各种检查按报告时限及时报告。

（3）技术操作规范化：根据医技科室发展特点，制定规范可行的技术操作常规，并对某些发展较快的技术操作常规做必要的补充修订，制定采用新技术、开展新诊疗方法以及改革新仪器的经济技术效果评价标准。

五、挂号预约管理

挂号预约是缩短患者在院等待时间、减少院内感染的有效举措，高效的预约挂号应既便捷又精确。

1. 预约挂号方式要形式多样　预约挂号按照媒介方式可分为现场预约、电话预约、网络预约。

现场预约包括窗口预约、自助预约、诊间预约、出院复诊预约。窗口预约一般指直接至门诊服务中心预约；自助预约指通过自助服务机预约；诊间预约指就诊中通过医务人员帮助预约；出院复诊预约则指医务人员为出院患者提供适合的预约时间。

电话预约包括医院自设电话、第三方专业预约公司预约，电话预约还包括人工、语音预约两种方式。

网络预约是指通过网络系统进行预约，其好处是可以突破时间、空间的束缚，手机微信预约、网银预约也应属于网络预约。

2. 预约挂号要准确快捷，预约至时段

（1）应建立统一的预约挂号池，同时预约挂号的信息必须向患者公开，以体现公平性原则来杜绝暗箱操作的可能。

（2）应推行实名制预约，无论初诊还是复诊患者，均需提供身份证号、姓名、性别及手机号验证。

（3）预约应精确到具体时间段，减少患者滞留时间，并通过电话或短信等方式告知患者。

（4）如出诊专家发生停诊，应及时告知到位，并告知具体替代方式。

（5）应建立预约患者“爽约”管理制度，保证稀缺优质医疗资源最大限度地利用。

（6）优化预约挂号的流程。预约挂号系统应与医院排队叫号系统无缝对接，保证诊疗有序；同时应探索有效的院前结算方式，如支付宝、微信、银联等自动扣除挂号费，在这方面医保部门应予以技术支持。

在预约管理的过程中，应强调门诊尤其是专家门诊的出诊管理，尽可能减少无序停诊或私自换班的情况。

六、体检中心管理

体检中心是指通过医学检查手段对受检者进行系统检查并对其健康状况做出综合评价的专业医疗卫生机构。在医院，体检中心不仅是业务部门，同时也是管理部门，院长不仅要重视体检中心的运营质量，同时还要积极倡导健康管理，努力提升全社会健康素质。

1. 体检中心基本标准

（1）应具备符合规范的场所、设施设备及符合体检中心要求的工作人员。体检中心至少有 2 名主检医师，主检医师应当由具备内、外科工作经历的副主任医师以上职称人员担任；体检中心每日工作量限定，临床科室单科体检医师与受检者之比应在 1∶60 以内；体检中心健康管理人员至少有 1 名健康管理师，从事检后健康服务与健康管理。

（2）科室设置齐全，应设有内科、外科、妇科、儿科、眼科、耳鼻咽喉科、口腔科、医学检验科、医学影像科等。

（3）各种急救用药及设备完好备用。急救用药包括中枢兴奋药、升压药、强心药、抗心律失常药、纠正酸碱和电解质失衡药、止血药、镇静镇痛药、激素类药、常用液体等；急救设备和用物包括吸氧设备、电吸引器、电除颤器、呼吸机或简易呼吸器、心电图机和心脏监护仪、多头插销盘（接电源用）、心肺脑复苏用板、急救车、无菌急救包（静脉切开包、气管切开包、输液输血导管包、导尿包、气管插管包）、各种注射器、各种型号针头、橡胶手套、刀、剪、各种型号的导管及引流瓶、无菌敷料、无菌治疗巾等。

2. 要优化健康体检中心流程管理　体检中心流程管理包括体检前、体检中、体检后的管理，用事后的质量评估和改进。

体检前：落实体检计划，告知体检须知；各单位“体检通知单”（导诊单）的录入/打印、核对/发放专人负责；做好体检工作人员调配和物品准备。

“体检计划”的任务是决定顺序、利用时间和预测未来；重视体检计划就是合理安排体检项目和数量；合理调配人员；合理安排和充分利用时间；做好各项准备工作，预留“空间”以防意外情况发生，就是从管理角度处理好“秩序与效率”的矛盾。

体检中：做好体检接待、导诊、协调工作。体检的质量管理主要指对体检人员信息的核对和检查结果的质量控制。

“体检应急”是指计划外紧急情况的处理，包括科内协调和导诊保证体检顺利进行；科间协商和沟通以获得体检人员的理解和他科的配合；给予体检人员积极的善后工作，避免类似情况再次发生。

体检后：汇总体检数据，完成体检报告；各单位体检报告打印，发放专人负责；主动联系体检人员，以获得反馈结果，征求意见，安排健康教育项目。

质量评估与改进，体检部门要严格按照质量评价标准定期进行体检质量检查和分析，以自查，抽查，集中和上级的联合检查针对存在问题，提出质量改进措施，促进质量的持续改进。

3. 院长要把握体检中心发展方向——健康管理 健康管理是对健康人群、亚健康人群、患者群的健康危险因素进行全面监测、分析、评估、预测、预防和维护的全过程，是将科学的健康生活方式传授给健康的需求者，变被动的健康维护为主动的健康管理，更加有效地保护和促进人类的健康。

院长要推动体检中心发展，使其不能简单停留于健康体检，而是要在健康信息管理的基础上，针对不同人群的不同特点，开展健康教育与健康促进，健康咨询与指导，使人群或个体在健康方面达到最佳状况，最终达到延长寿命，提高生活质量的目的。

第四节 科教管理6件事

医院科教管理是对医院的科学研究与医学教育的管理。具体说，就是运用计划、组织、协调、控制等基本手段，有效地利用人、财、物、信息等要素，使其相互配合，发挥最高效率，达到最佳结果。当前，医院科教管理工作日益重要，是现代化医院建设的主要任务之一。医院科教管理工作的基本目标是出成果、出人才、出效益，促进医学科学事业与医学教育事业的不断发展和医疗技术水平、医学教育水平的不断提高。院长应当把医院科教管理牢牢地抓在手里，实施“科教研”一体化建设，以科教管理带动医院工作的整体前行，这是一条重要的创新管理之道。

一、科研管理

医学研究的基本程序是指一项研究课题从开始到终

止所经过的步骤，需要经过选题、申请、实施、总结、鉴定、报奖及推广转化等几个基本程序。因而，院长在抓科研管理时，必须重视过程环节，科研工作的开展必须围绕着医学研究的基本程序进行，以保证医学研究工作顺利开展。

1. 科研选题管理　指选择、确定科研课题的主攻方向，它关系到整个科研工作的成败。选题原则：①目的性，必须以学科发展为目的，与学科主攻方向相一致；②创新性，创新应是前人没有研究过的或是已有研究工作上的再创造，包括新发现、新设想、新见解，也可以是新理论、新技术、新方法或开拓的新领域，要防止低水平的重复；③科学性，要符合客观规律，有一定的理论和实践依据；④可行性，科研项目的实施具有可操作性。

2. 立项申请管理　关键在于，指导申报者选择好课题后如何将自己的思路充分表达出来，使同行专家和主管部门认可。申请书的撰写主要包括内容：立论依据、研究方案、研究基础以及经费预算等。申报课题的质量控制步骤主要包括：管理部门把好形式审查关；专家把好学术水平质量关，院学术委员会或同行专家负责对申报课题进行全面审核和评议；上级主管部门的审核与批准。

3. 课题实施管理　是指在课题确定后，管理者和负责人在职责范围内对课题实施过程中各种基本要素进行有效的协调控制和综合平衡，以实现课题目标的一系列活动。

（1）落实计划、明确职责：课题负责人对课题的完成负有全责，要认真做好课题组的组织、指挥、协调工作，严格掌握课题进度，合理安排经费使用，负责对课题进行小结、总结和汇报依据组内人员的指导与考核。医院科研管理部门是课题完成的保证部门，应负责监督、检查课题履行情况及课题的验收工作，并协调解决课题执行过程中出现的各种矛盾与纠纷。

（2）定期检查、掌握进度：为了全面掌握课题执行情况，必须建立研究工作检查制度。检查的目的在于及时了解情况、及时发现问题和解决问题，这是保证科研计划顺利进行的有效手段。

（3）按期结题、及时总结：课题按规定时间结束后1个月内，管理部门应督促课题负责人认真撰写出科研课题结题报告。

4. 科研成果管理　主要包括成果鉴定、成果奖励、成果推广等几个方面工作。

成果鉴定管理是指有关科研行政管理机关聘请同行专家，按照规定形式和程序，对成果进行客观公正的审查和评价，正确判断科技成果质量和水平，加速科技成果推广应用。一般分为两种，一是专家鉴定：有会议鉴定和函审鉴定两种方式。会议鉴定是由同行采用会议形式对科技成果作出评价。函审鉴定是函送所聘专家，并请其在一定时期内反馈具有专家亲笔签名的评审意见书。二是验收鉴定：指由组织鉴定单位或委托下达任务的专业主管部门主持，根据计划任务书或规定的验收标准和方法，必要时可视具体情况邀请3~5名同行专家参加，对被鉴定的科技成果进行全面的验收。

成果奖励主要包括国家级成果奖和省级、市级基层奖。国家级成果奖主要分为国家自然科学奖、国家发明奖、国家科技进步奖、中华医学科技奖等奖项；省级、市级科技奖，还有国家认可的协会等根据各自的条件和需要对科技成果实施奖励。

5. 科研经费管理　医院还要重视科研经费管理，采取多种渠道、多种形式筹措科研经费，是医院科研经费管理的重点。科研经费的收入多少是衡量一个医院研究能力大小的重要标志之一。基础研究和应用研究经费通过申请各级各类科学基金获得。

科研经费来源与课题任务来源相配套，科研经费来源分为纵向和横向。纵向经费来自中标的纵向课题，主要是由国家和各级主管部门科研拨款；横向经费主要来自企业、事业单位，也可来源于国际合作。

经费使用原则包括：①政策性原则：严格遵守财经纪律，单独建账，单独核算，专款专用。②计划性原则：坚持先计划后开支，量入为出。③节约性原则：坚持勤俭办事原则，最大限度地节省人力、物力、财力。

6. 科研推广转化　随着医院业务及临床医疗技术的发展，医院科研成果必须应用于临床，服务于患者，同时也可以取得一定的经济效益和社会效益。院长要立足于依靠科技创新兴院，加强科技成果推广，不断提升医院医疗技术水平。

二、新职工管理

新职工管理是指对医院入院 3 年内的医、药、护、技新职工实施统一管理、规范管理，开展系统性地规范化教育和培训。这既是医院新职工完成从学校教育向医院实践工作转变的关键阶段，也是医院培养青年医学人才的重要举措，是医院持续与健康发展的内涵要求。

如何将新职工培养成医德过关、医术过关、综合素质过关的人才，医院必须从组织和机制层面上加以保证和完善，并将这项工作落到实处，建立长效的管理机制。医院应通过构建完备管理机构、制定有效培训制度、实施严格监督考核这三个方面作为抓手做好相关工作。

切实加强新职工规范化教育管理的组织领导，有条件的医院可成立以院长为首的以教学、人事、医疗、科研等管理专家组成的领导小组，全体院领导在这项工作中都有明确分工。设立新职工规范化管理办公室（以下简称“新职办”），安排专职人员 1 ~ 2 名负责日常具体事务，管理所有入院 3 年内的医、药、护、技新职工的规范化教育各类事项。

要细化与明确新职工规范化教育的各项任务要求，规范实施相关培训制度。实施一系列学习培训制度，包括：①集体学习制：在新职工中每周定期开展专家讲座、技能培训、集体读书、学习竞赛等活动；②个人轮转制：

根据岗位要求和相关规定，安排新职工轮转多个科室或部门；③责任导师制：各科室选派责任导师对新职工进行指导和带教。遵循新职工成长规律，制定并不断完善以下四方面的培训目标任务：

1. 加强职业道德教育，树立优良医德医风 定期做好以下几项工作：第一，定期组织听取先进事迹报告会，开展典型先进人物学习活动。第二，定期组织医德教育或医患沟通讲座，加强人文素质培养，增强事业进取心、社会责任感和历史使命感。第三，定期组织党员和积极分子参加党员大会及党课培训，开展党员活动，以党员带动群众，组织政治时事材料的学习，传达院周会精神，落实医院各项工作。第四，定期召开新职工座谈会，大家交流经验，互相学习、提出意见和建议。帮助新职工顺利完成各项工作，发现问题及时协调解决。

2. 开展临床技能培训，培养新型医学人才 主要包括以下几项工作：第一，实施新职工 3 年轮转制。住院医师轮转时间与科室严格按照各省市住院医师规范化培训要求执行；医技人员、护理人员按照上级部门或医院有关轮转要求执行。第二，严格实施出科考试。在各科室轮转培训结束时，由科室和新职办按照考核要求进行出科考试，内容涵盖病历质量、技术操作、科研思维等方面。第三，要求新职工积极参加轮转科室内的教学查房、疑难病例讨论、教学讲座等业务学习活动。按要求每日学习和查阅文献，轮转期间按要求填写轮转培训手册。第四，要求新职工积极参加医院定期开展的岗位练兵活动，如病历书写等各类竞赛活动，提高个人业务能力和综合水平。

3. 规范教育学习平台，树立良好学习态度 主要抓好以下几项工作：①实行新职工在岗集中学习制，加强自我学习管理能力。每周统一安排集体自修、专题讲座、主题活动等活动。学习内容为“三基”理论和专业技能、疑难病例、操作示范、病历书写等。②组织新职工参加各类考核。住院医师按要求参加省、市统一组织的公共必修课培训和考试、专业理论和技能考核；医技人员参加由医院组织的规范化培训和考核；护理人员按照省、市护理学会要求执行。③安排住院医师轮流参加夜间急诊，有机会感受现场急救氛围，提升应急处理能力。④要求新职工完成读书笔记。积极参加院级、科级业务学习，学习新知识、新技能，提高专业工作能力，每月完成1000字以上的读书笔记。

4. 加强科技能力培养，提高科研创新能力 主要包括以下几个方面：①积极参加医学会公共必修课培训，包括循证医学、科研课题设计、医学论文撰写等。自觉提高个人科研创新能力。②推荐阅读经典专业外文书籍，以自学为主，提高外语阅读及写作能力，参加医学外语竞赛活动。③每年完成科技论文1篇，硕士学历以上人员第2年可以要求发表国家级论文。④按要求参加医院组织的各类科研培训，提高科技能力，参加科室内的科研课题研究，硕士学历以上人员可以要求每年完成1项科研课题申报任务。

医院实施严格监督考核，形成循环的动态考评机制。在道德素质、技术水平、业务素质、科学研究等方面明确考核和奖惩。新职工的规范化教育以3年为一个培养周期，从刚入院起到工作3年期间，完成轮转和学习，直至考核合格，否则延长规范化教育期；对于考核不合格或出现重大过错者，应考虑给予辞退处理。

青年医学专业人才的培养是医院持续发展的一个关键点。新职工刚进入医院的前3年是毕业生进入到临床实战的重要阶段，是青年医学人才塑造自我业务素质、道德素养、科研能力等品质的基础阶段。开展统一的新职工3年规范化管理，是医院培育优秀青年医学人才、实现医院持续发展与内涵发展的重要举措。

三、临床教学管理

1. 教学基地分类 教学基地分类为：附属医院、教学医院、实习医院、实习基地。附属医院是学校的重要组成部分，其教学、科研、学科建设工作同时接受学校的领导和指导。其主要教学任务包括临床理论教学、临床见习、临床实习等。

2. 教学基地任务 教学基地有三大主要任务，即完成教学工作，造就合格人才；提高教师综合素质，培育优秀的师资队伍；强化学科建设，构筑全面发展的支撑平台。为加强教学基地建设，保证各专业临床理论、临床见习、临床实习等环节教学工作的顺利进行，必须优化教学基地教育教学职能，提高教学基地教学水平，规范教学基地管理，确保教学质量。

教学基地必须按学校下达的教学计划，根据学校教学管理有关规定，完成临床理论、临床见习、临床实习等教学工作。临床理论教学指医学类专业的临床专业课的理论授课；临床见习指临床课程讲授过程中，以达到理论与实践相结合为主要目的的临床观察与初步操作实践，包括现有的课内见习和课外见习等教学形式；临床实习指医学及其相关专业的学生按专业培养目标和计划实施的，以临床实习医师为主要形式的临床实践教学，适用于临床医学专业以及预防医学、公共卫生事业管理、医学影像学、心理卫生等专业。

各教学基地应重视教育教学工作，认真完成各项教学任务，坚持教书育人，培养学生具有良好的医德医风和工作作风；坚持理论联系实际，重视医疗卫生的预防观念和群体观念教育，确保教学质量。必须执行国家有关政策，加强领导，不断提高医、教、研、管水平。

3. 教学基地管理 直属性附属医院一般实行附属医院、临床医学院合一的管理体制，并有一名副院长主管教学工作，附属医院或临床医学院下设教学办和学工办，以及相应教研室。

非直属性附属医院应有一名副院长分管教学工作，并设有专门的教学管理部门和相应的教研室，配备一定数量的专职教学管理干部。

教学医院、实习医院、实习基地在分管领导领导下，由科教管理部门指定专人具体负责实习教学和实习生教育管理工作。

教学工作由教学基地教学管理部门具体实施，同学校教务处协商办理。对于教学基地教学以外的其他工作，如学生工作、科研、师资、学科、学位点、图书、现代教育技术等工作，由学校相关职能部门会同教务处、二级学院与各教学基地协调。学生在临床课程学习和实习期间接受学校和教学基地双重领导和管理。

各教学基地除安排与组织学生理论教学和实习教学工作外，最好设1~2名兼职班主任专门负责与加强学生思想政治、医德医风、工作作风等教育，加强学生后勤管理工作。

4. 教学基地功能建设　教学基地功能建设主要包括以下三个方面的内容：

（1）教学制度建设：校教务处制定的有关教学基地建设和管理制度应下发给各教学基地，教学基地根据学校的各项教学制度、结合本单位的特点，制定自己的教学建设和管理制度，并汇编成册。

（2）基本教学设施建设：教学基地应每年有合理的教学经费投入，购买教学用仪器、模型、多媒体设备、教具、图书资料等。根据不同需要，设置教学办公室、教研室、教室、示教室、技能训练室、实习生值班室、阅览室、活动室、宿舍、食堂等，确保教学和生活条件。附属医院应有较宽裕的教学用房，能满足驻院学生的教学与生活需要。

（3）师资队伍建设：教学基地应建设一支学历层次较高、能力较强，且有良好医德医风和工作作风良好、学术水平较高的专、兼职教师队伍。附属医院承担临床理论教学任务的医师应具备主治医师以上职称，承担临床见习的，应至少是高年资住院医师。其他实习基地的实习带教教师应具备中级及以上技术职称。根据国家有关规定，学校制定教学基地兼职职称评聘办法，并按期评聘教学基地带教教师兼职教学职称。

5. 教学基地教学管理

(1) 学校各专业临床理论教学任务均由附属医院承担。附属医院临床理论教学管理均应严格执行学校有关的教学管理制度。附属医院根据教学任务组织各项教学和管理工作。附属医院在承担临床理论教学任务时，同时承担相应的临床见习任务。临床医学专业的临床理论教学结束后，对于主干课程采取学校统一考试，其他课程由附属医院组织考试。

(2) 学校各专业临床实习、毕业实习教学任务主要由附属医院、教学医院、实习医院、实习基地承担。学校根据实习计划提前下达实习任务。教学基地根据实习计划和实习大纲组织实习教学。实习大纲由学校教务处统一印制并发放。

(3) 教学基地配合学校做好检查与考核工作。主要包括：①临床理论教学的定期检查：包括学期初检查、期末教学检查、期中教学检查；临床实习和毕业实习检查按学校实习中期教学检查方案执行。②毕业考试：毕业实习结束后，由学校组织毕业考试，临床医学（各方向）、护理学、口腔医学、医疗技术类各专业采用“理论＋技能”考试模式，有关教学基地应配合学校组织毕业考试。③教师授课和带教质量评价：包括学生评教、教学督导室专家评教、领导及管理干部评教，评价范围包括理论教学、见习教学、实习教学。评价实行网上测评。④教学督导：附属医院要成立各自的督导室，负责临床教学督导工作，参与教学基地建设和管理。

(4) 教学基地根据学校的方案并结合自身特点进行教学改革和教学研究工作。包括：①医学人文实践改革：各临床教学基地应加强医学生人文实践能力的培养，以各种途径和方法优化临床培养过程，尤其要提高学生医患沟通的能力。②教学方法改革：临床教学基地在临床见习、临床实习以及技能考核中应积极采用以病例和问题为中心的教学方法，更好地发挥学生学习的主体作用和教师的主导作用，培养医学生的诊疗实践能力。③教学手段改革：教学基地在各项教学活动中，应尽量运用多媒体教学手段。多媒体课件编制遵循教学性、控制性、简约性、科学性、艺术性原则。

6. 教学基地经费管理　学校根据各教学基地承担教学任务情况，按标准划拨理论教学课时费、实习带教费、管理费和其他相关费用。学校所拨各项教学专项费用，由各教学基地管理部门专款专用。

四、住院医师规范化培训

住院医师规范化培训是培养合格医生的重要阶段，是我国培养高素质临床医师的主要渠道和关键环节。住院医师规范化培训是指对从事临床医疗工作的高等院校医学毕业生，通过3年严格的规范化、系统化的临床工作训练，使其具备临床工作的基本素质和医生职业道德，掌握临床工作所必需的医学理论知识、操作技能和临床思维方法，成为合格的临床医学人才。

2014年，国家卫生计生委等7个部门出台了《关于建立住院医师规范化培训制度的指导意见》，这是我国住院医师规范化培训工作迈向新阶段的重要标志。

要做好住院医师规范化培训工作，院长必须要抓好以下几个重点方面：

1. 搭好组织构架　为规范住院医师规范化培训管理，医院应根据国家卫计委出台的住院医师规范化培训相关政策以及住院医师规范化培训培养细则，建立符合医院特征的培训管理体系。一是成立管理领导小组。由院长、分管院长、各相关职能科室科长组成，院长担任组长，开展住院医师规范化培训的领导管理工作。二是设立住院医师规范化培训管理办公室。管理办公室由专人负责，具体实施住院医师规范化培训工作，负责日常管理工作。三是成立基地考核小组。基地在由高年资中级职称以上人员组成带教师资基本队伍的基础上，设立考核小组。基地主任任组长。

2. 完善各类制度　住院医师规范化培训工作是一项

系统工程，健全的管理制度是工作的良好保证。建立健全的住院医师培训制度的目的，就是要把住院医师培训导入制度化、同质化的路径，使受训医师获得规范的、同质化的训练，获得符合标准要求的专业技能，人文素养、医疗规范和经验。在国家卫计委出台相关政策后，医院应制定更加细化的培训管理制度，包括住院医师管理规章制度、人员岗位职责、人事管理制度、日常管理制度、考核制度、奖惩制度等；院级和职能部门有明确的会议制度、培训制度、质量评价制度、师资培训制度、评价体系等，并有实施办法和记录，档案资料齐全，有专人管理。

3. 指标量化细化 在住院医师规范化培训期间，医院严抓规范的过程管理，对接受培训医师的要求着眼于“规范化”。医院主要从提高接受培训医师的综合素质、提升基本理论及临床技能、加强专业外语水平、培养一定的科研能力、强化充分的临床实践，这五大方面来规范培训过程。按照医院规定，必须保证每一位接受培训住院医师每年的工作时间和工作量，要求他们将每日的培训内容和工作情况实事求是地在登记手册上记录。医院在对接受培训住院医师“量”的基础上达标后，再在“质”方面严格把关。各个专业基地各司其职，实施严格的培训与考核，确保培训过程的规范化，保证接受培训医师“毕业”的质量。

4. 重视考核评估 建立、实施住院医师规范化培训考核评估制度，目的是对受训临床医师培训的优劣进行检验，同时也能发现培训工作的不足，以便在今后工作中不断改进完善。医院要求接受培训的医师在经过规范化培训后，能够具有较强职业责任心、良好医患沟通能力，掌握本专业基础理论知识以及常见疾病的诊断、处理的临床技能，并具备阅读、分析医学期刊的能力，具有一定的文献综述或病例报道的写作能力。根据以上目标，接受培训医师的考核内容涵盖了医学人文素养、专业理论知识、临床技能水平、病例分析能力、专业论文发表和科研成果，考核类型分为出科考核、日常考核、年度考核、结业考核。考核实行层次管理，规范化培训管理办公室负责制定考核原则、审核资格及发证，各专业基地负责考核组织、上报考核结果；各基地考核小组负责考核的实施。

5. 师资队伍培养　住院医师规范化培训质量提高的根本保障来源于高素质的师资队伍，培训的质量水平和带教师资的质量水平密切相关。为了保障培训质量，医院应着力培养一批优秀的规范化培训师资队伍。基地教学秘书由各基地主任推荐，应由高年资主治医师或副高职称以上医师担当，要求具有较为丰富的临床带教经验和良好的职业素养。带教老师队伍应为高年资主治职称以上医师组成，并由规范化培训管理办公室确定。定期组织他们参加医院组织的相关培训和讲座，选派业务骨干参加国家、省级的相关培训，包括临床带教、教学查房规范、教学方法培训、职业素养提升等。为了形成良好的教学氛围和良性竞争态势，制定相应的优秀带教老师评选制度及相应奖惩办法。

五、继续医学教育

继续医学教育是继毕业后教育之后，以学习新理论、新知识、新技术和新方法为主的终身性医学教育，目的是使卫生技术人员在医疗活动过程中，不断更新专业知识，了解、掌握学科进展和最新动态，不断提高专业工作能力和业务水平。随着经济社会的发展、疾病谱的变化及医学科学技术的迅猛发展，医学新理论、新知识、新技术、新方法不断涌现，卫生技术人员都面临着知识老化和知识更新的问题，这就要求不断地加强对卫生技术人员进行新理论、新知识、新技术、新方法为主要内容的“终身教育”。

继续医学教育的对象是高等院校毕业后，通过规范或非规范的专业培训，具有中级或中级以上专业技术职称的卫技人员。为促进在职卫生专业技术人员不断学习，切实提高专业工作能力和业务水平，医院继续医学教育工作应重点做好以下几方面工作：

1. 健全继续医学教育管理机制　医院要建立继续医学教育委员会，明确分管领导任委员会主任，定期召开专题工作会议，研究布置继续医学教育工作，每年专题会议不少于两次；各单位科教部门是继续医学教育工作的责任部门，要确定具备专业知识的人员具体负责日常管理工作；科室成立考核小组，负责督促本科室人员的日常学习，及时传达并落实上级及医院安排的各项学习计划，合理组织科室人员的学习。

2. 做好继续医学教育学分制管理　继续医学教育采取学分制的管理方法，对个人所取得的学分予以分类登记。按继续医学教育活动的性质可划分为Ⅰ类学分项目和Ⅱ类学分项目。Ⅰ类学分项目包括：国家级继续医学教育项目、省级继续医学教育项目和卫生部部属单位、院校及由中华医学会总会举办经卫生部备案的继续医学教育项目。Ⅱ类学分项目指自学和其他形式的继续医学教育活动，主要包括：自学认可项目、发表论文，医疗卫生单位组织学术报告、技术操作示教、手术示范、病例讨论等继续医学教育活动。

3. 建立继续医学教育登记制度　每年进行登记册上的学分的汇总、学分的审核和验证，为年度评聘和申报高一级卫生技术职务提供依据。医院要建立在职卫生专业技术人员继续医学教育管理台账和继续医学教育个人档案。管理台账应包括继续医学教育计划项目、继续医学教育项目实施情况等，包括项目通知、授课内容及签到记录等；个人档案应包括个人继续医学教育情况登记表、个人学分登记册及其他取得学分的相关证明。各医疗卫生单位应结合本单位工作实际，提出继续医学教育方案，开展多种形式的继续医学教育，力求在创新和效果上有所突破。

4. 加强继续医学教育项目管理　国家级、省级继续医学教育项目由各单位在省继续医学教育委员会规定时间内进行申报，由市继续医学教育委员会审核后报上级继续医学教育委员会确定。市级继续医学教育项目由市继续医学教育委员会评审确定。一方面是项目申报工作：每年省、市卫生局科教处组织开展继续医学教育项目申报工作，一般要求各科主任每年申报国家级、省市级继续医学教育项目，敦促各科开展继续医学教育工作。另一方面是项目督查工作：项目督查是保证继续医学教育项目举办质量的关键。督查的主要内容包括：是否按照申报内容举办，授课教师情况是否符合要求，是否规范地授予学员学分，以及教学环境、学员现场调查等。

百年大计，教育为本。尤其是医疗卫生行业知识密集，知识更新日新月异，更需要不断地学习和提高。医疗机构的义务之一，也是医疗机构加强人才培养、提高技术水平和保持可持续发展十分重要的内容，各医疗卫生单位要从依法执业的高度把继续医学教育工作放上议事日程，决不能因为临床工作繁忙而忽视在职继续医学教育工作，更不能因为培训经费问题而削弱卫生技术人员的在职继续医学教育。

六、科研发展新平台——药物临床试验与转化医学

药物临床试验是指新药上市前在人体进行的安全性和有效性的科学评价过程。药物临床试验必须在具有药物临床试验资格的机构中进行。药物临床试验机构的资格认定是保证药物临床试验过程规范、结果科学可靠、保护受试者权益并保障其安全的有效手段，也是保证药物临床研究质量的重要措施。医院要规范开展药物临床试验工作，院长要抓好以下几方面工作：

1. 药物临床试验机构资格认定工作　药物临床试验机构资格认定工作包括以下几个步骤：

第一步，申请。达到技术要求及设施条件的医疗机构，向省级卫生行政部门提交相应的药物临床试验机构及专业的资格认定申请，填写“药物临床试验机构资格认定申请表”，并报送其他要求的书面资料。

第二步，初审。申请人所在省级卫生行政部门对申报资料须进行初审，对初审符合条件的医疗机构，应将其资格认定申报资料移交同级食品药品监督管理局。省级食品药品监督管理局对移交申报资料进行形式审查，对审查符合要求的，上报国家食品药品监督管理总局。

第三步，受理。国家食品药品监督管理总局对申报资料进行受理审查，做出是否受理的决定，并书面通知申请机构及其所在地省级食品药品监督管理局。

第四步，现场检查。对申报资料受理审查符合要求的，转药品认证管理中心，由后者组织检查组对申请机构进行现场检查。检查组一般由监督管理人员和专家组成。在现场检查过程中，被检查机构应配合检查组工作，保证所提供的资料真实。检查人员严格按照现场检查程序和《药物临床试验机构资格认定》标准进行现场检查。对检查中发现的问题如实记录，必要时应予取证。现场检查结束时，检查组应进行评定汇总，做出现场检查综合评定意见。

第五步，审核。现场检查结束后，认证管理中心将检查结果录入药物临床试验资格认定数据库，对现场检查情况进行综合分析评定，提出资格认定的检查意见，报国家食品药品监督管理总局。国家食品药品监督管理总局会同国家卫计委对资格认定的检查意见进行审核，并将审核结果书面通知被检查机构及其所在地省级食品药品监督管理局。对资格认定检查确定需要整改的医疗机构，国家食品药品监督管理总局发出限期整改通知书。在规定期限内完成整改的医疗机构，可向国家食品药品监督管理总局提交整改报告。整改符合要求的，由国家食品药品监督管理总局药品认证管理中心组织检查组再次进行现场检查。

第六步，公告。国家食品药品监督管理总局对通过资格认定的医疗机构，予以公告并颁发证书。

2. 药物临床试验质量管理规范（GCP）的核心要求

GCP 宗旨就是要在保护受试者权益和安全的基础上，获得科学、真实、准确、完整的人体试验数据，以确定试验药物的实际疗效和安全性方面的信息。其核心要求如下：

（1）对保护受试者的有关规定：所有临床试验都要符合世界医学大会《赫尔辛基宣言》等伦理原则；试验方案与其他有关资料及其修改应经伦理委员会审查等。

（2）对各方有关人员的资格和职责的规定：包括伦理委员会、研究者、申办者、监查员的资格和职责以及药品监督管理部门等的职责规定。

（3）对临床试验全过程制定标准操作规程的规定：包括试验准备、开展条件、试验方案、数据记录、统计分析与总结报告、试验用药管理等的规定。

（4）对试验资料及文件管理的规定：包括药物临床试验所有必须保存的资料或文件等的规定。

（5）对临床试验的质量保证体系的规定：包括临床试验质量控制、监察、稽查和视察等的规定。

3. 以药物临床试验的开展促进医院科研发展　药物临床试验的开展对于提高医院科研水平具有重要意义。医院通过参加国内多中心项目，有利于与国内同行间的合作和学术交流，规范专科治疗，有利于诊疗技术与国际接轨，提高临床医师的诊疗技术能力，提升医院的整体医疗水平。通过参加新药的临床试验，临床医师能全面，准确了解药物的药效及安全性，以便药物上市后能更好地应用于患者，有更多的机会和经费主动开展药物不良反应监测和药物警戒学研究。

4. 转化医学研究　“转化医学”旨在通过临床试验检验在实验室研发的创新治疗方法，在实验室与病床间建立双向联通。目的是使基础科研的成果快速转化为临床应用，强调从实验室科研成果转化到临床应用的全部过程。简单地说，转化医学是研究如何把医学基础研究中获得的科研成果快速有效地转化为临床医疗新技术，直接服务于广大患者，以实现其社会效益和经济效益。医院要有效开展“转化医学”工作，首先要明确以下几点：

（1）转化医学的核心任务要求：转化医学目标任务

是要将基础研究和临床诊疗之间的鸿沟变通途，促进“实验室到床旁”“床旁到试验台”的双向研究，加强基础研究服务于临床诊疗的实用功能，推动临床经验诊疗的科学循证以及疾病预防的精准操作。

一般认为，转化医学研究包括四个方面的核心内容：一是基础研究，探讨治疗的生物学效应；二是探讨疾病的生物学性质，为研发或改善治疗手段提供科学依据；三是非人体或非临床试验，旨在提高临床治疗水平或为某种治疗手段应用于临床提供依据；四是各种有关药物毒理和有效性评估的Ⅰ~Ⅲ期临床试验。

（2）医院在转化医学研究中应承担的任务：医院是国内发展转化医学的主阵地之一，特别是近年来研究型医院建设的深入开展，使得转化医学成为推动医院发展的重要动力。医院的建设要适应转化医学发展的需要。发展转化医学将加速对疾病的控制，并能够为健康问题提供可持续的解决方案。转化医学研究的核心是以人为本，我国病种杂、患者数量多，医院拥有大量的病例资料和实践经验，在转化医学研究中具有不可替代的优势。

1）凝练科学问题：最重要的第一步就是要发现临床问题，这种发现是要医院主动地去寻找临床实践中的不足和患者需求。根据转化医学的理念，所有的医学研究均应当着眼于解决临床预防、诊断、治疗或康复中的具体困难和问题。而在一般情况下，临床问题只能在医院里由临床医生提出。现阶段国内的转化医学研究要更加重视从临床到基础的过程，也就是要重视由医院提出临床问题，交给基础医学研究者去解决。

2）指导与参与研究：在医院里提出一个临床问题之后，由于医院科研开展的局限性和特殊性，需要同院外的其他科研单位进行多学科密切的协作。一般来说，医院的临床医生不可能独自去研究解决这个问题，而是将问题提交给善于研究的基础研究人员，借助他们在研究思路和研究手段上的优势，展开对临床问题的研究。但在整个研究的过程中，医院的临床医生必须时刻给予指导。临床医生应全程参与研究并及时发表自己的建议，应主导转化的进程。

3）成果验证与应用：医院不仅是转化研究的重要参与者和指导者，也是研究成果验证与应用主要场所。任何一项医学科研成果要正式用于临床，最后都必须进行临床科研实验，这是不可跨越的一步。例如药品的研发，除了前期是实验室研究和开发，包括安全性和有效性的动物实验外，最终必须经过严谨的临床试验才能最终正式用于患者，而这一过程必须要在医院实施。

（3）医院如何有效组织和开展转化医学工作：转化医学是现代生物医学研究的新理念和科研管理新模式，如何有组织、有计划地推进转化医学发展是医院科研成果转化值得关注的重要课题。医院的科研管理部门是医院转化研究的组织者和推动者，如何有效开展实施，需要科研管理人员缜密的准备和筹划。

1）在学科发展规划中纳入转化医学理念：医院以转化医学思想指导学科发展，并纳入医院整体发展规划，协调医疗与科研工作、投入与产出的关系，将转化研究作为医院科研的重要组成部分，完善相应制度，保护职工成果转化的积极性，增强科研平台建设，提供有力的科研保障。整合全院科研和临床骨干，打破固有行政框架共同攻关。建设细胞生物学平台、蛋白质组学平台、生物学研究平台、免疫学平台、临床药代检测平台、生物信息学平台等，为临床的课题组提供支撑，为开展转化医学研究搭建良好的平台。

2）集聚与储备转化医学人才：转化研究开展需要科研和临床复合型人才。然而由于长期以来，医师主要针对临床技能培训，研究人员则主要针对科研技术的培训，冗繁的日常工作使得绝大部分人员没有精力、时间和机会去弥补临床知识或是科研技术的不足，这需要医院或是科室自上而下地推动转化研究的开展。医院及科室内部对科研和临床比较熟悉的人员往往都是个别精英，而他们大部分居于负责人的层次，应激发这部分人进行转化研究的热情，鼓励他们身体力行，做下级医师或是研究人员的标杆。对于科研部门，应以疾病理解和临床诊疗的推进为导向，鼓励专（兼）职科研人员关注临床基础研究，从中挖掘有研究价值的课题。

3）形成多学科协作的科研团队：多学科大协作是当前推动医学科学深化发展的根本动力。转化医学的多学科交叉合作，不仅涉及细胞生物学、分子生物学、病理生理学、药理学等医学领域，也涉及物理、化学、纳米、信息、网络、统计模型等相关的学科或技术。此外，其还是一个涉及宏观和微观自然科学与人文科学相交叉的立体系统。为中心开展转化医学研究提供团队保证，使转化医学中心成为跨学科多专业研究团队的协作枢纽。

4）加强转化医学的学术交流：转化研究是多学科、多背景、多技能的交叉式研究，需要临床和研究人员的紧密交流和协调，鼓励各学科积极寻找合作机会。医院应多渠道设立临床-基础交叉基金，促进临床科室和科研部门合作研究。科研管理部门大力促成多个科研协作组的成立，医院每年给予一定的经费，资助各协作组密切定期交流。坚持定期举办临床-基础学术沙龙，选择临床亟待解决的问题或将有应用前景的研究成果作为交流内容。邀请国内外专家学者来院讲座，拓宽眼界，从中寻找合作机会。

5）临床研究的深入与转化：目前，许多临床研究的深度相对较浅，系统深入的纵向研究较少，因而缺乏“床旁到试验台”研究进展的源动力。医院应鼓励临床工作者应及时将工作中的难题与实验室人员沟通，协助搭建临床与基础研究联合科研平台，在转化医学的双向研究中，形成相互促进的良好循环，从而提高研究效率和成果质量；医院应鼓励科研团队适度横向发展，要主动深入到临床中去，了解临床的最新进展和临床问题，扩展应用领域，寻找科技转化的途径，使医学在深入和转化的交替中不断发展进步。

6）规范临床标本库的建立：转化医学研究的重要前提之一是有充足的临床标本。尽管大型医院就诊患者多，标本获取相对丰富，但若不科学地管理和保存，将被大量遗失和浪费，这是目前许多医疗机构普遍存在的疏漏。因此，规范、科学地建立临床标本库是开展转化研究非常重要的基础准备。科研管理部门应帮助各科室理顺标本库建立流程，以制度形式规范标本管理，协调各方利益，及时更新标本库信息和记录标本库使用情况，使其成为转化研究的有力支撑。

7）产学研一条龙的探索发展：从西方发达国家的发展进程看，几乎各个领域的转化研究都能看到企业的身影。科研战略的步骤是首先在临床实践中发现问题、提出问题；其次在基础研究中探讨机制、解决问题；最后在临床试验中系统验证推广应用。将三个层次的科研战略迅速提升为产学研一条龙的发展模式，促成转化医学中心-研究所-企业几方合作，建成产学研基地，共同合作，就能够提高研究成果的转化效率。

第五节　医院信息化建设5件事

医院信息系统是指利用计算机软、硬件技术、网络通信技术等现代化手段，对医院及所属各部门的人流、物流、财流进行综合管理，对在医疗活动各阶段产生的数据进行采集、存储、处理、提取、传输、汇总、加工生成各种信息，从而为医院的整体运行提供全面的、自动化的管理及各种服务的信息系统。

建立县级医院信息系统是县级医院现代化建设的基础。在系统建设中，必须有相应的组织落实与保证，其中县级医院院长重视并亲自领导是系统建设的关键。重视培养自己的技术骨干队伍，调动各级、各类医护人员使用信息的积极性是系统实施的先决条件。

建立县级医院信息系统，必须根据各级、各类医院的具体要求，充分做好需求分析，制定出系统建设的总体技术方案，有计划、有步骤、分期分批实施，最终实现县级医院信息化建设的总体目标（图2-1）。

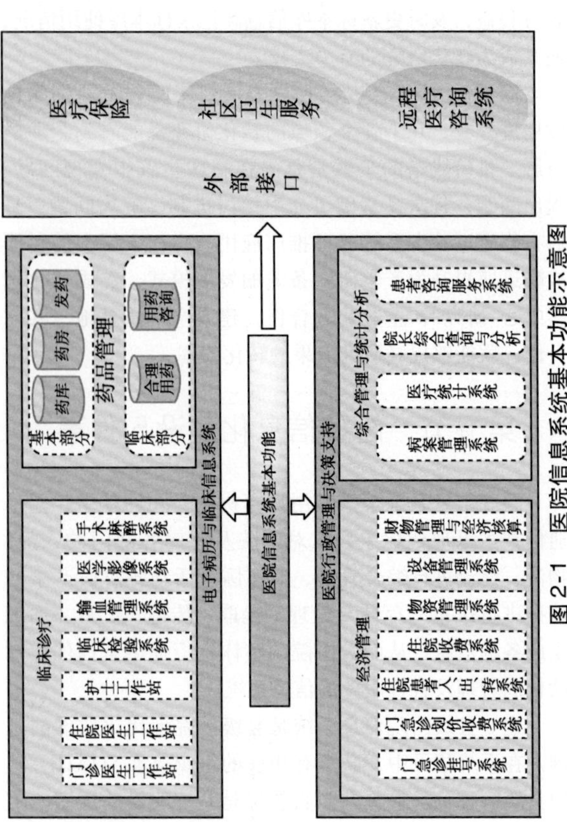

图 2-1 医院信息系统基本功能示意图

一、电子病历与临床信息系统

1. 概述　电子病历与临床信息系统虽然与县级医院院长的日常管理工作没有直接关联，但是医院的基本业务开展要依靠这些信息系统来提高工作效率与管理效力，而且行政管理与决策支持系统的许多数据也是取自电子病历与临床信息系统。县级医院院长需了解与之相关的信息系统包含哪些内容，涉及哪些部门，以及如何指挥建设。

电子病历是指医务人员在医疗活动过程中，通过医院信息系统生成的文字、符号、图表、图形、数据、影像等数字化信息，并能实现存储、管理、传输和重现的医疗记录，是病历的一种记录形式。《电子病历基本规范（试行）》特别强调，用 Word 等文字处理软件编辑、打印的病历文档不属于电子病历的范畴。

《医院信息系统基本功能规范》指出，医院信息总体可分为临床信息与管理信息两大类。电子病历与临床信息系统主要体现的是临床信息类。

临床诊疗部分主要以患者信息为核心，将整个患者诊疗过程作为主线，医院中所有科室将沿此主线展开工作。随着患者在医院中每一步诊疗活动的进行产生并处理与患者诊疗有关的各种诊疗数据与信息。整个诊疗活动主要由各种与诊疗有关的工作站来完成，并将这部分临床信息进行整理、处理、汇总、统计、分析等。

2. 建设目的　县级医院在医保结算系统等外部环境的推动下，多年以来，基本的经济核算系统都已经十分成熟。但是在以电子病历为中心的临床信息系统建设水平上参差不齐，部分建设快的已经基本完成了住院、门诊电子病历、护理电子病历、临床路径、临床检验、医学影像、输血管理、手术麻醉管理等系统的建设，甚至连合理用药等临床知识库也都建设完成。但是，也有部分建设较缓慢的医院还在采用手写的病历和单机报告系统，仍需要大量手工传递纸质材料，无法做到信息及时共享。

电子病历与临床信息系统推进缓慢有多种原因，其中最主要的原因是临床工作人员的使用习惯，尤其是临床科主任有抵制情绪的时候，推行信息系统的阻力会很大。然而，在电子病历普遍使用的医院，没有电子病历的工作是无法想象的，许多县级医院成功实施的案例证明了这种习惯是可以被引导的。在教学医院，结构化的电子病历会给科研和教学提供令人振奋的数据基础，在非教学的县级医院，也有非机构化的电子病历可以选用，通过制作模板后大量复制，节省书写时间、打印漂亮清晰的病历、高效精准的质控，都会给医院的病历书写、质控等环节带来翻天覆地的变化。

3. 电子病历与临床信息系统各个部分的主要任务

系统中的临床诊疗及药品管理部分应该至少包括以下组成部分：门诊医生工作站、住院医生工作站、护士工作站、临床检验系统、输血管理系统、医学影像系统、手术室麻醉系统和药品管理系统等。以下逐一介绍各系统的主要任务。

（1）门诊医生工作站系统：协助门诊医生完成日常医疗工作的计算机应用程序。其主要任务是处理门诊记录、诊断、处方、检查、检验、治疗处置、手术和卫生材料等信息。

（2）住院医生工作站系统：协助医生完成病房日常医疗工作的计算机应用程序。其主要任务是处理诊断、处方、检查、检验、治疗处置、手术、护理、卫生材料以及会诊、转科、出院等信息。

（3）护士工作站系统：协助病房护士对住院患者完成日常的护理工作的计算机应用程序。其主要任务是协助护士核对并处理医生下达的长期和临时医嘱，对医嘱执行情况进行管理。同时协助护士完成护理及病区床位管理等日常工作。

（4）临床检验系统：协助检验科完成日常检验工作的计算机应用程序。其主要任务是协助检验师对检验申请单及标本进行预处理，检验数据的自动采集或直接录入，检验数据处理、检验报告的审核，检验报告的查询、打印等。系统应包括检验仪器、检验项目维护等功能。实验室信息系统可减轻检验人员的工作强度，提高工作效率，并使检验信息存储和管理更加简捷、完善。

（5）输血管理系统：对医院的特殊资源——血液进行管理的计算机程序。包括血液的入库、储存、供应以及输血科（血库）等方面的管理。其主要目的是，为医院有关工作人员提供准确、方便的工作手段和环境，以便保质、保量地满足医院各部门对血液的需求，保证患者用血安全。

（6）医学影像系统：处理各种医学影像信息的采集、存储、报告、输出、管理、查询的计算机应用程序。

（7）手术、麻醉管理系统：指专用于住院患者手术与麻醉的申请、审批、安排以及术后有关信息的记录和跟踪等功能的计算机应用程序。医院手术、麻醉的安排是一个复杂的过程，合理、有效、安全的手术、麻醉管理能有效保证医院手术的正常进行。

（8）药品管理系统：用于协助整个医院完成对药品管理的计算机应用程序，其主要任务是对药库、制剂、门诊药房、住院药房、药品价格、药品会计核算等信息的管理以及辅助临床合理用药，包括处方或医嘱的合理用药审查、药物信息咨询、用药咨询等。

4. 适用范围与价值体现　电子病历与临床信息系统的适用范围可以分为两个层次：临床诊疗业务支持和数据二次利用。县级医院院长若能了解到电子病历与临床信息系统的适用范围与价值体现，就会更加重视电子病历与临床信息系统的建设。

发展电子病历的根本目的是支持以患者为中心的连续医疗服务模式，为临床医护人员开展临床事务工作提供及时、准确、完善的信息资料。通过电子病历的共享，实现跨专业、跨机构的医疗协作，为患者提供安全、连续、有效、经济的诊疗服务。

电子病历一方面真实地记录了患者疾病的发展状况，另一方面也真实地反映了医护人员对疾病的干预过程。通过对病历数据的选择性分析和挖掘，可以在个体、群体两个层面支持多方面的数据二次利用，实现了电子病历作为诊疗记录以外的价值体现。以下为几种常见的价值体现。

（1）临床事务管理：对疾病诊疗过程进行精细化管理和控制，保证医疗活动的合规、合法。客观评价医疗服务能力，评估医疗资源绩效，及时发现医疗质量问题，持续改进医疗服务质量和安全水平。

（2）临床医学研究：电子病历不仅能够为医学研究提供丰富的病历资源，而且能够促进科研方法的改进，提高临床研究效率。随着电子病历在专科领域的细化，电子病历将从临床凭证转变为支持学科发展的战略资源，并能够支持多种类型的医学研究，包括断面研究、队列研究、前瞻性研究、回顾性研究等，形成“临床问题发现→临床研究与验证→临床技术改进”的闭环研究转化机制。

（3）医学教育：筛选典型案例，用于培训临床医护人员，不断提高医护人员的业务能力。

（4）群体监测与管理：通过建立病历筛选规则，可以自动从电子病历中提取各种法定报告数据，一方面减轻医护人员的工作压力，另一方面提高了数据上报的及时性和数据质量，帮助公共卫生管理部门准确、及时地掌握疾病流行态势，识别群众性卫生事件和健康问题，提高突发公共卫生事件的应急响应能力。

（5）卫生管理：为医疗监管、药物流通、卫生资源规划提供基础数据。

（6）付费补偿：支持保险机构对医疗行为的审核，促进医保资金的合理使用。

5. 院长指导电子病历与临床信息系统建设的目标与任务　电子病历与临床信息系统是医院临床业务的基础，建设电子病历等系统关键要符合临床的工作需要，建议县级医院院长选择专业供应商所开发的系统。许多富有经验的供应商目前已经在全国范围内积累了大量的成功案例和稳定用户，实施这些系统的同时他们积累了大量行业内的经验，优秀的实施和开发人员甚至可以指导医院如何规范地书写病历，这会大大缩短相关系统的实施周期。

挑选不同的产品时，也建议院长要结合医院实际情况谨慎选择。结构化程度高，质控能力强的系统，往往书写的速度相对较低，虽然对后期科研、教学、路径化管理有很大的帮助，但是书写速度慢会直接导致医生的工作效率下降，实施难度加大。因此，对于非教学、科研为主的县级医院而言，选择结构化程度高的电子病历等系统并不利于使用。然而，结构化程度低的电子病历等系统，在医院规模逐渐扩大，对于病历质量和科研、教学任务的要求日益提高时，又会成为发展的瓶颈。

（1）建设的目标：县级医院建立电子病历系统的主要目标是为患者建立动态、连续、完整、真实、结构化的临床数据资源库，实现临床诊疗过程的流程化、规范化管理，为临床医护工作提供便捷、高效的临床服务和辅助决策支持；通过病历信息共享，促进不同专业、不同机构间的医疗协同服务，为患者提供连续的诊疗服务；建立临床事务管理平台，加强对医疗质量、医疗安全的精细化管理；为临床医学研究提供高质量的基础数据资源。

（2）建设的主要任务：建立电子病历系统的主要任务可以分为三个层面：支持临床诊疗活动、支持临床事务管理、建立基础支撑环境。

电子病历系统的首要任务是支持临床医护人员开展临床诊疗活动，方便医护人员规范化地书写临床诊疗记录；集成患者在院期间的各类临床数据以及既往病史资料，以符合医护思维的方式展现给医护人员，让医护人员更加客观、准确把握患者病情发展情况，以便做出正确的判断；为诊疗过程提供决策支持服务，按照循证的原则，为患者提供最佳实践的治疗方案；实现跨专业、跨机构的信息共享，促进不同专业、机构之间的医疗协作服务。

电子病历系统应支持临床事务管理工作，基于客观的临床过程信息，实现各种管理数据的自动统计上报，为医疗质量管理、安全控制提供最重要的科学凭据。

电子病历系统应具备有效的基础运行环境，包括信息安全、隐私保护机制，信息注册、信息交换、术语规范等内容。

二、医院行政管理与决策支持的信息化

1. 概述 《医院信息系统基本功能规范》指出，医院信息总体可分为临床信息与管理信息两大类。医院行政管理与决策支持系统主要体现的是管理信息类。

县级医院院长应当了解与之相关的信息系统包含哪些内容，涉及哪些部门，以及如何指挥建设。

信息化日益重要的今天，医院行政管理与决策支持系统已经是县级医院信息化乃至县级医院内部管理的重要组成部分之一，是为医院行政管理及决策支持提供业务及数据支持的信息系统，包含了电子病历与临床信息系统以外的其他非医用信息系统。与企业行政管理及决策支持十分类似，同时加入了医疗行业的特色，在医院内部覆盖范围较为广泛。虽然对县级医院而言，医用信息系统是最为重要的，但是要想借助现代化的技术手段实行精确高效的医院管理，离不开行政管理与决策支持系统。

2. 建设目的 目前，医院常见的行政管理与决策支持系统已经从传统的财务管理或OA系统逐渐发展为集行政管理与决策支持为一体的新型医院管理系统。按照《医院信息系统基本功能规范》的分类方法，常见的行政管理与决策支持系统至少应该包含经济管理、综合管理与统计分析两个部分。

县级医院院长充分了解这些部分所包含的内容与任

务，对加强行政管理的精准度，提高决策能力和决策水平有很好的帮助。

经济管理部分属于医院信息系统中的最基本部分，它与医院中所有发生费用的部门有关，处理的是整个医院中各有关部门产生的费用数据，并将这些数据整理、汇总、传输到各自的相关部门，供各级部门分析、使用并为医院的财务与经济收支情况服务。经济管理是县级医院决策支持最重要的抓手之一，虽然县级医院需要体现更多的公益性，但是在现行体制下，离开经济管理谈决策支持，都是纸上谈兵。

3. 经济管理部分的主要任务　经济管理部分主要包括：门急诊挂号，门急诊划价收费，住院患者入、出、转，住院收费、物资、设备，财务与经济核算等。以下简要介绍各系统的主要任务。

（1）门急诊挂号系统：用于医院门急诊挂号处工作的计算机应用程序，包括预约挂号、窗口挂号、处理号表、统计和门诊病历处理等基本功能。门急诊挂号系统是直接为门急诊患者服务的，建立患者标识码、减少患者排队时间、提高挂号工作效率和服务质量是其主要目标。

（2）门急诊划价收费系统：用于处理医院门诊急诊划价和收费的计算机应用程序，包括门急诊划价、收费、退费、打印报销凭证、结账、统计等功能。医院门诊划价、收费系统是直接为门急诊患者服务的，减少患者排队时间、提高划价、收费工作的效率和服务质量、减轻工作强度、优化执行财务监督制度流程是该系统的主要目标。

（3）住院患者入、出、转管理系统：用于医院住院患者登记管理的计算机应用程序，包括入院登记、床位管理、住院预交金管理、住院病历管理等功能。方便患者办理住院手续、严格住院预交金管理制度、支持医保患者就医、促进医院合理使用床位、提高床位周转率是该系统的主要任务。

（4）住院收费系统：用于住院患者费用管理的计算机应用程序，包括住院患者结算、费用录入、打印收费细目和发票、住院预交金管理、欠费管理等功能。住院收费管理系统的设计应能够及时准确地为患者和临床医护人员提供费用信息，即准确地为患者办理出院手续，支持医院经济核算、提供信息共享和减轻工作人员的劳动强度。

（5）物资管理系统：指用于医院后勤物资管理的计算机应用程序，包括各种低值易耗品、办公用品、被服衣物等非固定资产物品的管理，主要以库存管理的形式进行管理，也包括为医院进行科室成本核算和管理决策提供基础数据的功能。

（6）设备管理系统：指用于医院设备管理的计算机应用程序，包括医院大型设备库存管理、设备折旧管理、设备使用和维护管理等功能。

（7）财务管理系统：用于医院经济核算和科室核算的计算机应用系统，包括医院收支情况汇总、科室收支情况汇总、医院和科室成本核算等功能。经济核算是强化医院经济管理的重要手段，可促进医院增收节支，达到“优质、高效、低耗”的管理目标。财务管理系统功能规范参见财政部和卫生计生委的有关规定。

4. 综合管理与统计分析系统的主要任务　除经济管理以外，病案质量、医疗质量、工作效率效益、科教研、人财物等信息的统计分析是决策支持的另一个重要抓手，大量数据来自于临床以外的各个系统，通过统计分析汇总成县级医院院长们决策制定的真实依据，具有很强的说服力。数据的丰富程度取决于基本业务系统的实施进度，没有实施信息系统的业务，除非将手工统计的数据录入或导入系统，否则无法进行统计分析。即便实施了数据挖掘的平台，没有来自基本业务系统的数据源，也无处施展。

（1）病案管理系统：医院用于病案管理的计算机应用程序。该系统主要指对病案首页和相关内容及病案室

（科）工作进行管理的系统。病案是医院科、教、研的重要数据源，向医务工作者提供方便灵活的检索方式和准确可靠的统计结果、减少病案管理人员的工作量是系统的主要任务。它的管理范畴包括病案首页管理、姓名索引管理、病案借阅、病案追踪、病案质量控制和患者随诊管理。

（2）医疗统计分析系统：用于医院医疗统计分析工作的计算机应用程序。该系统的主要功能是对医院发展情况、资源利用、医疗护理质量、医技科室工作效率、全院社会效益和经济效益等方面的数据进行收集、存储、统计分析并提供准确、可靠的统计数据，为医院和各级卫生管理部门提供所需要的各种报表。

（3）综合查询与分析系统：指为医院领导掌握医院运行状况而提供数据查询、分析的计算机应用程序。该分系统从医院信息系统中加工处理出有关医院管理的医、教、研和人、财、物分析决策信息，以便为院长及各级管理者决策提供依据。

（4）患者咨询服务系统：为患者提供咨询服务的计算机应用程序。以电话、互联网、触摸屏等方式为患者提供就医指导和多方面咨询服务，展示医院医疗水平和医德医风，充分体现“以患者为中心”的服务宗旨是该系统的主要任务。

5. 其他与行政管理相关的系统的主要任务　在县级医院中，成立时间较长、信息系统建设较早的医院，其经济管理部分一般都比较成熟，这是医院能正常运转的基础，也是大多数人理解中的、传统意义上或者狭义上的 HIS（hospital information system）。除物资和设备管理系统外，其他系统都是需要社保结算的必不可少的系统。这些系统可以和电子病历临床信息系统分开建设，也可以合并建设，主要取决于供应商是否有足够长、足够优秀的产品链。

行政管理相关的信息系统是以办公自动化（office automation system，OA）系统为基础发展而来，目前较为成熟的行政管理系统可包含以下几个部分：公文、档案管理；办公资产采购领用管理；印鉴管理；客户投诉管理；车辆管理；客户接待管理；会议管理等。这些信息系统并非县级医院必需的生产运营系统，《医院信息系统基本功能规范》中也没有这些模块的定义，对规模并不太大的县级医院，行政事务不是太繁杂的医疗机构，通过少量书面文档来管理就足够了。县级医院进行信息化建设不是为了“信息化”而信息化。信息化毕竟需要软硬件系统的支撑，需要付出一定的人力、物力成本，在实施信息系统之前，根据自身情况做出合理规划，过大的投入和过于超前的思路未必能给医院带来理想的实际应用效果，有时也会得不偿失。

6. 院长指导医院行政管理与决策支持系统建设的目标与任务　经济管理部分各子系统的建设都会有财务部门的全程参与，业务流程及财务管理的要求会由财务部门把关，其建设的好坏将直接影响医院各级、各类报表的准确性，重要性不言而喻。门诊患者在医院接触最多的往往并不是医生，而是这些结算系统，参保人员的结算还依赖外部医保结算系统，一旦出现异常，处理起来较为麻烦，会占用工作人员和患者大量的时间。因而，经济管理系统建设的重点是稳定高效。尤其对于门诊结算系统，一旦频繁出现故障，整个医院的正常运转将受到极大影响，各种负面影响随之而来。

稳定高效的前提是系统设计合理，运行维护有保障。相比而言，较大型的企业开发的系统，产品化的系统会更稳定高效，可维护性更强，系统生命周期也更长。但医院规模发展到一定程度以后，往往又会提出一些管理上的创新举措，这些创新举措与多数医院的业务流程乃至行业规范有所不同，产品化的系统无法满足类似需要。所以大型医疗机构更多地选择非产品化可定制的系统，甚至自行搭建技术团队开发，花费更多的代价研发适合自身需求的系统，但是系统的稳定性会下降和生命周期往往更短。根据自身情况选用不同的建设方案，是县级医院院长在信息系统建设决策时必须要优先考虑的问题。

门诊及医保结算系统是经济管理部分的重中之重，每年还要根据医保结算政策、物价政策的调整修改系统，因而与系统开发公司签订维保协议或者培养一支可以自行开发、维护结算系统的团队是必需的。

三、医院数据集成与信息交互

1. 数据集成与信息交互问题产生的原因　随着医院的建设和业务的发展，对全院信息化建设的需求越来越迫切、要求也越来越高。在信息系统建设的过程中，既要有传统的医院信息管理系统（HIS），也要有电子病历（EMR）、实验室信息管理系统（LIS）、医学影像系统（PACS/RIS）及临床信息系统（CIS）等。但是，国内极少有软件开发商能够独家提供出所有这些系统。作为一家高速发展中的县级医院，应该如何建设覆盖全院的完整的信息系统呢？虽然目前很多医院先后分步实施了若干个系统，但是由于采用了不同公司的产品，信息很难做到互联互通，业务流程更不可能实现灵活调整，在医院内部形成了一个个信息和应用的孤岛。而且，随着系统数量增加，这种情况会变得越来越糟糕。

部分具有前瞻性思维的医院预计到会出现这些问题，为防止不同系统之间难以协作与推诿等问题出现，将信息化建设完全交给同一家公司去开发，虽然在一定程度上改善了信息和应用的孤岛问题，但结果却造成了应用系统选择上的局限性，不能够选择真正适合自己的产品，产生出信息化建设和实际应用不对称这一新问题，而且未来增加新系统的时候仍然会带来上述问题。医院自己建设团队开发各个系统，与选用同一家公司开发所有系统，其实质也是一样的。

下面举例说明。目前，许多县级医院已经存在比较完整的医疗信息系统，这些医疗信息是以 HIS 为基础，增加医院自己的需求发展而来。比如电子病历系统，就是一个相对完整的独立产品，有自己完整一套的系统框架和数据结构，与医院现有的其他信息系统存在较大差异，即便是同一家供应商开发的产品，考虑到系统性能等问题，甚至都不合并建设。然而，电子病历系统和医院现有的收费、药房等信息系统又都是医院信息系统不可分割的一部分。它们既有本身工作的重点，又需要相互联系和配合。只有相互无间的合作，才能快速、高效和正确地完成日常工作。应用电子病历系统之后，医院的信息系统会分为电子病历与经济行政管理两块，逐步建立的医院往往采用不同的系统。电子病历系统主要完成以患者为中心的诊疗行为业务工作，同时又要依赖其他系统来完成收费、领药等业务。两者之间存在着千丝万缕的关系，以医嘱业务举例，如电子病历系统下达、转抄和校对医嘱之后，医院现有医疗信息系统需要完成对应的业务操作，如医嘱摆药和医嘱收费操作等，这就需要在这两个系统之间同步数据信息，而需要同步的医疗业务往往又涉及不同环节，如诊疗、药房、收费、人员管理等，因此需要信息交互的数据量比较大，而且为了不造成医疗业务的延迟和脱节，也需要很高的实时性，导致系统负载日益严重。许多医院最终发展为医嘱进入经济管理系统中处理，而病历进入电子病历中书写，医生、护士在多个系统中切换，每个系统的权限、用户、密码等信息甚至都是独立的，给临床的工作带来许多麻烦，降低了工作效率，而每个系统的交叉数据访问又大大增加了各个系统的负载。

再如，对于医学影像、心电图波形等数据，临床的需求不仅是相关检查科室能浏览图像和波形，还须访问该患者在院期间的所有检验、检查科室的数据、图像和波形等。如果采用同一家供应商的系统尚可实现，但若使用了不同供应商搭建的检验、检查系统，则会遇到一个十分复杂的难题，就是需要为所有系统提供网状的交叉接口来实现数据的互相访问，而当系统更增加到一定数量的时候，这就成为一个工作量庞大而且难以维护的系统工程，比如要支持对各种医学影像（X 线、CT、

MRI、超声、胃肠镜）、心电图、监护数据和麻醉监护数据等在内的所有检查科室医疗数据的互相调阅分析。

为解决前面所说的各种问题，最终的技术人员通过建设一个统一的平台，将所有数据与平台对接，形成一个星形的系统整体结构，每个系统只和平台做接口，统一数据来源、操作界面、用户名密码及图像、数据互相访问。不过显然，这个系统将替代原有的各个重要的子系统，成为一个更为关键的核心系统。

2. 通过建设集成平台解决数据集成与信息交互问题

通过建立县级医院集成平台，集成各类应用系统以及日常运营的业务，通过该平台整合医院内部业务应用系统，形成一个互联互通的医院业务协作网络。医院信息集成平台可以支持不同系统之间的医疗数据整合、业务整合与数据共享，快速实施应用程序节点部署以及各医疗子系统之间的协同通讯。在医院信息系统中的各子系统中，比如 HIS、LIS、RIS、OA 等，传递和展现整个医疗过程中的相关信息。同时，集成信息平台为临床数据中心的数据来源提供了技术基础和保障，通过信息标准、交换原则的制定，对业务系统提供标准的信息交换服务，确保数据交换过程的安全性、可靠性，实现数据在系统平台范围内自由、可靠、可信的交换。

通过县级医院集成平台建设，一方面，可以规避“点对点”式的信息共享与交换，并使得医院可以基于信息平台整体上进行业务流程优化与管理，对内提高管理水平，对外以统一的方式接入区域卫生协同网络，更好地为人民健康服务。另一方面，有利于医院信息系统建设的持续性发展，以适应未来的需求变化，避免信息化建设的大范围的推倒重来；另外，维持县级医院集成平台可持续发展，还需要一套合适的实施和服务模式作支撑。

集成平台的建设台包括三个主要门户：医务人员门户、医院管理人员门户、患者公众服务门户。①医务人员门户：主要指医院日常业务中 HIS 系统、电子病历系统、LIS系统、PACS系统、合理用药系统、超声/内镜/病理管理系统、手术麻醉系统、临床路径管理系统、输血管理系统、重症监护系统、心电管理系统、体检管理系统等。这些医疗服务系统通过HL7和DICOM3等国际、国内标准，利用数据集成传输模块进行资源共享，为医院医疗服务提供支持，实现患者临床诊疗活动全程的数字化运作。②医院管理人员门户：包括医疗管理和运行管理两个方面。医疗管理包括医务管理系统、护理管理系统、病案管理系统、院感/传染病管理系统、医疗保险接口、药品管理系统、科研教学管理系统等。运行管理包括医院的财务管理、高值低值耗材管理、物资供应管理、医疗设备管理、医院固定资产管理、人力资源管理、全成本核算管理、绩效考核管理、预算管理系统等。这两方面数据通过集成传输模块将基础数据汇总到数据集成中心，甚至可以通过数据挖掘，生成相关数据报表，形成至少两个平台，即数据查询平台和决策支持平台，为医院管理层提供支持。③患者公众服务门户：包括医院对外开放的公共主页，患者检查、检验报告的网上查询，预约挂号，患者服务的短信提醒功能等，这些功能正在因为掌上医院的普及而被更多医院使用。

通过医院信息系统集成平台的建设，将原先各系统一对一的接口模式改为各子系统面对集成平台的多对一的接口模式，降低了业务系统集成的复杂度，减少了业务系统开发集成的工作量，降低了应用集成的维护成本；同时业务系统的选择也不再受局限，可以根据临床的需求，选择最好的、最专业的临床信息系统，交付临床使用并采用标准的格式来传输信息。通过建立标准的数据交换和集成，实现各子系统的互联互通，消除信息孤岛，使医院信息系统数据实现充分的共享，优化医院业务流程；同时，可以在统一的平台上进行数据的挖掘和分析，为实现商业智能创造了数据基础，为实现医院管理层的一站式决策支持平台的建立创造了条件。通过医院信息系统集成平台的建设，将原先分布在各业务系统中的信息交换整合到集成平台，实现医院各个科室之间信息的互联互通，降低重复检查，减少就诊费用和时间，使患者花费更少的费用和更短的时间得到更好的医疗服务，最大限度地方便患者就医；方便医院一线医护人员工作，使一线医护人员更方便地获取患者各种信息，及时为患者提供医疗服务；方便医院管理层做出正确的分析决策，使医院管理层及时掌握医院的各种医疗指标和运行指标，对医院资源进行合理调配，降低投入成本，提高资源利用率都有很好的促进作用。

3. 院长如何指导集成平台建设　通过集成平台需要解决的数据集成与信息交互问题是由于医院信息系统分阶段、由不同供应商实施导致的。了解到集成平台的建设原因才能决定是否需要建设以及如何建设。如果县级医院的信息系统是一体化建设，由同一个供应商实施的，则应该不需要建立集成平台，因为一体化的系统，本身就具备了集成平台的功能。

成功实施集成平台虽然有诸多优势，但是集成平台实施本身是很有难度的事情，所有现有系统需要按照集成平台的要求进行改造，以适应集成平台环境下，新系统框架的需要。如果现有系统无法在可以接受的时间和成本范围内进行改造，则势必面对更换现有系统的工作。一旦多个系统在实施集成平台时都需要进行更换，则整个集成平台的实施成本和实施周期都会大幅度上升，甚至上升到难以接受的程度，最终导致集成平台项目搁浅。

因而，是否需要实施集成平台，是否具备实施集成平台的系统条件，是否有充足的预算面对集成平台实施过程中软硬件的升级改造，是县级医院院长在指导规划集成平台、搭建新型医院信息化整体建设环境中，必须充分论证考虑的事情。企业实施 ERP 等系统，同样会存在诸多困难，失败率也相当高，主要也是对困难和预算估计不足导致，医院同样需要谨慎对待，避免人力、物力的浪费。

四、互联网应用与智慧医疗

1. 智慧医疗与县级医院信息管理 部分研究表明，截至2015年，全球亚健康人口达到15亿；到2020年，每年用于慢病的支出将达到1万亿美元；到2025年，老龄化人口将达到12亿，这将给目前的医疗资源带来巨大的挑战。

智慧医疗系统能有效地缓解医疗物力和人力资源不足的现实。智慧医疗系统通过对有效生理参数的分类学习、存储和分析，提供对监护者健康状况的预警，从而为传统医疗系统提供有效地补充，也为县级医院的信息化建设打开了一扇通向患者身边的门，使得县级医院的信息化管理在不久的将来，不再局限于医院内部，而是拓展到患者身边、患者家庭中。

智慧医疗作为物联网（Internet of Things）的一个重要组成部分，提供了一个集成硬件、软件和无线通信技术的泛在计算平台，并为县级医院医疗信息系统的发展提供了必备的条件。

通过智慧医疗系统的部署，使用者可在无所不在的无线环境中随时随地接受医疗监护。通过将各种生理参数传送至智慧医疗系统的数据采集终端设备及云服务器，并对已有生理参数的处理从而对使用者提供个性化服务，最终实现普适医疗保健的美好愿景。同时，县级医院建设的信息系统，通过接入互联网的云服务器，将院内产生的医疗数据信息精确反馈给患者，减少了患者的往返，甚至通过互联网进行诊治和医患沟通。在不久的将来，没有了地域的限制，医生的能力将得到最大限度地发挥，弥补医疗资源不足的社会问题。能够在快速变化的社会把握时代的迈步，积极寻求突破，寻找适合当地特色的信息化亮点建设，也是县级医院院长在信息化管理中最为关心的内容。

近年来，低功耗处理器芯片、智能移动终端、云计算技术和下一代网络的飞速发展为智慧医疗的发展提供了重大机遇，研发基于云计算的智慧医疗系统对医疗事业的信息化发展有着重要意义。

2. 智慧医疗与物联网的意义与作用　早在 1995 年，比尔·盖茨就在其著作《未来之路》中第一次提到了“物联网”的理念。随着硬件终端尤其是射频标签（RFID）等技术的迅猛发展，1999 年，美国麻省理工学院（MIT）Auto-ID 中心的 Kevin Ashton 教授提出了把 RFID、电子产品代码（EPC）和互联网连接起来，实现商品的智能化管理，这种 EPC 系统被称为物联网。RFID 是早期物联网的关键组成部分，当时仅局限在物流和零售产业中使用，通过在商品上安装 RFID 标签让信息系统自动识别来达到信息的传递。

进入 21 世纪后，芯片技术、传感器、分布式计算、网格计算、云计算等技术得到了高速的发展，这为物联网的数据处理提供了基础支持。2005 年，国际电信联盟（ITU-T）正式发布了物联网报告书。该报告正式提出了信息与通信的新沟通维度：任何时间、任何地点、任何物体、任何人、任何服务、任何网络（Any Time，Any Place，Any Things，Any One，Any Service，Any Network）之间保持最佳连接的美好愿景。

2005 年以后，物联网的发展浪潮席卷全球。许多国家从长远的角度提出了与物联网相关的国家战略，在一些服务层面已经从构思步入了实质性的实施阶段。比如，日本的宽带接入泛在化，其理念是以人为本，实现人与人、人与物、物与物的通信。韩国的智能家庭使民众可以远程控制家电设备，并享受高质量的双向互动多媒体服务。新加坡的下一代 I-Hub，旨在通过一个安全，无所不在的网络实现下一代链接。我国北京邮电大学无线新技术研究所提出了基于 MUSE（Mobile Ubiquitous Service Environment）的无线泛在环境。

2009 年，“物联网”已经是信息产业排名第一的关键词。1 月，美国总统奥巴马与工商业领袖举办的圆桌会议提出了“智慧地球（Smart Earth）”的构想，通过把传感器安装到河流、电网、铁路，公路、森林、药瓶、货车等各种物体中，从而实现对物联网进行有效管理。9月，欧盟发布了物联网研究战略路线图（Internet of Things Strategic Research Roadmap）。该报告由欧洲物联网项目组（CERP-IoT）撰写，目标是为了推广、共享和宣传物联网的研究项目和相关研究成果，尤其是传感器技术在物联网中的应用。如家庭域的智慧医疗（Smart Health）、可穿戴计算（Wearable Computing）、绿色建筑（Green Building）、智能交通（Indigent Transport）等。在欧盟第七框架计划 FP7（70 亿欧元支持/年）的公开招标公告中，大量的与物联网相关领域的项目得到了广泛支持，包括汽车、航天、医疗、建筑和交通等近 20 个领域。在众多研究中心和公司的合作下，物联网的世界标准将在欧盟诞生。10 月，韩国颁布了物联网基础设施构建基本规划，确定了构建物联网基础设施，发展和研发物联网技术等多项研究和开发方向。同年，温家宝总理首次提出要建立中国传感信息中心的计划，并将其命名为"感知中国"。9 月，信息产业部成立了传感器网络标准化工作组。11 月，江苏无锡建立了国家传感网创新示范区。

2012 年，国家工业和信息化部在《物联网"十二五"发展规划》中指出，到 2015 年，我国要在核心技术研发与产业化、关键标准研究与制定、产业链条建立与完善、重大应用示范与推广等方面取得显著成效，初步形成创新驱动、应用牵引、协同发展、安全可控的物联网发展格局。通过物联网的蓝图规划，将使人们的生活变得更加智能化、智慧化、低碳化。预计到 2020 年，我国在物联网产业的投入将达到几万亿人民币。

虽然物联网这个词汇已经出现了多年，但是一直没有给出权威的定义，不同国家、不同研究小组对物联网的理解也不一样。比如，在美国，学术界提出的普适计算（Pervasive Computing）、企业界提出的智慧地球（Smart Planet）以及在欧洲，学术界提出的泛在计算

(Ubiquitous Computing) 和企业界提出的传感网 (Sensor Networks)，都属于物联网范畴。由于物联网这个词汇过于笼统，比起传感网和智慧地球，物联网在国外并不是一个热门词汇。

在欧盟的物联网研究战略路线图中，物联网被定义为 "Internet of Things (IoT) is an integrated part of Future Internet and could be defined as a dynamic global network infrastructure with self configuring capabilities based on standard and interoperable communication protocols where physical and virtual "things" have identities, physical attributes, and virtual personalities and use intelligent interfaces, and are seamlessly integrated into the information network"。在该定义中，物联网被形容为具有标识、物理属性以及虚拟特征（个性化）和智能接口的真实和虚拟的"物体"，这些"物体"将无缝地整合到整个信息网络中。显然，这个定义和我国的物联网有本质的区别，因为 FP7 认为物联网是互联网的一部分。该定义旨在帮助欧盟内部中不同的 RFID 相关项目之间进行协调，使其研究成果最大化，同时推进物联网的标准建设。

目前，物联网已经被全球认为是一个属于中国的专有词汇，在国家工业和信息化部上报国务院的《关于支持无锡建设国家传感器创新示范区（国家传感器信息中心）情况的报告》中，物联网被定义为"物联网是以感知为目的，实现人与人、人与物、物与物全面互联的网络。其突出特征是通过采用智能计算技术对信息进行分析处理，从而提升人们对物质世界的感知能力，实现智能化的决策和控制"。这种通过智能感知、识别技术与普适计算、泛在网络的融合应用的物联网，被我国学者称为继计算机、互联网之后信息产业发展的第三次浪潮。

对于县级医院而言，物联网带来的是越来越多的百姓将逐渐使用支持物联网技术的可穿戴或者家用健康医疗设备。如果充分利用这些设备，促进这些设备在本县级医院范围内的推广使用，如何有效利用这些设备采集到的信息，将预防、诊断、治疗的阵地向百姓身边延伸，及时关注百姓的身体健康，体现县级医院的医疗水平及信息化水平，是功在当代，利在千秋的好事。

3. 院长如何指导互联网与智慧医疗建设　到2015年，较为具体成熟的技术是掌上医院。大多数的医疗软硬件厂商和较大型的医疗机构都开始力推掌上医院，唯恐在智慧医疗的浪潮中落后。

掌上医院就是医疗机构抓住了手机这个载体，为百姓提供的高效互联网服务。通过将医院与患者接触最多的、耗时较长的项目发送到手机客户端，就可以减少患者的往返与等待，提高其就医效率及满意度，也是医疗物联网的一个开端。其实与互联网相关的这些技术早就成熟，但是在智能手机大规模普及之前，受限于患者的终端设备普及率、计算机应用水平等问题，无法得到有效的大面积使用。近几年，智能手机的成熟与普遍使用，为医院敲开了方便患者，提高服务效率的大门。

掌上医院目前常见的功能包括：预约挂号、交费、取药、排队查询、报告结果查询、信息咨询、满意度评测等。基本就是将以前通过网站能在互联网上实现的功能搬到了手机上，结合近几年开始普遍使用的网络支付，患者就不需要再到医院排队挂号、交费、取药、咨询、取报告了，很多功能都可以通过手机APP客户端或者微信客户端实现。使用范围就从拥有计算机熟练使用者的家庭拓展到了拥有智能手机的所有百姓，也不再受到计算机这个硬件设备的限制，可以随身携带，随时使用，方便快捷。

县级医院规模虽然有限，但是由于掌上医院等智慧医疗项目本身并不需要巨大的投入，而且可以极大地方便患者，是医院管理必须考虑的新课题，也是容易出成绩的前沿方向，值得院长指挥信息与管理部门，投入必要的人力、物力。符合技术发展方向和潮流的举措，必然会赢得患者和医护人员的欢迎，取得丰硕的成果。

五、医院项目规划与建设管理的信息化

1. 项目规划与建设管理的指导思想　县级医院信息化项目的规划与建设应紧密配合医院发展战略，以医院新发展规划为依据，以建立临床信息系统为方向，以实现数字化医院为长远目标，以完善管理信息系统功能、打好数字化医院建设网络基础为重点，稳步实效地推进医院信息化建设。充分利用信息技术促进医院管理、促进医院的发展塑造医院的形象，提高医院现代化管理水平和竞争实力，为医院的发展及各项工作的正常运转提供信息化方面的有力保障。

2. 项目规划与建设管理的基本原则　按照信息化数字化医院建设的指导思想，医院信息化建设应遵循以下基本原则。

（1）保证整体协调和可持续发展：医院信息化建设是医院整体建设与发展的一部分，必须适应医院的整体建设和长远发展。信息化建设本身就是一个庞大复杂的系统工程，建设周期较长，各个阶段、各个项目方案的制定和具体实施必须充分考虑其整体适应性和是否便于长远发展，以免对系统整体建设和长远发展带来不利影响和对医院造成不必要的经济损失，真正做到医院所有数据共享，真正为医院的决策层提供管理医院有效的决策性数据。

（2）基础设施尤其是网络建设要超前，新技术、新应用的采用要切合实际：计算机网络的机房、网络布线是信息化建设重要的基础设施，机房要一次性定位，按照国家信息化标准机房进行建设，按照医院等保机房的要求去建设，网络布线也属于一次性到位工程，机房的定位、网络布线一定要充分考虑未来的发展，为未来的发展留足空间、留足余地。不然，到一定时期，两者将成为阻碍信息系统继续发展的因素，并给医院的建设和经济带来不必要的损失。当今，信息化技术发展非常迅速，各种先进的技术、新的应用不断涌现，医疗卫生领

域信息化技术的应用情况也不例外，但医院在采用信息化的新技术、新应用时一定要结合医院实际情况、充分考虑其社会基础，不能盲目地追赶新技术、新应用等。

（3）突出重点，分步实施：医院信息化建设是一项长期艰巨的任务，很多内容不可能一步到位，所以必须坚持分步实施的原则，同时必须跟随医院建设发展的步伐，确定医院信息化建设发展的顺序，抓住突出各段时间内系统建设的重点，促使医院信息化建设有序、高质量、高水平地向前发展。

（4）坚持标准化先行：在医院信息化每个环节的系统实施前，必须先完成管理流程的标准化、信息编码的标准化、基础数据的标准化，确定好系统的接口标准、数据库的选用。

（5）高度重视软件的地位和作用，融先进的管理思想于软件当中信息化建设要提高医院的管理水平，关键在于软件的好坏，在于软件蕴含的管理方式、管理思想是否先进合理智能。

因此，一定要高度重视软件的地位和作用，高度重视软件的资金投入、软件的考察挑选，要从工作流程、管理思想的角度去分析考察软件。因为每个医院都有自己的特殊情况，管理模式不可能完全一样，因此，即使是市场反映最好的 HIS 也不会对各个医院都完全适合，就算一时适合，也不能保证能长期满足医院的管理要求，因为医院的变化、政策的变化、发展的变化，都会使管理模式和管理方法跟着发生变化。所以，购买引进的软件在试运行期间，操作人员尤其是各个管理部门的负责人，要迅速、全面、彻底地去研究了解软件的所有功能及工作流程，接受软件中好的管理方法和思想，结合医院的实际情况，对软件提出改进意见，把自己的适合于医院的好的管理方法和思想融入到软件当中，尽快、尽好地完成软件客户化的过程，并能在以后的应用当中根据医院的发展变化对软件修改提出建设性的意见，不断完善软件的功能，通过软件实现自身的管理方法和思想，只有这样才能通过信息化的这一途径使医院管理水平真正得到提高；医院必须要求软件供应商培训本院信息管理人员达到软件供应商软件售后的技术水平，且在允许的情况下院方要索取软件的原代码。

（6）切实保证系统安全与稳定：因为医院工作的性质，要求医院信息系统1年365天、每天24小时连续不间断地运行，一旦系统发生故障就会造成整个医院业务工作的中断甚至瘫痪，给医院造成重大经济损失。因此，医院信息化系统的建设必须切实保证和落实系统的各项安全保护措施，做好系统的实时热备份和应用的双活，确保系统运行中的安全与稳定。

3. 院长如何指导信息化的建设实施　只有院领导高度重视医院信息化建设，亲自决策、亲自推动，才能在人力、物力、财力上得到保障，处理好重点项目、难点项目的协调，保证建设的顺利进行。为切实加强医院信息化建设工作的组织领导，医院可以成立以院长或分管院长为组长，各相关部门负责人为成员的信息化建设工作领导小组。领导小组结合医院的办院思想和发展战略，制定医院信息化建设发展规划，指导和督促医院信息化建设项目的实施。

规范、完善并严格落实信息化建设的各项管理规章制度，建立健全和落实信息化建设的各项管理规章制度是确保医院信息系统建设顺利发展和安全运行的一项重要保障措施。因此，医院将逐步和尽快完善落实相关的一些规章制度，如信息网络系统各工作岗位职责、操作规程，信息网络系统出入管理制度，信息网络系统升级、维护制度，信息网络系统安全检查制度，信息网络系统应急制度等。

认真借鉴其他医院信息化建设发展的经验全面深入了解国内医院信息化建设发展的现状和趋势，认真借鉴其他医院信息化建设发展的经验，促使医院信息化建设少走弯路，力争不走弯路，加快建设发展步伐，减少甚至完全避免投资浪费，提高建设效率和效益。厉行节约、努力保证信息资金的投入，医院应克服一切困难，尽量保证信息化建设的资金投入。同时，在信息化建设过程始终坚持节约的原则，重要项目、投资稍大的项目严格实行招投标，尽量压缩信息化建设的投资规模，减少浪费。

切实加强计算机网络及数据安全保护措施。为增强医院信息系统网络和数据的安全性，医院在主机房增加对安全保护方面的资金投入，用于设备安全系统、防火墙系统、防雷系统、门禁系统、防病毒系统、数据备份和恢复系统的建设。同时，严格控制各类操作人员的访问权限，完善落实各项安全管理制度。

加强职工信息化知识技术培训、提高全员信息化意识和信息技术应用水平。全员信息化意识和信息技术的运用能力是目前医院信息化建设发展的一个瓶颈。因此，医院将对各级各类人员的信息技术应用能力做出明确具体的要求，通过建立计算机网络教室改善培训条件，采取多种渠道和方式加强对各类人员信息化知识技术的培训。努力使全体职工信息化意识和信息技术应用水平适应医院信息化建设发展的要求。

第六节　人力资源管理5件事

人力资源管理是现代医院管理的核心，对于县级医院院长来说，人力资源管理显得尤为重要，它是医院可持续发展的最根本动力，是医院核心竞争力的根本来源。

一、人力资源规划与调配

“人力资源”由美国管理学家彼得·德鲁克（Peter F. Drucker）首先提出。他在《管理的实践》一书中首次引入了“人力资源”概念，他指出，企业或事业唯一的真正资源是人。自此，“人力资源”一词开始受到关注而逐渐被广泛使用。

广义的人力资源，是指以人的生命为载体的社会资源，凡是智力正常的人都是人力资源。狭义的人力资源，是指智力和体力劳动能力的总称，也可以理解为创造社会物质文化财富的人。

1. 人力资源规划　所谓人力资源规划，是指组织以发展战略为导向，根据内外条件和环境的变化，在分析现有人力资源分布情况的基础上，对未来组织内部人员供给、需求的量与质进行策划的过程。

医院人力资源规划是现代医院管理活动的起点和依据，具有前瞻性和先导性，同时也有可靠性和多变性。主要指针对近期与中、远期战略发展目标和医疗服务的需求，科学预判、仔细分析达到目标与在保证质量过程中的人力资源需求和供给情况，并据此制定必要的引导政策与对应的计划措施。

医院是知识和人才密集型单位，一家医院的人力资源管理工作开展得是否有效，对医院的发展是否产生了积极的支撑作用，在很大程度上取决于医院最高管理者——院长对人力资源的理解，以及在日常工作活动中是否履行了自己作为医院中的“人力资源管理第一人”的角色。因此，院长在人力资源规划的五个步骤中发挥着至关重要的作用。

（1）明确医院发展战略及环境：明确医院的发展战略及医院环境是人力资源规划的前提。院长因根据医疗卫生发展及不同层次群众需求，主动适应社会和医院发展需要，指导人力资源部门结合医院近5年来人力资源的组织形式、各类人员的配置比例、各临床科室和行政后勤系统在医院内所发挥的功能和效率、员工的缺勤率和流动率等相关因素和资料，收集所在区域各相关等级医院的数据和资料，分析同行业人力资源的动态，为本院制定人力资源规划提供基础信息数据。其中，预测未来3~5年内医院可能发生的变化包括：医疗卫生行业的全球性、地域性发展趋势预测，以及医院本身的中、长期发展战略和经营决策。

（2）摸清医院现有人力资源状况：摸清医院现有人

力资源状况是制订人力需求规划的基础。院长要站在医院发展的高度，根据医院发展战略，结合医院实际，立足于开发现有的人力资源，指导人力资源部门对医院各科人员数量、分布、利用及潜力状况、流动比率等情况进行统计汇总。人力资源信息包括：员工个人基本信息，如姓名、性别、出生日期、健康状况、婚姻、民族等；教育资料及工作经历，包括受教育的程度、专业、各类资格证书、受培训资料、受降职原因、是否受过处分等；外语种类和水平、特殊技能以及对组织有潜在价值的爱好或特长；工资情况，包括工资等级、工资额、上次加薪日期以及对下次加薪日期和数量的预测。另一项信息是岗位说明书分析的有关情况。岗位说明书分析明确地指出了每个岗位应有的职务、责任和权力以及履行这些职、责、权所必备的条件。

（3）预测医院人力资源需求与供给：对医院人力资源需求与供给进行预测是人力资源规划中的关键工作，预测的要求是指出计划期内各类人员的余缺状况。人力资源需求预测是医院对未来需要的员工数量和能力组合，它是医院人力资源规划的核心。现代医院处于复杂的环境中，一方面内部环境发生变化，如新技术的开发、新器材引进、科室增减的改变、人员类别复杂等都将对人员的结构与数量提出新的要求；另一方面外部环境变化，如社会的发展、法律法规的颁布以及医院管理新政策等也直接影响到组织对人员的需求。这些变化都要求院长对人力资源规划做出相应的调整，只有这样，医院才能更好地把握未来不确定的经营环境，提升组织竞争力，促进人力资源部门与医院各科室良好沟通，为各项工作开展打下基础。

人力资源供给预测包括两种：一是内部人力资源供给预测。医院内部人力资源供给参照医院人力资源信息库，设计管理人员接替模型，使用马尔可夫模型法等方法来满足医院人力资源内部需求。医院在人员供给方面要优先考虑内部人力资源供给。二是外部人力资源供给预测。在岗位不能完全通过内部供给解决时，医院为了保障供求平衡，就需要从外部不断招聘人员。只有科学地预测，才能使医院可以有针对性地招聘所需人员，并为医院制定人力资源政策提供依据。

（4）制订人才建设规划：制订人才建设5年规划及年度计划是编制人力资源规划中比较具体的工作，要求人力资源部门根据人力供求预测提出人才需求计划，并遵照执行。要熟悉医院各科室、各部门人员总数预算与医院业务发展量及各项工作流程的关系，医院在临床、教学和科研三者之间的功能配置、社会效益与经济效益的运作部署、各级管理人员的比例以及医师、护理单元、医疗技术人员、行政管理人员、后勤人员之间的比例配置，制定出人才建设5年规划及年度计划。

（5）评估人力资源规划：在实施人力资源规划的同时，要进行定期与不定期的监督、分析、评价，将结果与人力资源规划进行比较分析，找出计划的不足，给予适当调整，以确保医院整体人才目标的实现，确保医院人力资源得到最有效配置和使用。

人力资源规划是一项系统的战略工程，其重点要义在于确保在需要的时间、所要的岗位上，获得组织想要的各类人力资源，并通过与其他资源的合理配置，对组织的活动产生持续和重要的影响。人力资源是医院内部最活跃、最关键的因素，事关医院生存和发展，应当注重事前研判和过程管理，达到人事相宜、1+1>2的人力资源管理效果。因此，医院人力资源规划是医院院长极为重要的一项工作，直接影响着医院整体的管理效率。

2. 人力资源调配　人力资源调配顾名思义就是调整配备、调动分配的过程，是对医院整体人力资源规划的补充和完善。包括医院内部科室、部门之间人员的调整、调动，医院对外招聘、引进和医院内部人员的外流等行为。实行内部优先调配的人事政策，有助于提高员工对医院的忠诚度和认同感，激励士气和信心。

（1）实行动态管理：内部人力资源调配是为满足医

院运行和保障医疗质量的需要，最大限度发挥医院各级各类人员的积极性与功效。在院长和院领导的领导下，医院人力资源管理部门必须遵循医院总体战略发展目标，根据医院学科、部门结构和医疗运行保障需要等具体情况，按照定编、定岗、定额和总体医院人力资源规划框架，对科室、部门提出的需求或依据医院实际工作要求，综合考虑岗位配置数、医院床位数、科室规模、人均工作量等因素，着重突出医院临床医疗队伍建设、学科建设所急需的高层次人才，对个别人员的岗位进行微调，以满足现实运行和长远发展的需要，是对医院人员实行动态管理的一种优化调配。

（2）严格执行政策：医院内部调配人员时，人力资源管理部门要严格执行有关人才流动政策，与被调配人员及其所在部门、人员需求部门和分管领导充分沟通，听取意见，根据各部门的申请和供需情况，做好调配人员的考核、政审、面谈工作，在认真核实的基础上提出调配意见，最后报经医院批准后进行。人员内部调配一经批准，人力资源管理部门应当及时办理部门调转、岗位聘用等相关手续。

（3）考虑人才特殊性：对于医院中高级管理人员、专业技术人员的内部调配有一定的特殊性，需要高度关注其岗位适用性，着眼学科中长远发展，有一定的人才储备和接续性；注重从协同配合角度考虑，最理想的是“宝塔型”的人才架构；保持恰当的年龄层次，建立独特技能、创新人才脱颖而出的激励机制；有完善、合理和针对性的定量、定性考核评价体系，医院要尽力为人才提供或创造个人职业发展的路径，营造爱护人才的环境和文化。同时，医院还应当兼顾注意各部门人才稀与缺、富与余的状况，形成医院内部人员合理流动、适当轮岗、适时换岗的正向激励机制。谨防人才本位主义，防止因为部门主管或个人利益，隐藏可供提拔或应当换岗的人选。

医院人力资源的规划和调配，是识人、选人和用人、留人的问题，是事关医院生存与发展，提升综合竞争力重中之重的问题。

二、人才引进与招聘

医院人才引进和招聘工作是一项实行公开竞争的人事政策，是人力资源规划与调配工作的延伸和外在表现形式。从外部选用调配人员，对内部人员形成竞争压力的同时有利于引入新理念，注入新鲜血液。这已成为目前医院选拔中高级管理人员、学科带头人、优秀医学人才的一种快捷途径与手段。

1. 人才引进　卡兹的组织寿命理论认为，组织成员一起工作超过一定时间，就会出现组织老化现象，解决的办法是通过人才流动实现组织的改造。人才引进，尤其是引进高质量的人才，是医院人才规划的核心内容，但更为重要的人才引进质量及控制却未受到同等的关注。医院人才引进必须围绕“人才兴院、科技强院”核心战略，选取有潜力、有基础、能突破的优势科室或重点学科，作为高层次人才队伍引进的目标科室，为医院的中长远发展注入新的动力和活力。

（1）主动招贤纳士：院长要把人才引进及素质提升作为谋求医院发展的重要战略措施，促进形成领军人才、学科带头人与青年人才梯次搭配、优势互补的人才格局。医院人力资源管理部门应按照医院整体人力资源规划，针对重点领域的重要岗位进行重点引进，从实际需求出发引进人才，要变被动等待人才为主动寻觅人才，加强与国内外各著名高校、顶尖科研院所、海内外知名招聘网站合作，线上线下相结合，获取高层次人才信息和相关资料，从中初步甄别和筛选符合医院引进要求和条件的高层次人才。通过公开招聘程序引进人才，与引进对象商谈录用意向、录用后待遇和工作目标，并将相关资料整理汇总后，报请医院审核，经医院批准同意后，上报上级主管部门审批后，办理人才入编及聘用手续。

（2）拓宽引进渠道：医院院长在人才引进中要突破

固化思维，进一步拓宽人才引进渠道。在人才引进的时候，要采取“硬引进”和“软着陆”两种方式，这两种引进模式都在医院的发展中发挥着很大的效用。“硬引进”主要是一般的人才引进方法，直接给予人才岗位编制，让人才在岗位上发挥效力。而“软着陆”就是医院智力的引进，强调医院能够真正的引进先进的技术或者专家的能力，不求所有，只求所用。随着医院各专学科建设与发展，专业标志性人才及领军型医学专家的匮乏仍是亟待解决的难题。要不断探索人才引进新模式，更新引才用才理念，树立“不为我有，但为我用”的新理念，主动“走出去”挖掘和吸引人才，通过人才“软着陆”，引进国内知名大专家，甚至是国际化专家定期来院进行手术示范、查房、技术指导、科研讲座、学术报告等，以带动医院人才培养、专业提升、科研创新及学科建设的步伐。

(3) 优化人才成长环境：医院人才竞争的背后，是人才体制机制的竞争。创新体制机制，优化人才成长环境，破除制约人才发展的制度瓶颈，是增强人才活力的内在要求。院长要注重优化高层次人才的成长与发展环境，搭建人才事业平台，做好人才引进后的延伸服务，把医院发展目标同高层次人才对事业的追求有机结合起来，提供足够的发展空间，提供软硬件的便利与保障。加强对引进人才的考核评估工作，既要充分信任、大胆放手，让引进的人才在一定时间内有集聚能量的过程，又要依据实际情况，针对目标大小、任务轻重、项目进度等内容来进行考核分析人才引进的效果。积极营造积极向上、良性竞争的学术研究和工作的氛围，发挥高层次人才引领作用，提高人才资源整体效能。

2. 人才招聘　人才招聘也叫“招人”“招募”与“聘用”，是指医院为了发展的需要，根据人力资源规划和岗位设置要求，从社会或机构中寻找、吸引有一定能力、能满足需要又有志向到医院任职的人员，通过公开招聘形式予以录用的过程。人才招聘是医院可持续发展和核心竞争力的关键。

（1）制定人才需求计划：人力资源部门在制定人才需求计划中，医院院长起到方向性指导作用。人才招聘是贯彻实施人才需求计划的最重要的一关。院长要高度重视人才招聘工作，将年度招聘工作作为一项重要工作抓实、抓好。医院人力资源部门要结合各科负责人提供的科室人员队伍现状及未来发展需求，有目标、有步骤地制定医院整体人员需求计划，按照上级部门要求，制定医院招聘计划，经医院院长办公会通过后，成为本年度的招聘计划。同时根据人员需求的岗位、职数和资质等要求，由人力资源管理部门通过向社会公开发布岗位职责和任职资格等招录信息；本着公开、公平、公正的原则，通过公开招聘，择优录取，为医院医疗工作运行和今后发展招录、招聘、储备一定的合适人员。

（2）注重密切协调与配合：科学的人才招聘与选拔，首先要科学地判断需求，然后把需要的人才招聘与选拔到适合的岗位上，这需要非主管与主管人力资源院长的密切配合。主管业务的院长要组织所管辖的业务技术部门列出不同工作岗位的职责要求，以便协助人力资源部门进行工作分析，向人力资源管理人员解释对未来员工的要求以及所要招聘的人员类型，以便人力资源管理部门设计出适当的招聘和测评方案；以“走出去”参加高校招聘会和大型人才招聘会等形式收集拟招聘人员信息，通过公开招聘，对拟录用人员进行考察，最后做出录用决策。而主管人力资源的院长要会同人力资源部门，在业务技术部门所提供资料的基础上，编写工作描述和岗位说明书，使求职者录用后能尽快适应医院的环境，完成角色的转换。

（3）重视招聘准备工作：医院院长要高度重视人才招聘的准备工作，人力资源管理部门负责对应聘者资料进行分类整理，校验应聘者的学历、学位、身份证、资质、荣誉称号等相关证书、证明，确定面试的时间、地点，按照公开招聘的方案及流程，对应聘者进行面试、笔试或技能等测试测评，并对测评成绩进行公示。招聘名单经批准后，按程序办理入职手续：与被录用者签订劳动合同，办理员工工作证等入职手续。招聘的执行者可以是医院人力资源管理部门，也可以是代理人或代理机构，如猎头公司或人才交易所。招聘程序通常包括确定用人标准和人数、信息发布、交流沟通、甄别评估、比较选择、试用、录用等事项。

（4）招聘面试要求：医院要成立公开招聘工作领导小组，面试由公开招聘工作领导小组统一指挥、组织。组长由院长担任，领导小组成员由院领导班子成员及人事科、监察科、工会等相关职能科室负责人组成。招聘工作小组办公室设在人力资源部。在面试考核前，组织召开相关专业考官库成员、监察及工作人员会议，对面试考核工作进行培训，明确面试的规则、程序及纪律，实行保密和回避制度，经培训后的面试考官签署遵守考评规定承诺书，确保制度落实到位。

临面试考核前，由上级主管部门委派组建的面试考官小组，对应聘者进行面试考核，考官根据面试考核的评分要素、考核标准、试题类型、评分要点等以及对应聘者的语言表达、仪表举止、分析能力及应变能力等情况进行客观评分；人力资源管理部门负责将面试结果连同应聘者资料提交医院分管领导审批后，经院长办公会审议，并根据应聘结果，择优录用。人力资源管理部门须建立人员需求和招聘管理台账，记录需求和招募的整个过程，并对所有应聘者资料进行存档备查。

医院向社会或机构公开招聘各类人员是医院人力资源管理的一项重要工作，是获取人力资源的第一环节，也是人员选拔的基础。

三、岗位设置与考核

岗位设置与考核是医院人力资源管理最基础和最核心的环节。对于院长来说，合理调整岗位结构，理顺人员关系，建立科学有效的人才激励机制，加快发展步伐，对于提高医院的社会效益和经济效益具有重要意义。

1. 岗位设置 岗位设置是岗位管理工作的首要内容，是以管理科学为手段，依据所在组织本身特点、活动特性和各个部门的职能，赋予各个岗位特定功能的过程。

（1）岗位设置分类：医院属于卫生事业单位，岗位设置大体可分为三类：管理岗位，专业技术岗位，工勤技能岗位。管理岗位分为8个等级。卫生事业单位按照现行的局级正职、局级副职、处级正职、处级副职、科级正职、科级副职、科员、办事员依次分别对应3～10级职员管理岗位。专业技术岗位分为13个等级，高级岗位分为7个等级，其中，正高级岗位包括1～4级；副高级岗位包括5～7级；中级岗位分为3个等级，即8～10级；初级岗位分3个等级，即11～13级，其中13级是士（员）级岗位。工勤技能岗位包括技术工岗位和普通工岗位，其中技术工岗位分5个等级。高级技师、技师、高级工、中级工、初级工，依次对应技术工1～5级工勤技能岗位，而普通工岗位不分等级。此外，有些还有特设岗位，是指卫生事业单位根据事业发展聘用急需的高层次人才等特殊需要，经批准设置的非常设岗位。特设岗位不受事业单位岗位总量、最高等级和结构比例的限制，在完成工作任务后，按照管理权限予以核销。

（2）岗位设置原则：岗位设置遵循“按需设岗，因事设岗”的基本原则，院长还应着重从以下几个方面入手考虑岗位设置。①最低数量原则：根据职责、性质和人员特点，控制不同岗位的结构比例，用尽可能少的岗位来完成尽可能多的任务。②岗责相符原则：医院内每一个岗位拥有的权益与其承担的责任相称，是发挥人员能力与积极性的必要条件。③递次设置原则：不同岗位责任要求也不同，应从低岗位开始设置，避免低岗位能承担的而设高一级的岗位。④有效配合原则：在医院岗位群体中，能级和层次不同岗位之间要相互协调、有效配合，发挥出整体大于部分的功效。

（3）医院岗位设置特点：医院主要是以专业技术向社会提供公益服务，所以医院在岗位设置的过程中，应该保持专业岗位的主体地位。按照国家二级医院管理标准要求，卫生专业技术人员配置及其结构适应医院规模任务的需要，人力资源配置满足医疗工作需要，与实际开放床位规模相一致。各级各类卫生技术人员配比合理，卫技人员与开放床位之比不低于1.15∶1，卫技人员占全院总人数70%以上，护士占卫技人员总人数50%以上，病房护士与病房实际开放床位之比不低于0.6∶1。岗位设置不合理，人员冗余；岗位职责不明，则权责不清。医院人力资源管理部门应当发挥岗位设置的作用，根据工作责任、难易程度、工作量和重要性区分不同岗位对能力的不同要求，依靠能级和双向选择为主的运行机制，去实现由身份管理向岗位管理的转变，让各级各类人员进入岗位角色中，提升其对工作的积极性和创造性。

2. 岗位考核 岗位考核是组织按照一定的标准，采用某种科学的方法，衡量员工在岗期间执行职责和完成任务的能力、评估效果的一种管理方法，其主要目的是通过考核发掘并有效提高员工能力，对员工奖惩与升迁等给予公正的评价与待遇，使其更好地为组织服务。

（1）医院岗位设置影响因素：医院岗位考核因工作特性不同于其他行业，尤其对专技人员和管理人员的岗位考核受多重因素影响，因此有其特殊性。主要影响因素有岗位工作量、技术含量、岗位风险、对岗位的满意度、对考核和内容的认知度、对岗位前景的信心、对获得待遇和职称评聘的预期、患者满意、临床科研产出和教学质量、成本费用控制和医德医风等。因此，院长在制定医院内部岗位考核时，应针对不同岗位类别制定相应定量与定性相结合的考核体系，以对各级各类员工作出符合实际，至少是接近的客观公正地评价，起到提高员工自我认识、推进管理者了解员工、作为报酬和评聘晋升的依据等正向激励作用。

（2）医院岗位考核：新医改方案已明确指出，公立医院需要通过建立有效机制，推行以服务质量及岗位工作量为主的综合绩效考核和岗位绩效工资制度，来有效调动医务人员的积极性。目前，医院岗位考核一般按德、能、勤、绩、廉五大方面内容进行考核。但随着考核方法的进步和发展，更多的是运用平衡计分卡（BSC）、关键绩效指标（KPI）、目标管理（MBO）和360度反馈评价等考核方法，对员工实施绩效考核和工作评价。这种考核评价体系以建立自我评价与纵横评判相结合、定量与定性指标相结合，基本要素与核心要件相结合为基础，客观上更科学、更合理、更为全面反映员工的工作综合情况。

无论哪种考核，都必须依据多层次、多方位、多渠道、多指标的考核体系，坚持客观公正，正确运用考核结果，才能使考核结果让被考核者信服和接受，也真正实现了岗位考核的初衷和目标。

人员考核的程序：制定针对性的考核计划、制定考核标准、设计考核方法、培训考核人员、衡量岗位工作、岗位信息收集、分析考核信息、作出综合评价、考核结果的运用。

人员考核的方法有：①实测法，是指通过各种项目实际测量进行考评的方法。例如，对医院员工进行技术技能考评，通常采用现场作业，通过对其实际测评，进行技术测定、能力考核；②成绩记录法，是指将取得的各项成绩记录下来，以最后累积的结果进行评价的方法；③书面考试法，是指通过各种书面考试的形式进行考评的方法，可用于员工所掌握的理论知识进行测定；④直观评估法，是指依据对被考评者平日的接触与观察，由考评者凭主观判断进行评价的方法，这种方法简便易行，但易受考评者的主观好恶影响，科学性差；⑤情景模拟法，是指设计特定情境，考察被考评者现场随机处置能力的一种方法；⑥民主测评法，即由医院员工集体打分评估的考核方法，一般用于对院级领导及中层干部、科主任的阶段性测评；⑦因素评分法，即分别评估各项考核因素，为各因素评分，然后汇总，确定考核结果的一种考核方法。

四、分层次人才培养

跨入“十三五”，医院从规模扩张向内涵建设转变，人才成为竞争取胜的第一要素。实施符合医院发展需求的人才培养模式，对于形成和提升医院的核心竞争力具有举足轻重的作用。对县级医院院长来说，对每个医务人员进行高效的培养和激励，并打造一个结构合理的人才梯队，事关医院生存发展。医院人才互补形成合理的、稳定的能级结构，才能发挥医院人才的最佳效果。因此，应建立分层培养模式，在分层之前，先按照岗位性质对员工进行分类，根据岗位设置，可将医院员工分为临床、医技、护理、职能、后勤保障五大类，然后再对每一类员工进行分层培养。

1. 临床医生的分层次培养 县级医院作为国家医疗卫生体系中的重要基石，担负着为人民群众解决常见病、突发急症的重要医疗任务。在医生的人才培养方面，应注重基本技能的培训及培养，以及对常见疾病的诊断和鉴别诊断。可推行初级医生全科化、中级医生专科化、高级医生专病化的培养模式。根据医生的职称和执业年限，制定符合其不同阶段成长规律的培养计划和培训内容，以促进医生职业生涯持续发展，是医院有效激励人才潜能发挥和打造合理人才梯队的有效方法。

（1）初级医生全科化培养：是指对初级医生开展的基于住院医师规范化培训，并借鉴全科医生规范化培训内容的岗位培训。对初级医生以培养“三基”、临床思维能力、沟通能力和医学人文素养四大核心能力为主，同时，加强医学通识教育，增加全科医师的培训内容。

（2）中级医生专科化培养：指以医院为主体，对获得住院医师培训合格证书，且取得中级职称和主治医师资格的医生，采取以提升其专科临床诊疗能力和医教研综合能力为目标的培养，主要方式有三级学科轮转、专科内医疗组间轮换等。

（3）高级医生专病化培养：指医院为有效激励高级医生潜能发挥，以专病化为引领，通过专病门诊、专病诊疗团队、虚拟学科等方法，旨在让高级医生找到自己专攻专病的人才培养方法。县级医院均有自己独特的战略目标，高级医生是医院诊疗水平的象征，也是医院达成战略目标的重要因素。根据自身软硬件条件，在确保医院、科室、个人三方参与的情况下，引导高级医生结合医院战略实践需要和个人特长确定专攻疾病，培养一批擅长专病诊疗的专家，支撑医院战略目标实现。

2. 医技人员的分层次培养　医技科室作为重要的临床辅助科室，是维护医院优质高效运转的重要部分。医技科室人员可分为诊断人员及技术人员，因此这两部分群体的培养计划应区分开来。诊断人员根据职称及工作年限，可推行初级人员轮转培训、中级人员专科强化、高级人员特色分组的培养模式。

（1）初级人员培养：目标为全面了解本领域技能，可通过轮转学习，基础培训来达到培养目标。

（2）中级人员培养：目标为适合本专科本领域的诊断人才，可通过强化学习、科室内小讲课、院外进修等方式达到培养目标。

（3）高级人员培养：目标为打造亚专科领先人才，可通过国内、国际学术交流等方式达到培养目标。技术人员的培养亦是如此，根据职称和工作年限划分培养对象并制定合理、科学的培养计划，同时结合科室发展特色，培养出优秀、适宜的技术人员队伍。

3. 护士的分层次培养　护士作为医院医疗工作的重要参与者，护理水平直接影响治疗结果的转归，因此护理人才的培养及继续教育尤为重要。根据岗位、职称及工作年限，护理人员可推行基础护理、专科护理和护理管理进阶式培养模式。对于初级护士应加强基础护理培训，通过轮转、基本技能强化培训等方式提升护理水平。专科护理培训主要针对定岗护士及中级护士，根据所在科室特点，制定适合专科特色的护理培训计划，院内培训和院外学习相结合，并可适当开展“品管圈”活动，突出特点，以强化专科护理技能为目的，培养适合专科发展的护理人才。护理管理培训适用于护士长及护理管理后备人才，通过各种形式进行基本素质、职责、工作程序及工作重点、管理理论及方法、业务水平、沟通能力与协调技巧、文件管理等综合能力培训，使其成为医院优秀领导者、组织者、联络者、监督者、计划者和教育者。

随着医学模式的转变，护士角色的多元化，使护士由原来的照顾者向管理者和教育者转变。护理工作由附属医疗地位过渡为护士的自主行为。作为医院管理者，要充分发挥护士的潜能，调动护士的积极性、自主性，全面提高护理质量。

（1）充分发挥表率作用：作为医院重要的管理者，要发挥“火车头”“领头雁”作用，严于律己，以身作则，甘于奉献，言传身教，关爱、信任护士，加强沟通交流，为护士排忧解难。尊重护士的人格和权利，接纳建议，积极营造良好的工作环境，提高工作的积极性。

（2）尽量满足合理要求：现代护理强调了对患者的生理、心理、社会的整体性护理，使护士的工作范围扩大，工作内容增多，工作要求提高。护士工作、学习和照顾家庭及孩子的压力不断加大，因此，在护理工作中应尽量满足她们的合理要求，将护理工作与个人需求的矛盾降至最低。要善于发现每个护士的特长，充分挖掘护士的潜能，发挥护士的聪明才智，使护士的潜能和才能得到发展和巩固，提高护士工作积极性和创新性。

（3）明确工作职责和责任：作为护理管理者，应善于引入竞争机制加强内部管理，实行末位淘汰制度，让护士看到、想到、感到竞争环境的存在，明确工作职责和责任，从而积极主动地做好本职工作，激发护理人员的内在动力和自身素质的提高，提高护士工作积极性。

（4）善于应用表扬：表扬可使人心情愉快，有助于保持良好的情绪，强化积极的行为与上进心和责任感。护理管理者要善于发现护士的微小长处，并不失时机地给予表扬，或者报以赞许的目光，送一个友好的微笑也能起到意想不到的效果。

（5）完善人事管理制度：护理人员应享受医院应有的权利和待遇，激励护士立足本职工作，尽展所长，发挥才干。实行岗位责任制，建立以物质、情感、荣誉、赏识等为主要手段的相对完善的激励机制，培养护士积极向上的主人翁精神。建立合理、公正、公平的福利、薪酬绩效分配管理制度。鼓励护士在职学历的提升，按程序落实护士专业技术职务的聘用，增加护理队伍的稳定性，提高护理人员的工作积极性。

4. 职能部门人员的分层次培养　医院优质的服务、科学的经营运作都有赖于管理的决策与实施，因此，医院职能部门人员素质的高低对于医院的影响至关重要。职能部门作为医院各方面运行的指挥部，职业化管理队伍建设越来越受到各级医院管理者的重视，符合医院发展战略、科学、有效的职能部门人员培养计划显得尤为重要。

加强医院管理职业化教育，不仅要重视医院院长等高层管理干部的培训，而且要重视医院管理人员的重要组成部分——中层及基层管理人员的培训。职能部门人员的培养按照级别可分为科员、职能部门副职及职能部门正职三个层面，逐级深化。科员的培养、培训应着重于部门内的岗位培训及业务强化，同时注重管理基础理论的学习，为医院管理人才搭建蓄水池、储备库，提升医院管理整体水平。

职能部门副职的培养应从梯队搭建考虑，为进一步挑选优秀的中层干部而制定培养计划，着重于系统管理理论的培训，旨在打造一支执行力强、沟通力好、分担力佳的中坚队伍。

职能部门正职作为团队长，其培养应从“领导力”

着手，通过课程学习、院际交流等形式，开拓视野，解放思想，使其成为医院发展、建设的优秀“参谋员”。

医院管理者的岗位培训要提高培训质量，应实行“四个结合”，即在岗培训与离岗培训相结合，短期培训与中长期培训相结合，办班进校培训与聘请专家来医院培训相结合，对现职医院管理者培训与对后备队伍培训相结合，以此来迅速提高医院经营管理者的整体素质，形成合理的年龄结构、专业结构和梯队结构。

5. 后勤保障人员的分层次培养　后勤部门作为医院运行的保障基础，最为突出和重视的是人员的技术水平和责任心。因此，在对后勤保障人员的培养上应突出技术的提高和责任感的建立。培养计划可根据岗位和技术进行划分，不同岗位、不同工种、不同技能的人员实施不同的培养模式，通过适宜的培养方案，提升后勤保障队伍的综合能力，确保医院生产安全。

除以上按专业对医院职工进行分层次培养外，还可根据培养层面分为学科带头人培养、学科骨干培养及中青年人才培养等。医院可设置不同层面的人才培养基金，通过擂台的方式选拔符合条件的优秀人才进行培养，培养方法有科研课题支撑、国内外学术交流、继续教育深造等，同时明确考核目标，按期对培养人才进行考核。

五、人才激励新模式

激励就是激发、引导、保持、归化组织成员的行为，使其努力实现组织目标的过程，而组织成员的努力是以能够满足个体的某些需要为前提条件的。人才激励管理体系的实施是一项艰巨而复杂的工程，这个体系既有程序性，也有非程序性；既是一种管理观念，也是一种管理思维。关键的问题是如何公平、公正地执行人才激励管理体系。对于县级医院院长来说，人才激励管理体系是落实公立医院改革的有力保障，促进医院战略发展的重要动力，提升医院内涵建设的有效推力。

现代管理阶段的激励体系趋势是越来越以员工为中

心来设计激励体系，重视员工激励的核心（即满足员工的需要），强调激励的本质（双赢），主张员工激励的范围是某一个特定群体（人才），而不是每一个人。

1. 人才激励步骤

（1）构建组织架构：医院要积极构建以“工作为中心”和“以人为中心”相结合的组织结构。人才激励应该是在开放的、动态的组织结构中展开，医院的人才激励体系应结合整个行业的发展趋势，与外部相通，同时结合医院特色及发展阶段，这样的组织结构才能保持信息对称，人才的激励沟通作用才能达到。

（2）设计职业规划：要设计以人的全面发展为中心的职业发展规划，人才激励体系将“人力”看作“资本”，要根据医院、部门、科室发展的需求，指导每位员工制定合适的职业发展规划，使其对自己的职业生涯有规划、有目标、有实施、有反馈。

（3）构建培训体系：学无止境，医学知识更是如此，更新速度快，要以终身教育理念构建医务人员培训体系，应把继续教育、继续培养作为一种激励手段，让员工持续得到智力资本，保证其“人力”成长为“资本”，达成医院与员工的双赢。

（4）完善奖励机制：奖惩是全面激励机制建立的基本手段，奖励应遵循典型性、时效性、适度性，物质与精神奖励相结合的原则，使奖励成为正反馈效应，促进全面激励机制建设的各项工作。

（5）丰富岗位内容：使工作更富有吸引力，通过岗位轮岗、重视科研与临床共同发展等手段使工作更丰富，从而满足员工的成就感需求；提供员工个人成长的机会，提倡创新激励手段，通过外出学习激励、国内外学术交流激励等方法，丰富激励内容，促进员工全面发展。

2. 完善激励机制　医院的发展离不开人才，如何让这些人才发挥好作用还得看是否激励得当。做好关键人才激励要着重完善以下四个机制：

（1）利益激励：利益激励是切入人们行为的根本动

力，离开利益激励，其他一切激励都黯然失色。利益激励重点解决两个问题：关键人才真正从思想上认识自己的利益所在。一般人们的利益有大中小、远中近。要把这六个方面的利益有机联系，形成一个利益链，让关键人才充分认识自己的根本利益所在，告诉他们如何去实现自己的根本利益。这样就能很好地激发他们的内在动力。适当拉开利益分配差距，充分体现知识与贡献的差别，做到一流人才一流待遇，一流业绩一流回报，凸显利益回报的功能。

（2）成就激励：物质激励在到达一定程度后，所能发挥的作用越来越小，因此，激发关键人才的成就感与满足感非常重要。激励的最终目的是自我实现，而人才的自我实现意识越强，对自己从事的事业认同度就越高，成就事业的动力也就越大，责任心也就越强。有的骨干跳槽，其中重要原因就是没有发挥和调动好他们自我实现的积极性。

（3）感情激励：每个员工都渴望得到尊重、认同、赞许、理解、关心、关爱、体贴，都有一种归属心理，感情激励是其他激励机制无法替代的。感情激励的核心是关注人文，当一个人在组织中体验到一种归属感时，这个人就会焕发出对于组织的信任，更能激励他们对于组织的奉献精神。

（4）参与激励：人的天性就有参与欲和表现欲，如果领导总是对人才重使用、轻参与，要求他们服从的多，自主性少，长期处于被支配的地位，就会使他们对工作有种厌倦感，缺乏执行的内在动力。完善民主参与机制主要是扩大人才的三权：扩大参与权、扩大知情权、扩大自主权。

如果做好了以上四个关键点，可以说才能真正地将关键人才的激励落到实处。才能激发人才的内在潜能，实现人力资本效能最大化，吸引住人才、留住人才，提高医院的竞争力，使医院在市场化的竞争中立于不败之地。

第七节　绩效管理6件事

关于绩效，院长最为关心的是用何种方法来衡量、评估科室或员工劳动及其过程的贡献，同时将衡量对象的各自状态、过程和结果，用科学有效的方法与薪酬关联。院长若能准确发挥绩效的“尺子”和薪酬的“杠杆”这两项机制的作用，实际上就已经抓住了管理意义上的“牛鼻子”。

一、掌握医院绩效管理常用方法

1. 360度绩效反馈（360°feedback）　又称“360度绩效考核法”或“全方位考核法”，最早由被誉为“美国力量象征”的典范企业英特尔首先提出并加以实施的。360度绩效反馈是指由员工自己、上司、直接部属、同仁同事甚至顾客等全方位的各个角度来了解个人的绩效，包括沟通技巧、人际关系、领导能力、行政能力等，通过这种理想的绩效评估，被评估者不仅可以从自己、上司、部属、同事甚至顾客处获得多种角度的反馈，也可从这些不同的反馈清楚地知道自己的不足、长处与发展需求，使以后的职业发展更为顺畅。

2. 关键绩效指标法（key performance indicator，KPI）　它把对绩效的评估简化为对几个关键指标的考核，将关键指标当作评估标准，把员工的绩效与关键指标做出比较的评估方法，在一定程度上可以说是目标管理法与帕累托定律的有效结合。关键指标必须符合SMART原则：具体性（specific）、衡量性（measurable）、可达性（attainable）、现实性（realistic）、时限性（time-based）。这种方法的优点是标准比较鲜明，易于做出评估。它的缺点是对简单的工作制定标准难度较大；缺乏一定的定量性；绩效指标只是一些关键的指标，对于其他内容缺少一定的评估。

3. 平衡计分卡（balanced score card）　是哈佛商学

院罗伯特·卡普兰和戴维·诺顿于1992年发明的一种绩效管理和绩效考核的工具。1990年初，美国诺顿研究所主持并完成的“未来组织绩效衡量方法”研究计划。该计划最初的动机是认为现有的以财务会计计量为基础的绩效计量方法变得越来越模糊，目的在于找出超越传统以财务计量为主的绩效衡量模式，以使组织的“战略”能够转变为“行动”。平衡计分卡的主体思想是在财务、顾客、内部流程及学习和创新四个方面取得均衡。

4. 排序法　是指根据被评估员工的工作绩效进行比较，从而确定每一员工的相对等级或名次。等级或名次可从优到劣或由劣到优排列。比较标准可根据员工绩效的某一方面（如出勤率、事故率、优质品率）确定，一般情况下是根据员工的总体工作绩效进行综合比较。排序法的重点是在部门里选取一个衡量因素，操作简单，仅适合正在起步的企业采用。

5. 强制正态分布法　也称为“强制分布法”“硬性分配法”，该方法是根据正态分布原理，即俗称的“中间大、两头小”的分布规律，预先确定评价等级以及各等级在总数中所占的百分比，然后按照被考核者绩效的优劣程度将其列入其中某一等级。

6. 要素评分法　是针对整个组织或者企业的所有岗位进行评价，将所有岗位的岗位特征抽象成若干个付酬要素，将岗位的具体工作内容与这些付酬要素标准相比较。同时根据企业具体业务性质和其他具体情况，在明确并确定这些付酬要素之后，赋予这些要素不同的权重，并将每个要素划分不同等级，然后根据每个岗位对这些要素的不同要求确定它在各个要素上的等级和得分，将这些得分加总即得这些岗位的相对价值。

7. 目标管理（management by objectives，MBO）　源于美国管理专家德鲁克，他在1954年出版的《管理的实践》一书中，首先提出了“目标管理和自我控制的主张”，目标管理是指由下级与上司共同决定具体的绩效目标，并且定期检查完成目标进展情况的一种管理方式。

由此而产生的奖励或处罚则根据目标的完成情况来确定。目标管理法属于结果导向型的考评方法之一，以实际产出为基础，考评的重点是员工工作的成效和劳动的结果。

8. 关键事件法　又称关键事件技术（critical incident technique，CIT），是由美国学者弗拉赖根和贝勒斯在1954年提出的，它是通过对工作中最好或最差的事件进行分析，对造成这一事件的工作行为进行认定从而做出工作绩效评估的一种方法。关键事件是使工作成功或失败的行为特征或事件（如成功与失败、盈利与亏损、高效与低产等）关键事件法要求分析人员、管理人员、本岗位人员，将工作过程中的“关键事件”详细地加以记录，并在大量收集信息后，对岗位的特征和要求进行分析研究的方法。

9. 行为锚定等级评价法　也称行为定位法，行为决定性等级量表法或行为定位等级法是由美国学者史密斯（P. C. Smith）和德尔（L. Kendall）于六十年代提出。行为锚定等级评价法是一种将同一职务工作可能发生的各种典型行为进行评分度量，建立一个锚定评分表，以此为依据，对员工工作中的实际行为进行测评级分的考评办法。

10. 对偶比较法　针对某一绩效评估要素，把每一个员工都与其他员工相比较来判断谁“更好”，记录每一个员工和任何其他员工比较时被认为“更好”的次数，根据次数的高低给员工排序。与直接排序法类似，也是一种相对的定性评价方法。

相比较而言，平衡计分卡（BSC）是我们认为适用于目前医院绩效最好的管理工具。这是因为BSC运用平衡理论将医院的社会责任与经营责任进行关联；长期发展与经营成果进行关联；财务与非财务进行关联。将组织的目标逐层分解为各种具体的相互平衡的绩效指标体系，并对这些指标的实现情况进行分时段的评估，从而为目标的完成建立可衡量的基础。

BSC绩效模式的构建，重点要落实以下几个重点步骤：

（1）设定绩效目标：医院根据区域卫生资源配置情况及以往年度实际绩效状况，制定绩效年度任务或目标。

（2）绘制管理目标地图：围绕医院管理目标设置各个维度的管理指标，并明晰其关联性。指标设计的关键在于，多个指标如何为单个目标提供服务，重点在于四个维度和指标之间的关联度密切（图2-2）。

（3）组织正确实施：要在医院的管理过程中，通过部门年度目标任务书、阶段性绩效评估和结果修正等形式，将平衡计分卡转化为管理者或员工的日常行为指南，并按PDCA方法强化过程的动态管理。

（4）客观绩效评价：考核频率一般按月度、季度、年度。值得注意的是，有些目标其实现的周期是不一致的，因此，绩效评价又可以采取过程评价和结果评价两种。同时，任何一项绩效考核均应量化为主、定性为辅的客观评价。并根据考核周期，定期公布部门的业绩和评价情况。

（5）绩效考核运用：要将绩效考核与薪酬分配有机结合，通过平衡计分卡中目标的KPI，提炼出可与分配相关联的衡量要素，根据当地人事和薪酬制度，在充分民主决策的基础上，制定分配与奖惩等激励方案。

二、突出关键业绩指标的遴选与考核

关键业绩指标的遴选和确立是绩效管理的关键，医院对部门或员工从哪些方面进行衡量或评估，既是医院管理目标导向，又是部门、员工价值输出的评价依据。

1. 绩效指标的遴选　绩效指标的遴选是绩效管理的开始。譬如，在BSC绩效的顾客维度中，医院给顾客要提供什么样的服务，这就是绩效管理战略定位问题，围绕定位建立评估指标→设定评估标准→审核KPI指标。

制定KPI时，以下几个问题必须考虑：

＊ 所提的KPI含义是什么？其作用是什么？

＊ 是否可衡量？

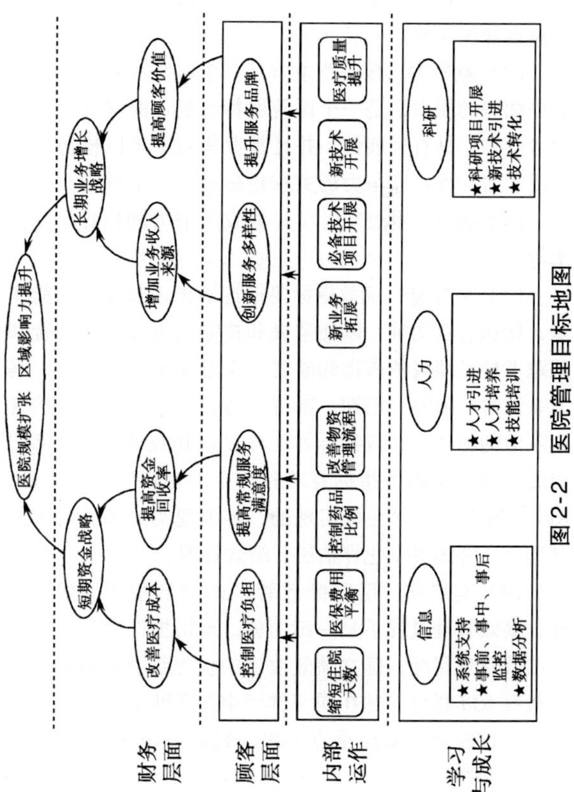

图 2-2　医院管理目标地图

＊ 用于衡量谁，它是否对此 KPI 有控制作用？

＊ 所选的 KPI 是否有重合？

2. KPI 的确立应遵循的几个重要原则

（1）成长性：医院成长性的关联指标包括：降低医院综合成本、提高医疗服务效率、新医疗技术的开展、新医疗服务面的开拓、调整组织结构、强化员工培训、提高管理能力等。

（2）竞争力：核心竞争力是一个医院能够长期获得竞争优势的能力，是一个医院所特有的、能够经得起时间考验的、具有延展性，并且是竞争对手难以模仿的技术或能力。核心竞争力的关联指标包括：学科带头人水平、创新能力、重点专（学）科发展潜力和核心医疗技术等。

（3）可度量：绩效指标要描述清晰、数量化、能衡量，让执行者明确，以便掌握和控制进度，便于检查和跟踪考核。绩效考核指标描述中应避免采用“立刻、马上、及时、随时、定期、维持”等语句，如果用这些含糊不清的描述，绩效指标就无法度量和查证，执行部门会因为没有具体的指标要求和约束而敷衍了事。因此，KPI 的遴选应建立在可实现的、客观现实的和有时限的基础上，并通过量化评估展开绩效管理。

（4）有层次：医院绩效管理的内容包罗万象，因此，绩效管理过程不是一蹴而就，要根据医院管理现状和绩效管理目标，确立绩效改进的优先级、次重要级和一般级 KPI 指标，并在同一维度中按 KPI 的重要性原则设定考核权重，形成重点突出、目标清晰的绩效执行、考评路线图。

3. 医院绩效管理常用 KPI 指标　在遴选 KPI 时，应合理区分部门绩效评估的工作要素，通常情况按部门价值输出表达方式，分为五大板块：即临床绩效（分设手术与非手术）、医技绩效、护理绩效、职能绩效和保障绩效，见图 2-3。以临床为例，其临床绩效 KPI 与 BSC 的构建除临床外，其他板块的绩效 KPI 指标，均应根据

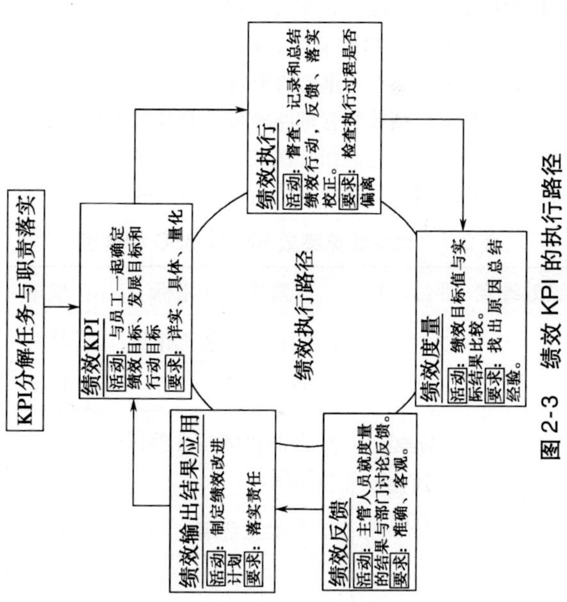

图2-3　绩效KPI的执行路径

劳动、风险、技术和责任等要素提炼优先改进或输出的绩效指标，并与 BSC 进行有机对接。值得一提的是，职能部门的绩效 KPI 量化程度有限，仅凭定性评估，很难达到客观、公正的结果表达。因此，对于它的考评，可以考虑从主管部门对条线工作的评价、临床绩效输出水平、领导管理评价和员工评价中提炼绩效指标，设定 KPI 指标权重。

BSC 是一个多维建构，遴选和确立 KPI 指标以及对 KPI 的应用、观察和度量的角度不同，其结果也不会相同，对引发的思考和所采取的管理策略也是不一样的，对绩效管理的效果有着重要的影响。

医院对部门绩效的管理路径应该是执行型或闭合性的，其度量的结果是应用于医院绩效目标的执行状况和部门对组织的贡献（表 2-1）。

表 2-1　医院临床绩效 KPI 与 BSC 构建表

绩效维度	评估内容	常用 KPI 指标	权重
财务（30%）	效率、效益（100%）	1. 门诊、住院工作量	25%
		2. 总收入	15%
		3. 药品比例（含参保药品比例）	20%
		4. 参保总费用	20%
		5. 百元医疗收入卫生材料费	20%
管理与内部运作（40%）	医疗质量（20%）	1. 三级查房优良率	5%
		2. 甲级病案率（无丙级病历）	10%
		3. 专科必备技术完成率	20%
		4. 疑难危重患者百分比	5%

续表

绩效维度	评估内容	常用 KPI 指标	权重
管理与内部运作（40%）	医疗质量（20%）	5. 医疗纠纷发生数	20%
		6. 甲类手术率	10%
		7. 成分输血率	一般性考核
		8. 区域外患者百分比	10%
		9. 电子病历实施情况	5%
		10. 死亡病例讨论	15%
	护理质量（10%）	1. 护理三基考核	50%
		2. 护理质量	50%
	科室管理（10%）	1. 院部会议出勤率、传达知晓率	20%
		2. 上级及院部指令性任务完成	30%
		3. 重点工作落实情况	30%
		4. 科主任管理条例执行情况	20%
	门诊管理（5%）	1. 门诊处方合格率	40%
		2. 门诊病历合格率	60%
	药剂管理（10%）	1. 药品不良反应漏报率	20%
		2. 三线抗菌药物分级管理	30%
		3. 抗菌药物的预防用药	20%
		4. 氟喹诺酮类药物的合理应用	30%

续表

绩效维度	评估内容	常用 KPI 指标	权重
管理与内部运作（40%）	院感管理（15%）	1. 手卫生执行率	40%
		2. 医院感染率	20%
		3. 医院感染漏报率	15%
		4. 消毒灭菌、隔离措施落实到位	25%
	设备管理（10%）	1. 近三年购进设备使用率	30%
		2. 近三年购进设备完好率	40%
		3. 近三年购进设备效能	30%
	信息管理（10%）	1. 网络、数据安全管理	60%
		2. 电脑设备完好率	40%
	人事管理（10%）	1. 劳动纪律	40%
		2. 科室人才引进和培养的计划及落实	60%
顾客（10%）	满意度（100%）	1. 患者满意度	15%
		2. 科室间横向满意度	10%
		3. 领导集团满意度	20%
		4. 主要领导及分管领导满意度	30%
		5. 院部及新闻媒体投诉	10%
		6. 新闻媒体曝光	15%

续表

绩效维度	评估内容	常用 KPI 指标	权重
学习与创新（20%）	学习（50%）	1. 论文完成情况	15%
		2. 早晚读出勤率	20%
		3. 住院医师市级规范化培训考试合格率	40%
		4. 继续教育学分完成率	25%
	创新（50%）	1. 省、市科研获奖	50%
		2. SCI 论文	30%
		3. 中华级论文	20%

绩效执行的路径有多种选择，不同对象有着不同的路径度量。关键在于绩效管理的顶端与末端要形成 PDCA 循环，通过对 KPI 的执行度比较、分析来评价绩效执行的入径和出径水平和质量，从而为改进绩效实施计划、完善绩效激励措施提供科学和客观的依据。

三、绩效与薪酬的联动

绩效与薪酬是医院管理驱动的两只轮子。其意义是通过测量每个医务人员、每个医疗部门的工作、效率、效益、效能，推动医院战略管理目标的发展与实现。可以说，医院的绩效管理是院长的眼睛、尺子，它可以发现与测量被管理者、被管理部门的工作水平、工作状态、工作价值。医院的薪酬管理，这是医院院长的钱包、账本，它可以动态性地支付与回报被管理者、被管理部门的工作、劳动、创造所必须支付的报酬。

一项好的薪酬制度应该由相对稳定的部分（保障性）和相对动态的部分（激励性）组成。绩效管理理论认为，绩效管理的结果应该与薪酬体系中的动态工资部分相联系。我们一般将这种与绩效管理结果相联系的薪酬方案称为绩效薪酬方案。只有将绩效管理的结果与人们所获得的回报相挂钩，才能够使绩效管理真正发挥应有作用。

1. 为何要将绩效与薪酬关联　绩效是员工对组织赋予薪酬的一种回报，薪酬则是组织对员工劳动成果或价值的一种承诺。两者之间相互依存、相互作用、相互激励和相互成长。虽然绩效输出或表达的方式具有多样性，但可以从中梳理出其共性特征或核心要素：

一是贡献大小。这就是为什么职级相同但薪酬不同的原因，岗位责任不同，薪酬水平亦不同。对医院的贡献大小的衡量在医院薪酬管理中的分配机制至关重要。区分贡献度的主要途径分为：创造价值、完成业绩、创新能力和管理效能。

二是风险程度。一个医院的高层领导与普通员工的岗位风险强度是有高低和状态的不同，身为高层领导，除承担着本岗位履职风险外，还承担着医院或部门的管理风险、经营风险，而普通员工更多的是承担着本岗位履职风险。医院可以将所有岗位的风险程度进行排序，确定相应的岗位或管理风险系数，并与薪酬进行关联。

三是工作态度。态度是绩效执行的基础，工作态度的衡量要素为敬业和执行力。

四是岗位责任。岗位的责任不同，薪酬承诺有所不同。主任医师与住院医师的岗位责任、任务以及绩效输出的要求不一样，组织给予的报酬应有区别。岗位责任的衡量要素为学术地位、业务能力和人才培养。

2. 如何将绩效与薪酬联动　薪酬激励机制与绩效评估机制的建立一样，需要进行顶层设计。鉴于目前公立医疗机构薪酬结构或者核定薪酬水平的方式不同，但总可以获得和测算当年度可用于薪酬支付的总量或总额，在此基础上设计薪酬激励策略。

（1）纵到底——涵盖年度所有薪酬：在对分配总额划分条块时，一方面应考虑保健因素与激励因素的平衡，另一方面也需要考虑短期、即时激励与长期、阶段性激励的平衡。因此，在总额控制下可以将职工分配划分为如下几个方面：

一是基本工资，指按月为职工发放的以档案工资为基础的薪酬部分。医院按照责任、风险、利益相一致的原则，拿出职工原档案工资中的部分补贴，按岗位分类、分级及管理职务系数等进行重新分配，原档案工资封存。分配总量约占分配总额的30%。这部分薪酬与绩效输出状态无关，仅与出勤、劳动行为有关。

二是月度绩效激励，是分配的主体部分，主要突出平衡计分卡中财务和内部运行流程两个维度的考核，体现了短期的激励作用。月度绩效奖以平衡计分卡中财务与质量考核为主要内容，分配时将风险程度、劳动强度、管理难度等生产要素融入其中，初步实现了按劳分配与按生产要素分配相结合，按月分配，及时激励，分配总量占分配总额的30%~35%。其中，临床医生是以主诊组为考核单元的月度绩效奖分配，同时设立月度医疗安全责任奖；医技人员则根据其工作特点，分别采用按工作量为主和以成本控制为主的两种分配方法；护士分配是以实行护理部垂直管理为基础，对护理人员实行两级分配；机关人员是在事业部制管理基础上，根据考核期内的实际工作情况进行浮动，实行绩效奖浮动系数；后勤人员则根据岗位特点，分别以量与质为考核单位进行。

三是年度绩效激励，是分配的主体部分，它是对短期内不能全面评价的科研、创新、满意度等指标的年度综合评价基础上，根据全年业绩贡献对薪酬做出的分配，体现了长期、综合的激励作用。年终奖以平衡计分卡为考核工具，采用年度现场和全年综合评分相结合的办法对年度医院各部门的整体工作进行考核，突出四个维度的综合平衡，根据医院总体目标完成情况和经营结果以及各部门考核结果对全院职工进行的分配。分配总量约占分配总额的30%。

四是风险激励，是分配的有效补充部分，体现的是员工对医院绩效完成的风险共担，是岗位、风险、资本要素的结合。根据职工不同岗位，向医院缴纳一定数额的风险抵押金，年终根据主管部门年度管理目标考核情况以及医院对各科室考核的情况兑现职工年度风险工资，一般无重大安全生产问题、遵章守纪即予以90%兑现。

五是单项激励，是分配的另一个有效补充，是医院对年内的重点工作和做出突出成绩的工作的奖励，主要体现即时激励。一般分为两类：一是符合主管部门奖励条件的成果或业绩，由其核定额度，一般于年终进行分配；二是医院重点工作、重大项目的单项奖励，一般于重点工作开展或结束时分配，用于即时激励，提高积极性。分配总量视重点工作开展而变化，占分配总额的5%~10%。

（2）横到边——薪酬设计涵盖所有人群

一是高层管理者，主要包括医院院长、副院长等。这一层面的人员绩效分配应从医院整体目标和个人职责完成情况进行双重考核，以年薪为载体，效能为主要标准，强化考核激励约束机制。

二是核心骨干，包括医院学科带头人、重点职能科室负责人等。这一层面的人员绩效分配应从专（学）科科室管理和个人自身业务发展、科研情况进行双重考核，以年薪为载体，重点体现责任、风险、管理等要素。

三是医生，是直接面对患者，直接参与诊断、治疗的人员，是医疗服务的直接提供者。这一层面的人员绩效分配重点体现劳动（劳动强度）、风险、技术要素。

四是医技人员，指运用专门诊疗技术或设备，协同临床各科诊疗疾病的部门人员。这一层面的人员绩效分配主要实行效率、效益考核。

五是护士，护理服务质量直接影响医院形象和患者满意度，这一层面的人员数量在医院中占大比例，其绩效分配主要体现岗位差异下的劳动、风险要素。

六是机关员工，主要指医院职能部门员工。这一层面人员绩效分配主要体现管理、责任要素。

七是后勤员工，指为医院基本运行提供物质保障的部门人员，包括各类维修、物资供应、收费等人员。这一层面人员的绩效分配主要体现劳动要素，即劳动强度和工作量。

要素式绩效与薪酬分配的实施对内部核心人员起到了明显的激励作用，充分体现分配与责任、技术、管理、业绩、贡献以及劳动强度挂钩，体现向高风险、高技术、高贡献岗位倾斜，最大限度地调动学科带头人的积极性，确保了这支核心人才队伍的稳定。

3. 要素式——薪酬激励细化部门　以月度绩效激励为例。临床医疗组以 BSC 考核为基础，对月度绩效突出按要素进行分配。主要分配要素为：

劳动强度要素：如门急诊工作量、住院床日。

工作效率要素：如平均住院天数、患者负担、收入结构。

技术含量要素：如手术量、危重患者数量。

医疗安全要素：如医疗纠纷、病历质控和安全督查。

临床医疗组以主诊组为月度绩效激励分配单位，以劳动强度要素（门诊人次及住院床日）为主要计算依据，按照薪酬设计中的单位工作量绩效奖励金额，辅以平均住院天数、患者负担、药品比例、卫生材料比例、危重患者收治数等作为调整要素。同时，对手术实行分级补贴，作为手术科室月度绩效奖励的补充。

护理责任组：护理工作在整个医疗过程中发挥着重要的作用，护理服务质量直接影响医院形象和患者满意度，护理服务质量的提升离不开护理人员工作绩效的提高。对于庞大的护理队伍来说，做好绩效考核对调动员工的积极性具有十分重要的作用。医院对护理人员的考核分配是基于护理垂直管理进行的。

护理部垂直管理下的绩效考核包括对护理人员所在科室绩效考核和对个人考核两部分。

科室考核系数由科室管理系数、科室质量考核系数及科室效益考核系数等组成。

科室管理系数：根据科室护理单元的工作量、工作强度、工作环境、护理风险等因素确定医院各护理单元的系数。

科室质量考核系数：由护理部考核小组对各护理单元的根据 BSC 中 KPI 进行考核。

科室效益考核系数：对各护理单元的效率、效益指标进行考核。一是整体工作量，“实际占床日数”“入出院患者数”作为护理工作量的主要考核指标；二是护理工作量，如“一级护理”“特级护理”等。

护理人员的个人考核分为护理人员的等级评定和护理班次等级评定，设置相应权重，对个人进行考核：

护理人员等级评定，根据专业经历、综合能力、工作质量、科研教育等奖临床护士分为若干级别，每个级别确定相应绩效系数。

护理班次等级评定，根据护理各班所承担的技术含量、岗位风险、责任大小、劳动强度等，将班次设置等级系数。

医技部门：医技部门的绩效激励在 BSC 考核的基础上进行，同时根据医技部门的工作和管理特点，分别采用按工作量为主和以成本控制为主的两种分配方法。

一是工作量为主的激励：对 B 超、心电图、心功能（含心脏超声）、脑电图、胃镜、理疗、针灸等检查、治疗项目比较单一、材料耗费较少的实行以工作量为主的激励方法。

二是对影像、检验、病理等检查项目较多、卫生材料耗费较多的部门实行以成本控制为主的激励方法，主要控制卫生材料耗费、大型设备维修及折旧等。

职能部门：在事业部制基础上，对职能部门实行考核分配，将各大部门及所辖管理部门进行分类，按照各个部门的责任大小、劳动强度不同，确定各职能科室及下属部门的绩效激励浮动系数，根据考核期内的实际工作情况考评浮动，拉开差距进行分配。

保障部门：医院对后勤部门的考核分配充分体现多劳多得和岗位差异，可以直接以工作量计量的岗位（如挂号收费、住出院等），坚持以工作量为分配标准，辅以质量及满意度考核，确定每一工作量（如挂号人次、结算人次、办理住出院人次等）的奖励标准，月度绩效奖均以工作量为标准进行计算；不能直接以工作量计量的岗位，以工作完成质量为主，辅以各类满意度进行考核分配，并根据工作量大小、责任大小确定不同班组分配系数，充分体现各岗位间的责任差异。后勤部门的绩效分配人均为临床的0.65～0.7。

月度绩效激励，将劳动强度、风险程度、资源利用等直接赋以薪酬数值。用这样的方法，将BSC的关键要素与薪酬分配直接挂钩，强化了绩效考核的杠杆作用，并且简单易行。

四、抓好医院核心骨干队伍的考评

医疗骨干是医院发展的核心力量，对于外部而言，他们是医院的品牌，是医院业务水平的对外象征，能够扩大医院的声誉，带来稳定的就医人群；对内部而言，他们是医院业务和技术能力提升的带头人，也是医院业务人才梯队培养的直接实施者。

他们不仅是医院中某一学科领域的学术权威，同时也是该学科建设中的管理者和建设者，其素质和水平将直接影响到该学科的建设和发展。医院骨干人群的业务技术等综合能力的提升，对医院的品牌影响力、团队综合实力等均有很强的积极意义，其对医院发展有潜在的价值性，确保这部分人员的稳定性和充分发挥其积极性是医院绩效与薪酬管理的重要内容。

1. 明确绩效与薪酬管理的定位　对骨干人群的绩效与薪酬的机制构建，一方面能够充分体现人才价值，另一方面其对医院发展有潜在的价值性将随着时间和社会的发展慢慢显现。实施骨干人群的绩效考核也将促进个人业务提升，通过业务技术含量、效率等指标的激励，从行为约束的角度督促个人不断提升与创新业务能力，同时更好地体现公立医院的公益效应。通过对骨干人群实施绩效激励，从医院战略的角度出发明确个人在业务技术、团队建设中的责任，将管理向精细化转变，使每一项任务都与医院发展相关联。同时针对骨干人群的稀有性和流动性强的特征，将绩效考核与薪酬分配挂钩，也有利于留住人才。

2. 实行年薪契约式管理　采用年薪契约式管理是医院针对骨干人群采用的一种以年度为周期的一种特殊激励方式。核心内容主要包括：制定年薪准入条件、进行自荐、公推和民主测评、签订年薪协议，强化年薪过程管理和考核、确定薪酬基数与兑现机制、滚动退出等。骨干人群实行责任、风险、贡献相挂钩的薪酬制度，采用年薪制的考核分配形式既创新了骨干人群的分配机制，又严格了骨干人群的考核机制，通过较长实践周期获得经营管理业绩客观、公正的评价。

3. 细分骨干人群　骨干人群主要包括学科带头人、首席、名医和核心管理者。这些人群在医院发展中承担的角色不同，其绩效衡量和薪酬激励要有所区别。学科带头人应侧重于专科发展、首席应侧重于专业深度与能力、名医应侧重于患者的认知度、核心管理者侧重于管理责任和能力。并从精细化角度出发，有针对性地制定较为详尽的绩效考核方案，以绩效考核分配提高医院骨干人员的积极性，从而带动医院整体实力和影响力的提升。

4. KPI 构建　KPI 的科学构建是实施骨干人群绩效与薪酬管理的重要导向。医院以 BSC 为基础，从四个维度制定以定量为主，定性为辅的骨干人群考核机制。

财务和内部管理维度，主要衡量骨干人群的学科管理职责，其中财务指标主要包括业务工作量、患者费用负担、药品比例、医保费用控制；专科管理主要包括平均住院天数、床位使用率、疑难危重患者比例、手术率及四级手术率、临床路径实施、院外会诊次数及其他质量指标。

学习创新和满意维度指标主要衡量骨干人群在学科

建设、团队引领和个人提高方面的职责，其中学习创新主要包括新技术项目的开展、重点及攻关技术项目和专科必备项目的开展，周期内专科建设级别的提高，培养中青年学术骨干的人数，个人科研立项、获奖及论文，个人学术地位保持等指标；满意度指标主要包括患者满意度以及管理层对骨干人群个人的评价等。

5. 多角度考核评价　医院通过不同的时间、不同的评价主体对骨干人群一定期间内的工作进行考核评价。

从考核时间上看，医院分别对骨干人群进行月度重点指标评价和年度综合指标评价。其中，月度主要考核时间性较强、完成周期为月度、易用定量标准评价的基础性和过程性指标，如平均住院天数、患者负担、药品比例、四级手术率等；年度考核是以年度为单位，对考核设定的四个维度 KPI 输出情况以及以年度为周期（学科建设、科研等）的 KPI 进行综合评价。

从评价主体上看，建立医院层面自上而下的评价与科室间平行评价相结合的考核评价。其中，骨干人群的月度和年度综合评价均由医院层面完成；科室间平行评价主要通过科室 KPI 排序进行综合评价。

6. 建立年薪激励机制　采用“年薪制”方式对骨干人群进行薪酬激励，是留住人才、强化骨干队伍建设的重要保障。骨干人群的薪酬结构为：年薪 + 个人手术补贴 + 岗位补贴（首席或名医）+ 专科或个人特别奖励。

年薪由基本年薪、绩效年薪、管理年薪、重点工作奖励年薪四部分组成。

基本年薪：属于保障性薪酬，由个人实际月度基础性绩效工资以及保留的工资、津补贴部分作为档案工资保留，基本年薪占年薪总额的 50%。

绩效年薪：属于激励性薪酬，绩效年薪主要根据骨干人群完成工作目标和效益情况确定。绩效薪酬结合学科带头人所在科室考核指标体系加以分解和量化。绩效年薪占年薪总额的 30%。

管理薪酬：管理薪酬根据学科带头人在年内质量管

理、经济管理、行为管理业绩确定的薪酬，于年终一次性发放管理年薪占年薪总额的10%。

重点工作薪酬：由院长根据年薪人员所在科室年度重点工作完成情况进行分配，于年终一次性发放。该项占年薪总额的10%。

建立年薪机制，应重点落实几项核心管理制度。①人员滚动和退出管理：它是确保年薪机制有效激励的基础，医院每年根据经营管理实际情况制定年度《年薪制考核与兑现的实施办法》，根据测评、业绩、胜任等状况实施人员滚动管理。②契约管理：明晰契约双方的责任、义务、目标和权利等，它是年薪机制有效激励的核心构件。③过程考评：它是年薪机制发挥作用的重要保障，对责任、义务和目标与薪酬紧密挂钩，提升机制的效益与效能。

五、绩效管理的“例外原则”

1. 末位淘汰原则　实施该原则的前提是：分析和建立各岗位所必需的胜任能力；进行岗位分析，基本确定是否有不胜任的人员，对于这些人员建立培训机制；有尽可能量化的评判指标，能量化的尽量要量化，不能量化的细化，不能细化的尽量流程化、标准化，同时这些指标员工通过努力可以达到；有可靠的基础数据来源；有明确的奖惩规定。

对于在科室考核中个别很差的员工，可以考虑“末位淘汰”。末位淘汰制是指组织为满足岗位的需要，通过科学的评价手段，对员工进行合理排序，并在一定的范围内，实行奖优罚劣，对排名靠后的员工，以一定的比例予以采取换岗、降职、减薪或下岗、辞退的行为。其目的是促进在岗者激发工作潜力，提升组织竞争力。缺乏激励的单位是效率低下的单位，而末位淘汰制是一种强势管理，旨在给予员工一定的压力，激发他们的积极性，通过有力的竞争使整个单位处于一种积极上进的状态，克服了人浮于事的弊端，进而提高工作的效率和科室效益。相对于"罚懒"和"奖勤"。而对于考核优异的员工，可以采用物质与精神同步进行的方法。对于普通员工可能物质奖励偏重一些，而对于技术骨干、学科带头人等，则精神激励偏重些。此外，无论奖惩，都应把握适当的时机，有针对性和及时性，这样才能起到较为明显的激励和惩戒作用。

2. 一票否决原则　一票否决机制既是一个惩罚机制又是一个激励机制，具有双刃剑的作用，惩罚错误的同时又是警示员工群体正确认识事物的本质与根源，使真正遵章守纪、勤奋工作、积极向上的员工得到认可和尊重，使医院团队充满正能量。

使用一票否决制，首先，要制定切实可行的规章制度，因为制度是因事而定、因规而制，而非因人而循。其次，明确一票否决机制的适用范围，哪些属于一般的经济处罚、哪些属于普通的行政处理、哪些属于一票否决的事项与后果等，并通过医院文件形式或会议形式让全体员工知晓、认同和接受。第三，要实行表决机制，仅事实确凿还不行，由个人说了算更不行，需要将事实的经过、对集体的影响以及对医院利益的损害要进行披露和分析，达成使用一票否决的集体意见和建议，最好还要提交职工代表大会进行投票表决，让全院职工从中受到启发和教育。第四，一票否决机制要建立在科主任负责制的基础上，科主任处在职工行为管理链的顶端，只有科主任真正负起责任了，行为端正了，科室团队才会有凝聚力、向心力和约束力。第五，对于已查实触犯"红线"的行为，不论职位大小、贡献多少、关系好坏都应一视同仁、按章办理，这样的一票否决机制才能更具公信力和震慑力。最后，属于一票否决的行为和后果处置要有时效性，处理及时才能对遏制事态的发展、消除员工的观望心理有着事半功倍的作用。

通常情况下，目前医院适用于一票否决机制的事件，大体可归纳为以下几项：

一是涉及医院安全并造成巨大财产损失的（火灾、

机械故障并造成人员伤亡的）；二是触犯国家法律被刑事拘留的；三是严重违反医师职业道德和国家卫生计生委“九不准”且造成恶劣影响的；四是因渎职或管理不作为而造成医院巨大财产损失的（管理和经济行为）。

一票否决机制的适用范围不宜过宽，其中事件所引起的后果（经济损失的标准和影响恶劣的程度）是一个重要的衡量标准，否则将会束缚到职工和管理层手脚。

当然，一票否决机制的适用范围也不是一成不变的，它应该随着医院管理的提升而调整，其作用力是医院文化的营造和创新。

3. 差别化原则 月度考核，是医院绩效管理系统的一项过程考核，它侧重于医院绩效系统在各个科室的分解、执行、改进与结果，其主观努力的程度是一个很重要的衡量指标，如何判断这种程度并予以量化，便成为月度绩效评价的一个核心问题。年度考核，是医院绩效管理系统的一项结果考核，它侧重于医院绩效的年度目标任务在各个科室子系统中的完成度和完成的质量状况，其考核与评价重点落实在“结果”的表现上，一般可以采用比较法、基数法和程度法，如目标值、质量技术参数等，以评价科室对医院绩效系统年度任务的贡献度，如何制订医院绩效年度目标总任务并科学分解，以及考评方法的科学性、公平性和操作性，便成为年度绩效评价的一个核心问题。

区别在于：①侧重点不同：月度考核侧重于过程，年度考核侧重于结果。②任务不一样：月度考核的任务是衡量绩效执行的努力程度和执行水平、协助运行分析、落实结果反馈、提供改进建议，年度考核的任务是绩效管理结果优劣的评价。③作用不一样：月度考核是作用于过程的分析、过程的调控、过程的激励和过程的改进，年度考核是作用于年度绩效管理结果的总结、结果的比较、结果的反馈。联系在于：①年度考核是以月度考核为基础，年度目标任务的完成情况来自于月度绩效执行的总和，行为评价也来自于月度考核和督查的采集和汇总；月度考核的内容大部分依托年度绩效目标为重点，∑科室月度子目标1+∑科室月度子目标2……+∑科室子目标N=医院年度绩效总目标。②月度考核中所暴露出来的问题和要求，为修正年度考核提供了客观实际的依据，同时为年度目标的期望值与月度绩效执行可及性之间的差异提供了解决问题的路径和方法。

月度考核和年度考核是医院绩效考核系统中两个不可缺失的组成部分，两个时点的考核其设计的方法和路径很重要。月度考核由于是侧重于过程，其考核的范围不宜过大过宽，如果“眉毛胡子一把抓”反而会引起精力过大、被考核部门也无所适从，应重点放在绩效管理重要影响因子上，但各个阶段的考核因子可以不同，关键是根据改进状态和核心任务加以确定。并通过追踪法进行考核与评价，如降低平均住院天数考核，科室如何制定目标和措施？科主任如何落实查房监控和病历质控的？三级查房中对药品和材料的使用是否进行认证与评估，有无建立科室奖罚机制等？如临床路径考核，入径病种科室有无制定管理目录？路径变异有无专人把关或专项讨论？出径率是否落实定期通报制度等？在此基础上追踪其结果的真实性和努力程度，这样的月度绩效考核才更具有激励性和公正性。

年度考核是基于月度考核基础上总和与评价，其考核应是全面而系统的，以充分反映科室在年内整体绩效管理中的状况与水平、科室成长与发展、对医院绩效贡献的大小等，一般用数据说话，以结果比优劣。但需要重视的是：考核的结果要形成系统的分析和评价资料并全面反馈和通报，这对促进先进、竖标杆有很好的激励作用。

六、医院绩效管理中的二次分配

“二次分配”是指医院在按绩效要素进行初次激励薪酬分配后，由部门或科室按照一定的方法对员工的最终分配。它是医院整个绩效管理链中落实绩效导向，实现公平与效率统一的关键环节。“二次分配”应遵循以下原则：

1. 要以部门考核结果为依据　科室或部门应在每个绩效管理周期内按照医院绩效管理目标、任务和考核方法，结合本部门特点制定岗位绩效考核、分配办法，并按一定程序报院部备案。“二次分配”应建立在岗位履职、岗位责任和岗位绩效等基础上，采取量化评估后，实施分配。可采取岗位系数和实际绩效结合分配的原则。岗位系数：采用2:8原则，20%的科室绩效工资按岗位系数分配到个人，80%的科室绩效工资按个人考评得分分配。避免“大锅饭”等平均分配现象，确保部门绩效分配的公正性、激励性。

2. 部门负责人的绩效奖励应由院部考核直接分配　在进行二次分配时，部门负责人的绩效奖励要单独发放，原因是部门负责人要对本部门的员工进行评价和考核，不能既是裁判员又是运动员，如果与下属员工一起分配，势必与员工有利益冲突，很难做到公平、公正和合理。部门负责人的奖励分配由院部根据部门绩效输出结果，直接考核发放。

3. 考核部门要对部门“二次分配”加强监督　院部给予部门二次分配的权力，并不代表部门可以随意进行薪酬分配和毫无依据进行分配，考核部门要加强部门二次分配的指导与督导，避免二次分配的不合理造成员工满意度和忠诚度的下降。同时，考核部门参与部门二次分配的过程，可以进行统计、分析和比较，在此基础上提出绩效改进意见和合理化建议，对提升绩效管理的科学性、公正性和激励性具有较强的指导意义。

4. “二次分配”可以留有适度的部门奖励基金　绩效分配一般以月、季为周期，部门在周期内不可避免地重大管理事项、重点项目实施等突击性任务，在部门“二次分配”的过程中留存适度的部门奖励基金，可以动用基金用于科室内部奖励、部分年度考核奖励、科室集体活动、科室职工家访及其他合理支出，发挥其基金的实时激励效应，一般情况下，基金留存比例原则上不超过总额的2%以内，留存比例过高会影响到当期的绩效考核激励水平和部门负责人滥用权力等现象，同时，留存的奖励基金应统一由医院财务部门纳入财务管理，避免“小金库”和个人挪用等违纪行为发生。

第八节　经济管理6件事

医院经济管理是按照客观经济规律的要求，运用经济手段，对医院的经济活动进行计划、组织、实施、指导与监督，开展经济分析和经济核算，合理使用人力、物力、财力，力求以尽可能少的劳动消耗，取得尽可能大的医疗服务和经济效果的一种管理活动，是医院管理的重要内容，也是院长的主要管理工作之一。

一、医院经济运行动态管理

经济运行动态管理就是医院在经营管理过程中，通过外部环境的预测、内部数据分析，对经营策略、管理手段进行适时调整和对预算进行修改和补充的一种管理模式。也就是说，要根据内外部环境的变化及时调整经营思路，在管理上要快速适应环境的不断变化。

医院经济动态管理要全方位、立体式构建财务、医保、统计等多方面相结合，以天、周、月、年为时间单位的各类数据的报告、分析系统，以使医院管理层能够及时获取医院经济运行的信息，有利于及时发现医院经营过程中出现的问题，及时调整思路和策略。

1. 医院经济运行动态管理要点

每日动态：全院的分项明细业务收入，包括业务收入总量、门诊收入、住院收入以及各类收入的明细分项；全院每日的资金动态，包括货币资金存量、每日需要支付的大额资金明细计划；全院的工作量状况，包括每日的门急诊工作量、出入院工作量等；全院的医保执行情况，包括每日出院的大费用医保患者数量及人均费用、医保总费用的控制情况等。以上信息每日提供给医院高层管理者，有利于迅速掌握全院经济大体情况。

每周动态：主要针对临床各科室的经济运行与同期及目标比较的情况，包括各临床科室的每周收入、门诊住院工作量、药品比例控制、出院患者平均住院天数、患者人均负担、医保费用控制等指标。以上信息每周对比分析增减幅度后，提供给临床各科室和医院主要职能部门，如医务处、护理部、门诊部等。

每月动态：主要针对全院当月经济运行总体情况和各临床科室运行情况进行数据反映和分析。包括全院月度的收入、支出、收支结余总体情况，收入和支出增减的主要因素分析，经济运行的调整方向建议，以及各临床科室收支、工作量、床位使用率、药品耗材比例、人均负担控制、医保费用控制等具体情况及全院排名情况。以上分析每月通报给医院各级管理人员，通过院周会的形式传达。

年度动态：主要针对年度医院经济工作进行总结和分析，通过反映包括劳动效率、劳动效益等多项指标综合分析各个临床科室和医技科室在年度运行中存在的优缺点，指出明年工作的调整方向。

医院财务分析是以会计核算和报表资料及其他相关资料为依据，采用专门的分析技术和方法对医院的营运能力、偿债能力、增长能力状况等进行分析与评价的经济管理活动。主要分析方法有：

比较分析：是为了说明财务数据之间的数量关系与数量差异，为进一步的分析指明方向。这种比较可以是将实际与预算相比，可以是本期与上期相比，也可以是与同行业的其他医院相比。

例如，某医院半年度支出预算 5000 万元，实际支出 6000 万元，那么通过比较分析可知，该医院实际预算超过预算 20%。此时，可以进一步比较分析医院支出构成的明细项目，找出预算超支的主要原因，从而调整下半年预算或下半年对该项支出实施控制。

趋势分析：趋势分析法又称水平分析法，是将两期或连续数期财务报告中相同指标进行对比，确定其增减变动的方向、数额和幅度，以说明医院财务状况和经营成果的变动趋势的一种方法。

例如，某医院上半年各月的住院人次分别为1900人、1750人、2200人、2300人、2500人、2550人。通过绘制住院人次趋势图，我们可以看出该医院的住院工作量上半年基本呈上升趋势，只有2月份人数减少出现低点，但是如果我们进一步将工作量趋势转换成每日工作量趋势，则趋势是直线上升。

因素分析：因素分析法也称因素替换法、连环替代法，它是用来确定几个相互联系的因素对分析对象——综合财务指标或经济指标的影响程度的一种分析方法。采用这种方法的出发点在于，当有若干因素对分析对象发生影响作用时，假定其他各个因素都无变化，顺序确定每一个因素单独变化所产生的影响。

例如，某医院去年住院收入3000万元，今年4030万元，去年住院患者6000人，今年住院患者6500人。从表面上看，得出的结论是今年医院工作量上升，同时收入也增长，形势不错。但使用因素分析法，可以分析出：

* 影响收入的两个因素，一个是工作量，一个是人均负担。今年住院患者人均负担6200元（4030万元/6500人），去年住院患者人均负担5000元（3000万元/6000人）。

* 第一次替换因素工作量，按照去年人均负担，计算工作量差异带来的收入增量为250万元，即（6500人－6000人）×5000元。

* 第二次替换因素人均负担，按照今年工作量，计算人均负担差异带来的收入增量为780万元，即6500人×(6200元－5000元)。

由此可见，该医院在得出工作量、收入上升的同时，应该看到患者的人均负担是收入增加的主要因素，应该在患者费用增长上加强控制，同时也可以多次使用因素替代法，找出患者费用增长的具体项目。

比率分析：比率分析法是指利用财务报表中两项相关数值的比率揭示企业财务状况和经营成果的一种分析方法。一般又分成构成比率、效率比率和相关比率。

例如，医院的收入成本率就是用医院的成本总额除以收入总额得出。

相对于工业的三大基本财务报表，医院的基本报表包括资产负债表、收入支出总表和现金流量表。

2. 资产负债表的阅读与分析 资产负债表由资产、负债和净资产三部分组成，并按左右平衡的账户式格式编制。三部分之间的数量关系为：资产 = 负债 + 净资产。资产类目按资产的流动性由强到弱排列，负债类项目按偿还期限长短和偿债风险大小来排列。

（1）资产负债表与财务实力：从资产负债表上看单位的财务实力，主要借助于资产、资本等指标。一般情况下，单位资产和资本的规模越大，其财务实力就越强，就越是有财务竞争力。其中值得注意的是，资产负债表资产类项目中“待摊费用”“递延资产”“待处理财产损失”为单位“虚资产”，在用资产类指标判断单位规模时，最好将其剔除。

（2）资产负债表与财务结构：从资产负债表上看财务结构的合理性，就是看单位的资产、负债和净资产的分布结构。其中，反映资产结构指标有：

$$\text{现金资产比重} = \frac{\text{现金资产}}{\text{总资产}}$$

单位应视具体情况确定一个合理的现金储备，对大多数医院来讲，主要是要适当增加现金储备，提高资产的变现能力和支付能力。

$$\text{应收款项和存货资产比重} = \frac{\text{应收款项} + \text{存货}}{\text{总资产}}$$

应收款项是医院不能及时回笼的资金，而存货过多将影响医院资金的周转速度，导致资金的沉淀和现金的短缺。单位只有保持较低的应收款项和存货比重，才能确保财务的安全性。

反映负债结构的指标有：

$$流动负债率=\frac{流动负债}{负债总额}$$

单位的流动负债率应维持在较低的水平。若单位流动负债比重偏高，则一个主要的原因是因流动资金短缺而形成的正常业务经营活动对流动负债的高度依赖。

（3）资产负债表与偿债能力：负债经营成为当前医院经营的一个重要方式，偿债能力则是负债经营的基础。常用偿债能力指标：

$$资产负债率=\frac{资产}{负债}\times 100\%$$

一般认为，当资产负债率在 0%～50% 之间变化时，为安全区域，表明财务状况良好，经营收益较好，偿债能力较强，对债权人比较安全，对投资者有较好的收益。

$$流动比率=\frac{流动资产}{流动负债}\times 100\%$$

流动比率是一个短期偿债能力指标。一般认为适当或理想的流动比率是 200%。在计算流动比率时应考虑将“虚资产”及流动资产中的长期资产部分扣除，即流动资产中长期未能收回的应收款项和长期滞留的存货。

$$速动比率=\frac{速动资产}{流动负债}\times 100\%$$

$$速动资产=流动资产-药品-库存物资-待摊费用$$

一般认为，速动比率的理想数值是 100%，其计算时也因考虑速动资产中的长期资产部分。

（4）资产负债表与营运能力：营运是单位在经营过程中实现资本增值的过程，营运能力直接关系到资本的增值程度。营运能力常用资产的运转周期和增值能力来衡量。常用营运能力指标有：

$$总资产周转次数=\frac{业务收入}{平均资产余额}$$

$$流动资产周转次数=\frac{业务收入}{平均流动资产余额}$$

$$\text{应收账款周转次数}=\frac{\text{业务收入}}{\text{平均应收账款余额}}$$

一般来讲，资产的运转周期越短即周转次数越多，则反映资产的运营效率越高。

$$\text{资产增值率}=\left(\frac{\text{年末资产净额}}{\text{年初资产净额}}-1\right)\times 100\%$$

$$\text{资产结余率}=\frac{\text{收支结余}}{\text{平均资产净额}}\times 100\%$$

一般而言，资产的周转效率越高，则资产的增值能力也就越强。

3. 收入费用总表阅读分析　医院收入费用总表类似于企业的损益表，它反映医院在一定期间的经营成果，采用多步骤计算结余的方法。基本平衡公式为：

$$\text{收入}-\text{支出}=\text{收支差额(结余)}$$

（1）收入费用总表与经营实力：业务收入是医院在经营过程中取得的补偿，它的数额大小，直接体现了医院在医疗市场中的占用情况。在医疗需求一定的情况下，一个医院的业务收入越高，其在市场中占有的份额就越大，经营和竞争能力就越强。在分析业务收入的同时，将其与资产负债表中的应收款项相结合，应收款项中是否存在无效收入（如长期不能收回的患者欠费、医疗保险的超支数额等）。收支结余是医院一定时期经营成果的集中体现，收支结余对医院持续发展的贡献总是胜过业务收入，收支结余随医院市场的扩大而增加，才是医院经营实力增强的表现。

（2）收入费用总表与经营成长性：相对于医院的经营能力这个静态指标而言，医院的经营成长性则是一个动态指标，它是医院未来、长期的和持续的增长能力和发展能力。重点指标为：业务收入增长率和收支结余增长率。

$$\text{业务收入增长率}=\left(\frac{\text{报告期业务收入}}{\text{基期业务收入}}-1\right)\times 100\%$$

$$\text{收支结余增长率}=\left(\frac{\text{报告期业务收支结余}}{\text{基期业务收支结余}}-1\right)\times 100\%$$

纯粹从报表分析，业务收入和收支结余增长越快，说明医院生存和发展能力提高越快。在医院经营过程中，还要注意在业务收入增长同时，控制患者负担的增长及收入中药品收入比例的提高。将上述两个指标对比分析，若同一时期收入增长率高于结余增长率，则反映医院支出增长高于收入增长，应引起注意。

（3）收支总表与经营结构：就医院的经营结构而言，主要反映为收入结构，即医疗收入和药品收入的结构。合理的收入结构是医院持续发展的基础，也从一个侧面反映了医院的医疗技术水平。当前，医院所面临的主要任务是调整收入结构，降低药品收入比重。

4. 现金流量表　医院会计核算遵循“权责发生制”，各会计报表中仅有现金流量表的编制遵循“收付实现制”，因此是对资产负债表和收入费用总表的补充，主要作用是衡量医院短期生存能力。

现金流量表分为三大内容：①业务经营活动产生的现金流量（这是最重的一块，主要是医院提供医疗服务获得的现金及支付的人员经费及药品材料费等资本性支出）。②投资活动产生的现金流量（主要是医院购建固定资产，包括基本建设、设备等；无形资产，包括软件等形成的现金流出和流入）。③筹资活动产生的现金流量（主要是医院向银行借款发生的先进流入和流出）。

（1）现金流量表与收支结余：“业务经营活动现金净流量”与“收支结余”相比，在一定程度上反映收支结余质量，比率越高，结余质量越高。“开展医疗服务活动收到的现金”与“医疗收入”相比，可以大致说明医院经营回收现金的情况，比重越大，说明收入实现后所增加的资产转换现金速度快、质量高。

（2）现金流量表与偿债能力：“经营活动现金净流量”与“流动负债”之比。指标反映医院经营活动获得现金偿还短期债务的能力，比率越大，偿债能力越强。

（3）现金流量表与盈利能力和支付能力：“经营活动现金净流量”与“净资产”之比。指标反映投入资本创造现金的能力，比率越高，创现能力越强。

医院经济分析的主要指标见表2-2。

表2-2 医院经济分析的主要指标

<table>
<tr><th>指标名称</th><th>计算公式</th><th>反映内容</th></tr>
<tr><td colspan="3">一、预算管理指标</td></tr>
<tr><td rowspan="2">（一）预算执行率</td><td>预算收入执行率＝本期实际收入总额/本期预算收入总额×100%</td><td rowspan="2">预算执行率反映医院预算管理水平</td></tr>
<tr><td>预算支出执行率＝本期实际支出总额/本期预算支出总额×100%</td></tr>
<tr><td>（二）财政专项拨款执行率</td><td>财政专项拨款执行率＝本期财政项目补助实际支出/本期财政项目支出补助收入×100%</td><td>财政专项拨款执行率反映医院财政项目补助支出执行进度</td></tr>
<tr><td colspan="3">二、结余和风险管理指标</td></tr>
<tr><td>（一）业务收支结余率</td><td>业务收支结余率＝业务收支结余/（医疗收入＋财政基本支出补助收入＋其他收入）×100%</td><td>业务收支结余率反映医院除来源于财政项目收支和科教项目收支之外的收支结余水平，能够体现医院财务状况、医院医疗支出的节约程度以及医院管理水平</td></tr>
</table>

续表

指标名称	计算公式	反映内容
（二）资产负债率	资产负债率 = 负债总额/资产总额 ×100%	资产负债率反映医院的资产中借债筹资的比重
（三）流动比率	流动比率 = 流动资产/流动负债 ×100%	流动比率反映医院的短期偿债能力
三、资产运营指标		
（一）总资产周转率	总资产周转率 =（医疗收入 + 其他收入）/平均总资产	总资产周转率反映医院运营能力。周转次数越多，表明运营能力越强；反之，说明医院的运营能力越弱
（二）应收账款周转天数	应收账款周转天数 = 平均应收账款余额 ×365/医疗收入	应收账款周转天数反映医院应收账款流动速度
（三）存货周转率	存货周转率 = 医疗支出中的药品、卫生材料和其他材料支出/平均存货	存货周转率反映医院向患者提供的药品、卫生材料、其他材料等的流动速度以及存货资金占用是否合理

续表

指标名称	计算公式	反映内容
四、成本管理指标		
（一）每门诊人次收入、每门诊人次支出及门诊收入成本率	每门诊人次收入＝门诊收入/门诊人次 每门诊人次支出＝门诊支出/门诊人次 门诊收入成本率＝每门诊人次支出/每门诊人次收入×100%	门诊收入成本率反映医院每门诊收入耗费的成本水平
（二）每住院人次收入、每住院人次支出及住院收入成本率	每住院人次收入＝住院收入/出院人次 每住院人次支出＝住院支出/出院人次 住院收入成本率＝每住院人次支出/每住院人次收入×100%	住院收入成本率反映医院每住院患者收入耗费的成本水平
（三）百元收入药品、卫生材料消耗	百元收入药品、卫生材料消耗＝药品、卫生材料消耗/（医疗收入＋其他收入）×100	百元收入药品、卫生材料消耗反映医院的药品、卫生材料消耗程度，以及医院药品、卫生材料的管理水平

续表

指标名称	计算公式	反映内容
五、收支结构指标		
（一）人员经费支出比率	人员经费支出比率 = 人员经费/（医疗支出 + 管理费用 + 其他支出）×100%	人员经费支出比率反映医院人员配备的合理性和薪酬水平高低
（二）公用经费支出比率	公用经费支出比率 = 公用经费/（医疗支出 + 管理费用 + 其他支出）×100%	公用经费支出比率反映医院对人员的商品和服务支出的投入情况
（三）管理费用率	管理费用率 = 管理费用/（医疗支出 + 管理费用 + 其他支出）×100%	管理费用率反映医院管理效率
（四）药品、卫生材料支出率	药品、卫生材料支出率 =（药品支出 + 卫生材料支出）/（医疗支出 + 管理费用 + 其他支出）×100%	药品、卫生材料支出率反映医院药品、卫生材料在医疗业务活动中的耗费
（五）药品收入占医疗收入比重	药品收入占医疗收入比重 = 药品收入/医疗收入×100%	药品收入占医疗收入比重反映医院药品收入占医疗收入的比重

2

续表

指标名称	计算公式	反映内容
六、发展能力指标		
（一）总资产增长率	总资产增长率 =（期末总资产 – 期初总资产）/期初总资产 ×100%	总资产增长率从资产总量方面反映医院的发展能力
（二）净资产增长率	净资产增长率 =（期末净资产 – 期初净资产）/期初净资产 ×100%	净资产增长率反映医院净资产的增值情况和发展潜力
（三）固定资产净值率	固定资产净值率 = 固定资产净值/固定资产原值 ×100%	固定资产净值率反映医院固定资产的新旧程度

二、医院实物资产管理

医院实物资产作为医疗业务运转过程中必备重要物质基础，不仅具有种类繁多、使用分散、保养维修难度大等特点，而且在医院全部资金中所占比重很大。物资是否充分有效利用，不仅直接反映出一个单位物质条件的优劣和工作效率、业务水平的高低，而且也标志着医院的发展状况和管理水平。

1. 医院固定资产概念　医院固定资产是指单价在1000元及以上（其中，专业设备单位价值在1500元及以上），使用期限在一年以上（不含一年），并在使用过程中基本保持原有物质形态的资产。医院固定资产分为四大类：房屋及建筑物、专业设备、一般设备、其他固定资产。

2. 医院固定资产管理　公立医院是国家政府举办的医院，属于政府预算单位，其资产所有权属于国家所有，资产管理归政府财政部门管理。属于事业单位性质的公立医院固定资产的管理必须遵照国家财政部颁布的《事业单位国有资产管理暂行办法》实施。

（1）固定资产投资方案的可行性论证：对于医疗设备购置的财务可行性论证，申请购置部门除提供年预计服务人次外，其余应由专业财务人员完成。财务可行性论证需要包含的主要财务指标包括盈亏平衡点、投资回收期、投资收益率、安全边际率等。在计算过程中，应以物价部门核定的与该设备相关的收费标准作为单位收入标准，以设备投入后检查项目中使用的耗材（包括化学试剂及卫生材料）作为单位变动成本的主要计算基础。

（2）固定资产的交付验收：医院设备固定资产的验收交付必须组织供应商、固定资产购置部门、固定资产管理部门、固定资产使用部门共同参加，根据设备购置合同、供货商发货单等对固定资产进行验收。开箱时，对品种、规格、数量进行签字确认；设备安装完成运行一周（或一个月）内，资产使用部门应根据设备招标文书中的技术内容对设备进行使用，并确认质量及技术要求，至此完成新购设备固定资产的交付验收程序。

（3）固定资产卡片管理：对固定资产卡片管理应从加强资产的计算机网络化管理入手，实行财务部门、资产管理部门、资产使用部门的计算机联网，通过联网的计算机内固定资产卡片详细记录各项固定资产的来源、验收、使用地点、责任部门、责任人、运转、维修、盘点、处置、残值等信息，通过规范登记权限，明确登记责任，使计算机中生成的资产卡片得以充分利用，替代手工卡片，避免固定资产的异常流失，确保完整、安全。

3. 固定资产的处置

（1）按照《事业单位国有资产管理暂行办法》规

定，事业单位占有、使用的房屋建筑物、土地和车辆的处置，货币性资产损失的核销，以及单位价值或者批量价值在规定限额以上的资产的处置，经主管部门审核后报同级财政部门审批；规定限额以下的资产的处置报主管部门审批，主管部门将审批结果定期报同级财政部门备案。因此，对于公立医院固定资产处置首先在于处置程序是否符合规定。

(2) 公立医院资产处置还应区分使用期满、正常报废的固定资产和使用期限未满、非正常报废的固定资产。对于前者，由使用部门填制报损单，经资产管理部门确认及医院授权人签字批准后按类别上报。对于后者，医院应参照《医院固定资产折旧年限表》的时间辅助确认，由使用部门提出报废申请，详细说明报废理由及原因，资产管理部门应组织进行技术鉴定、建议处理方式、评估可回收残值后，按规定程序处理，对于重大资产的处置，应采取集体审议制度。

(3) 固定资产残值的处理：公立医院报废固定资产，经过主管部门及财政审核后，部分可变现回收残值。对于已核准报废的设备，医院一方面要在固定资产卡片上做好记录，另一方面要建立已报废资产备查账，登记报废资产的名称、规格、数量、原值、净值、报废后处理方式及去向、入账残值金额及时间等内容，以实现报废资产的可追溯性，在一定程度上降低由于资产处置不当造成的经济风险。

(4) 固定资产的抵押：根据《中华人民共和国担保法》，学校、幼儿园、医院等以公益为目的的事业单位、社会团体的教育设施、医疗卫生设施和其他社会公益设施不得抵押。

4. 医院招投标管理 医院招投标管理主要依据自2000年1月1日起实施的《中华人民共和国招标投标法》，医院招投标采购对于改进和加强医用设备、耗材的采购管理、规范医疗市场、降低医疗费用、保障使用质量等方面具有很好的促进作用，维护患者的利益，使老百姓真正得到实惠。

（1）依法必须进行招标的项目：大型基础设施、公用事业等关系社会公共利益、公众安全的项目；全部或部分使用国有资金投资或者国家融资的项目；使用国际组织或者外国政府贷款、援助资金的项目。

（2）招标的形式：招标分为公开招标和邀请招标。公开招标，是指招标人以招标公告的方式邀请不特定的法人或者其他组织投标。邀请招标，是指招标人以投标邀请书的方式邀请特定的法人或者其他组织投标。

（3）招标代理机构：医院可以通过经行政管理部门认定并向社会公布的依法设立、从事招标代理业务并提供相关服务的社会中介组织—招标代理机构进行招标。招标代理机构主要负责招标公告、招标文件、招标清单的编制、发布，开标、评标的组织和中标结果的发布等。

（4）招标公告：医院采用公开招标方式的，要发布招标公告。招标公告应当至少在一家由国家或者省指定的媒介发布。

（5）招标文件的内容：招标人名称和项目名称及其简介；项目的数量、规模和主要技术、质量要求；项目的完成期限或者交货、提供服务的时间；对投标人的资格和投标文件以及投标有效期限的要求；提交投标文件的方式、地点和截止时间；投标报价的要求；评标依据、标准、方法，定标原则和确定废标的主要因素；主要合同条款以及协议书内容；图纸、格式附录等招标相关资料和技术文件的要求；其他需要载明的事项。

（6）投标文件的接受：投标人应当在招标文件要求提交投标文件的截止时间前，将投标文件送达投标地点。招标人收到投标文件后，应当签收保存，不得开启。投标人少于三个的，招标人应当依照本法重新招标。在招标文件要求提交投标文件的截止时间后送达的投标文件，招标人应当拒收。

（7）评标结果：依法必须进行招标的项目，其评标委员会由招标人的代表和有关技术、经济等方面的专家组成，成员人数为五人以上单数，其中技术、经济等方面的专家不得少于成员总数的三分之二。

（8）中标及合同的订立：中标人确定后，招标人应当向中标人发出中标通知书，同时将中标结果通知所有未中标的投标人。依法必须进行招标的项目，招标人应当自收到评标报告之日起 3 天内公示中标候选人，公示期不得少于 3 天。招标人和中标人应当自中标通知书发出之日起 30 天内，按照招标文件和中标人的投标文件订立书面合同。

2

（9）医院一般物资或项目招标流程：职能部门办理招标审批手续，需经过职能部门、采购中心、监察科、分管院长和院长的审批后方可进入招标程序→职能部门拟订招标公告、招标文件，并上网公告，招标公告发布至开标日之间至少间隔 14 天→由职能部门牵头，监察、审计等部门参与，进行开标、评标工作。注意开标时必须提供投标单位的资质、授权文件、投标代表身份证明等的原件→汇总结果，形成评标记录，并经分管院长、院长审批→上网公告中标结果→发出中标通知书，签订经济合同→医院不可自行组织招标的范围：列入政府采购目录以内的项目以及按《中华人民共和国招标投标法》必须进入市场进行公开招标的项目。

（10）招标过程中容易出现的问题

1）招标人存在的问题：招标单位在招标文件中不能提供评标标准和办法，随意更改招标书或拖延开标时间，故意缩短投标时间，达到“明标暗定”的目的；存在“暗箱”操作、“隐性市场垄断”“围标”现象；对招标项目的技术要求、进口件要求和评分办法有倾向性；存在泄密行为；招标前未对供应商的投标资质进行严格审查和准入。

2）投标人存在的问题：投标人通过私人关系借用其他公司的资质及法人代表授权书、公章，以合格身份参与投标；投标人因经济利益驱动，拉拢腐蚀设备使用部门、招标管理的领导及工作人员，使他们不按程序办事，为投标单位提供作弊方便等。

3）评标专家存在的问题：由于医疗设备涉及多学科、品种繁多、差异性大，并与临床密切结合，任何专家很难做到门门通、样样懂，都会直接影响评标结果的公平公正和质量；专家库合格人员较少，专家往往也是对不上号，或在某些产品上对不上号，专家不专，采购的产品也就很容易造成偏差；少数评委受经验欠缺和对法律法规熟悉程度的制约，因而不能对投标文件合理评判。

4）监督机制存在的问题：通常医疗机构内部的纪检、监察也参与招标采购的过程，他们大多数既不是医疗设备专家也不是临床专家，外行监督内行往往流于形式、形同虚设。

（11）规避医院招标采购中存在问题的方法

1）完善法律法规，维护招标市场秩序。建立约束机制对目前暴露出来的问题，相关主管部门要制订一系列法规均有相应对策。招标采购代理机构要合理经营，诚信服务；规范职业道德行为。招投标各方参与者有足够的业务技能，熟悉招投标程序，有很强的责任心。

2）明确招标人的职责，严把验收质量。建立资格预审制度，严格准入。必须认真核对应具备的资质、证件，对超范围生产、经营证件内容；按照供应商的标书及合同核对产品包装、配置、质量。

3）加强投标人管理，建立投标人信用管理机制，执行严格的市场准入和清理制度，加大对违背承诺和丧失诚信行为的处罚制裁力度，避免串标、弄虚作假等以不正当的手段获得中标。

4）合理配置评标专家，完善评标环节加强对评标专家的管理，严格审查评标专家入库资格，定期组织学习和培训，加强职业道德教育，提高评标专家的工作专业性水平。实行评标专家动态考核管理制度，建立评标专家个人信用档案。

5）健全监管机制，实行全过程监督。发布招标公告、投标单位资格预审、开标、询标、宣布中标结果等都要公开进行，公开接受社会的舆论监督。

5. 政府采购 政府采购也称为公共采购，是指各级国家机关、事业单位和团体组织，使用财政性资金采购依法制定的集中采购目录以内的或者采购限额标准以上的货物、工程和服务的行为。集中采购目录和采购限额标准一般由省级以上人民政府确定并公布。

（1）政府采购的执行模式：政府采购实行集中采购和分散采购相结合的模式。

1）集中采购：公立医院采购纳入集中采购目录的政府采购项目，应当实行集中采购。纳入集中采购目录属于通用政府采购项目的，如办公电脑、摄像机等一般电子设备，应当委托集中采购机构代理采购；属于本部门、本系统有特殊要求的项目，如医疗设备等，应当实行部门集中采购；属于本单位有特殊要求的项目，经省级以上人民政府批准，可自行采购。

2）分散采购：公立医院采购集中采购目录之外且达到限额标准以上的采购项目，应当实行分散采购。由采购单位自行组织或委托集中采购机构、中介代理机构（统称“政府采购代理机构”）组织按照政府采购方式实施采购，分散采购信息也应当公开发布。

（2）政府采购的采购方式：政府采购采用公开招标、邀请招标、竞争性谈判、单一来源采购、询价以及国务院采购监督管理部门认定的其他采购方式。其中，公开招标应作为政府采购的主要采购方式。

1）公开招标：采购人委托的政府采购代理机构以招标公告的方式邀请不特定的供应商参加投标竞争，从中择优选择中标供应商的采购方式。采购人或采购代理机构应在招标文件确定的时间和地点组织开标。

2）邀请招标：采购人或其委托的政府采购代理机构以投标邀请书的方式邀请三家或三家以上特定的供应商参与投标的采购方式。适用情形：货物或服务具有特殊性，只能从有限范围的供应商处采购；采用公开招标方式的费用占政府采购项目总价值的比例过大的。

3）竞争性谈判：采购人或其委托的政府采购代理机构通过与多家供应商就采购事宜进行谈判，经分析比较后从中确定中标供应商的采购方式。适用情形：招标后没有供应商投标或没有合格标的或重新招标未能成立；技术复杂或性质特殊，不能确定详细规格或具体要求；采用招标所需时间不能满足用户紧急需要；不能事先计算出价格总额。

4）单一来源采购：采购人采购不具备竞争条件的物品，在只能从唯一的供应商处进行采购货物或服务的情况下，直接向该供应商协商采购的采购方式。适用情形：只能从唯一供应商处采购；发生了不可预见的紧急情况，不能从其他供应商处采购；必须保证原有采购项目一致性或服务配套的要求，需要继续从原供应商处添购，且添购资金总额不超过原合同采购金额的10%。

5）询价：采购人向三家以上潜在的供应商发出询价单，对各供应商一次性报出的价格进行分析比较，按照符合采购需求、质量和服务相等且报价最低的原则确定中标供应商的采购方式。适用情形：采购的货物规格、标准统一、现货货源充足且价格变化幅度小的政府采购项目。

6）政府采购管理程序：按照《政府采购运行规程暂行规定》，政府采购的一般程序为：编制政府采购预算——汇编政府采购预算——确定并执行采购方式——订立及履行采购合同——验收——结算。

三、全面预算和全成本核算

预算和成本管理是医院经济管理的重要组成部分，其中全面预算管理是医院内部兼具计划、控制、激励、评价等功能为一体的一种综合贯彻医院经营服务战略的管理机制；全成本管理是对医院经营成本进行预测、计划、分解、控制、核算、分析和考核，以达到用最小的成本开支来获得最佳效益的一整套科学的成本管理体系和方法。

1. 医院全面预算　医院要实行全面预算管理，建立健全预算管理制度，包括预算编制、审批、执行、调整、决算、分析和考核等制度。现有医院全面预算体系由医院预算基础环境建设（包括文化基础、组织体系、管理制度、信息保障）及预算实施具体环节组成。

（1）医院预算的编制：全面预算编制过程中目标的确定是第一要素，可分解为财务目标和医院年度（医疗）业务目标及其他配套目标，它们共同构成医院年度事业目标。医院应遵循事业单位预算编制原则并采用滚动、零基及弹性预算法相结合编制年度财务收支预算，一般不编制赤字预算。

一是根据上级主管部门批准的重大投资项目和医院重点工作任务编制投资预算和负债预算。

二是根据年度目标医疗总量并结合相关控制指标编制收入预算和现金流预算。

三是根据收入预算和成本控制目标编制支出预算和部门预算。

四是根据年度医保相关政策和考核要素编制医保医疗费用执行和控制预算。

（2）医院收支预算的具体编制方法：财政补助收入。根据财政部门核定的定额补助和定项补助数编列。

1）医疗收入：门诊部分以预算门诊人次和预算平均收费水平计算；住院部分以预算病床占用日数和预算平均收费水平计算；其他医疗收入应区分不同的服务项目，分别计算。

2）药品收入：以上年度每门诊人次和每占用床日药费的实际收入水平为基础，结合预算年度业务量预计变动数及控制水平计算编列。

3）其他收入：根据具体收入项目的不同内容和有关业务预算分别采取不同的计算方法，逐项计算后汇总编制。

4）人员经费：根据预算年度平均职工人数，上年末平均工资水平，国家有关调整工资、增加工资性补贴的政策规定、标准，职工福利费的提取标准、提取额度，预算开支的按规定属于职工福利费范围的增支因素，离退休人员数和国家规定的离退休经费用于开支标准等计算编列。

5）专用材料支出：分卫生材料及药品耗费两大块，卫生材料耗费以本年医疗收入预算结合上年百元医疗收入卫生材料消耗计算编列；药品成本以本年药品收入预算结合上年药品收入成本率计算编列。

6）公用经费开支部分：根据公用经费明细项目上年实际支出水平为基础，结合本年预算工作量、维修项目安排预算、物价政策因素等，分项计算编列。

7）其他支出：参考上年度实际开支情况，预测预算年度内可能发生的相关因素，正确预计编制。

（3）医院预算的分解：医院根据经职代会讨论通过的年度医院总收支预算进行逐级分解和下达，其中：

对各临床科室下达目标责任书，其中年度预算内容主要包括：门诊、住院工作量，人均门诊、住院负担，药品比例，百元医疗收入卫生材料费、医保超支控制额等与临床科室收入及可控直接成本相关的预算项目。

对职能科室下达目标责任书，其中年度预算内容主要包括与其管理职能相关的年度支出预算。如对医务处下达年度医疗赔偿款占医疗收入的比例或定额；对设备部门下达设备购置预算、设备维修预算及卫生材料消耗控制预算；对总务部门下达年度能源消耗、行政物资采购及基本设施维修预算等。通过将预算分解到职能部门，促进职能部门行使其管理职能。

（4）医院预算的分析和评估

1）分析与评估医院整体月度经营业绩，对执行有偏差的核心指标提出修正建议，落实调整或改进措施。

2）重大投资项目完成交付使用后，落实专项效能评估，重点分析项目使用与可行性认证是否相符；技术改进或提升是否落实；患者安全是否实现；投入与产出比是否正相关；项目使用率是否达到预期水平等。

3）对部门预算执行每半年系统分析、评估一次，查找部门预算执行中存在的问题，及时反馈责任部门，落实和加强预算的严肃性和执行力，属于正常范围内的增减，报经批准进行经营预算调整。

4）每月进行医保经费运行情况分析，同时每个月要完成一定数量的医保病历费用质控，对合理性进行专家评估，评估结果与月度绩效考核挂钩。

5）年终医院财务部门对全年经营预算执行情况进行一次综合分析，并出具分析报告，为医院决策层对下一年度经营目标提供信息支持。

2. 医院全成本管理　医院成本管理的目的是全面、正式、准确反映医院成本信息，强化成本意识，降低医疗成本，提高医院绩效，增强医院在医疗市场中的竞争力。

（1）医院成本的构成：医院成本是指医院在提供医疗服务过程中发生的各种耗费。根据成本性态可分为固定成本和变动成本两大类。

固定成本是成本总额在一定时期和一定业务量范围内，成本相对固定，不受业务量增减变动影响基本保持不变的成本。如医院的房屋和设备折旧、核定的人员工资、必须承担的离退休人员费用、物业费用（包括保洁、保安服务）等。这一类成本一经确定不能轻易加以改变。

变动成本是指成本总额随着业务量的变动而呈正比例变动的成本。如医院的能源消耗，药品、材料消耗等，这一类一方面随着工作量增减而增减，另一方面也是医院科室可以控制的成本。

（2）医院成本的管理控制主要措施

1）控制人员费用：虽然人员费用在一定程度上是固定费用，但也是医院可以控制的，医院人力成本的增加也应该与业务增量相配比，医院可以根据临床工作量的变动，如病床使用率来及时调整各科室的人员配置，减少人力资源上的闲置和浪费，减少冗员成本支出。

2）提高设备使用效率：设备折旧是医院另一项较大的固定成本支出，首先医院要做好设备投资的可行性论证，避免未实行事先经过严格测算而盲目引进大型医疗设备；其次做好设备的日常预防性维护，减少维修费用；第三，提高设备的使用，减少闲置，降低单位固定成本，对购置设备后闲置较大的科室不再追加设备投入。

3）控制管理费用：管理费用中的公务费、交通工具消耗、业务招待费等均属于可控成本，管理空间较大，尽量减少不必要、不合理的开支，把对管理费用的控制落到实处，一方面是领导干部必须以身作则；另一方面是实行目标定额管理，严格费用标准，把管理费用控制在最低水平。

4）降低物资采购成本：医院物资采用招标采购等方法，降低采购成本，在收费价格不变的情况下，尽量选择国产物资。尤其是药品和卫生材料、化学试剂的采购是医院变动成本的主要组成部分，要切实保证采购的物资发挥最大的效益。

5）调整医院业务收入结构：医院的业务收入结构也直接影响着变动成本的高低。收入以药品、材料收入为主的医院，其药品和卫生材料消耗成本必定也高。因此，医院应主动引导临床医务人员调整收入结构，开展以人员技术为主的诊疗项目，在提高医院业务收入的同时，降低直接成本。

四、医院价格管理

医院是一个重要的社会服务性产业和窗口部门，因此，物价管理是医院经济管理的重要组成部分，是正确执行国家医疗收费标准和物价政策的关键环节，对医院能否合理、合法、规范收费，起到至关重要的作用。

院长必须重视医院的价格管理工作。执行价格政策，根据国家及上级有关部门规定的医药价格政策，制定及完善各项医药价格管理制度。进行医疗服务收费项目的申报、备案。全面负责医疗药品收费价格的落实、检查及监督。负责按规定及时调整医疗收费标准。落实价格公开，接待并处理患者对医疗服务收费方面的咨询、价格查询和投诉。

加强医疗服务价格管理，规范医疗收费行为，强化医务人员的责任意识，制定价格管理工作制度，实行“三统一、两公开、一固定”。即统一划价、统一收费、统一使用合法的收费票据；公开住院患者收费明细表、公开手术室消耗物品及使用特殊器械收费明细表；收费人员要相对固定。

各科室合作使用医用设备时，首先必须要得到院部批准并要事先向医院财务、物价管理部门报送论证报告、合作协议和收费预测标准及进货价格等资料。财务、物价管理部门要建立和完善各类一次性医用品和器材购货和使用、收费管理规范与程序，凡非医院购进的医用品和器材，临床上不得收费。

财务、物价管理部门有权对各科医疗服务收费监督检查，对擅自制定和提高医疗服务收费标准、分解服务的内容重复收费、降低服务质量变相涨价、巧立名目乱收费以及不按规定明码标价等行为，要及时向院领导及相关职能部门报告，并提出处理意见。

强化医院价格管理信息功能，将收费管理工作与各个科室的管理工作进行联网，使收费工作时刻保持与业务科室的联系，从而保证收费工作的准确性，提高患者对收费工作的满意度。特别对当前新农合、城镇医疗保险等政策，加强对收费人员的培训工作，以保证收费人员对相关政策的了解掌握。

2015 年 10 月 12 日印发的《中共中央国务院关于推进价格机制改革的若干意见》将医疗服务价格作为深化价格改革的重点领域，提出了“理顺医疗服务价格”的要求，原则为：总量控制、结构调整、有升有降、逐步到位。要求建立以成本和收入结构变化为基础的价格动态调整机制，到 2020 年基本理顺医疗服务比价关系。落实非公立医疗机构医疗服务市场调节价政策。公立医疗机构医疗服务项目价格实行分类管理，对市场竞争比较充分、个性化需求比较强的医疗服务项目价格实行市场调节价。进一步完善药品采购机制，发挥医保控费作用，药品实际交易价格主要由市场竞争形成。

医药价格综合改革主要内容有：取消药品加成；通过调整医疗服务价格和政府财政补偿。提高体现医护人员劳务价值和医疗技术发展的医疗服务项目价格，降低部分检验项目和大型设备检查治疗项目价格。

一是建立完善的医院内部价格管理体系。设立和完善医院内部价格管理机构，实行管理统一领导分级负责的内部监督管理责任制度。设立专职医疗服务价格管理和监督机构，专门负责全院的各类服务价格管理事务，对院内各业务部门的价格行为进行监督，及时协调价格政策执行中出现的矛盾和纠正执行中的偏差，调解医院与患者出现的医疗价格纠纷。会同医疗业务统计及财务部门进行医疗服务业务数据的统计和服务成本的调查、监督和测算，为向政府价格管理部门提出价格调整建议做好基础性数据准备。扎口与政府价格管理部门协调涉及医院价格调整和制定的相关事务，配合政府部门开展的各类涉及价格管理的工作，建立良好的公共关系。在医院内部涉及价格行为的所有科室（部门）设立兼职价格管理岗位，专人负责各自工作领域的价格管理事务。

二是应用信息化手段，严格管理医疗服务过程中的价格行为。建立就诊处方与门诊挂号联动管理、重要仪器设备检查（检验）与交费情况联动监控、药品采购价格与销售价格统一监管、医疗业务量统计与收费情况联动监控、住院患者医疗费用每日清单制、医务人员社会评价实时监控等信息化管理的措施，及时发现和调解医疗收费领域中出现的矛盾和纠纷，纠正收费工作中出现的问题和差错。

三是严格遵守国家对公立医疗机构价格管理的法律和政策规范，切实防止各类价格违法行为和医务人员擅自减免医疗费用行为的发生，将依法收取服务费用与防范违规收费两个方面的管理同步注重，确保患者和医院双方合法经济利益得到保障。

五、医院内部审计

医院内部审计是医院审计人员对医院中各类业务和控制进行独立评价，以确定是否遵循公认的方针和程序，是否符合规定和标准，是否有效和经济地利用资源。

1. 医院内部审计的职责 医院内部审计的职责主要包括三个方面：

（1）基于医院内部发展需要，以各项财经法规、医院会计制度和医院规章制度为依据，对医院及所属部门的经济活动进行检查和评价，以发现和督促改进问题的监督职能。

（2）通过履行审核检查程序，评价被审计对象的预算、决策、实施方案是否先进可行，经济活动是否按照既定的决策程序和目标进行，经济效益的好坏以及内部控制制度是否健全和有效等，从而有针对性地提出意见和建议，为决策作出参谋的评价职能。

（3）内部审计机构利用自身的专业知识可以为医院其他部门在涉及经济业务方面提供有针对性的咨询职能。

2. 医院财务收支内部审计 医院财务收支的内部审计是指医院内部审计人员对医院年度财务收支情况进行的审计工作，其内容包括：财务收入来源的合法性、入账的完整性；财务支出范围的合法性、合规性、合理性；资产的安全性；账务处理的正确性。

（1）财务收入方面主要审查：是否存在未经财政或物价部门批准的收费项目；应缴、未缴财政专户和没有及时足额上缴财政及坐支应缴未缴收入；账外资金形成“小金库”；不按规定使用财政部门统一印制或监制的收费票据。

（2）财务支出方面主要审查：发放各种补贴、奖金未经财政部门批准；挤占、挪用专项资金；虚假发票报账；乱列或虚列支出；购置固定资产未记入单位的固定资产账；超越单位权限处置资产；未按规定实施政府采购等。此外，还要关注在往来款账中长期挂账的项目。

3. 医院基建项目内部审计　医院对基本建设项目的内部审计主要包括：

（1）工程预算编制依据审查：主要审查项目建设书；建设规模及方案；工程项目一览表；设计方案、图纸及主要设备材料表；国家设备价格运行费率，当地材料预算价格；同类型建设项目的投资资料；有关资金来源、贷款利率，对建设项目投资等方面的要求。

（2）工程施工招投标审查：主要审查招投标时是否符合《中华人民共和国招标投标法》的有关规定，是否坚持了施工队伍择优选择，确定施工队伍时是否实行了严格的审批制度；检查是否对施工队伍的资质进行了审查，是否有施工队伍资质审查报告以及施工单位的简况、技术力量、装备水平、近几年的施工业绩和施工质量的情况报告；审查招投标工作是否符合工作程序和工作纪律，是否实行了回避制度，审查招投标工作中是否存在各种关系的干预，是否存在泄漏标底的情况；审查招投标过程中招投标的资料、会议记录是否齐全；审查施工总包方是否存在未经建设单位同意而层层转包的现象。

（3）工程竣工决算审查：主要审查决算依据是否符合国家规定，资料是否齐全，手续是否完备；项目概算预算的执行情况，审查项目建设是否按初步设计进行，是否按批准的概算预算内容执行，有无预算外项目和提高建设标准，扩大建设规模，有无重大质量事故和经济损失；设计变更是否经过有关人员批准签证。依据竣工图纸审核工程量计算是否真实、正确；审核所列各分项工程名称及计算单位、工程数量、套用的预算定额单价、合价是否相符，有无错套定额、高估冒算现象；依据结算汇编的规定，审查各项取费是否正确，与修正后的预算是否相符，是否符合合同的有关条款；审核材料差价计算是否合理，材料用量是否真实，材料价格是否与当时市场价格相符，必要时应审查购买材料的原始单据；审查甲方供料的种类、型号、数量及材料价格金额，是否按规定办理了退料款手续。审查竣工决算报表是否真实、完整、合规。

六、医院经济风险控制

风险是可能对目标的实现产生影响的不确定性。风险是事件本身的不确定性，但却是在一定具体情况下的风险，可以由人的主观判断来决定选择不同的风险，也可以由人主观的控制行为来规避和降低风险。医院日常的经济业务事项涵盖了各类资金的收付、各种物资设备的采购、经济合同的签订、工程项目等，只有能够准确地识别其中存在的风险，才能有的放矢地设计和控制风险。

1. 医院采购活动的风险识别和控制　医院采购活动是医院经济活动的主要组成部分，其涉及范围很广，大到贵重大型设备，小到办公纸笔，药品、材料、试剂更是数量大、规格多。从所涉及的金额来看，采购业务的现金流出占医院现金流出量的比例大多数不低于50%。

（1）主要存在风险

一是采购预算安排不合理，造成库存短缺或积压。

二是供应商选择不当，采购方式不合理，授权审批不规范，可能导致采购物资质次价高，出现舞弊行为或遭受欺诈。

三是采购验收不规范，付款审核不严格，可能导致采购物资、资金损失或信用受损。

（2）风险控制措施

一是建立采购申请制度，根据医院各部门的需求情况确定采购预算，超出预算部分经审批后执行。

二是合理选择供应商，建立供应商信息系统对其提供物资的质量、价格、及时性、企业资信等进行评估和准入。

三是建立医院物资采购的定价机制，采取协议采购、招标采购、谈判采购、询价比价采购等多种方式合理确定采购价格，并订立书面合同。

四是建立严格的验收制度，由采购人员、库管人员共同验收，特殊物资可由使用部门一起验收，包括物资的数量、质量、有效期限等。

五是完善付款流程，付款审核人严格审核采购发票的真实性、合法性、有效性，送货单有无签收，验收入库手续是否完备，是否符合合同支付条件等。

2. 医院外包业务的风险控制　随着社会专业分工的日渐细化，医院大部分后勤保障业务均可实现社会化外包，医院可以通过外包这些“非核心业务”，从而有效减轻医院自身压力，节约医院有限资源，提高医院综合运营效益，但这其中也存在着一定的风险。

（1）主要存在风险

一是外包范围和价格确定不合理，对外包方的履约能力评估不足可能导致医院遭受损失。

二是业务外包监控不严、服务质量低，可能导致医院难以实现业务外包的初衷。

三是对业务外包方过于依赖，医院在管理活动中丧失主动权，一旦供应商出现问题不能履约或瑕疵履行时，除了承担违约责任外，医院运行将实际受到影响。

（2）风险控制措施

一是建立较为完善的管理制度，包括规定业务外包范围、方式、条件、程序和实施等相关内容，明确相关部门和岗位的职责权限。

二是避免核心业务外包，尤其针对信息系统维护等。

三是精挑细选承包方，包括企业的合法性、资质、业界口碑、供应商信用、主要产品及替代品情况、主要客户情况等。

四是合理确定外包价格，测算分析成本，引入竞争机制。

五是制定详尽的外包合同，包括明确类型数量服务环节、定义服务水平、定义服务运作规则、服务监控和衡量要素以及其他合同关键要素等。

六是建立服务监管的 PDCA 循环，医院监管人员的配备和职责、服务质量标准和评价方法的制定，外包服务过程中的专人协调、沟通和反馈，例行及专项服务检查，监管处置及奖惩。

七是建立相应的应急机制，建立风险预警系统，当关键成因数值达到关键风险指标时，发出风险预警信息；引进专业化的技术人员和管理人员，强化内部现有员工的专业技能培训，有效处理各种突发事件。

3. 医院工程项目的风险控制　医院工程项目具有涉及资金量大，持续时间长，过程复杂，管理法律法规严格等特点，同时也和医院的行风建设密切相关。

（1）主要存在风险

一是立项缺乏可行性研究或者可行性研究流于形式，可能导致难以实现预期效益或项目失败。

二是工程造价信息不对称，概预算脱离实际，可能导致项目投资失控。

三是工程物资质次价高、工程监理不到位、项目资金不落实，可能导致工程质量低、进度延迟或中断。

四是竣工验收不规范，可能导致工程交付使用后存在重大隐患。

（2）风险控制措施

一是医院要设立专门的机构（如基建办）归口管理工程项目，根据医院发展需要，提出项目建议书。组织规划、工程、技术、财务、法律等部门的专家对项目建议书和可行性报告进行充分论证和评审。医院建设项目必须经过当地发改委立项。

二是正式施工前，医院要依法取得建设用地、环境保护、安全、施工等方面的许可。

三是医院工程项目一般采用公开招标的方式，依法组织工程招标的开标、评标和定标工作，则有选择具有相应资质的承包单位和监理单位，并接受有关部门的监督。

四是医院向涉及单位提供详细的设计要求和技术资

料，组织相关工程、技术、财务专业人员或委托具有相应资质的中介机构对编制的概预算进行审核。重点审查编制依据、项目内容、工程量计算、定额套用等是否真实准确。

五是医院可以委托经过招标确定的监理单位，在施工质量、工期、进度、安全和资金使用等方面实施监督。严格控制工程变更。

六是医院及时组织设计、施工、监理等单位进行竣工验收，按照国家有关档案管理规定，收集、整理工程建设各环节的文件资料，监理完整的工程项目档案。

3. 医院合同管理的风险控制　医院经济合同是指以医院名义与其他企事业单位、社会团体及个人等发生实际经济业务往来而订立的合同。范围包括各类买卖合同、建设工程合同、承揽合同、运输合同、财产租赁合同、借款融资合同、保险合同、技术贸易合同，以及供水、电、汽合同等各类经济合同。

（1）主要存在风险：①未订立合同、未经授权对外订立合同、合同对方主体资格未达要求、合同存在重大疏漏和欺诈，可能导致医院合法权益受到侵害。②合同未全面履行或监控不当。③合同纠纷处理不当。

（2）风险控制措施

1）医院对外发生经济行为，除即时结清外，均应当订立书面合同。经济合同订立前，职能科室必须认真了解对方当事人的情况。包括：对方单位是否具有法人资格、有无经营权、有无履约能力及资信情况，签约人是否法定代表人或法人委托人及其代理权限等。

2）医院签订经济合同应遵守询价比价、政府采购、招投标等相关制度。根据协商、谈判等的结果拟定合同文本，并对本文严格审核，包括合同的合法性，即合同内容是否符合国家法律、政策和本医院管理规定；当事人的意思表示是否真实、一致，权利义务是否平等，订立程序是否符合规定；合同的严密性即合同应具备的条款是否齐全；当事人的权利、义务是否具体、明确；文字表述是否确切无误。

3）医院建立合同专用章的保管制度，合同经编号、审批及医院法定代表人或由其授权的代理人签署后，方可加盖合同章。

4）医院合同所涉及的职能部门严格对合同履行实施有效监控，强化对合同履行情况及效果的检查、分析和验收，并留有相应书面材料。

5）医院财务部门应当根据合同条款审核后办理结算业务，如合同中约定验收后付款的，则需要有经供需方及使用部门共同签署的验收报告；合同中约定定期检修的，则付款时应将经确认的维修报告作为付款依据之一等。

4. 医院经济风险控制的常用手段

（1）不相容职务相分离：不相容职务是指那些如果由一个人担任既可能发生错误和舞弊行为，又可能掩盖其错误和舞弊行为的职务。不相容职务相分离其核心是“内部牵制”即两个不相容职务不能由同一人担任。医院首先应该确定哪些岗位和职务是不相容的，其次要明确各个岗位的职责权限，使不相容岗位和职务之间能够互相监督、互相制约形成有效的制衡机制。医院常见的不相容职务包括：

* 授权批准与业务办理
* 业务经办与会计记录
* 会计记录与财产保管
* 业务经办与稽核检查
* 可行性研究与决策审批
* 决策审批与执行
* 执行与监督

（2）授权审批控制：医院的各项经济业务，必须经过规定程序的授权审批，规范授权的范围、权限、程序和责任。特别注意的是，单位重大决策、重大事项、重要人事任免及大额资金支付业务等，应当按照规定的权限和程序实行集体决策审批或联签制度，任何个人不得单独进行决策或者擅自改变集体决策意见。

(3) 会计系统控制：医院会计系统控制主要是通过财务部门对经济业务进行记录、归集、分类、编报等而进行的风险控制。主要从会计机构的设置、配备会计从业人员、会计岗位责任及分工制约，各类凭证的取得、制作、传递、保管；会计账簿的登记；报表编制、报送、保管等进行控制。

(4) 财产保护控制：常见的财产保护控制措施包括：财产记录和实物保管，妥善保管涉及资产的各种资料；定期盘点和账实核对；限制接近，只有经过授权批准的人员才能接触相关资产，如物资保管员、出纳等。

(5) 人力资源控制：常见控制措施包括：关键岗位员工的强制休假制度；关键岗位员工定期岗位轮换制度；对掌握国家秘密或重要商业秘密的员工离岗的限制性规定。

第九节　医保管理5件事

医院医保管理是随着医院管理和医疗保险制度的变化而形成和发展起来的，同时随着医改的不断深化和信息技术的高速发展，医院医保管理的范围和职能也在不断拓展，从公费医疗到城镇职工基本医疗保险、城镇居民基本医疗保险、新型农村合作医疗保险和商业保险等广义的医疗保险范畴，从手工结算到联网划卡结算，从费用管理到综合的医疗管理。医院医保管理在医院管理中的地位和作用也随着我国全民医保制度的推进而不断突出和显现。

一、掌握主要的医疗保险制度与政策

我国的基本医疗保险制度是在20世纪50年代的公费医疗、劳保医疗的基础上，经过多年的改革试点后，逐步建立了以城镇职工基本医疗保险制度、城镇居民基本医疗保险制度和新型农村合作医疗制度三大制度为主

体，以公务员补助医疗、大病医疗保险和商业医疗保险等为补充，以社会医疗救助为托底的多层次医疗保障体系。

目前，三种保险制度经办管理尚没有统一，城镇职工基本医疗保险和城镇居民基本医疗保险大部分由人社部门管理，新型农村合作医疗由卫生部门负责统一经办。但随着我国城乡一体化的快速发展，整合三项基本医疗保险制度的管理已经成为必然趋势。

1. 城镇职工基本医疗保险　城镇职工基本医疗保险制度是以强制参保为原则的一项基本医疗保险制度，其覆盖所有用人单位，包括机关、企事业单位、社会团体、民办非企业单位、社会团体及其他非公有制经济组织，参保对象为这些单位的所有职工，包括灵活就业人员。

我国城镇职工基本医疗保险费采用社会统筹与个人账户相结合的途径筹集资金，由用人单位和参保职工按照工资总额的一定比例共同缴纳组成社会医疗统筹和个人账户两项基金。用人单位缴费率一般控制在职工工资总额的6%左右，职工个人缴费率一般为本人工资收入的2%，退休人员个人不需缴纳基本医疗保险费。具体缴费比例由各统筹地区根据实际情况确定。职工个人缴纳的费用全部计入个人账户，用人单位缴纳的费用一部分用于建立统筹基金，一部分划入个人账户，实行统账结合的管理模式。

城镇职工基本医疗保险对参保人员门诊医疗费用经济补偿采用包干的办法，即参保人员在门诊发生的医疗费用由医疗保险机构为参保人员个人建立的个人账户资金支付。对于个人账户用完后仍有门诊医疗费用发生的参保人员，一般由参保人员在医疗机构就诊后先支付医疗费用，然后由医疗保险经办机构每年根据医疗保险基金的运行情况再给予部分经济补偿。

城镇职工基本医疗保险对参保人员住院医疗费用和门诊大病医疗费用经济补偿则采用统筹的办法，即参保人员住院发生的医疗费用以及部分门诊慢病、特殊病发生的医疗费用由统筹基金按比例支付。统筹基金支付医疗费用一般设有支付范围、起付线、封顶线，统筹基金的具体支付范围、起付标准、最高支付限额以及支付比例，由统筹地区根据各地实际，以收定支、收支平衡的原则确定。

职工基本医疗保险基金实行属地管理，由社会保险经办机构负责基金的筹集、管理和支付，由财政、审计等部门对基金实行行政监督。人力资源和社会保障部门会同财政、卫生等有关部门制定基本医疗保险的支付范围、标准和医疗费用结算办法。基本医疗保险实行协议管理，由人力资源和社会保障部门审核确定基本医疗保险定点医疗机构和定点药店，并同定点医疗机构和定点药店签订协议，明确各自的权利、义务和责任。

2. 城镇居民基本医疗保险　为城镇职工和农村人口建立相应的城镇职工基本医疗保险制度和新型农村合作医疗制度后，仍有广大城镇居民如老人、在校学生、儿童等群体还没有统一的制度安排。城镇居民基本医疗保险制度主要是国家对城镇非从业居民医疗保险做的制度安排，以低水平起步、大病统筹为主、群众自愿、明确中央和地方责任、统筹协调的一项基本医疗保险制度。城镇居民基本医疗保险的保障对象为城镇非从业居民，即把城镇中不属于城镇职工基本医疗保险制度覆盖范围的学生（包括大学生）、少年儿童和其他非从业城镇居民都纳入其保障范围。

城镇职工基本医疗保险由用人单位和职工个人共同缴纳，不享受政府补贴。而城镇居民基本医疗保险的筹资途径则以家庭缴费为主，政府给予适当补助，城镇居民中的低保对象、重度残疾人、老年人等困难人群是政府补助的重点对象。城镇居民医保缴费标准总体上低于职工基本医疗保险。参保居民按照规定缴纳基本医疗保险费，享受相应的基本医疗保险待遇。有条件的用人单位可以对职工家属参保缴费给予补助。国家对个人缴费和单位补助资金制定税收鼓励政策。对试点城市的参保居民，各级政府每年还给予相应的补助。

城镇居民基本医疗保险的建立是以大病统筹为主的医疗保险制度，居民医保的参保人员不建立个人账户，起步阶段门诊统筹原则上用于在定点基层医疗卫生机构发生的门诊医疗费用，随着分级诊疗和双向转诊制度的建立完善，逐步将支付范围扩大到符合规定的转诊费用。目前，各统筹地区根据实际，都对门诊医疗费用单独设立不同的起付标准、支付比例和最高支付限额。对于基本医疗保险支付范围内超过起付标准以上和年度居民医保基金最高支付限额以内的部分，由居民医保基金支付按比例支付。城镇居民基本医疗保险门诊医疗费用统筹支付额度当年使用，不能结转下一年度。

城镇居民基本医疗保险对参保居民住院医疗费用经济补偿采用住院统筹的办法。居民医保基金的具体支付范围，原则上参照城镇职工基本医疗保险药品目录、诊疗项目和医疗服务设施范围目录等有关规定执行，只是起付标准、报销比例和最高支付限额相对低一些。参照城镇职工基本医疗保险，居民医保基金对门诊慢患者也有一定的补偿，只是补偿的病种相对要少些，补偿标准也相对较低。城镇居民医疗费用的具体报销政策，由各统筹地区根据当地经济发展水平和基本医疗需求予以确定。

城镇居民基本医疗保险参照职工医疗保险实行属地管理，由人力资源和社会保障部门所属的医疗保险经办机构负责基金的筹集、管理和支付。医疗服务管理也类似城镇职工基本医疗保险，因其参保居民中还有少年儿童，在报销药品目录中补充了少儿特殊用药。

3. 新型农村合作医疗　新型农村合作医疗制度（以下简称“新农合”）是指由政府组织、引导、支持，农民自愿参加，个人、集体和政府多方筹资，以大病统筹为主的农民医疗互助共济制度。新型农村合作医疗的参保对象是农村居民，采取个人缴费、集体扶持和政府资助相结合的方式筹集资金，其中政府财政补助是新农合主要的基金来源。

新农合一般采取以县（市）为单位进行统筹，实行以大病统筹为主的办法，主要补助参合农民的住院医疗费用，其补偿模式大致有三种：大病统筹、住院统筹+门诊统筹、大病统筹+门诊家庭账户。由于我国区域社会经济发展的差异性，不同地区采用的补偿模式也有较大差异，东部地区三种模式分布较均匀，中西部地区主要为大病统筹+门诊家庭账户。同时，由于各省（区、市）经济发展的不平衡，同一补偿模式在补偿标准、补偿比例等方面也有很大差异。一般由各县（市）根据筹资情况确定支付范围、支付标准和额度。

新农合相比城镇职工医疗保险，由于筹资水平有限，其保障水平偏低，各地报销比例都是根据医疗费用的发生额分段确定的，住院医疗费用报销比例一般为30%~70%。参合农民在县级以下医疗机构就医支付的医疗费用，采用直接减免的方式给予补助；在市以上医疗机构就医的费用先由农民垫付，再按规定报销的方式进行补助。

新型农村合作医疗基金一般由县级人民政府成立农村合作医疗管理委员会，并在各级卫生行政部门内部设立专门的管理机构，负责具体业务经办工作。

二、抓好医院医疗保险基础管理

随着医疗保险事业的不断发展，医疗保险基金支持了医院的生存和发展壮大。作为医疗保险定点医疗机构，医院要协同医疗保险经办机构管好、用好医疗保险基金这块资金，为广大参保患者提供优质的医疗和服务，做到既保障参保人员的基本医疗权益，又保证医疗保险基金的安全、有效。医疗保险管理作为医院管理的重要组成部分，加强医院医疗保险基础管理对于提高医院整体管理水平有着十分重要的作用。

1. 医院医保管理组织　我国全面实施基本医疗保险制度以来，医保对医院医疗服务的补偿与医院的发展密切相关，医院设置医疗保险管理部门正是应对这一变革的基本要求，相应的岗位设置、人员配备和工作职能等是医院组织管理的基本要素，也是医保工作顺利开展的组织保证。

医院一般都按照医疗保险管理机构要求和实际医保工作需要，由院长指定一位副院长具体分管负责基本医疗保险工作，该副院长在院长赋予的职责范围内行使医保管理决定权和对所属下级的指挥权。下设医保管理专职部门医保办或医保科，设置模式主要有独立设置和隶属于医务、财务等部门两种。并根据医院内部组织机构自身特点，由医务、护理、临床、医技、药剂、财务、收费和信息等多个部门联合组成医保管理领导小组，各病区设立医保协管员，形成多部门联动，医院、科室、个体三级合作的管理组织机构。医保办的人员编制应根据医院的规模和医保管理任务来确定，需要有多种专业背景人员组合而成。医院可参考医院行政人员的总比例和其他行政职能科室的人员编制，医院与职工医疗保险、新农合、居民医保直接相关的工作人员与床位的配置比一般为1%左右，具体可根据医保和医院管理的发展适时做出调整。

医保办在组织上接受医院的领导，业务上接受各级医保经办管理机构的指导。医保办的管理范畴主要是城镇职工基本医疗保险、新农合和城镇居民医疗保险三大类人群，需要完成医保宣传、指导、培训、管理、协调、监督和考核等任务。医保办工作人员可按工作项目和管理人群两种模式分工，按工作项目分工是根据人员专业和工作内容分配任务的方式，例如分成窗口人员、结算人员、信息维护人员、病历检查人员等；按管理人员分工是按照管理的医保人员类别分配任务的方式，例如职工医保管理人员、新农合管理人员、居民医保管理人员等。两种方式各有利弊，医院可根据具体实际情况使用不同的分工方式。

2. 医院医保管理制度　建立一套科学、合理、完善的医保管理制度是医院医保基础管理的一个重要方面，使医保管理有了可靠的制度保证。医院的医保管理制度主要包括：

（1）医保宣传培训制度：医疗保险是一项政策性和业务性都很强的工作，首先要做好医保政策的宣传工作，一是对医务人员的宣传，可以通过医院内外网、院内刊物、医保宣传专栏以及院周会、科室会议、医保查房等平台和方式，将医保政策、医保流程、医保管理要求、监督检查情况等内容和信息及时传达和发布，方便医务人员随时学习和查询；二是对参保人员的宣传，借助医院内外网，通过编印“告参保人员书”、设立医保宣传栏和医保咨询台向参保人员宣传医保政策。其次要做好医务人员的医保培训工作，根据医保政策调整情况和医院医保管理要求，每年设计和制定培训计划，通过全院培训、专题培训等方式让每位工作人员熟悉和掌握医保政策和操作办法，更好地为参保人员服务。

（2）医保审批制度：医保审批根据业务经办要求和重要程度实行分级管理，涉及医院医保管理的重大事项由院长或分管院长审批，一般事项则由医保办主任或副主任审批，常规事项则由业务经办人员审批。根据医保经办机构的有关政策规定，由医保办负责门诊慢病、门诊特殊病、异地就医、外伤插卡和转外地住院等的审批。

（3）医保结算管理制度：按医疗收费标准和医保支付规定办理参保人员门诊和住院费用结算工作，为患者提供符合医保规定的费用结算票据和费用清单，同时做好医保住院患者账单的审核工作。及时编制和报送医保结算报表，与医保经办机构做好医疗费用核对和结算，确保医保费用拨付额与医院实际发生额相符。

（4）医保费用分析制度：分不同人员类别做好医保费用统计工作，每周、每旬、每月进行医保费用运行分析，并及时报送院领导及相关各科室。对照医保考核要求，按月对各科室的执行情况进行分析和考核。

（5）医保投诉处理制度：按照医疗卫生和医疗保险

的有关法律法规、规章制度，认真接待和受理医保患者投诉，做好医保投诉和处理的登记工作。向投诉人做好沟通解释工作，能处理的要当场给予协调解决。不能当场处理的，必须在7个工作日内向投诉者反馈处理结果。

（6）医保文档管理制度：根据档案管理和医保管理要求，将医保各类文件、资料根据类型、时间分别立卷归档，并妥善保管，有条件的可建立电子版档案。

3. 医院医保管理实施　医院的参保人员类别有多种，涉及多个医保经办机构和管理部门，因此，医院医保管理应综合各个医保经办机构的协议内容和管理办法，进行政策分析，并结合医院管理制度及诊疗规范，制定医院医保管理办法，规范各个环节流程的运行，将医保管理工作和医院的各项业务工作紧密结合在一起，使医保管理工作有序运行。医院医保管理实施主要包括：

（1）医保工作设计与规划：医保工作设计指总体设计和对医保工作内容和工作方法的描述，总体设计指对全院和医保办科室医保管理制度的制定，工作内容和方法包括各医保岗位职责、权限与工作内容、工作目标、评价标准等。医疗保险经办机构一般每年与定点医疗机构签订《医疗保险服务协议》，明确医院的权利、义务和责任，对医院医疗服务进行监督、管理和考核。医院根据医保协议和管理要求，确定医保管理目标，制定医院医保管理工作的中长期计划和短期计划。

（2）医保管理组织与实施：为保证医院医保管理计划和目标的实现，需要通过医保管理来组织和实施。通过构建医院、科室、个体三级质量控制体系，制定和明确各自的工作内容和工作职责，让组织成员参与到医院医保管理过程的各个环节。每年可通过下达科室目标任务书的方式，把医院医保管理目标下达给临床科室和相关职能科室。为规范医保管理，提高医保管理的效率和质量，应用流程管理对医保业务的经办实施制定相应的工作流程，对医保患者就医、结算、费用审核等工作进行流程设计和优化。

（3）医保沟通与协调：医院医保管理政策性强，涉及面广。为参保人员提供高效、优质医疗服务的同时，正确处理好组织内外各种关系，是医院医保基础管理的一个重要内容。医保办作为医院医保管理主要部门，对内要做好参保人员沟通与协调，处理好各种医保投诉或举报；对外要处理好与各个医保经办机构及其他相关部门的关系，对于管理过程发现的问题和矛盾，要及时沟通和协调，争取理解和支持，将不利因素变为有利因素，便于更好地开展工作。

三、突出医院医疗保险质量管理

医院医保质量管理是医院质量管理的一个重要方面，医院应根据医保协议和疾病诊疗规范，建立有效的医保质量管理体系，通过对各环节进行质量控制和反馈调节，发现缺陷、解决问题，改进工作流程、完善管理制度、落实奖惩机制，形成检查、反馈、整改和提高的良性管理机制。

1. 医保管理质量控制　医保管理质量控制一般从三个层次实施，即院部质量控制、科室质量控制和个体质量控制。院部质量控制主要指院领导和职能部门对医保质量管理起到组织协调的作用，主要包括：制定医院医保管理规划、目标、制度和措施，负责医保重大事项决策，组织协调医院医保管理的实施、监督、检查、评价、考核，指导临床各科执行医保相关政策和开展医保质量管理，定期组织实施医院医保质量检查，进行质量分析、评价和考核，制定持续改进措施。科室质量控制主要进行医保管理环节管理和质量指标检查、评价和考核，需要在医保办和各职能科室、临床医技科室的密切配合下共同实施，医保办是医保业务和医院医保质量管理主要责任科室，在其他科室的协作配合下，实施全院医保质量的督查、评价、考核，研究医保政策和医保质量管理措施，提高医院医保偿付率和医保管理水平。个体质量控制主要是医院各级各类人员对医保政策的执行和医保质量控制，主要包括诊疗行为和病历书写的规范，医保政策掌握和执行，医院及科室质量管理制度、目标执行。

医院医保质量管理的内容包括组织机构、管理职责、资源管理、过程管理和评价体系等方面，由基础质量、环节质量和终末质量构成三级管理结构，根据医保协议及管理要求制定医院医保质量管理标准、考核细则，按月进行考核，对医保患者门诊、住院全诊疗过程的各环节实施全面监控和评价，对影响医保质量的核心制度、重点内容、重点科室和关键指标进行重点管理和监控。建立医保终末质量统计考核指标，通过信息系统实时监控、病历检查、医保查房等形式，对医保工作进行督查、考核和评价，并及时落实整改措施，实现医保质量的持续改进。

2. 医院医保质量管理流程与方法　医保督查流程：医保办根据医保管理要求制定日常督查和专项督查内容，由医保办和各科室工作人员组成专家检查小组，抽查医保病历，进行病历书写、诊疗规范和“三合理”等检查，填写督查表并由医保办质量管理人员汇总，医保办主任审核报院领导，检查结果反馈给相关临床科室并与科室绩效考核挂钩，问题追踪和科室整改。

（1）医院医保质量管理流程

1）医保投诉处理业务流程：医保办接到参保人员投诉或医保经办机构转来的投诉材料，经办人员填写投诉处理表并做好登记，向被投诉工作人员或科室核实情况，填写调查结果，提出处理办法和意见报医保办主任，重大事件还需报院领导，及时向投诉人反馈处理结果，填写投诉处理表，与个人或科室绩效考核挂钩。

2）医保绩效考核流程：根据医院医保管理目标，制定医保绩效考核指标，医保办质量管理人员每月将各科室考核指标完成情况、医保督查情况汇总，医保科将汇总结果交医院绩效考核部门，报请院领导审批同意后与科室绩效考核挂钩。

3）医保质量持续改进流程：医保办对医保督查和

日常管理中发现的医保质量管理问题，进行分析和研究，对共性问题拟定整改方案，医保办主任审核解决方案，重要事项提交院领导审批，在全院传达并落实整改，持续提高医保管理质量。

（2）医院医保质量管理方法：医院医保质量管理方法主要有目标管理法、PDCA 循环、单病种质量管理、全面质量管理。

1）目标管理法：指由员工与管理者共同决定具体的绩效目标，并且定期检查完成目标进展情况的一种管理方式。通过制定目标、实施目标、信息反馈处理和检查实施结果及奖惩等四个步骤实施目标管理。注重责任、考核、效果，即达到预定目标。目标管理法有利于实现医院医保质量管理的总体计划，有利于调动全院工作人员的积极性，对质量管理中的子系统，尤其是那些突击性、阶段性任务，目标管理效果较好。

2）PDCA 循环：又叫质量环，PDCA 是英语单词 Plan（计划）、Do（执行）、Check（检查）和 Action（行动）的第一个字母，PDCA 循环就是按照这样的顺序进行质量管理，并且循环不止地进行下去的科学程序。应用循环管理方法，可以在原有基础上工作能做得更好，更有条理。医保管理工作较杂，涉及医院方方面面，必须与医院的行政手段、经济手段和规章制度相结合才能发挥循环的作用。

3）单病种质量管理：又称临床路径，它是病种为质量管理单元的医疗质量评价法，通过单病种质量控制，对疾病诊疗进行过程质量控制和终末质量控制，提高医疗质量评价的合理性和实用性，促进医院管理水平的提高。单病种质量管理的内容之一是医疗费用管理和控制，这与医疗保险的付费制度紧密相连，病种病例分型费用标准参考值是医疗保险探索按病种付费的依据。

4）全面质量管理：就是指一个组织以质量为中心，以全员参与为基础，目的在于通过顾客满意和本组织所有成员及社会受益而达到长期成功的管理途径。它的主要特点是全面性、全员性、预防性、服务性和科学性。全面质量管理的常用工具有因果分析图法、分层法、排列图法和调查法、直方图法、控制图法和散布图法。

3. 医院医保质量管理分析与评价 医院医保质量管理可以通过对质量统计考核指标提供精准的数据统计和分析的支持，为医保管理计划、决策、评价等提供依据。通过统计分析能掌握医院主要工作情况、质量状况、存在问题和下一步应采取的措施。

（1）医院医保统计指标：医院医保统计指标主要有医保结算指标、医保支付、医保管理指标三大类。医保结算指标主要包括医保门诊及住院结算人次、医保门诊及住院总费用、门诊及住院次均费用等。医保支付指标主要包括医保费用支付总额、医保住院支付比例、医保费用支付率、拒付金额比例等。医保管理指标主要有门诊住院率、门诊及住院人头人次比、医保住院转诊、转院率、目录内药品备药率、药品比例等。

（2）医院医保统计分析：医保统计分析是进行医保质量管理的基础，也是实施医保动态监控的有效工具。医保统计分析应结合医保管理数据的性质结构，可采用医院管理学、卫生统计学、卫生经济学等学科的分析方法，为医保质量管理提供信息支持。常用的统计方法有统计预测、对比分析法、综合评价法等，根据需要进行单因素分析或综合因素分析，将指标数据制成报表、图形，全面反映医保质量控制效果，通过分析现状和存在问题，寻找医保管理和费用控制的着力点，并结合实际提出相关建议。

（3）医院医保质量评价内容：根据医院行业特点和医保管理自身的特殊性，医院医保质量评价内容主要包括：

1）定点医疗机构信用等级评价：为提高医保管理水平，由人社和卫生管理部门联合对定点医疗机构进行信用等级评定，考核内容主要包括自律管理、医保协议履行、医保基金绩效和参保人员满意度等方面。根据得分情况，在同一定点类型和相同等级的范围内按分值高低进行排序，依次分为AAA级、AA级和A级。考核和评定结果，即信用等级的高低还与医院医保费用的返还率挂钩，对医院的经济有着直接的影响。因此，医院医保办可根据信用等级评审内容，建立医院医保管理相关制度，提高医保管理质量。

2）等级医院评审医保管理相关内容：根据卫生部发布的《二级综合医院评审标准（2012年版）实施细则》，基本医疗保障服务管理的要求包括：一是有基本医疗保障管理制度和相应保障措施，严格收费管理，方便患者就医。具体内容包括指定相关部门或专人负责基本医疗保障管理工作，有基本医疗保障管理相关制度和相应保障措施，提供快捷的基本医疗保障预付服务，相关人员熟悉并遵循上述制度。具备条件的医院，实施“先诊疗后结算”等措施，方便患者就医。职能部门对上述工作进行督导、检查、总结、反馈，有改进措施，持续改进基本医疗保障管理有成效。二是公开医疗价格收费标准和公示基本医疗保障支付项目。具体内容包括公开基本医疗保障服务收费标准，公开医疗保险支付项目和标准，向患者提供基本医疗保障相关制度的咨询服务，向患者介绍基本医疗保障支付项目供患者选择，优先推荐基本医疗、基本药物和适宜技术，职能部门对上述工作进行督导、检查、总结、反馈，有改进措施，持续改进基本医疗收费管理有成效。三是保障各类参加基本医疗保障人员的权益，强化参保患者知情同意。具体内容包括维护参保人员的权益，提供基本医疗保障相关信息，对于基本医疗保障服务范围外的诊疗项目应事先征得参保患者的知情同意，告知制度一定要落实到位，并知情同意，职能部门对上述工作进行督导、检查、总结、反馈，有改进措施，持续改进保障人员权益服务有成效。

四、加强医院医疗保险结算与费用管理

医保经办机构和定点医疗机构之间是基于服务协议的契约关系，在双方复杂的关系中，经济关系是主要关系，而经济关系最核心的内容是医疗费用的结算。医疗保险费用结算范围主要分为门诊医疗费用和住院医疗费用。按照工作常规，一般由医院财务科负责医保财务管理，医保财务工作人员不仅需要掌握财会专业技能，而且需要熟悉医保政策、医保结算业务、医保和医院信息系统、相关医学知识和业务流程。

1. 医院医疗保险门诊费用结算与管理　由医院门诊部收费处负责医保患者门诊就医的收费工作，医院应根据如市职工医保、居民医保、新农合、异地医保等不同的医保类型，设立不同的专用挂号、收费窗口，提高就诊效率，方便患者就医。对于已经联网的医保类型，参保人员可在门诊医保专用窗口持医保卡直接划卡结算，个人只要支付部分自理或自费的金额，其余费用由医院垫付后，定期向医保经办机构申报结算。对于新农合、异地医保等没有联网的医保类型，参保人员个人需要全额支付现金后按规定报销。

由于我国大部分地区医疗保险制度采用统账相结合的模式，医保门诊费用由个人账户和门诊统筹基金组成，门诊收费人员应注意区别不同类型医保患者的医疗证卡、是否审批及计费方式等，并向患者提供门诊费用结算票据和清单。门诊收费人员在每日下班前，把当日向门诊医保患者收取的钱款、门（急）诊收费收据存根与当日收费汇总日报表一起上报财务科，并保证账款相符。财务科出纳人员对上报的医保患者门诊费用进行复核。

医保结算人员在规定的时间内，根据与本院联网结算的不同医保经办机构，每个经办机构不同的人员类别、费用结算分类，按月打印医保门诊费用汇总表，编制结算报表，与各医保经办机构进行对账和结算。在结算时，如果有扣款，医院医保结算人员应提前与相关科室和人

员做好沟通，看对扣款是否认可，如果有疑问或问题，由医保办与医保经办机构确认后再进行结算。按医院会计核算要求，医院在“医疗收入”的“门诊收入”两个一级明细科目下设置“结算差额”二级明细科目，用来核算医院医保门诊收入和医保实际结算支付之间的差额。对于已经查实属医院责任造成医保拒付不能收回的医保门诊费用，医院财务科应做坏账处理，医保办根据医院医保管理规定，与相关责任人或科室绩效考核挂钩。

2. 医院医疗保险住院费用结算与管理　由医院财务科出入院窗口根据不同的医保类型，设立不同的专用窗口，按医保有关规定办理医保患者入、出院手续，经办人员办理医保患者出院手续前应认真审核医保患者住院账单，以确保顺利、准确结算，并为医保患者提供符合医保规定的费用结算票据和费用清单。对于已经联网的医保类型，参保人员可在出院结算时划卡结算，个人只要支付起付费、统筹段个人自负、部分自理或自费的费用，其余费用由医院垫付后，定期向医保经办机构申报结算。对于没有联网的新农合、异地医保患者，参保人员个人需要全额支付现金后按规定报销，经办人员在结算时应提示其准备费用报销材料。

出院窗口人员每日下班前，把当日向医保出院患者收取的钱款、住院医药费收据存根和医疗保险对账单与当日出院日报表一起上报财务科，并保证账款相符。财务科出纳人员对出院窗口每日上报的医保患者住院费用进行复核，确保每日的医保住院费用正确无误。医保结算人员对每日对医保患者的住院医药费收据进行统计，并根据医保人员类型分类整理、汇总。医保结算人员在规定的时间内，根据与本院联网结算的不同医保经办机构，每个经办机构不同的人员类别、费用结算分类，按月打印医保住院费用汇总表，编制费用结算报表，与各医保经办机构进行对账和结算。在结算时如果有扣款，医院医保结算人员应提前与相关科室和人员做好沟通，如果有疑问或问题，由医保办与医保经办机构确认后再进行结算。

随着医保支付制度的改革，对于医保住院费用结算，大部分统筹地区根据基金支出总额控制要求，确定以总额预算为主体的支付方式，融合按项目支付、按病种支付等多种支付方式，形成相互补充的复合支付体系，并根据不同医疗服务费用和服务结构，确定具体的支付方式和结算标准。实行定额结算、总额预算、按病种结算的，医院医保住院费用一般都会有超支，同时医保经办机构对医保病历检查发现医院存在违规收治和检查、治疗、用药等问题扣款的，因此医院医保住院费用垫付款不是全额能收回。按医院会计核算要求，医院在“医疗收入”的“住院收入”两个一级明细科目下设置“结算差额”二级明细科目，用来核算医院医保住院收入和医保实际结算支付之间的差额。对于已经查实属医院责任造成医保拒付不能收回的医保住院费用，医院财务科应做坏账处理，医保办根据医院医保管理规定，与相关责任人或科室绩效考核挂钩。

3. 医院医保费用统计与分析　随着医疗保险制度改革不断深化，职工医保、居民医保、新农合等参保人员占医院就诊人数的比例逐年提高，对医保费用管控成为医院经济管理的重点内容。医院医保费用统计是对医院医保费用实行科学管理，及时掌握医院医保费用动态，认真执行医保政策，加强医保管理，合理有效使用医保基金的重要保证。

医保费用统计流程包括统计指标设计、数据搜集和整理、统计分析和信息反馈等方面，随着医保和医院信息系统建设的推进，医保和医院信息系统数据库为医院医保费用统计分析提供信息和技术支持。医保办可根据医保管理需要向医保经办机构和医院信息科提出管理需求，通过开发程序功能完成统计与分析。

医保办可根据职工医保、居民医保、新农合等不同类型的医保管理要求，设定医保费用统计指标，一般常用的医保统计指标可分门诊和住院两部分，其中门诊包括医保门急诊人次、医保门诊总费用、医保门诊慢病、特殊病费用、医保门诊次均费用等，住院包括医保出院人次、医保住院总费用、医保住院次均费用、单病种次均费用、医保次均住院费用超支率、医保药品费用占总费用比例、百元医疗收入卫生材料比等。

医保费用常用的统计分析方法是比较分析法，比较分析主要用于发现事物的特征和规律，可以横向比较、纵向比较、趋势分析、同比分析和对比分析等。如对医保住院次均费用可以做医院之间、科室之间病种之间的费用比较分析，也可做不同时间（与上月比、去年比）的费用比较分析。对医保费用既可以做专题统计分析，也可以做整体性分析。专题分析是指就医院医保费用运行的某一方面进行专题分析，如医保费用构成分析、高额费用分析等。通过深入细致的专题分析，有利于找出规律和发现深层次问题，寻找医保管理和医保费用控制的关键和着力点，结合工作实际提出相关建议。整体分析是将一定时期内的费用结算数据，如医保住院人次、医保住院总费用等进行统计分析。医保办可按职工医保、居民医保、新农合等不同类型的医保患者分类统计，也可按出院科室等分类进行统计分析。通过整体分析，从整体上把握医院医保运行情况，为医保管理提供科学决策依据。

五、重视医院医疗保险信息管理

医保经办机构通过医保信息系统同医院建立医保患者费用结算的平台，医保信息系统不仅承担了大部分医院人工工作，降低了工作人员的工作强度，同时也使得各项医疗服务工作形成数据或报表，为医保管理提供决策依据。同时，随着医保患者比例不断扩大，定额付费、项目付费、病种付费等多种付费方式相结合的复合结算模式逐步推行，以及不同类型医保患者差异化结算管理，医院医保管理的难度越来越大，这就意味着对医院医保管理信息化的要求越来越高。医院通过医保信息化建设不仅可以提高工作效率、强化医保核算，而且对加强医院医保的有效监管，提升医保管理水平有着十分重要的作用。

1. 医保信息管理职能　医院需要配备专（兼）职医保信息系统管理人员，工作人员不仅需要熟悉计算机和网络技术、医保和医院信息系统，而且还要有必要的医学知识，了解知道医保政策、业务经办流程。医院医保信息管理职能主要包括：医院医保信息系统技术规范、管理制度的制定和实施，医保信息系统的建设、管理和维护，医保终端设备的维护和更新，与各医保经办机构信息系统对接与功能实施，医院各科室工作人员管理权限管理，医保信息系统操作人员的培训，医保药品、诊疗、材料“三目录”的更新和维护，医保信息系统运行中各类问题的处理，医保网络故障应急处置等。

2. 医保管理信息网络设计　医保管理信息网络设计是医院医保信息管理首要内容，医疗保险业务是在医保中心和医院之间开展起来的，在两者之间建立起城域网，并在医院配置前置服务器，确保双方进行联系与交易，通过信息软件以及数据库系统装设在前置服务器中，把相关数据资料，如医保政策、医保患者支付清单等存入其中，达到医院与医保中心数据的同步分享与管理。

医院与医保中心数据交换是医院医保信息管理的重点内容，由于医保信息系统与医院信息系统是两类不同的信息系统，它们的目标和功能设计不同，要确保数据交换顺畅、无差异，需要按照国家卫生计生委发布的医院信息化建设指导性文件要求的数据交换标准进行数据标准化建设。数据交换标准主要包括业务处理标准、医学命名与编码标准、统一的 ID 编码及其他代码标准等。医院与医保中心数据交换的内容包括医保药品、诊疗、材料目录、参保单位及参保人员信息、参保人员个人账户信息、疾病分类及其他医学标准字典目录、其他信息数据代码目录、患者住院或转诊审批结果、医疗费用账单格式及分项定义、患者门诊信息、患者住院信息、门诊及住院费用结算清单、医嘱和手术报告、用药处方和诊断治疗等。

3. 医保数据处理流程

（1）医院开设医保网络流程：医院根据与医保中心签订的服务协议需求联网，先由医院信息科、医保办、软件开发商等与医保中心信息部门有关人员进行考察与讨论，做好硬件配置、软件开发、网络建设及其他准备工作，其次进行网络、程序测试和基本字典维护与核对，并进行开通前的验收调试，再次组织医院窗口人员、医务人员等有关业务培训，最后正式开通并办理各类医保结算业务。

（2）医院医保数据及账户处理流程：参保人员结算或医保对账时发现问题，经办人员通知信息科人员协助处理，信息科人员进行分析并解决处理问题，涉及医保中心的问题，通知医保信息科配合处理。

（3）医院医保网络故障处置流程：医院窗口结算部门或财务科等发现医保网络故障立即通知信息科，信息科人员记录故障现象及错误提示信息，并对故障进行诊断分析和排查，因医保中心端原因的故障无法网络连接的，与医保中心信息科联系，了解故障原因和恢复时间，告知医院相关科室并启动应急预案，同时做好参保人员的告知和解释工作，网络正常后信息科及时通知相关科室结束应急预案，启动正常医保结算工作。

第十节 药学管理和医学装备管理6件事

药事管理（pharmacy administration）系指和药品有关一切活动的行政管理，它包括药事管理、药品的调剂、调配、制剂、临床药学、药物研究、药品检验与质控、药物信息、药学的科研与教学、药学人才的培养和药学人员的职业道德建设等。一般包含药事的治理、管理和执行等相关事项。药事管理一般意义上包括药事的公共行政管理和医院药房等部门的药事管理。

药事工作是医疗工作的重要组成部分，是保证人民用药安全有效的重要环节；是提高全院的医疗质量，确保患者用药的安全、有效、经济、适当，保障人民身体健康的重要措施。药事的概念目前有狭义和广义之分。狭义上的药事，就是指与药品有关的事。广义上的药事是指和药品的研发、生产、调配、流通、监督和使用等一切涉及人力、物资和信息的活动。这些活动包括药品质量的监督和管控，药品流通的公平合理，药品临床应用的安全有效等有关事项。因而，广义的药事动态性很强，其具体的定义应根据国家相关部门的管理法规、标准规范、政策准则等界定。

医院药事管理必须遵循如下原则：

药事管理的首要原则是保证社会效益。药品生产和流通的目的是在各种情况下保证患者用药有效且安全，这是药品预防疾病和治疗疾病的物质基础。

药事管理的重要原则是保证质量。要建立一个机制，让国家和地方药品的生产企业、流通领域的各个部门、各级医疗机构联合，进行全面的药品质量监督和管控，这样可以最大限度地保证使用药品的质量。这个原则是由药品所具有的特殊性来决定的。任何商品的质量问题都是一个重要而严肃的问题，尤其药品直接作用在人民群众身上，必须要求我们采取所有的手段保证药品的质量。

药事管理应坚持科学管理与依法管理。在我国，药事管理的法律基础是《中华人民共和国药品管理法》，这是用法律化的手段把药事管理的各个环节强制固定下来。随着整个社会法制化、正规化不断前行，药事管理在立法的基础上，也要考虑当前技术进步和更为科学的管理方法的应用。科学起到推进作用，法律起到监督作用，药事管理就是要把科技进步和法律监督结合起来才能确切保证药品的安全有效。

药事管理应注重内部监督和外部监督。内部监督和外部监督相结合的方式在我国各个领域的发展中都起着重要的作用。内部监督与外部监督相结合也是我国卫生领域加强药事管理的重要举措。

根据《中华人民共和国药品管理法》和卫生部、国家中医药管理局印发的《医疗机构药事管理暂行规定》的要求，成立医院药事管理委员会。药事管理委员会负责监督、指导本机构科学管理药品和合理用药。

医院药事管理委员会的主要工作任务为认真贯彻执行《中华人民共和国药品管理法》，按照《中华人民共和国药品管理法》等有关法律、法规制定本机构有关药事管理工作的规章制度并监督实施；确定本机构用药目录和处方手册；审核本机构拟购入药品的品种、规格、剂型等，审核申报配制新制剂及新药上市后临床观察的申请；建立新药引进评审制度，制定本机构新药引进规则，建立评审专家库，负责对新药引进评审工作；定期分析本机构的药物使用情况，组织专家评价本机构所用药物的临床疗效与安全性，提出淘汰药品品种意见；组织检查毒、麻、精神及放射性等药品的使用和管理情况，发现问题及时纠正；组织药学教育、培训和监督，指导本机构临床各科室合理用药。药事管理委员会日常工作由药学部（科）负责，办公室设在药学部（科）。

医院药事管理委员会委员由具有高级技术职务任职资格的医学、药学、感染管理和医疗行政管理等方面的专家组成，医疗机构的院长或业务副院长任主任委员，药学部门负责人任副主任委员。医院药事管理委员会下设药品质量监督领导小组；药品采购管理领导小组；药物不良反应监测领导小组；合理用药监督指导小组和特殊药品使用管理领导小组，制定上述小组的工作制度和职责，定期召开会议，并有会议记录。

医院药事管理委员会审定、定期修订《基本用药目录》和《医院处方集》，指导医院合理用药，组织专家评价所用药物的有效性、安全性和经济性；建立临床用药动态监测和超常预警干预机制；定期检查特殊药品的使用和管理情况；对抗菌药物、抗肿瘤药物、血液制品、激素类及高警讯药品和高价药品有重点监测管理标准和记录；医院药事管理委员会要建立突发事件与突发性公共卫生事件的药事应急管理预案，明确责任分工。

一、规范药学部门的设置

医院药学部门的设置应根据《医疗机构药事管理规定》《二、三级综合医院药学部门基本标准（试行）》的要求进行建设，二级综合医院设置药剂科，三级综合医院设置药学部。

1. 医院药学部门设置的原则 药学部（科）是负责医院药事工作的重要职能部门，它集药品采购、供应、调剂、制剂、经济管理、临床药学、科研工作及贯彻执行药政法规为一体，其职能从单纯的医技保障向药品监管和参与药物治疗、合理用药方向转化。目前，国家卫生计生委对医院药学部门的组织设置尚无统一要求，可根据各个医院的任务、规模、性质和发展需求等因素综合考虑来设置药学部，但必须体现科室分级管理的原则。

药学部门在院长的直接领导下，负责本医疗机构内的药事工作。根据《中华人民共和国药品管理法》和药政法规的有关规定，监督、检查临床各科室合理使用药品，防止滥用和浪费，及时准确地为医疗、科研、教学提供各种优质的药品和制剂，为患者服务，配合医疗积极开展临床药学和科研工作。其部门设置后的任务一般应包括以下几点：

（1）根据本院医疗、科研和教学的需要，按照医院规定采购药品，做好药品供应保障工作。

（2）加强药品质量管理，建立、健全药品监督和检验制度，对本院药品质量进行全面监控。

（3）开展临床药学、用药监护工作，做好药物咨询、治疗药物监测，开展药效学、药代动力学研究，确保患者用药安全、有效、经济。

（4）做好新药临床试验以及药品疗效再评价工作。

（5）加强药物不良反应/事件监测工作，及时上报本院出现的药品不良反应。

（6）配合临床，积极研制、开发中西药物新制剂，以满足临床需求。

（7）开展药学科研工作，不断提高专业技术水平。

（8）承担医学院校学生的教学、实习及药学人员培训等任务。

2. 医院药学部门的架构设立　医院药学部（科）下设部门应根据医院的规模、功能、任务等具体情况进行设置（图2-4）。

3. 医院药学部门的人员及设施设备　医院药学部门应根据《医疗机构药事管理规定》（卫医政发〔2011〕11号）、《二、三级综合医院药学部门基本标准（试行）》（卫医政发〔2010〕99号）要求，进行合理布局，并配备相应的人员、房屋与设施设备。二级以上医院药学部门负责人应当具有高等学校药学专业或者临床药学专业本科以上学历，并具有本专业高级技术职务任职资格。

二、强化医院药学部门的运行管理

医院药学部（科）是在院长直接领导下的集药品供应和管理、临床药学及监督执行药政法律法规为一体的综合性技术部门。

医院药学部（科）应建立完善的质量管理体系，制定岗位责任制和各项规章制度，包括人员管理、设施与设备管理、药品质量管理、药品供应管理、处方调剂管理、静脉用药集中调配管理、信息管理、高警讯药品管理、文档管理、安全管理、突发与危急事件处置管理等。同时对各部门制定全面、科学的工作制度、操作规程和工作记录并组织实施，确保部门整体运行的安全、有序、规范、高效。

1. 调剂部门　医院药学调剂部门主要包括：门诊药房、急诊药房、中药房、病区药房、静脉配置中心等部门。调剂部门的主要工作职责包括处方审核、处方调配、

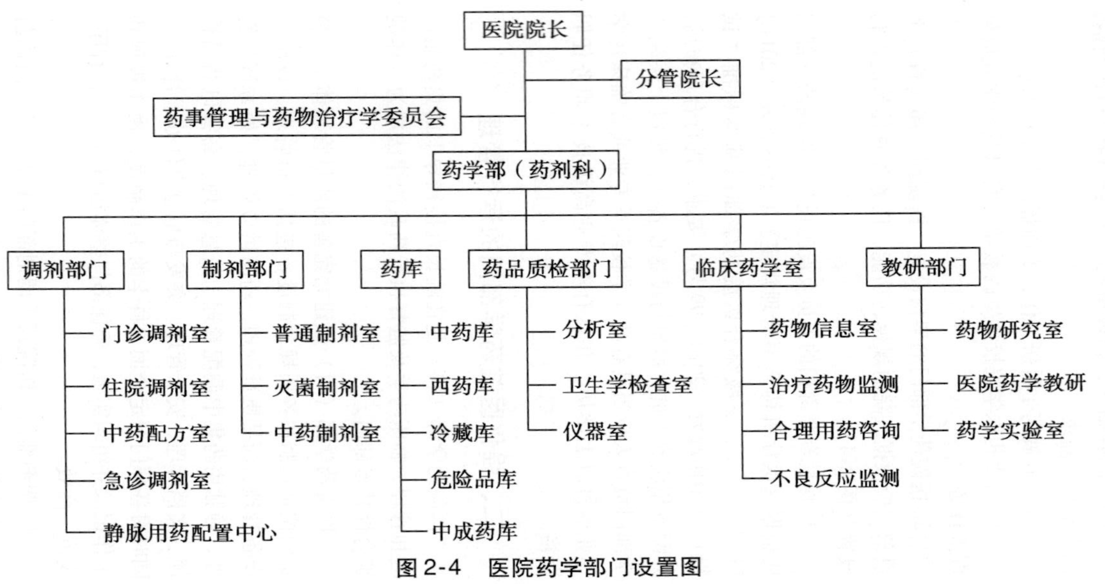

图 2-4　医院药学部门设置图

药品核发及用药干预。药师调剂处方时必须做到“四查十对”：查处方，对科别、姓名、年龄；查药品，对药名、剂型、规格、数量；查配伍禁忌，对药品性状、用法用量；查用药合理性，对临床诊断。

药师应当按照操作规程调剂处方药品：认真审核处方，准确调配药品，正确书写药袋或粘贴标签，注明患者姓名和药品名称、用法、用量，包装；向患者交付药品时，按照药品说明书或者处方用法进行用药交代与指导，包括每种药品的用法、用量、注意事项等。

处方审核是对处方的合法性、规范性和适宜性进行审核。处方审核后，药师认为存在用药不适宜时，应当告知处方医师，请其确认或者重新开具处方。药师发现严重不合理用药或者用药错误时，应拒绝调剂，及时告知处方医师，并做好记录，按照有关规定报告。

药师对不规范处方、不适宜处方及超常处方应进行干预并及时汇总分析，反馈临床，并定期总结分享干预案例和成果，发现药物不良反应及时上报。

静脉药物配置中心负责对全院的全肠道外营养和肿瘤化疗药物静脉输液实行集中配置和供应。此外，根据需要对门急诊患者和住院患者的静脉输液用药进行集中配置供应。整个配置操作严格按操作规程进行，确保患者用药的安全、有效、合理、恰当。

2. 制剂部门　医院制剂部门的职责为根据自身临床、科研、教学的需要，生产符合工艺规程和质量标准的药物制剂。制剂生产过程中严格执行配制制剂的标准操作规程，保证制剂质量；严格执行分装、包装记录与核对检查制度。

3. 药库　医疗机构药库的职责为严格遵循本院的药品采购、验收、配发、储存养护等管理制度，承担药品采购、药品保管的任务。药库部门需要根据本院医疗和科研需要，按照本机构基本用药目录和处方集采购药品，保证供应。急救药品和特殊购药需做到24小时内采购并送到临床。药品保管过程中，须采取必要的相关措施如冷藏、防冻、防潮等，保证药品质量。

4. 药品质检部门　药品质检部门的职责主要包括医院制剂检验、药品质量管理、工作质量检查及医疗数据收集分析等。按照药品标准、操作规程对每批医院制剂进行质量检验；定期抽查各药房、药库、临床科室的药品，发现问题及时处理；受理各组发现的药品质量问题，并进行相应的处理；定期对各组的工作记录、药品质量管理、服务质量等进行检查并汇总评价。

5. 临床药学室　临床药学室主要是要结合临床做好合理用药、新药试验和药品再评价工作，收集药品不良反应，及时向卫生行政部门和药品监督管理部门汇报并提出需要改进与淘汰的品种意见。建立临床药学实验室，开展血药浓度监测，为个体化给药提供科学依据。开展药学查房、建药历、制订给药方案的实践活动。

6. 教研部门　承担教学任务，负责医药院校学生实习和药学人员进修的带教任务。结合临床需要，开展药学科研工作。

三、注重药品的采购管理

医院的药品采购是集药学、政策和管理为一体的工作。药品采购时，首先要做到保证临床用药的安全供应，药品采购必须掌握药品消耗和库存最新情况，根据当地药品供应情况将库存保持在最佳状态，选用最佳的采购模式，以节约开支，降低采购成本，为医院带来最大的经济和社会效益。

目前，国内医院常见的几种药品采购模式如下。

1. 传统的药品采购法　传统的药品采购法已较少应用，此种药品采购办法是根据经验设定药品库存的临界警戒线，一旦库存降到警戒线，便开始实施药品采购。其存在一定的缺点，如药品入库过于频繁，无形中增加了供货方和药库工作人员的工作量；缺乏数据支持，与现代医院管理不相符；面对突发事件；易造成药品供应断档。

2. HIS系统生成采购指令　在药库管理系统中，根据各类药品一定时间内的消耗量，设定每个药品的库存高、低限量，计算机根据高低限量自动生成药品采购计划，审核修订形成正式药品采购计划，采购员按计划采购。应根据医院业务量定期对药品库存高、低限量的设定进行修订和维护，HIS系统自动生成采购计划的方式具有计划准确，在保证临床需求的同时，又避免药品积压浪费。

3. 分类库存管理法　库存的分类标准不再仅限于物资的资金占用，而是考虑多种因素，把药品分成三类，第一类是用量大且波动小的药品一般直送到药房，药房不做计划，药库不做备存；第二类是用量小或波动大的药品配送到药库和药房，药房申领，药库适当备存；第三类是有特殊管理要求的药品配送到药库，药房申领，药库足量备存。实施药品分类库存管理的药品采购可促进药房日常管理的科学化，规范化，可降低成本，减少库存风险，可提高资金的周转率，极大地盘活资金，供应环节的人力部分可以得到解放，减少人力成本。

4. 药品网上采购　药品集中招标采购是近几年我国在医疗机构内实行的药品采购方式，它是医院通过招标代理机构的药品网上采购电子商务平台来完成药品采购的。现代信息网络技术发展迅猛，医院与药品配送企业之间的信息交换模式多种多样，各具特点，这里介绍近年来应用最广的三类基本模式。

第一类，医院制定采购计划时根据配送企业提供的信息来遴选品种、产地，形成采购计划。在这个过程中企业占有一定的主导地位。这种模式采用的医院较少，一般县级医院或偏远地区，由于信息不畅、交通不便，医院依赖于少数企业供货而形成。

第二类，医院按照自身用药习惯和需要，直接在中标目录中选择品种、产地，形成采购计划，根据企业的配送能力和服务，选择配送企业。把采购计划分配给多家企业配送，并会因为企业配送能力的改变而做出有利于医院的调整。这个模式医院占有主导地位，目前是较多医院采用的模式。

第三类，政府指定部门如地方卫计委，组织建立第三方负责本地区下属医院的药品配送。通过招标选择规模较大、配送能力较强的医药公司作为配送商，一般选2~3家，签订合同，合同中已确定品种目录。医院将药品采购计划通过互联网发到第三方，第三方将各家医院的采购计划汇总后，根据与配送商签订的合同发送订单，配送商按订单及时送货保证供应。第三方按合同定期向配送商支付货款。这个模式是政府主导下的集中配送，不需要医院在药品采购中直接与配送商联系。

5. 药库托管模式 医院委托一家药品供应商管理医院药库，并负责医院全部药品供应的模式，简称药库托管。一般都是由药品供应商和医院共同管理药库，药品供应商根据医院制定的药品采购计划为医院药库备货。需要明确的是，医院药库的药品在出库之前，所有权属于供应商。

四、提高医院药品质量与用药安全管理

药品质量与用药安全管理是医院管理的重要内容，临床用药安全是医院药学工作的重点。药品是用于预防、诊断和治疗人的疾病和缓解症状的物质，是医院医疗服务的重要内容。药品质量的优劣，不仅直接关系着患者的生命安全和医疗效果，也直接影响医院医疗质量的提升和患者临床用药的安全。因此，开展全面的医院药品质量管理，对确保药品安全、有效及提高医疗质量和保障医疗安全，具有十分重要的现实意义。

1. 加强药品质量管理与用药安全 医院要加强药品质量管理与用药安全，首先要做好以下三个方面的工作：

（1）建立、健全药品质量管理体系：药学部主任为科室药品质量管理第一负责人，建立药品质量监督管理网络或组织，设专职药品质量检查员，制定药学部药品质量监督领导小组工作制度；质量管理体系评审制度与

程序；质量持续改进制度；重大药事质量事件报告与处理制度及程序；差错事故管理制度；药品调配差错事故预防规范；药品召回制度；药品质量随访制度等，并建立制度执行情况记录登记本。

（2）建立、健全部门各项工作制度：制定药学部工作制度；药库工作制度；调剂室工作制度；制剂室工作制度；静脉配置中心工作制度；临床药学室工作制度；科研工作制度；并制定相应的药品管理制度，制定药品采购工作制度；首营企业和首营药品审核制度；药品验收和保管制度；药品有效期管理制度；特殊药品管理制度；高危药品管理制度；药品召回制度等。

（3）建立、健全岗位职责和标准操作规程（SOP）：岗位职责能够规范岗位工作中各阶段必须遵循的和达到的要点和关键。制定各班组负责人岗位职责；临床药师、血药浓度监测（TDM）和药品不良反应监测（ADR）的岗位职责；药品配方、核发人员的岗位职责；配置中心药师的岗位职责等；并制定药品采购与供应操作规程，调剂操作规程，制剂操作规程，药品检验操作规程，仪器设备操作规程等。

2. 医院药品质量管理 医院药品质量管理是一个系统工程，涵盖药品的计划、采购、验收入库、储存养护、出库、调配和使用及发放后服务等环节，以确保患者用药安全、有效。药品质量管理是医院医疗质量管理的重要组成部分，其不仅影响临床治疗的有效性和安全性，而且也关系到医院、社会和经济效益的协同增长。因此，对药品质量有必要进行如下规范化管理：

（1）人员的准入、培训和继续教育：医院的整体运行及药品质量管理必须依靠人的操作，即使药品管理的标准、流程如何规范和严密，一旦离开专业人员是无法实施的，更无法实现以患者为中心，为患者服务的目标。为此，医院应着眼于长远利益，切实加强和规范药剂人员的资格认定及准入条件、岗前培训、药师职责及权利和义务的明确、继续教育及药学法律法规知识的学习等，以真正地做到保证药品质量，不断改进药学服务质量和让患者无时间和空间限制地感受到医院所提供的同质服务。

（2）加强药品采购的质量管理：药品的采购管理工作对医院药品质量的保证至关重要。因此，必须严把采购药品的质量关，坚持质量第一、优选品质的原则，按照国家相关法律法规，严格审核药品供应方资质及其合法证书和材料，并签订质量保证协议等。依据医院基本用药供应目录和临床需要，合理制定药品采购计划，并报医院审批。对医院已批新、特药品的采购，应做好药品的调查、论证和宣传，加强与临床医师的沟通和药品使用动态监测。近年来，药品采购集中配送模式的实施，减少了医院药品质量控制成本，降低了质量风险，实现了药品采购源头的质量可控性。

（3）加强药品入库验收管理：药品的验收入库是药品质量管理的主要环节之一，其对用药安全有着十分重要的意义。为防止假冒伪劣药品进入医院，危害患者的身体健康，药品验收时除应逐项核对包装、标签、说明书、生产企业名称及其地址、药品通用名称及其规格、批准文号、生产批号、有效期、储存条件和质量状况等项目外，还应于验收过程中对药品外观性状和药品内外包装及标识、药品条形码等进行检查，并查验本批次的检验报告书、验收合格后应认真填写验收记录，不合格的药品一律不准办理入库手续。

（4）加强药品储存和养护管理：药品储存和养护对于药品质量管理非常关键。质量合格的药品，应严格按照药品说明书中要求的储存条件进行储存。遵循预防为主、防治并重的养护原则对药品进行全方位的养护，具体要点：

1）药库应具备冷藏、避光、通风、防潮和防鼠等适宜的储存条件，按规范设置常温库、阴凉库和冷库，制定低温和避光储存药品目录。入库药品应根据其质量特性来确定适当的储存条件。库房药品的储存应满足

“五距”的要求，按照药品药理作用、用药途径、性能或气味、包装或品名及危险性等分区、分类摆放，特殊药品应按照国家有关规定进行单独储存，以保证药品存放安全。而药品的养护应由专人专职负责，做好库房药品日常检查登记和定期抽检记录，以保证药品质量。

2）由于受工作性质和条件限制的影响，药房药品的储存条件不能保持在一个相对恒定的状态。药品的拆零和分装，使药品不受原有包装保护而呈暴露状态，更易受空气、光线和温湿度等的影响。因此，药房药品除应做好常规储存与养护外，还应特别注重拆零药品的标准化储存与规范化养护。另外，为保障患者用药安全，药品一经发出，除药品质量原因外，一律不得退换，必要时为规避风险，应对退回药品进行销毁处理。

3）病区储存药品多为急救药品及备用药品。由于条件限制，需冷藏、避光的药品和药品有效期管理是病区药品质量管理的困难环节，容易为临床用药安全留下隐患。因此，病区药品的储存与养护需要药学专业人员的积极参与和检查指导。

（5）加强药物配置及临床使用的管理：让具有资格认证的药学专业人员来负责医师处方的审方、摆药、核对、配置、复核和发放等配置全过程中的质量控制。医院用来配制药物的包装用品、设备、工具以及用于配制的区域，应根据相关的配制要求以及卫生学标准和要求来进行严格的控制。负责配制配方的专业人员必须坚持严肃、认真、快速、准确的原则和遵循操作规范，来进行配方的配制工作。同时，需强化药品临床使用的质量监管，对发现的假药、劣药应立即禁止使用并就地封存，然后上报给监督部门和医院。对滥开“大方”、不科学用药的处方，药剂师有权拒绝配制。

3. 用药安全管理 医院药品质量管理与临床用药安全密切相关，前者可保证药品使用者的用药安全和合理用药。把好医院临床用药安全关，要做好以下几个方面的工作：

（1）做好以医院药品质量管理体系为基础的临床用药安全工作：医院药品质量管理是多个环节的系统管理，其中最重要的是规章制度和规范的制定、贯彻、落实。涵盖医院药品质量管理各个环节的规章制度和岗位职责，包括药品管理制度、入库验收制度、养护制度、不合格药品处理制度、药品调配发放制度、药品召回制度、药品销毁制度、拆零药品管理制度等质量管理制度及相应的岗位职责，在实践中全面贯彻、落实和执行好这些规章制度和规范，才能确实把好各个环节的质量关，保证临床用药安全。

（2）做好以医院信息系统为基础的临床用药安全工作：医院信息系统在药学部的应用，不仅可减轻药学部人员的劳动强度、提高工作效率，而且可促进药学部信息化及临床药学的发展，从而保证临床用药安全。合理用药自动监测系统，可通过提示或自动阻止功能防止不合理用药；药历管理系统可有助于临床药师分析、了解患者用药后的疗效和安全性并提出用药建议，还可统计药品使用情况，进行药品成本效益分析并提出合理用药方案；药品情报信息咨询系统，可便于临床医护人员了解药品发展动态、查阅医院药品信息以及与药房的沟通；抗菌药物管理系统，可实现对抗菌药物用量、细菌耐药性、联合用药、疗程、围术期用药、预防用药、用药途径、治疗效果以及使用抗菌药发生医院感染的比例等主要指标的自动监控；药品不良反应监测管理系统，可即时实现局域网上报，迅速且快捷；用药统计评价系统，可对每月药品销售排名、各科室使用情况、医师使用情况、各科收治病种特点、用药结构等进行准确统计和合理评判。

（3）做好以临床药学服务工作为基础的临床用药安全工作：医院药品质量管理是医院药学部门保障患者用药安全的工作重点，与药品的配制、发放和使用是无法分开的。医院药学人员要定期深入临床检查药品的储存、使用情况，树立以人为本的核心药学服务理念，以患者为中心，为患者提供全程药学服务，以改善患者生命质量。临床药师参与查房、病历讨论等工作，可了解患者的病情及用药全过程，为临床合理用药提供药学服务和指导；设立药物咨询窗及建立药师和医师临床协作体制，可保障患者临床用药的安全和有效；设立药师随访患者岗位，对用药、就医患者进行电话随访、上门随访和定时随访，可保障患者的用药安全。以药学人员专业技能和素质为基础的临床用药安全对各岗位人员进行与其职责和工作内容相关的岗前培训和继续教育，包括相关法律法规、药品专业知识及技能、质量管理制度、职责及岗位操作规程等。增强工作责任心，加强药品质量与临床用药安全意识，严格执行药品质量规范管理，使药学人员不但具备高度的职业道德和优良的服务意识，还具有良好的业务素质。只有这样，才能真正将确保药品质量，保证患者用药安全、有效的质量安全意识落到实处，做到服务品质的持续改进和保证患者的用药安全有效。

综上所述，医院药品质量管理是多个环节的系统管理，在全面质量管理过程中，要把好每一个环节的质量关，从药库、药房到临床科室用药都要坚持法规化、专业化和规范化管理，进行多部门协作并持续改进，以全方位提高医院药品质量管理水平和保证临床用药安全。

五、注重医院医学装备管理

在现代医院管理中，医学装备不仅是开展医疗、科研、教学的必备条件，而且是提高医疗质量的物质基础和先决条件。医疗设备的价值、先进性直接反映该医院的规模大小、现代化程度以及医院治疗能力和水平。

随着现代化医疗技术的飞速发展，国内外各种先进医疗设备大量引入医院，因此需要加强医疗设备管理，采取多种措施，充分发挥设备的效能，提高医院的社会效益和经济效益。

1. 医院医学装备管理的重要性　医学装备不仅是开展医疗、教学、科研的必备条件，而且是提高医疗质量的物资基础和先决条件。预防、诊断和治疗疾病，不但依赖医学科学工作者的知识经验和思维判断，在很大程度上依赖于实验手段和设备条件，利用这种实验手段，使医学诊疗技术产生了一个飞跃。自19世纪末以来，人类进入原子、电子时代，自然科学的许多重大发现，导致了医疗装备的巨大变化，如B超、CT和核磁共振（MRI）在医学领域的应用，促进了医学诊断的发展，如果一个医院不具备较先进的医疗设备，要赶超世界先进水平是有困难的。医疗设备是医学科学能力的一部分，现代医学诊疗离开了精密的检查、诊断和治疗手段，会变得无能为力。现代医院管理中设备管理是医院管理系统中的一个子系统，要处理好医院系统的常规运行，必须运用一系列科学管理技术和方法，使设备管理系统处于良好的运行状态。提高医院价值，即医院的社会效益、经济效益和技术效益是医院管理的目的。医院设备则是实现医院社会、经济效益的重要条件，设备费用是卫生系统经济构成的一个重要因素，设备管理则是医院经济管理的主要方面。设备管理优劣直接关系经济效益的好坏，一般医院的医疗仪器约占医院固定资产的1/2，而经济效益约占门诊和住院患者资金收入的2/3，也是医院产生医疗信息的主要来源。所以，医疗设备管理是非常重要的。

随着现代社会的进步和科学技术的迅速发展，生物医学工程在现代化医院中所起的作用越来越重要，医疗设备的更新换代也日新月异，高精尖的医疗设备在医疗工作中所起的作用不可替代，疾病的诊断质量和治疗效果进入了一个全新的时期。综合性医院医疗仪器设备种类齐全，设备规模和先进程度也是现代化医院的一个重要标志，当今的医疗设备已集现代科学技术于一体的最高水平，其专业知识涉及到所有学科，是多个学科的精华。医院设备的更新和增加，技术性能的先进，对设备的维修和保养要求也越来越高，维修时间急，工作量大，为适应现代化医院发展的需要，对医疗设备的维护、保养、维修和管理等工作要正确认识和对待。如何充分发挥医疗设备的功能，并且保证各种设备器械能正常运转，已是目前医院发展的一个重要课题，也是医院赖以生存的一个重要因素。设备的好坏和使用率直接影响着医院的发展及经济效益和社会效益。所以，医院医疗设备的管理必须是规范化、制度化、科学化和现代化。

2. 医院医学装备原则 医院医学装备管理指设备从落实资金和预算，查明需要，经过综合平衡、编制计划，再造型订货，直至设备到货为止这个全过程的管理。要做好装备管理工作，首先要制定好装备原则，目前常采用的原则是实用原则和经济原则。

（1）实用原则：是指医院装备设备首先应注意技术上的先进性，也要注意先进技术对客观条件的适应性与可行性。医院要根据医学技术全面发展，重点提高技术，从实际出发，分轻重缓急，统筹规划，分批分期地更新设备，逐步实行配套。从实际出发应首先考虑常规设备，常规设备是指在诊断上和治疗上经常大量使用的设备，亦称基本设备。在基本设备配备齐全的基础上，应考虑引进高、尖、精设备。另外，如果国产设备质量性能已符合要求，应首先考虑装备国产仪器，这样可节省资金，又可为仪器维修带来方便，同时可以推动我国医疗器械工业的发展。

（2）经济原则：是指按经济规律办事，注意设备投资的经济效益和厉行节约，降低成本，减轻国家和患者经济负担，为实现经济的原则，关键是实行计划管理，用计划来组织、领导、监督、调节设备物资的分配供应活动。遵循有计划、按比例发展的客观规律和价值规律使人力、物力、财力得到充分而有效的利用。对有些现代化的技术及先进的设备，其利用率和经济效益不能只从一个单位考虑，不能只求大、洋、全，不能不讲社会效益，不能不考虑国家负担，要实行计划管理，统一领导，合理安排。

3. 医院医学装备管理的任务和内容

（1）管理的任务：根据医疗科学需要及经济、实用的原则，正确地选购设备，为医院提供品种、性能、精度适当的技术装备。加强岗位责任制，建立健全管理制度，形成一套科学、先进的管理方法。提高在用设备作用率，在保证供应和效益的基础上，充分发挥投资作用，并做好引进医疗设备的研究、消化和改进。提高设备的完好率，保证设备始终处于最佳状态。尽快掌握引进设备的安装，保养及维修技术，及时解决备品配件的供应。

（2）管理的内容：设备的物资运动形成的管理，包括设备的选购、验收、安装、调试、使用、维修等管理。设备的价值运动形成的管理，包括设备的资金来源、经费预算、财务管理、经济效益等。

（3）医学装备管理的五个方面

第一，在科学论证的基础上规范采购流程。

1）医院应根据医学技术全面发展，重点提高，从实际出发，分轻重缓急，统筹规划，分批分期有计划地更新设备，逐步进行配套，从医院发展的长期规划和实际出发，首先考虑在医疗活动中大量使用的用于诊断和治疗的基本医疗设备。在常规医疗设备配备较齐全的基础上逐步考虑引进高、精、尖设备。

2）在讨论引进所需先进、新型医疗设备计划时，应经过医院医疗设备管理委员会论证，根据医院的经济能力，决定购置医疗设备的数量、类别及档次。由主管部门与科室专家和工程技术人员组成论证小组，必要时派人员外出调查，收集厂家产品型号，进行对比，综合评价各技术指标及售后服务，避免购置的盲目性，增强购置计划的正确性和科学性，从而达到选购医疗设备的准确性，避免随意性或重复购置，造成卫生资源的浪费。

3）采取公开招标、邀请招标或竞争性谈判的方式，在设备的申请、立项、论证、审批、确定采购方式、合同的签署及执行、安装验收、登记及归档各个环节严格按照有关规章制度执行。在严格市场调研的基础上，让使用科室做好详细的采购计划，包括设备名称、规格型号、采购数量、配置要求、市场询价等情况，并推荐3家以上的生产厂家。招标小组根据以上资料做出设备采购招标书，通知厂家参加竞标，从中选出质量好、价格合理、售后服务好的厂家签定合同。

第二，建立和完善医院医疗设备管理体制。

按照分类管理、分级负责的原则，建立医院设备管理委员会、设备科和使用科室三级负责制；医院设备管理委员会对医疗设备的申请、论证、审批、采购招标环节进行管理和监督。建立和完善相应的规章制度，以国家卫计委颁布的《医疗卫生机构仪器设备管理办法》为基本制度，结合自身特点和实际情况，制定医院医疗设备审批制度；采购、验收入库管理制度；设备档案制度；使用、维修、保养制度；破损、报废、赔偿制度；大型精密仪器操作规程和使用人员考核制度及装备管理工作细则。在有效的管理体制下，对医疗设备进行了全过程、全方位的有效管理。

第三，提高设备的使用率和完好率，保证设备始终处于最佳状态。

1）提高设备的使用率首先是抓好设备的安装验收工作。新医疗设备到货后，应在索赔期内根据装箱单和合同书对主机、零配件、技术资料等是否齐全进行清点。随后配合安装工程技术人员对安装的前期工作进行准备。验收工作应有一套健全的制度，对大型医疗设备的验收应由上级主管部门亲自负责，由设备引进人员、设备管理人员、主要使用人员、安装维修人员等有关人员共同组成。严格按照验收工作程序及技术要求分布实施，并做好详细的安装验收和调试工作记录。

2）根据医院的规模和医疗设备的数量及使用年限，配备相应数量和不同层次的医学工程技术人员，设立医学工程维修中心，对大型仪器或精度较高、结构复杂的仪器设备要制定合理的强制维修计划。不管仪器设备状况如何，都要严格按照维修计划执行，确保设备始终处于良好的运行状态，以免因设备故障而影响医院正常的诊疗工作，给医院造成经济上的损失。对常规医疗设备要针对不同情况采取定期维修、预防维修、事后维修和快速维修相结合的方法，争取能够及时发现故障，缩短维修所占用的时间，最大限度地保障医疗设备处于良好的正常工作状态，功能得到充分发挥。

3）全面建立预防维修准备，提高设备完好率预防维修。必须做好以下工作：①建立医疗设备使用管理制度，维修人员与使用人员密切配合，掌握医疗设备的使用动态；②加强对医疗仪器易损部件的定期检查，把故障消灭在萌芽状态；③根据不同季节做好防潮、防锈、防高温工作，保证医疗设备工作有良好的工作环境；④根据各类仪器的实际使用情况，制定切实可行的定期维护保养制度；⑤完善检修手段，提高维修人员的技能素质，确保预防检修的工作质量。

第四，建立完善的医学装备档案管理。

医学装备档案管理是设备管理的重要组成部分。设备档案详细记录了设备的性能和技术指标，有助于人们了解设备性能、熟悉设备的使用方法、合理地使用和维修设备，有助于提高设备的使用率和完好率。设备档案记载了设备在医院的全过程，可以对它进行分析和综合评价，为设备的效益分析提供科学依据；为设备的引进、合理选型及设备的报废提供依据。

档案的内容：设备采购资料，包括申请购置可行性论证报告、招标谈判记录、采购合同、发票复印件、装箱单、商检单、免税单、通关单、验收安装调试报告、随机技术资料、使用维修手册、线路图、计量检测记录、故障检修记录等。设备安装调试好后，档案管理员就必须收集好以上各种资料，并进行整理、分类编号、编制检索目录、建立卷宗、定期整理、统计分析、做好借用登记、限期归还，确保设备档案资料的完整。

第五，注重医学装备的经济管理。

要管好、用好医疗设备，充分发挥其经济效益和社会效益，必须做好固定资产的经济核算工作。要实行医疗设备的有偿占有制，有偿占有制主要采取折旧费的形式，按照国家财务制度规定的要求计算使用科室的折旧费用，目的在于能够保持医疗设备的完好和提高仪器设备的使用率，同时促使科室在选购医疗设备时应周密考虑，慎重决策，以便提高设备的使用率。

六、动态管理医院医用耗材

医用耗材，是医院在开展医疗服务过程中经常使用的一次性材料、人体植入物和消毒后可以重复使用但易损耗的医疗器材。主要包括医用耗材和医用器械。医用耗材包括一次性输液器、一次性注射器、医用棉球、缝合线等普通耗材，介入支架、起搏器、人工晶体、骨科材料等植入类耗材，以及检验试剂类等。医用器械包括止血钳、手术刀、手术剪、手术镊等。也可以根据是否能够向患者收费将其划分为两种类型：可收费性医用耗材及不可收费性医用耗材。其中，可收费性医用耗材是医院按照使用成本的一定比例向患者收取费用，不可收费性医用耗材包含在已收费的诊疗项目中。

1. 医疗器械的分类管理　根据《医疗器械监督管理条例》，对医疗器械按照风险程度实行分类管理。

第一类，具有较低风险，实行常规管理可以保证其安全、有效的医疗器械。

第二类，具有中度风险，需要严格控制管理以保证其安全、有效的医疗器械。

第三类，具有较高风险，需要采取特别措施严格控制管理以保证其安全、有效的医疗。

2. 医用耗材管理　为保障医用耗材安全、有效、合理地应用于临床，医疗机构应根据2014年6月1日起施行的《医疗器械监督管理条例》（国务院令第650号），成立由院领导，采购部门、设备部门、感控部门等组成的医用耗材管理领导组织，负责医院医用耗材的管理工作。医用耗材管理领导组织应建立全院医用耗材的准入、采购、验收、储存、使用及医疗垃圾的处理、不良反应上报等方面相应的规章制度，规范医用耗材的使用，保障医疗、教学工作高效、快捷、安全地开展，为患者提供安全、有效、经济适用的耗材，同时考虑临床安全方便地使用。为使医用耗材工作流程中各环节能有序进行，切实保障医院医疗工作的正常开展。需做好以下几个方面的工作：

（1）建立组织管理及制度：首先，要建立一套完整的制度做保障。根据国家相关法律法规和医院的实际情况，需要制定医疗器械管理、一次性使用无菌医疗用品管理、新增医用耗材遴选、高值医用耗材管理等四个方面的规定，以书面形式明确对医用耗材的组织管理、采购、验收、保管、使用、回收等问题，使医用耗材管理工作有章可循、有规可遵。其次，还必须成立医用耗材管理委员会，遴选专家库成员并以院内发文的形式予以确认，从而进一步加强对医用耗材的组织领导。

（2）采购、销售、使用：医用耗材采购应实行招标采购，定期组织医用耗材招标，以确定合格的供货商及产品价格。招标时应先对资质、代理权、证件的真实性和有效性进行审查，有虚假成分或缺少证件的一票否决，以确保供货渠道和供货产品的合法性。其次评标是招标最重要的环节，评标时应坚持以下几点原则：

1）质量第一，价格第二。

2）在质量同等的情况下，以价格为决定因素。

3）在质量及价格相似的情况下，优先考虑大厂商和原来老供应商。

4）同类产品中若有较多档次的，分高、中、低三个档次来选择，以适应不同消费阶层。

5）一些专业性较强的专科耗材（如骨科耗材），可邀请使用科室所有骨干医师一起共同参与评标。

6）重要耗材按以上原则确定一个主供货商和一个备用供货商。

医用耗材的采购要有计划，随时注意库存，可设置库存警戒线，库存数量在警戒线以下，应及时采购补充，以保证临床使用。库存的设置要根据单位实际情况，既要能够满足临床的使用，又要尽量减少库存，提高资金周转率，降低浪费。对于高值医用耗材，提倡推行“零”库存。医用耗材采购之后，要经过严格的验货程序，并填写相关记录，验收合格后方可入库使用。验收时要特别注意材料的批号、有效期等标识，对于过期失效的产品坚决不能入库。对于高值医用耗材，必须根据制定的高值医用耗材管理办法予以严格控制使用。由临床医生向患者告之，且患者签字同意后再填写使用申请，临床科室主任审批，再报采购部门采购，按规定验收入库、登记，发放到手术室或相关科室使用。如果需要购进新增医用耗材，需要经过新的医用耗材遴选评审专家集体研究、评审决定。

（3）医用耗材技术档案管理：医用耗材类技术档案是保证医用耗材在医院安全、正常、合格、有效地使用的重要依据，由专管人员负责收集、积累并保存。根据医用耗材的类别不同，档案内容的要求也有所不同，具体内容如下：

新进物品申请表；招（议）标标书及三证（经销商《营业执照》复印件、《医疗器械产品注册证》及附件复印件和《医疗器械生产企业许可证》或《医疗器械经营企业许可证》复印件，并加盖供货单位公章）；谈判记录（中标公示）；配供合同；厂商承诺书；消毒卫生许可证（消杀用品）。

在医用耗材使用期间，医用耗材档案应保存完好无损。当医用耗材使用完毕后，在使用完毕日的 10 年后，其相应档案（包括计算机存储档案和由文字、图表等形成的技术档案两部分）可按照有关档案管理的规定予以鉴定销毁。需要特别说明的是，医用耗材中一次性植入人体内的医用耗品是永久植入人体的材料，其档案属永久保存资料，不得轻易销毁。

其他档案还包括：医用耗材申请（按月装订）、医用耗材出入库单（按月装订）、医用耗材登记表（按月装订）、医用耗材备货单（按月装订）、进口耗材报关单（按年装订）、高值耗材登记表（按年装订）、付款计划（按年装订）。

（4）医用耗材的财务管理：医用耗材购入时，应根据审核无误的验收入库手续、经批准的请购计划单、合同协议、发票等相关证明及时记账。每月与财务部门核对，保证账账相符、账物相符。不经验收入库，一律不准办理资金结算。

医用耗材领用时，应根据经批准的请购单所列项目办理出库手续，由使用科室专人签字、库管等相关人员签字的出库单办理账务手续。未办理验收入库手续的物品不得办理出库领用手续。

医用耗材的退货应准确记录退货品名、退货原因、型号、数量、规格等，并经有审批权限的领导审批方可办理退库手续。

对于医用耗材的盘点，库房有条件要做到每个月盘点一次。盘点前库房保管人员、财产会计应先做好结账、登账等工作。年底盘点时应由财务、审计等部门监盘。定期进行总账与明细账核对，明细账与实物账核对。对高值耗材等库存物资可加大盘点的次数。盘点发现账物不符，应填制盘点表，找出原因，报相关领导审批后进行账务处理。

财务会计与库房管理人员应及时记账，日清月结。财产会计应与库房管理人员定期对库存物资的数量进行核对，不符时应查明原因，保证账物相符。

医用耗材的往来款项的管理，每月购入医用耗材形成应付款项，按照入库的先后顺序按月形成付款计划。付款计划应由采购、库管人员、财务及相关审批权限的领导签字后生效。如有质量、售后服务等问题时，应及时终止付款。每月应同财务部门核对应付账款的余额，定期同供应商核对余额，及时发现问题，确保应付账款的正确性。定期对应付款项进行整理，分析应付款项的账龄，及时清理应付款项。往来款项均应编制往来款项的相关报表。

（5）医用耗材的追溯管理：医用耗材具有可追溯性，实行医疗器械追溯管理，应以质量安全为切入点，按照前述安全管理的要求进行严格管理。尤其要做好医用耗材使用中的操作规程、上岗证，大型设备、三类医疗器械、安全风险性高的医疗器械的应用许可证（文件）、质量检测文件、计量检定文件、不良事件报告文件、毁损文件、使用记录、等文件的收集和建档，并实行条码化管理。

第十一节　预防保健管理 5 件事

随着社会经济的发展和人们生活水平的不断提高，在公共卫生学、健康促进、疾病防治等方面，显示出预防和保健的先导作用。预防保健科负责整个医院的传染病、慢病疾病新发病例的报告管理、突发公共卫生事件处理、健康教育和职工保健等工作。为了更好地做好预防保健科工作，作为院长在管理中以下五件工作可以引起重视。

一、强化县乡村预防保健网络管理

我国 80% 的卫生资源都集中在城市，只有 20% 的卫生资源分布在乡村。县防疫站、保健所是三级预防保健网络管理的关键，乡镇卫生院是三级预防保健网络管理的中间枢纽。抓好这些环节的管理工作，对于卫生防疫、妇幼保健工作真正落到基层，提高卫生防疫、妇幼保健效益至关重要。

1. 思想重视　健全县乡村三级预防保健网络是做好预防保健工作的关键，也是落实各项预防保健措施的组织保障。县乡村三级预防保健网络的建设，医疗机构一体化管理对提高农村基本医疗卫生服务和公共卫生服务具有重要的意义。

各级政府部门思想上高度重视，卫计委、发改委、财政、妇联等各个相关部门的相互配合，各级部门的领导为预防保健网络的建设积极出谋划策。

2. 资金保障　县乡村三级预防保健网络建设是一项社会福利工程，需要政府资金的大量投入，用于预防保健的常规经费，用于应急预防保健工作的专项经费投入，各级预防保健工作人员的工资投入等，加大对应届大学毕业生的吸引力，提高专业技术人才的待遇，吸引他们到基层工作，创造一个能够充分发挥他们才能的平台。

3. 队伍培训　加强人才队伍的培训，如专业知识、预防保健方面的相关专业人才的培养，提高各级医疗机构就业人员的专业技术素质。

4. 预防保健网络建设管理的长效机制

（1）建立健全长效管理机制。转变卫生行政部门职能，改变和改善“重医轻防、重城轻乡、重办轻管、重公轻民”的管理模式。

（2）整合卫生资源，逐步形成县城医疗卫生支援农村医疗卫生的协作机制。上下联动，实行对口帮扶；加大对薄弱地区的扶持力度。按照公共卫生服务均等化的原则，加大对薄弱地方的卫生支持力度，实现共同发展。

（3）加强乡镇卫生院建设，建立乡镇卫生院良性运行机制。

（4）强化村卫生室的网底功能，建立村级卫生服务的自我发展机制。村卫生室是最基层的预防保健服务网络，推行乡村医疗机构一体化管理，由乡镇卫生院对村卫生室的行政、业务、人员、财务和药品购销等实行“五统一”管理。

（5）建立农村卫生医疗救助体系，建立多元化投入机制。由政府买单，加强直接面向农民的公共卫生服务；加强新型合作医疗管理网络建设，建立县、乡两级新型农村合作医疗数据信息中心，提高工作效率和服务质量。

二、抓好县级医院公共卫生服务

公共卫生服务是一种成本低、效果好的服务，但又是一种社会效益回报周期相对较长的服务，它与普通意义上的医疗服务是有一定的差距。通过评价、政策发展和保障措施来预防疾病、延长人的寿命和促进人的身心健康。

人人享有基本卫生保健服务，人民群众健康水平不断提高，是人民生活质量改善的重要标志。坚持预防为主是我国医药卫生体制改革的核心理念，是实现人人享有卫生保健的最佳途径。县级医疗机构应承担14项公共卫生服务工作：

1. 城乡居民健康档案管理服务　推进基本医疗保障进社区，为辖区内常住居民建立统一、规范的居民健康档案，以0~6岁儿童、孕产妇、老年人、慢病患者和重症精神疾病患者等人群为重点，并及时更新，逐步实施计算机管理。

2. 健康教育服务　基于健康素养基本知识和技能、优生优育及辖区重点健康问题等内容，向城乡居民提供健康教育宣传信息和咨询服务。

3. 计划免疫管理服务　做好新生儿乙肝疫苗、卡介苗、乙肝免疫球蛋白首诊接种工作，按照《预防接种工作规范》要求，做到安全注射，加强孕妇乙肝标志物监测，积极开展阳性阻断治疗

4. 0~6岁儿童健康管理服务　为0~6岁儿童建立保健手册，开展新生儿访视及儿童保健系统管理。每年新生儿访视至少两次，儿童保健1岁以内至少四次，1~3岁儿童至少两次，1~3岁儿童至少两次，为4~6岁儿童每年提供一次健康管理服务。

5. 孕产妇健康管理服务　为孕产妇建立保健手册，开展至少五次孕期保健服务和两次产后访视。

6. 老年人健康管理服务　对辖区老年人进行健康指导服务，定期为城乡65岁以上老年人进行健康体检。

7. 慢性非传染性疾病患者健康管理服务 对慢性非传染性疾病及其危害预防的健康管理，是通过帮助患者或集体控制疾病的危害因素，改善健康状况，降低疾病发生风险及医疗费用。包括：对高血压病高危人群进行指导，35岁以上人群实行门诊首诊测血压，确诊高血压患者进行登记管理，定期进行随访；对糖尿病等慢性病高危人群进行指导，确诊糖尿病患者进行登记管理，定期进行随访；对肿瘤等慢病高危人群进行指导，确诊肿瘤患者进行登记管理，定期进行随访。对于住院的新发慢性非传染性疾病患者临床医生进行上报工作，并由预防保健科进行审核并向疾控中心上报，做好统计与汇总。

8. 重症精神病患者管理服务 对辖区重性精神疾病患者进行登记管理，在专业机构指导下对在家居住的重症精神疾病患者进行治疗随访和康复指导。

9. 传染病报告和管理服务 及时发现、登记并报告发现的传染病病例和疑似病例，参与现场疫点处理；开展传染病防治知识和咨询服务；配合专业公共卫生机构，对非住院结核患者、艾滋病患者进行治疗管理。传染病监测报告工作是县级医疗机构管理的重点，需严格按照《中华人民共和国传染病防治法》的要求，以控制突发疫情为重点，以保证传染病监测上报率为基础，切实加强医务人员培训，完善奖惩制度，扎实推进工作。

（1）传染病病例报告：实行“首诊负责制”，责任报告人在首次发现或诊断法定传染患者、疑似患者及病原携带者时，应立即认真填写“传染病报告卡”和“传染病登记本”，并按规定的时限和程序上报。对有漏报、迟报、瞒报者，进行通报批评和相应处罚。

（2）传染病信息网络直报：根据疫情需要，实行即时网络直报和每日网络直报制度，需设立专人疫情报告人员，接到传染病信息后，立即按照医生所填写的“传染病报告卡”及时上报，不得漏报、迟报。

（3）监测资料的统计分析及反馈：每月底对当月疫情进行统计分析，发现问题及时反馈至各科室进行整改。

（4）传染病知识培训：制订详细计划，从传染病防治基础知识、突发疫情应急处置和病例监测等方面，对全院医务人员进行培训、考核。

10. 突发公共卫生事件报告和处理服务　突发公共卫生事件是指已经发生或者可能发生的、对公众健康造成或者可能造成重大损失的传染病疫情和不明原因的群体性疫病，还有重大食物中毒和职业中毒，以及其他危害公共健康的突发公共事件。

县级医疗机构承担全县人民医疗救护任务，必须做好突发公共卫生事件的报告和监测、突发公共卫生事件的应急处置工作。必须建立健全突发公共卫生事件应急预案，并进行演练。当应急预案启动后，应当根据预案规定的职责要求，服从突发事件应急处理指挥部的统一指挥，立即到达规定岗位，采取有关的控制措施。

11. 认真完成当地卫生行政部门下达的指令性任务服务　县级医疗机构是全县的医疗卫生中心，必须担当好全县重大活动及各种项目的医疗保障服务。

12. 辐射安全管理　完善放射科规章制度，加强安全防护措施，放射工作人员参加每四年一次的辐射安全知识培训，积极配合上级行政部门的检查。加强放射工作人员的体检工作，每两年一次到疾控中心进行健康检查。放射工作人员应佩戴个人计量仪，每季度做好监测。对于放射诊疗设备的性能及场所每年请有资质的公司进行检测，并提供合格报告。

13. 死亡患者报告管理工作　严格按照“死亡患者报告”制度进行死亡病例报告，预防保健科每月底对各科室死亡患者登记情况和信息科死亡患者网上报告情况进行检查，做到科室填写情况和上报情况相符。

14. 其他项目管理服务　如农村妇女乳腺癌、宫颈癌检查项目，叶酸预防神经管缺陷项目，对全国农村妇女孕前和孕早期进行免费补服叶酸，降低神经管缺陷等发生率，提高出生人口素质；百万贫困白内障患者复明工程；农村孕产妇住院分娩补助项目等。

健全公共卫生服务体系，进一步提高公共卫生保障能力和完善疾病控制、卫生监督、妇幼保健、公共卫生信息体系，健全突发公共卫生事件应急机制等。同时加强公共卫生服务能力建设，组织人员培训，提高技术服务能力，严格按项目要求和技术规范组织实施，保证服务质量。

三、注重区域流行病学管理

流行病学是研究特定人群中疾病、健康状况的分布及其决定因素，并研究防治疾病及促进健康的策略和措施的科学，是预防医学的一个重要组成部分，是预防医学的基础。

流行病学是人们在不断地同危害人类健康严重的疾病做斗争中发展起来的。早年，传染病在人群中广泛流行，曾给人类带来极大的灾难，人们针对传染病进行深入的流行病学调查研究，采取防制措施。随着主要传染病逐渐得到控制，流行病学又应用于研究非传染病特别是慢病，如心脑血管疾病、恶性肿瘤、糖尿病及伤、残；此外，流行病学还应用于促进人群的健康状态的研究。

1. 流行病学研究内容 ①疾病分布及影响分布的原因研究某疾病在不同地区、不同时间、不同人群中的发病率、患病率或死亡率等。由于在不同的时间、地区、人群发生某种疾病的数量差异，提示发病因素的分布不同，进一步寻找影响分布的原因。②研究疾病的流行因素和病因有许多种疾病的病因或流行因素至今尚不明，流行病学应探讨促成发病的因素及流行因素。③疾病的自然史疾病从发生、发展到结局的整个过程，可以分为症状出现前阶段、临床症状和体征出现阶段及疾病结局（如治愈、好转、恶化、死亡等）这几个阶段。④患病概率的预测根据人群调查研究，可以估计某因素引起个人患某病的危险性，以及不患某病的概率。⑤研究制订预防对策和措施采用何种对策或措施可减少发病，或使一个地区既经济又迅速地控制或消灭某病等。

2. 流行病学研究方法　包括监测、观察、假设检验、分析研究以及实验等。流行病学研究方法分为观察法和实验法两大类。

3. 流行病学的主要用途　①病因学研究。②疾病预防与控制。③流行病学监测：对传染病、地方病、寄生虫病、慢性非传染性疾病、职业病、公害病、食源性疾病、老年人常见病、精神疾病、伤害、中毒等公共卫生事件发生、发展和分布的规律进行流行病学监测，并提出预防控制对策。④应急事件处理：在参与处理重大疫情、突发公共卫生事件时应遵循流行病学原则，应用现场流行病学调查，快速准确地溯源病因，并进行控制，将危害降到最低。⑤疫苗研究：严格对疫苗进行临床四期试验，遵循流行病学原则对疫苗进行效果评价，并对免疫策略的实施进行技术指导与评价。⑥流行病学调查：对疾病预防控制及相关信息进行搜集、分析和预测预报，为疾病预防控制决策提供科学依据。组织实施全国性重大疾病和公共卫生专题流行病学调查，为国家公共卫生战略的制定提供科学依据。

4. 医疗机构区域流行病学管理

（1）健全组织机构：组织建立健全功能较完善的县、乡、村三级传染病防治工作组织网络。疾控中心具体承担《中华人民共和国传染病防治法》的业务管理和技术指导职能，在中心、乡镇卫生院、县级医疗卫生单位均设有防保所（站）或预防保健科，从事传染病管理和监测。

（2）强化传染病防治责任：医院要高度重视传染病防治工作，把传染病防治工作纳入医院发展规划，及时调整充实医院传染病防治工作委员会成员，每年多次召开会议研究部署重大传染病防治工作，与相关科室部门层层落实艾滋病等传染病的目标管理责任制。

（3）提高传染病报告质量。负责传染病报告管理科室需高度负责，及时上报，防止漏报与误报。

（4）强化综合防控措施

1）广泛开展健康教育：可采取电视、电台、报刊、板报、宣传册、户外大型公益广告、网络等媒体广泛开展宣传教育。每年以各种“卫生宣传日”和艾滋病宣传进社区、结核病防治知识进千校、结核病防治知识进千村万户等活动为载体，组织医务人员集中开展传染病防病知识的宣传、咨询和义诊活动。

2）强化疫情监测：建立传染病网络直报系统，网络直报率需达100%，设备运转保障良好。在适当位置设立发热门诊和肠道门诊。24小时专人疫情值班电话，每季度一次疫情分析和预测预报。

3）增强卫生应急能力：建立应急办公室，明确负责人和工作人员，配备相应的办公设施。坚持实行24小时疫情监测值班制度。

4）积极争取防治经费：建立重大传染病“政府组织领导、部门各负其责、全社会共同参与”的综合防治工作机制。

5）加强质量控制：每年定期开展对传染病报告管理工作督导，对督导中存在的问题现场纠正整改，特别是共性的问题，疏理后形成督查小结上报卫生行政主管部门，传染病报告管理督导率100%。设置专职疫情管理人员，配齐疫情管理人员所用物资，如专用台式电脑或笔记本电脑等，做到密码管理、专人专用，监测监控资料分类归档。

四、提高健康教育与健康促进工作

医院是健康教育与健康促进的重要场所，开展健康教育与健康促进是提高全体医务人员、住院患者等广大群众的健康知识知晓率，健康行为形成率，及疾病相关知识知晓率的重要措施，为进一步提高患者健康文明素质、生活质量、生命质量，必须长期坚持不懈地抓紧抓实。

1. 健康教育　健康教育是通过信息传播和行为干预，帮助个人和群体掌握卫生保健知识，树立健康观念，自愿采纳有利于健康行为、生活方式的教育活动与过程。

健康教育的核心是帮助人们建立健康行为和生活方式。

2. 健康促进 健康促进是促进人们维护和提高他们自身健康的过程，是协调人类与他们环境之间的战略，规定个人与社会对健康各自所负的责任。

健康促进的基本内涵包含了个人和群体行为改变，以及政府行为（社会环境）改变两个方面，并重视发挥个人、家庭、社会的健康潜能。社会动员为健康促进的核心策略。

3. 健康教育与健康促进的关系 健康教育要求人们通过自身认知、态度、价值观和技能的改变而自觉采取有益于健康的行为和生活方式。因此，从原则上讲，健康教育最适于改变自身因素即可改变行为的人群，而健康促进是在组织、政策、经济、法律上提供支持环境，它对行为改变有支持性或约束性。

健康教育作为健康促进的重要组成部分，与健康促进一样，不仅涉及整个人群，而且涉及人们社会生活的各个方面。在疾病三级预防中健康促进强调一级预防甚至更早阶段。

健康教育是健康促进的核心，健康促进需要健康教育的推动和落实，营造健康促进的氛围，没有健康教育，健康促进就缺乏基础。健康教育必须有环境、政策的支持，才能逐步向健康促进发展，否则其作用会受到极大的限制。

与健康教育相比，健康促进融客观支持与主观参与于一体。健康促进包括健康教育和环境支持，健康教育是个人与群体的知识、信念和行为的改变。

医院健康教育包括医护人员健康教育培训、患者健康教育、社区健康教育和社会宣传教育。

4. 医院健康教育与健康促进

（1）建立组织机构，完善健康教育工作网络：完善的健康教育工作网络是开展健康教育工作的组织保证和有效措施。为了稳步推进健康教育工作的开展，结合上级部门的工作安排和医院实际成立健康教育工作领导小组，由院长亲自抓，预防保健科直接管的工作模式，进一步规范和完善健康教育资料，将健康教育工作纳入基本公共卫生服务项目工作计划，进一步建立健全以预防、保健、健康教育为一体的卫生体系，把健康教育工作落到实处。

（2）突出防病重点，开展健康教育活动：充分发挥健康教育网络作用，开展各种形式的健康教育活动，通过健康教育与健康促进活动，提高医务人员的卫生知识水平、健康意识以及住院患者、辖区居民相关知识知晓率，健康教育行为形成率，提高对慢性病、孕产妇、儿童管理率；降低传染病、地方病、慢性病发病率；促进医院对健康的广泛支持、突出医院卫生服务，创造有利于健康的生活行为，以达到提高医务人员与患者的健康水平和生活质量。倡导良好的生活习惯和健康的生活方式，营造和谐社会氛围。

（3）健康教育与促进活动内容：利用专业人员优势，广泛动员全社会共同参与。要进一步加强网络建设，将辖区内村卫生室、社区、幼托机构等单位纳入健康教育体系，定期组织健康教育培训，齐抓共管，创建一个有益于健康的社会环境。加强健康教育阵地建设与管理：第一，各科室设有固定的健康教育阵地（如宣传栏、墙报等），每月更换一次内容。第二，各村卫生室设有固定的健康教育专栏，及时更换内容，由保健科专职人员对每期刊登的内容在固定时间内进行摄像，并留档。将各科室、各村卫生室出刊次数，内容质量纳入年终考评体系，严格按照健康教育奖惩制度进行考核。第三，对上级下发的健康教育资料及时张贴在院内宣传阵地，并及时分发到各村卫生室。

（4）开展健康教育知识培训：及时对全院医务人员、乡村医生、社区等单位相关人员开展健康教育知识培训，以提高医务人员及广大居民的卫生知识水平、健康意识，使医务人员、广大居民的健康知识知晓率达80%以上，健康行为形成率达70%以上。

（5）大力开展院内健康教育活动：门诊健康教育：医生应有针对性地对门诊就诊人员开展口头宣传、发放教育处方等候诊教育与随诊教育。住院健康教育：做好入院教育与出院教育的同时，重点做好住院教育。第一，医生在进行医疗活动时所运用的健康咨询、健康处方等对患者及其家属开展健康教育，对住院患者可采取疾病小知识口头和书面测试等多种形式的健康教育，住院患者相关知识知晓率达100%。第二，发放健康处方。每位住院患者或家属至少一种健康教育处方，有针对性地对每位住院患者或家属开展健康教育一次。第三，每年对患者、群众进行相关知识知晓率调查。

（6）积极开展院外健康教育活动：结合卫生活动安排，对居民进行经常性健康教育指导。配合各种宣传日，深入对农村包括预防接种、疾病普查等机会开展预防艾滋病、结核病、计划免疫、妇女儿童保健传染病、地方病等常见病、多发病咨询和宣传健康教育活动；农业劳动中特有职业危害知识宣传；开展饮水饮食、家庭急救与护理等家庭健康教育；卫生法规宣传；倡导健康的生活方式、培养良好的个人卫生行为习惯。

（7）加强禁止吸烟宣教活动：积极开展吸烟危害宣传，充分利用黑板报、电子屏、宣传窗等多种形式，进行吸烟与被动吸烟危害的宣传。利用5月31日“世界无烟日”开展相关活动。积极参与和遵守无烟医疗机构的规范要求，医院有禁烟制度，医疗场所有禁烟标志，无人吸烟。

（8）做好检查指导和效果评价：每年定期组织人员，对各科室的健康教育工作进行指导、检查，完善健康教育执行过程中的各种活动记录、资料。通过医务人员健康知识知晓率、健康行为形成率及住院患者相关知识知晓率的测试，对医院健康教育工作进行评价与总结。

五、做好员工保健工作

员工必须有强健的体魄，才能高效率地投入工作。

只有每个员工达到高效率，才能最终形成整个单位的高效率，因而做好员工保健工作有利于医院工作正常有序的开展。关爱员工的健康，保障他们以饱满的精神、健康的体魄投入到工作中。

1. 员工安全与健康的重要性　员工安全与健康是人力资源最重要的功能之一。县级医院为确保员工能力的发挥，必须对工作场所的安全与卫生加以管理，安全与健康的管理目的在预防工作场所之灾害、员工伤亡的发生，以维护员工之身心健康。

员工安全与健康若发生问题，对员工而言，不但正常工作受到影响，还会危及员工生活，身心与家庭都受到伤害，对单位而言，不但生产力降低，而且医疗费用、抚恤费用增加，甚而影响绩效。

2. 员工身体保健管理

（1）定期或不定期组织全体员工体检，至少每两年一次，每位员工建立一份职工健康档案；对放射科、CT室、供应室、药剂科等特殊科室人群按有关要求进行额外体检。经诊断确有疾病者，应早期治疗。如有严重病况时，由医院出面令其停止继续工作，返家休养治疗。每年年终就检查的疾病名称、人数及治疗情形等做统计，以作制定有效措施及改善卫生的参考。

（2）对女员工应实行特殊的劳动保护。女员工按国家规定享受生育产假，每年对在职已婚女职工进行查环、查孕和妇科检查。

（3）医疗期医院员工合法权益。医疗期是指医院员工因患病或非因工伤停止工作治病休息不得解除劳动合同的期限。在员工医疗期规定中，要明晰根据工作年限及相关标准而确定的各种医疗期及医疗期内的工资及有关待遇问题。

（4）建立患有致命疾病员工扶助办法。在患有致命疾病员工补助办法中，要明确制定该办法的目的和意义还有具体的扶助措施。

（5）建立员工工伤处理办法。工伤是涉及员工生命健康和单位利益的重大问题，根据《中华人民共和国劳动法》的规定，必须建立工伤报告、处理、赔偿等一系列办法和规定。

（6）定期进行员工职业防护培训。要求员工做好个人的职业防护，若出现职业伤害，按照职业伤害处理流程进行及时处理。

（7）对身体不适的职工给予积极关心、帮助和适当的休假，但要办理请假手续。

（8）每年安排职工休假。特殊岗位（如放射科、CT室等）人员按要求增加休假，定期组织活动，调整职工心态，增强体质。

3. 员工心理保健管理　医疗机构员工因其服务对象是各种各样的患者，工作压力明显比其他工作人员大，员工的心理保健也非常重要。造成压力或困扰的原因，其中福利、薪水的问题、前途发展问题、工作本身的问题为最主要原因。而且，不同的性别会对特定的工作压力原因有特别的感受。

医院可以邀请心理专家开设讲座，也可以通过形式多样的活动缓解医务人员压力，动态了解员工心理情况并及时干预，必要时请专业的心理医生进行疏导。

第十二节　医院感染管理4件事

医院感染管理是各级卫生行政部门、医疗机构及医务人员针对诊疗活动中存在的医院感染、医源性感染及相关的危险因素进行的预防、诊断和控制活动。是提高医疗质量，保证医疗安全的重要手段。是院长医疗质量管理中一个不可忽视的重要内容。

医院感染管理工作主要体现在对重点部门、重点环节的管理，落实感染指标的监测并针对性地采取控制措施。医院感染管理工作需要全体医务人员的参与，需要部门之间的通力合作。

一、重点部门管理

重点部门包括重症监护室（ICU、NICU、RICU、NSICU、EICU等）、手术室（包括门诊手术室）、消毒供应室、血液净化室、内镜中心、口腔科、新生儿病房等。医院感染重点部门有其共同的特点：有明确的布局与流程要求；有独立的医院感染控制制度；有规范的消毒隔离技术；有严格的手卫生及个人防护标准；有专门的医院感染监测项目。

1. 重症监护病房　重症监护病房（ICU）是一个集中救治危重患者的特殊场所。由于大多数患者病情危重、免疫功能受损或频繁接受侵入性诊疗操作等原因，ICU发生医院感染的危险性远高于其他普通病房。

（1）建筑布局：宜接近手术室、医学影像学科、检验科和输血科。遵循洁污分开，医疗区、医疗辅助区、污物处理区和医务人员生活区等相对独立。光线充足，通风良好，人流、物流流向合理。每床使用面积不少于15m^2，床间距大于1m。至少配置1个单间病房，使用面积不少于18m^2。每2张床应配备不少于1套便捷有效的洗手设施，单间病房应每床1套；每张床至少有1套卫生手消毒设施。

（2）管理重点：一是做好人员管理。二是落实环境、用物及仪器设备的清洁消毒。三是对感染患者实施相应的隔离。四是落实呼吸机相关肺炎、中央导管相关血流感染和导尿管相关尿路感染的预防、控制措施。五是开展医院感染病例、手卫生依从性、环境卫生学、消毒效果监测等。六是建议开展呼吸机相关性肺炎（VAP）、导尿管相关尿路感染、中央导管相关血流感染等目标性监测。科室应对相关数据定期进行对比、分析，采取有效措施，减低感染率。

2. 手术部（室）　手术室是医院的重要部门，是医院感染管理的重点科室。

（1）建筑布局

普通手术部（室）：独立成区，与临床手术科室相邻，与放射科、病理科、消毒供应中心、血库等部门路径便捷。分为限制区、半限制区和非限制区，各区划分明确，标志明显。设工作人员、患者出入通道，物流流向合理，洁污分开；设无菌手术间、一般手术间、隔离手术间，其中隔离手术间相对独立，自成区域并设缓冲间。外科手消毒设施便捷有效，洗手区不设门。

洁净手术部（室）：建筑布局符合普通手术部（室）要求，分为洁净区与非洁净区。两区之间应设缓冲间或传递窗。

（2）管理重点：一是严格工作人员入室要求，正确着装、手卫生、无菌技术等管理。二是有效地实施医院感染监测、感染风险评估、质量控制、环境清洁消毒，手术器械的清洗消毒灭菌。三是严格按要求使用手术器械、器具及物品。四是与有关科室和部门共同实施患者手术部位感染的预防措施。五是做好职业卫生安全防护。

3. 消毒供应中心

（1）建筑布局：应接近手术室、产房和临床科室，不宜建在地下室或半地下室。周围环境清洁、无污染源，区域相对独立，内部通风、采光良好。分辅助区和工作区。工作区包括去污区、检查包装灭菌区、无菌物品存放区。三区之间设实际屏障。物品由污到洁，不交叉，不逆流。气流由洁到污，去污区保持相对负压，检查包装及灭菌区保持相对正压。

（2）管理重点：一是消毒供应中心工作应符合国家卫生计生委医院消毒供应中心“两规一标”要求。二是口腔器械消毒灭菌规范。除内镜、口腔器械可在具备规定条件的科室进行清洗消毒，其他所有需要消毒或灭菌后重复使用的诊疗器械、器具和物品必须由消毒供应中心回收，集中清洗、消毒、灭菌和供应。三是完善并落实质量管理追溯、与相关科室的联系制度，完善质量控制过程的相关记录，保证供应的物品安全。

4. 血液透析中心（室） 血液净化室是开展血液净化技术的场所。大多数患者需终身接受该治疗，患者抵抗力低，容易发生交叉感染。

（1）建筑布局：血液透析中心（室）分为辅助区和工作区。辅助区域包括工作人员更衣室、办公室等。工作区域包括透析治疗区（分普通透析区治疗区、隔离透析治疗区）、治疗室、水处理区、候诊区、接诊区、库房、污洗间、处置室。每个血液透析单元使用面积≥3.2m^2，单元间距≥0.8m，水处理间的使用面积不少于水处理机占地面积1.5倍。治疗室和透析治疗区通风良好。每个透析单元配备快速消毒剂，每4～6个透析单元应配备一套便捷有效的洗手设施。

（2）管理重点：一是血液透析中心（室）工作符合卫计委《血液净化标准操作规程（2010版）》《血液透析器复用操作规范》等标准要求。二是按要求做好医务人员配备和患者的管理。三是落实环境、物品、透析机、水处理系统等清洁消毒。四是做好透析用水、残留消毒剂、血源性疾病等监测。五是血液传播性疾病患者实施分区，专机隔离透析。

5. 内镜中心（室）

（1）建筑布局：内镜中心（室）设候诊室（区）、诊疗室、清洗消毒室、内镜贮藏室等。每个诊疗单位的净使用面积不少于20m^2，清洗消毒室通风良好。每个诊疗单位至少配备一套便捷有效的洗手设施。

（2）管理重点：一是不同部位内镜的诊疗工作应分室进行，上消化道、下消化道内镜的诊疗工作不能分室的应当分时间段。灭菌内镜的诊疗环境达到手术标准区域。二是诊疗活动及内镜清洗消毒过程防护措施落实到位。三是内镜的清洗、消毒、灭菌符合卫生部的《内窥镜清洗消毒技术规范》要求。

6. 口腔科　口腔科是医院感染高危科室。口腔科器械种类多、周转快、使用率高、污染机会多，同时口腔操作医患距离近，产生大量含有病原菌的气溶胶容易污染空气和物体表面。

（1）建筑布局：口腔科包括候诊室、诊疗区、摄片室、技工室等，各区分开，布局合理。诊疗区由多个诊位组成。各诊位相对独立，之间有物理屏障，高度≥1.2m。每个诊位配有一台牙科综合治疗椅，面积≥3m×3m，一套洗手设施和卫生手消毒设施和必要的储存柜及办公桌，分清洁区和污染区。

（2）管理重点：一是建立、健全消毒管理责任制。二是加强职业卫生安全防护。针对所有患者均应遵循标准预防。必要时增加橡皮障、避污膜等特殊预防措施。三是诊疗工作及诊疗器械清洁、消毒、灭菌符合卫计委《医疗机构口腔诊疗器械消毒技术操作规范》要求。

7. 新生儿病房

（1）建筑布局：新生儿病房设置医疗区、高危新生儿抢救区、配奶间、沐浴间、辅助区、隔离区，分区明确、标识清楚。通风良好，充分利用自然光线。每个房间至少配备一套便捷有效的洗手设施，每床至少配备一套速干手消毒剂。无陪护病房每床使用面积≥3m^2，间距≥1m；有陪护病室应一患一房，净使用面积≥12m^2。

（2）管理重点：一是医务人员按要求配备和管理。二是严格手卫生、无菌技术、消毒隔离。三是限制人员流动，预防环境污染。四是加强对医疗器械、设备、新生儿沐浴管理。五是合理使用抗菌药物，开展医院感染监测，预防医院感染暴发。

二、重点环节管理

医院感染重点环节包括接触患者血液和体液、锐器处理、各种侵入性操作、医疗废物处理、多重耐药菌感染管理、输血等。这些重点环节特点：涉及医院各个部门；有明确的高危因素；有特殊的预防措施；感染对象复杂，既可导致患者感染也可导致医务人员感染；实施标准预防能有效控制。医院主要重点环节预防要点如下。

1. 接触患者血液和体液　对所有患者的血液、体液及被血液、体液污染的物品均视为具有感染性的病源物质，医务人员接触这些物质时，必须采取防护措施，实施标准预防。

标准预防是针对医院所有患者和医务人员所采取的一组预防感染措施。包括手卫生、使用个人防护设备、患者安置、处理污染的医疗物品与环境及安全注射等。标准预防的原则是认定所有血液、体液、分泌物（不包括汗液）、非完整皮肤和黏膜均有可能被传播的感染源。标准预防的目的是预防感染源在医务人员与患者之间的传播。

标准预防有以下措施：一是医务人员进行有可能接触患者血液、体液的诊断和护理操作时必须戴手套，操作完毕，脱去手套后立即洗手，必要时进行手消毒。二是有可能发生血液、体液飞溅到医务人员的面部时，医务人员应当戴具有防渗透性能的口罩、防护眼镜。三是有可能发生血液、体液大面积飞溅或者有可能污染医务人员的身体时，还应当穿戴具有防渗透性能的隔离衣或围裙。四是进行能产生微滴或气溶胶的操作时（如利用牙钻、骨钻进行操作时），必须戴口罩及眼罩或面罩。五是医务人员手部皮肤发生破损，在进行有可能接触患者血液、体液的诊疗和护理操作时必须戴双层手套。六是医务人员有伤口、皮炎等，不应参加 AIDS 的直接诊疗、护理工作，更不要接触污染的仪器、设备。

2. 各种侵入性操作和锐器管理　医务人员在执行各种侵入性操作（手术、穿刺等），或者接触、处理各种锐器（刀片、针头等）经常会导致针刺伤等职业暴露，从而导致血源性病原体职业暴露（HIV、HBV、HCV等）。因此，在医院感染控制中防止医务人员因职业暴露而导致院内感染尤其重要。

作为医务人员要严格执行以下要求：一是做侵袭性诊疗、护理操作过程中，要保证充分的光线，并特别注意防止被针头、缝合针、刀片等锐器刺伤或者划伤。二是规范操作：禁止将使用后的一次性针头重新套上针头套，禁止用手直接接触使用后的针头、刀片等锐器，禁止徒手把锐器弯曲或折断毁形，上、卸刀片用持针器，传递和接受锐器时要通过容器，使用后的锐器应直接放入耐刺、防渗漏的锐器盒。

医院要有明确的防止锐器损伤相关政策包括：一是建议 HBsAg（-）的员工接种乙肝疫苗，乙肝疫苗接种有效期为5年，接种5年后若 HBsAg（-），应建议重新接种。每位员工根据自己情况选择是否注射乙肝疫苗。二是医院提供个人防护设备如手套、眼罩等；提供减少刺伤的设备，如放置锐器的耐刺容器。三是每年对员工进行职业暴露知识培训。四是提供免费服务（由医院提供资金）。五是保守秘密（包括员工及感染源）。

3. 医疗废物管理　医疗废物是指医疗卫生机构在医疗、预防、保健以及其他相关活动中产生的具有直接或间接感染性、毒性以及其他危害性的废物。医疗废弃物分五类：感染性废物、病理性废物、损伤性废物、药物性废物、化学性废物。各家医疗单位应严格执行《医疗废物管理条例》。

医院应明确医疗废物管理责任。根据《医疗废物管理条例》，医疗机构法定代表人为第一责任人；各废弃物产生部门负责人负责员工培训、监督、指导，废弃物产生部门员工负责废弃物分类、包装及前期处理；总务科负责除放射性废物外的所有医院废物的院内收集、运送、贮存、处置；医院感染管理科负责对全院废弃物处理流程监督管理。

医院定期组织医疗废物相关知识培训，并对医疗废物的分类、收集、运送、储存等环节进行检查，各环节均应严格按照规范执行。医院设立医疗废物暂存地，暂存地设置应符合规范要求。

4. 多重耐药菌感染　多重耐药菌主要包括：耐碳青霉烯类肠杆菌科细菌（CRE）、耐甲氧西林金黄色葡萄球菌（MRSA）、耐万古霉素肠球菌（VRE）、耐碳青霉烯鲍曼不动杆菌（CRABA）、耐碳青霉烯铜绿假单胞菌（CRPAE）。

医院应制定并落实多重耐药菌感染管理的规章制度

和防控措施，加大对医务人员医院感染预防与控制知识的教育和培训，加强医务人员手卫生，合理使用抗菌药物，建立和完善对多重耐药菌的监测，严格实施隔离措施。多重耐药菌患者按接触隔离要求执行。

三、医院感染监测和控制

2 医院应根据上级部门的要求，对照医院感染质量指标要求，正确、有效开展医院感染监测和控制工作。

医院感染监测是通过长期、系统、连续地收集、分析医院感染在一定人群中发生、分布及其影响因素，并将监测结果报送和反馈给有关部门和科室，为医院感染的预防、控制和管理提供科学依据。

1. 医院感染病例监测　全面综合性监测是指连续不断地对医院所有单位（科室）、所有患者和医务人员的所有部位的医院感染及其有关危险因素等进行综合性监测。我国卫生部2009年颁布的《医院感染监测规范》要求，新建或未开展过医院感染监测的医院，一般全面综合性监测应连续监测2年以上。

医院感染(例次)发病率 =

$$\frac{\text{观察期间内医院感染新发病例(例次)数}}{\text{同期住院患者住院日总数}}\times 100\%$$

医院感染病例漏报率监测反映了医疗机构对医院感染病例报告情况及医院感染监测、管理情况。

医院感染病例漏报率 =

$$\frac{\text{应当报告而未报告的医院感染病例数}}{\text{同期应报告医院感染病例总数}}\times 100\%$$

《医院感染监测规范》要求，医院感染患病率调查应每年至少开展一次。现患率调查可用于医院感染监控调查，也可用于医院感染的长期流行趋势分析及校正日常感染病例报告率。

医院感染现患率调查

$$=\frac{\text{同期存在的新旧医院感染例(次)人数}}{\text{观察期间实际调查的住院患者人数}}\times 100\%$$

目标性监测系指为达到某一特定的医院感染管理目

标，对其有关的监测项目进行信息收集、分析、总结，并提出对策，达到控制感染的目的。适用于全面综合性监测已经开展2年以上、医务人员具有一定的医院感染监测意识的医院，目标性监测时间应连续6个月以上。

ICU医院感染监测：ICU是医院感染的高危科室，是高危人群、高危险因素聚集的区域，应加强不同类别ICU医院感染率、日感染率及血管内导管相关血流感染发病率、呼吸机相关肺炎发病率、导尿管相关泌尿系感染发病率及其相关感染率监测。

手术部位感染（SSI）监测：SSI主要发生在医院内，有少部分可能发生在出院以后。SSI与手术性质和患者基础疾病状态有关。SSI目标性监测要选定一种或几种外科手术的手术患者。监测内容包括SSI例数、Ⅰ类切口手术部位感染率及Ⅰ类切口手术抗菌药物预防使用率等。

2. 细菌耐药性监测　监测多重耐药菌感染发现率、多重耐药菌感染检出率，如耐甲氧西林金黄色葡萄球菌（MRSA）、耐万古霉素肠球菌（VRE）、产超广谱β-内酰胺酶（ESBLs）的革兰阴性细菌。通过比较分析不同时间耐药菌检出率，了解细菌耐药的发生发展趋势，为制定抗菌药物临床应用策略等提供重要依据。

3. 抗菌药物使用监测　监测住院患者抗菌药物使用率；特殊使用级抗菌药物使用率；Ⅰ类切口手术抗菌药物预防使用率；外科手术预防使用抗菌药物时间控制在术前30分钟~2小时内的比例（%）（剖宫产手术除外）；Ⅰ类切口手术患者预防使用抗菌药物时间不超过24小时的比例（%）；接受抗菌药物治疗的住院患者抗菌药物使用前微生物检验样本送检率；接受限制使用级抗菌药物治疗时，住院患者抗菌药物使用前微生物检验样本送检率等。结合细菌耐药性监测分析、反馈，制定管理策略促进抗菌药物的临床合理应用。

4. 消毒灭菌效果监测

（1）内镜消毒灭菌效果监测：消毒后的内镜应每季

度进行生物学监测，灭菌后的内镜则应每月进行生物学监测。

（2）物体表面消毒效果监测：不主张对物体表面进行常规卫生学监测，医院应根据需要进行监测，或当发生医院感染暴发，怀疑与物体表面污染有关时才进行检测。

（3）医务人员手消毒效果监测：医院应每季度对重点科室的医护人员手进行消毒效果监测，当怀疑医院感染暴发与医务人员手卫生有关，应及时进行监测，并进行相应致病性微生物的监测。

（4）外来器械消毒效果监测：应每批次监测，合格后放行。

（5）消毒液消毒效果监测：消毒剂每季度监测；灭菌剂每月监测；使用中的含氯消毒液和用于内镜消毒的戊二醛应每日监测浓度。

（6）血液透析实验监测：对透析液进口和出口每月进行一次检测，超过标准应复查，偶遇有热原反应时应随时检查。

（7）医务人员手卫生依从性监测：手卫生的依从性监测是发现手卫生中存在问题的重要手段。通过监测医务人员手卫生依从率，了解医务人员手卫生实际执行依从程度，反映医务人员手卫生执行情况。

（8）医务人员医院感染监测：锐器伤和经血液传播疾病是医护人员最容易发生的职业暴露，手术缝合和拔针为职业暴露发生的主要环节。

医院感染预防与控制依从性监测包括 SSI Bundle 依从性、VAP Bundle 依从性、CLABSI Bundle 依从性和 CA-UTI Bundle 依从性。

5. 医院感染监控

（1）医院感染控制目的和计划：医院感染管理工作的目的是致力于降低患者、医院员工、临时工作人员、志愿者、实习生以及探视者发生感染的风险。感染控制计划的目标是降低重大流行性感染的风险、发展趋势和感染率。全院范围内的感染控制计划应包括：每个临床科室和后勤保障部门的参与；根据当地医院感染质控中心和本院感染监测的结果，确定预防和控制医院感染的重点项目；由医院感染管理委员会每年一次或数次（必要时）批准执行的监测计划及方法。

（2）医院感染控制预防措施

1）提高手卫生依从性：手卫生是防止医院感染最有效、最简单、最经济的方法。手卫生是清洁洗手、卫生手消毒和外科手消毒的总称。洗手设施包括水龙头（采用感应式或肘式水龙头）、皂液（选用按压式瓶装皂液）、干手设备（使用一次性纸巾或干手机）、快速手消毒剂。医务人员均要掌握洗手五大指征（“两前三后”）：接触患者前；进行无菌操作前；体液暴露后；接触患者后；接触患者周围环境后。

2）重视医院感染知识培训：感染管理专职人员每年应参加本专业继续教育培训并完成省市质控中心规定的业务学习不少于 16 学时。各级各类医务人员（医、护、技、研究生、进修生、实习生）每年应参加院感科组织的相关知识培训并进行相应考核。新入职医、护、技人员上岗前必须接受不少于 4 小时医院感染防控知识的培训。工勤人员每年参加院感科组织的相关知识培训。

3）完善落实医院感染管理制度：严格按法律法规、制定各部门医院感染控制制度，使感染控制工作有章可循，有据可依。

4）落实消毒隔离措施：医院根据《医疗机构消毒技术规范》（WS/T367-2012）要求制定各种类物品清洗、清洁、消毒与灭菌方法，并定期按规范检查效果。

5）严格把好监控质量关：充分发挥医院感染专职人员与感控医生、护士的作用，做好医院感染监控工作。各临床科室要建立本科室医院感染病例监测相关档案、记录和登记本，全程监测，详细登记，及时报告。院感科将所有督查数据与结果及时反馈临床各科，每季度以《医院感染管理简报》形式进行通报，并提交医院感染管理委员会。

6）做好传染病疫情监控：医疗机构开设发热、肠道门诊，二级以上综合性医院应设置感染性疾病病房，其建筑布局、流程、功能设置均符合医院感染控制要求。组织全员参加传染病疫情防治知识培训，建立健全传染病疫情监控组织体系，成立传染病诊治专家组、疫情防控专家组，落实预检分诊制，强调传染病专科专治，对患者做到早发现、早诊断、早报告、早隔离、早治疗，严格按照传染病的传播途径实施相应的隔离预防控制措施，控制传染源，切断传播途径，保护易感人群，有效预防传染病医院感染发生。

四、医院感染管理的组织

医院感染管理组织工作涉及医院各个部门，需要各个部门协作。各部门在医院感染控制工作中各司其职，相互协作做好感染控制工作。

1. 医院感染委员会　为了加强医院感染管理，有效地预防和控制医院感染，提高医疗质量，保证医疗安全，根据《医院感染管理办法》相关规定，应成立医院感染管理委员会。医院授权医院感染管理委员会全权负责有关医院感染所有事务的实施和管理。医院感染委员会主任委员通常由医院院长或者主管医疗工作的副院长担任，委员会成员由分管院长、主管医疗工作的副院长以及医院感染管理科、医务处、护理部、临床科室、消毒供应室、手术室、医学检验中心、药剂科、设备管理科、后勤保障部及其他有关部门的主要负责人组成（图 2-5）。医院感染管理委员会每年召开 2 ~ 4 次专题会议，讨论研究、协调和解决有关医院感染管理上存在的问题，达到质量持续改进，并着重落实解决 2 ~ 3 项重点或难点问题，遇到紧急情况随时组织召开。医院感染委员会讨论通过的重要议题以医院文件形式下发，并要求各部门执行。

2. 医院感染管理科　住院床位总数在 100 张以上的

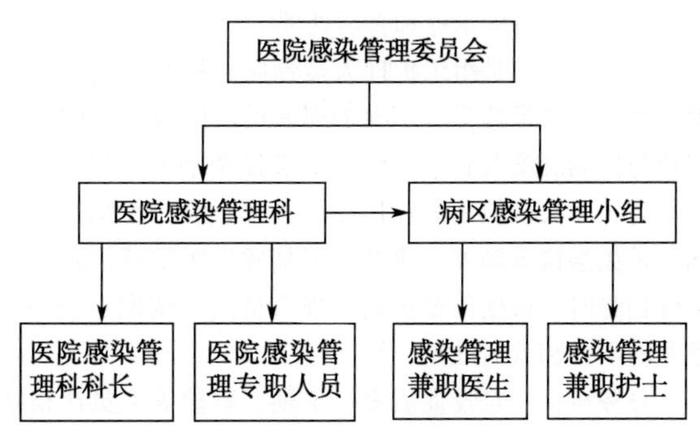

图 2-5　医院感染管理组织框架

医院，应当设立独立的医院感染管理部门（感染管理科），在医院感染管理委员会的领导下，负责医院感染管理日常工作。医院感染科人员按每 250 张床位配置 1 人，人员结构要求包括以下专业人员：临床医师、预防医学医师、护理人员、微生物检验技师。

3. 医院感染管理小组职责　医院感染管理小组由科室主任、护士长、医院感染兼职医生（感控医生）和医院感染兼职护士（感控护士）组成，设组长 1 人，组员 2～3 人。感染小组是医院感染管理三级管理体系的基础，是预防与控制医院感染的第一线。科主任和护士长是科室感染管理的责任人，感控医生和感控护士配合科主任、护士长做好本科室的感染控制工作，加强全科室的医院感染管理。

4. 各职能部门在医院管理中的作用

医务科：一是协助、组织医师和医技部门人员预防、控制医院感染知识的培训。二是监督指导医师和医技人员严格执行无菌技术操作规程、手卫生规范、一次性使用医疗用品管理、医疗废物管理等有关医院感染管理的制度。三是监督指导临床合理应用抗感染药物、微生物送检率及耐药菌防控等工作。四是发生医院感染暴发或流行趋势时，统筹协调感染控制科组织相关科室、部门开展感染调查和控制等工作；根据需要进行医师人力调配；组织对患者的治疗和善后处理。

护理部：一是组织护理人员预防、控制医院感染知识的培训。二是监督、指导护理人员严格执行医院感染预防与控制制度及管理制度，重点强调手卫生规范、消毒隔离、一次性使用医疗用品的管理、医疗废物管理与标本采集送检等制度的落实。三是发生医院感染暴发或流行趋势时，根据需要进行护理人员人力调配、组织对患者的治疗和善后处理。

总务科：一是督促后勤、工勤、陪护等人员严格执行医院感染管理的相关制度、控制措施，做好医院感染防控工作。二是负责医院废弃物的收集、运送和无害化处理工作。三是负责污水的处理、排放工作，符合国家“污水排放标准”要求。四是监督医院营养室的卫生管理工作，符合《中华人民共和国食品安全法》。五是指定专人负责相关科室空气净化系统的维护保养，使之符合医院感染管理要求。六是根据不同部门、不同区域做好卫生保洁工作。

药剂科：负责全院抗菌药物合理应用的管理，定期总结、分析并向全院通报。及时为临床提供抗菌药物信息。督促临床医生严格执行抗菌药物应用的管理制度和应用原则。

设备科：负责对购入的一次性使用医疗卫生用品进行审核，符合国家法规要求，对其储存、使用及用后处理进行监督；对购入的消毒设备进行审核，符合国家法规要求；及时提供医务人员职业安全防护用品；发生医院感染流行或暴发时，根据需要调配物资。

检验科：负责医院感染微生物学监测、培养、分离鉴定、药敏试验；发现多重耐药菌感染或定植患者，应当及时向医院感染管理科和临床科室反馈；每季度向全院公布临床常见细菌菌株及其药敏情况，包括全院各重点科室多重耐药菌的检出变化情况和感染趋势，协助医院感染管理部门进行抗菌药物的管理；发生医院感染流行或暴发时，承担相关检测工作；做好本科室的日常消毒、医疗废物分类收集及感染性材料的无害化处理工作。

5. 部门之间协作形式　部门之间应定期组织联合督查，并定期召开部门协作会议（联席会议），通过联席会议形式解决医院感染中存在的问题。联席会议可根据会议内容由院感科牵头或者由其他部门牵头院感科参与。院感科必须牵头或参与的联席会议有：医院基建相关工作联席会议、多重耐药菌控制联席会议、医疗废物管理联席会议、消毒药械联席会议、抗生素管理联席会议、医院消毒隔离执行联席会议等。部门协作会议由召集人或召集人委托的同志主持，以会议纪要形式明确会议议定事项，必要的议题应提交医院感染会员会，通过委员会形式进行确定并发布相关决定。

第十三节　后勤保障管理 6 件事

医院后勤保障管理是围绕医院的工作重点，由后勤管理、技术及服务人员为保障医疗、教学、科研、预防和保健等工作正常运行而开展的工作。其基本职责是从人力、物力、财力及技术等方面来促进医疗资源得到合理使用，以保障医院运行，提供医疗配套服务、优化服务流程，合理运用成本，从而来改善医院的经济效益并获得社会效益的最大化。因此，医院后勤是医院整体结构中不可或缺的重要组成部分，是医院开展医教研等工作的保障基础。

在后勤保障管理中，院长们要重点关注以下几项工作。

一、水电气能源管理

医院日常运行管理中，能源安全保障主要是对医院水电气的系统保障，相应的后勤设备设施起到技术支撑作用，所以实现能源管理的前提是确保后勤设施设备的完好和高效率运作。

1. 主要耗能设备管理

（1）空调和通风系统管理：空调和通风系统是后勤能源消耗中费用最大的设备，占总量的50%及以上，也是为患者及员工提供良好休养和工作环境的必备设备。医院内一般分为中央空调系统、VRV及单机设备，在日常管理中，最为重要的是做好日常保养，保证设备管理及通风系统运行平稳；定期维护提高设备使用效率，延长设备使用寿命。

（2）电梯管理：医院常用电梯设备分为垂直梯和自动扶梯，日常管理中以维护保养最为重要。电梯管理员须及时响应故障，第一时间处理放人。为提高电梯使用率，加快垂直速度，应分层、分时段控制电梯，发挥最大效能。

2. 水电气系统管理

（1）给排水系统管理：是指院内的各种冷水、热水供应和污水排放工程设施等。包括：①生活给水系统，分为市政给水系统、加压给水系统和储水库系统。②热水供水系统，分为热水机房集中供水和太阳能供水系统。③消防供水系统，包括市政管网双路供水及加压泵供水。④排水系统，分为分流排水系统，按照不同性质的污水采用不同的排出和处理方式，通过不同的沟道系统分别收集。根据排水性质不同，分为粪便污水系统、生活废水系统、冷却废水系统、屋面雨水系统和特殊排水系统。

（2）供电系统管理：供电系统管理安全可靠与否，是后勤设备管理的重中之重。包括：①市政电网供应，较大型医院的市政供电电压会有所不同，一般有35kV和10kV两种电压等级的高压供电进入院区总配电所。小型医院一般是400V低压直接接入院区的总配电房。②变压器、发电机和UPS电源。变压器是改变电压等级的电气设备，大多为干式变压器。发电机是为了满足市政两路供电均发生故障的突发状况下的应急电力需求，主要是急诊抢救室、各重症监护室及手术室等。UPS电源是用于医院信息中心等电脑机房的不间断供电需求。

③总配电所及各楼层配电柜。总配电所是安装变压器，将高压电转为低压电供各单元使用的场所。各楼层配电柜是院区总供电分支至各单元的分路总开关。④大楼防雷地接系统。鉴于医院建筑大多为高层建筑，从安全起见，必须配置防雷接地系统，包括接闪器、引入线、接地装置，以防止雷击时避免发生意外状况。

（3）供热系统管理：包括产热和送热两部分，通过产热设备制造热能，再经过送热设施和管路，把热量传送至消耗热能的设备和室内空气。一是热水采暖系统。热水管网为双管制，兼顾供水管和回水管功能。二是蒸汽供热系统。目前一些医院已不设有锅炉房，主要是向专业生产厂家来购置蒸汽用于医疗工作需要。三是散热器。在房间内温度较低，通过散热器的散热量将热水或蒸汽的热量补充入房间，以维持房间温度在一定范围内的方式。

（4）医用气体管理：医用气体是开展医疗工作所需的氧气、二氧化碳、中心吸引、压缩空气、氮气、氧化亚氮等的总称，是关乎患者生命直接相关的，也是纳入医院危险品管理的内容。其供应模式是通过气体管道系统将各类医用气体输送至医院各个气体终端。

3. 能源节能管理　根据有关统计显示，在医院能源消耗中，电力约占 64%，天然气、重油、柴油等约占 11%。在用能设备中，空调约占 50%，照明、插座约占 34%。由此，针对用能大、相对使用集中的设备进行节能技术改造，是非常必要的。

（1）照明系统节能：从医院照明节能来看，做好照明控制是关键。一方面，在确保工作环境光线保障的前提下，可通过开关的分级控制，达到室内灯具从最暗区域开始逐级点亮，控制方式可人工的，也可安装光电感知器自动完成。另一方面，应用新一代的绿色光源—LED 照明灯，具有高效节能、结构牢固、体积小、寿命长、可环保等特点，对医院的公共走道、地下停车库等区域，建议使用 LED 灯的节能效果显著。但在眼科、新生儿室使用 LED 灯须慎用，以免对患者造成不良影响。

（2）空调系统节能：医院空调系统既能达到环境冷热温度的控制，更具有确保治疗、减少感染、降低死亡率等功能，是辅助医疗工作开展的一项技术措施。由于空调系统是医院后勤设备耗能中的主体，故成为医院节能的重点内容。在使用管理中，一方面医院应根据国家的相关标准和规范，例如《公共场所集中空调通风系统卫生标准》《医院洁净手术部建筑技术规范》《医院消毒卫生标准》等要求，严格控制中央空调的卫生，杜绝因空调末端设备引发的二次污染。同时，结合不同医疗区域需求，门诊部分特殊诊室可采用独立 VRV 系统，减少气候交替期的空调使用。另一方面则是对空调系统进行 8 个方面的技术改造：减少冷负荷、提高制冷机组效率、利用自然冷源、减少水系统泵机的电耗、减少风机电耗、采用自然通风、使用智能控制系统、中央空调余热回收等，达到降低用电成本，节能减耗目标。

（3）电梯节能：在医院垂直交通中，电梯承担着重要的职能，也是主要能耗的设备之一。通过电动机和变频器转换成直流电能储存在变频器直流回路的电容中，将电梯运行中多余的机械能收集，并利用有源能量回馈器把电能回送至交流电网周边其他用电设备使用，节电效果可达 20%～50%。实际运用证明，电梯采用全可控有源能量回馈器装置，具有技术运用便捷、日常运行安全、节电效果明显等特点，对医院运行率高、使用年限较长的电梯效果更为显著。

对医院而言，从基建时就应考虑到建筑主体节能，再加之采用各项设备节能改造，提倡节能降耗的工作习惯，是具有重要意义的。

二、后勤一站式服务中心

从医疗需求的发展趋势看，对后勤保障的服务需求已逐步向集约化发展，由此“一站式后勤服务中心”即应运而生。该服务中心是医院后勤服务领域的新模式，整合了维修、膳食、运送、保洁等后勤服务基本项目，并为医院个性化的生活辅助服务预留了空间。如有个性化的生活保障需求，患者、家属及医护人员只需拨打一个电话，就有专人限时提供服务，以满足在设施报修、陪检服务、餐饮提供等生活服务需求。

从国内医院发展现状看，大多数医院结合本院实际，相继启动了“一站式门诊服务中心”“住院服务中心”“用药咨询中心”以及“一站式后勤服务中心”等，从单一的服务中心逐步向人性化、多元化、精细化深度发展，并将环节管理、流程优化、服务反馈等纳入管理范畴。

医院组建“一站式后勤服务中心”需重视以下问题的解决：

1. 人力资源要配备到位　在充分对医院后勤服务需求调研的基础上，配备专职人员，负责对此项工作进行系统管理，确保人力资源到位。对每天的服务工作情况进行实时监控，了解每天的工作和运行情况，根据工作量及时进行合理调节人员安排，坚持“以患者为重，为临床服务”的理念，全力满足患者和临床一线的需求。

2. 规范管理制度及要求　建立后勤服务中心系列规章制度，服务中心有专人管理，全员统一服装，统一培训，新员工须培训合格后方可上岗，有严格的考核奖励制度。要求服务中心人员做到仪表端庄、整洁大方，文明礼貌用语，耐心解答、主动关心患者需要，为患者排忧解难。认真接听各种来电，不得推诿，首接负责制，确保精神饱满，耐心解答。

3. 保持24小时通讯畅通　后勤服务中心人员24小时值守接听电话，管理人员根据不同内容指派相应人员即刻处理。工作人员统一配备对讲机，方便及时联系和人力资源的合理使用。中夜班者配备专用工作手机，确保通讯时刻畅通。

三、设备、设施维护与效能管理

医院后勤设施管理包括医疗设施、公共设施和科研信息教学等设施管理，其中公共设施管理主要包括医院的水、电、气等基本设施管理，具体有：高低压供电系统、给排水系统、医用气体系统、热水系统、空调通风系统、电梯系统、病房呼叫系统、污水处理系统、电信系统、厨房系统等设施管理，涉及的范围非常广泛，是医院开展医疗工作最基本的要求。对医院公共设施实行科学管理，是医院实现安全、优质、高效后勤服务的关键。

1. 水电气设备设施维护

（1）医院给排水设备设施的维护管理：包括医院后勤所管辖区内给排水系统的计划性养护、零星维修及改善添装，如检查井、化粪池的定期清掏，消防水箱定期调水、防水，以防出现阻塞、水质腐臭等现象，消防泵定期试泵等。给排水设备设施的日常操作与运行管理需要建立操作规程、制定运行管理制度，要建立给排水系统设施设备日常监测巡检制度，防止设施设备跑、冒、滴、漏，保持高位生活水箱、水池清洁卫生，防止二次水质污染，定期为水箱、水池消毒，严防生活用水、中水、污水系统窜管混流，定期进行全院水质检测，保证水质安全。

水泵房作为供水系统重要的设备设施，应有严格的水泵房管理制度，主要内容包括：保证水泵房整洁安全、通风良好、照明正常、应急灯正常，水泵房内严禁存放有毒、有害物品、严禁吸烟。配齐消防器材，非值班人员不准进入水泵房，水池及水箱都要加锁。给排水系统设施设备都要通过试压、试运行合格后方可投入使用，使用中要做好水管爆裂等情况的应急预案。

（2）供电设备的安全维护管理：包括加强安全教育普及安全用电常识，确保供电设施的安全操作管理（制定相关操作规程），供电设施防雷电安全管理。高压供电部分每年需要按照《电力设备预防性试验规程》进行预防性测试，高压用具也必须定期进行绝缘测试（一般检测周期为6～12个月），高压部分线路需要日常巡检其开关接线点温度和电缆运行温度；针对低压部分，配电房及应急发电机组每天要定时巡检，定期清洁，检查各部件有无异常，门前有无杂物堆放，配电柜重点做好柜盘内外清洁、吸尘，紧固联结螺栓，检查各开关和继电器触点，用红外测温仪测量各电缆的各电接点温度。

供电设备运行中的巡视管理要求值班人员定期对设备设施进行巡视，检查以及发现不良运行情况并及时整改解决，医院需要建立运行巡视管理制度、变配电室值班制度及交接班制度，低压配电柜及变压器每半年一次进行养护。另外，医院柴油发电机每季度要进行一次带负载运行测试，UPS 电池组应当及时进行充放电维护，并定期更换。

（3）医用气体的安全维护管理：是指医疗过程中使用的气体。有的用于治疗、有的用于麻醉、有的用来驱动医疗设备和工具。常用的有 7 种气体：氧气、氮气、氧化亚氮、氩气、氦气、二氧化碳和压缩空气：如氧气系统：气站可由制氧机、氧气储罐、一级减压器等组成；输气管路由输气干线、二级稳压箱、表阀箱、楼层总管、支管、检修阀、分支管、流量调节阀、氧气终端等组成；监控报警装置由电接点压力表、报警装置、情报面盘等组成。用气设备为湿化瓶或呼吸机等；如负压吸引系统由真空站、输气管路、监控报警装置和吸引设备四部分组成。真空站由真空泵、真空罐、细菌过滤器、污物接受器等组成；输气管路由吸引干线、表阀箱、楼层总管、支管、检修阀、分支管、流量调节阀、吸引终端等组成；吸引设备为负压吸引瓶；监控报警装置由电接点真空表、报警装置、情报面盘等组成，气体系统故障一般是由泄漏导致，因此要预防管路、阀门泄漏。绝对不要用特定气源的气瓶装其他种类的气体。气瓶使用或存储中都要固定，气体管道应当要安全接地，两个接地点的距离小于 25m，接地电阻小于 10Ω，当每对法兰或螺纹接头间电阻值超过 0.03Ω 时，应设跨接导线。氧气用铜管必须是清洁的。若遇火灾不惊慌，要将气瓶移开危险区域，中央供氧系统要及时关闭氧气阀门。

2. 医院蒸汽供热及空调通风系统的维护　医院使用蒸汽供热主要用途：医疗器具消毒、食堂、洗浴等区域。医院供热设备主要构成包括：锅炉房、室外供热网、室内供暖系统、热能消耗使用系统等。供热设备中包括水泵、通风机、水处理设备、阀门、温控、安全阀、减压阀、压力表等设施都要及时巡检，确保其性能完好，其中安全阀、压力表要定期做好校验。供热设备在投入运行前，上岗的所有司炉工、水质检测员都必须通过理论知识和实际操作的培训，经当地劳动部门考试合格后发给操作证，方可上岗，其他专业如电工、水暖工等专业也须持有相关专业机构核发的技能专业证书方可上岗。

空调系统新风量和运行参数应符合国家卫生标准和要求，新风采气口的设置应保证所吸入的空气为室外新鲜空气，新风采气口应远离建筑物排风口和开放式冷却水塔。严禁间接从空调通风的机房、建筑物楼道及天棚吊顶内吸取新风。空调系统的新风口和回风口应安装防鼠、防虫设施。空调系统的过滤器（网）、表冷器、加热（湿）器、冷凝水盘应每年进行一次全面检查、清洗或更换；周围环境条件较差的单位，应根据实际，增加新风口过滤器（网）的卫生清洁的频率。空调系统冷却塔应保持清洁，每 6 个月清洗一次。空调机房内的送、排风口应经常擦洗，保持清洁，表面无积尘与霉斑。

3. 医院电梯、压力容器等特种设备的维护　电梯、压力容器作为特种设备，医院应当建立电梯、压力容器安全技术档案。安全技术档案至少包括以下内容：《特种设备使用登记表》、设备及其零部件、安全保护装置的产品技术文件、年检合格证书等。

在用电梯、压力容器等特殊设备必须每年进行一次定期检验，未经定期检验或检验不合格的，不得继续使用。使用单位应当根据电梯、压力容器等特殊设备的安全技术规范以及产品安装使用维护说明书的要求和实际使用状况，与取得相应电梯、压力容器等特殊设备维修项目许可的单位（以下简称维保单位）进行维保，并与维保单位签订维保合同，约定维保的期限、要求和双方的权利义务，维保合同至少包括以下内容：维保的内容和要求、维保的时间频次与期限、维保单位和使用单位双方的权利、义务与责任。

电梯、压力容器等特殊设备的维保分为半月、季度、半年、年度维保，每次维保单位进行维保时，必须进行记录，维保记录应当经使用单位安全管理人员签字确认，维保单位的质量检验（查）人员或者管理人员应当对维保质量进行不定期检查，并且进行记录。

4. 设施设备维护的效能管理　后勤信息化、专业化、社会化是其设施设备效能管理的核心。后勤大量的设施设备包括：压力容器、电梯、锅炉、消防系统等，这些设备都需要定期维护保养以确保其安全工作。如果全人工管控耗时、耗力，通过信息化手段将大大提高效率。如利用信息化提示手段，提醒及时保养；安装实时监控设备，以了解设施设备的运行情况，比如安装远程氧气站监控，可以随时了解氧气的供应情况。维修工作中可以利用信息系统完成远程故障会诊、维修任务分配、维修结果监测等。医院后勤设施管理中必须建立一支专业团队，要培养或引进机电、建筑、水暖等专业工程师，自己医院没有人员，就利用后勤社会化方式引进外部力量，这是提高设施管理效能的手段。

四、服务外包管理

2002年，国家卫生部下发《关于医疗卫生机构后勤服务社会化改革的指导意见》（试行），明确了后勤社会化改革的目标：根据医疗卫生机构后勤工作的特点，通过组建后勤服务实体或集团，引入竞争机制、激励机制和制约机制，实现减员增效，降低成本，提高质量和效率，以实现后勤服务从医院中剥离，从“小而全”向专业化、集约化、市场化的模式转变。医疗卫生机构由办后勤服务向购买后勤服务转变，逐步形成优质、高效、安全、低耗、快捷、方便的新型医疗卫生机构后勤保障体系。

1. 医院后勤外包服务管理内容

(1) 物业外包服务：保洁运送，即医院公共区域和医疗区域的内外环境保洁，患者陪检运送、标本送检、取药退药等。护工陪护，即患者生活看护。

(2) 生活外包服务：餐饮外包，包括员工餐饮和患者饮食。

(3) 设备维保外包：电梯、空调、锅炉、水泵、液氧罐等维护、保养。变电所、中央空调机房、污水处理站、吸引泵房、新风机房及配电间等的设备运行与维保。

(4) 环境修缮外包：绿化养护，动力设备维护，房屋设施修缮。

(5) 安保外包服务：消防安全，治安管理，车辆管理，平安医院建设等。

(6) 其他外包服务：合同能源管理，智能化管理平台，基础建设项目代建管理等。

2. 外包服务管理需重视的问题 外包服务是降低管理成本，提供管理效率，增强核心竞争力的有效工具。后勤社会化进程的不断推进，医院将更多关注核心业务和患者需求，通过成本核算、效率核算，计算医院的投入与产出比例，使得医院盘活后勤服务的资产，促进财力、物力得到更大的利用。但在实际运行中，后勤外包服务还存在一些问题：

(1) 医疗需求与总供给能力存在差距：患者对医疗服务、生活服务及人文关怀等的需求不断增加，这对医院后勤服务提出更高要求，但总供给能力与患者需求之间存在较大差距。如患者对医院除医疗诊治需求外，对休养环境、生活起居、菜品要求、临终关怀等都有具体要求，目前的总供给能力不能完全满足。

(2) 外包服务质量与患者需求存在差距：社会化外包服务公司，虽然对医院服务流程有所了解，但缺乏医疗专业背景的人员，对服务内涵了解不深、人员服务质量不高，加之劳动力短缺，人员招录途径受限，往往只求岗位有人，不求服务质量的状况，由此，不能很好满足患者的具体需求。

（3）人员培训与规范化流程要求存在差距：外包服务公司在日常管理中，对新员工要求参加岗前培训后上岗。由于医院服务要求的特殊性，包括手术患者的运送、标本的转运、辅助检查的陪检，有专业要求和操作规范，特别是医院在实行 JCI 认证、等级医院评审等，其工作规范性要求就更高。而服务外包员工一般文化层次低、接受能力弱、执行力差，粗放式的人员培训效果不尽理想，由此与规范化流程要求之间存在较大差距。

（4）后勤管理的意识和应对能力须增强：外包服务公司担负了相应后勤保障服务工作，成为了后勤服务的主体。因此，要求后勤管理从原来“小而全”的办后勤向全面社会化服务转变，要承担起对外包公司服务考核、管理及监管的职能，并对外包服务中存在的问题，作具体分析和应对。

3. 外包服务质量管理与监管体系　对外包服务优劣的评估，归根到底是对外包服务质量高低的评价是最关键的。医院后勤服务质量高低，来源于患者和临床员工对其服务满意度的整体评价，包括对后勤服务内容、服务过程、服务形式及服务质量等的综合认可度。如何提升后勤外包服务的质量，建立健全质量监督管理体系是必须的，即根据医院的实际情况，按具体项目分类，提出针对质量评估的可量化、可操作的考核指标，定期对外包公司进行考核评估。

（1）考核项目分类及内容：根据医院实际，梳理现有外包服务项目，如保洁、运送、护工、保安、被服洗涤、空调维保、电梯维保、消防维保、绿化等项目。结合不同外包项目标准化要求，从综合管理指标、工作质量指标及综合满意度指标等作为考核内容。

（2）执行考核指标和规定：按照外包服务质量考核细则，每月召集相关职能部门，如后勤总务、保卫、医务、护理、院感等部门进行联合督查，对督查中存在的问题，要及时通报外包公司；针对存在问题，落实改进举措或方案，必要时须医院后勤管理部门协助外包公司，并适时跟进改进进度。在月度考核中，后勤管理部门作为质量监管主要部门，必须严格考核、及时反馈、跟进督办。

（3）考核结果的应用：对每月质量考核中存在的问题，每季度进行数据汇总，对存在共性的、影响度比较大的问题展开专项分析，并跟踪改进后的效果评估。对照质量考核标准，对未达标的项目兑现处罚，对医院突击性工作完成好的，可给予单项奖励。

五、安全管理

医院后勤的安全管理，是在组织安全生产管理过程中，对其服务设备设施、服务流程的不安全因素进行管理和控制，以保证患者、家属及医务人员在医院不发生人身伤害，营造安全、舒适及有序的工作环境，是维持正常的医院工作秩序的强有力后勤保障管理。

1. 医院生产安全管理

（1）生产安全管理概念：生产安全是指在生产经营活动中，为了避免造成人员伤害和财产损失的事故而采取相应的事故预防和控制措施，以保证从业人员的人身安全，保证生产经营活动得以顺利进行的相关活动。

（2）医院生产安全方针与原则：加强医院生产安全，保护员工在工作期间安全和健康，促进医院的发展，必须始终贯彻“安全第一，预防为主”的方针，贯彻执行岗位负责制，各级领导要坚持“管生产必须管安全"的原则，生产要服从安全的需要，实现生产安全和文明生产。

（3）医院生产安全管理重点部位

1）变配电室：伴随着医院的发展，越来越多的大型精密仪器，医疗、手术、检验、监护设备被应用，计算机、空调也普遍使用。医院用电量大幅增加，对供电质量和用电安全的要求也越来越高，连续、可靠、安全地供电是医院正常工作的必要条件，停电事故会直接影响患者的生命安全，此变配电室首先被确定为安全生产重点部位。

2）锅炉房：锅炉房是医院动力供应的另一个部门，其正常运行，将保证医院取暖、制冷、消毒、热水等需求。天然气及石油的迅速发展，使用油、气作燃料的锅炉越来越多，在生产安全方面对操作工人技术标准更高、要求更严，安全生产的责任更为重大。

3）氧气站：氧气供应在所有医院都是不可缺少，虽然供氧形式不同，因氧气具有助燃，受压大的特点，是火灾防范的重点。

4）电话总机室：通讯联络关系到院内、院外众多单位和部门，医疗抢救，突发事件等应急事项的联络传呼必须得以保证。而通讯中断，则意味着医院的瘫痪。

5）营养科及职工食堂：营养科负责患者的治疗饮食，除营养配餐外，营养食堂和职工食堂都要严把膳食安全关。从采购、保存、制作到发放售出，绝对不能发生食物中毒和差错事故。

6）电梯：电梯是高层建筑中必不可少的起重运输设备，医院内老弱病残、药品、器械等都需要用电梯运送，作用不可替代。而电梯的安全运输更是至关重要的，关系到国家财产和人民生命安全。

2. 医院安全教育与培训

（1）内容：开展思想教育。主要是正面宣传生产安全的重要性，选取典型事故进行分析，从事故的社会影响、经济损失、个人受害后果几个方面进行教育。开展法规教育。主要是学习上级有关文件、法律、法规，本单位已有的具体规定、制度和纪律条文。开展安全技术教育。包括生产技术、一般安全技术的教育和专业安全技术的训练。其内容主要是本院安全技术知识、医疗卫生知识和消防知识等。

（2）形式与方法：教育的形式主要采取定期教育、

重点教育、经常性教育三种形式。包括①定期教育：单位每年组织至少2次全员安全知识及相关法律法规培训，提高员工个人安全意识。②重点教育：针对新入职人员缺乏安全知识而产生的事故发生率最高，要实行院级、科级、班组级三级教育。单位每季度集体组织新入职人员进行生产安全重点教育。③经常性教育：经常性教育可以结合本院、本科、本班组具体情况，采取以职工大会、科务会、班组会、晨交班、安全日、安全知识培训、安全知识展板等多种形式进行教育。其中科（班组）级安全教育包括介绍本科（班组）生产安全情况，生产工作性质和职责范围。

3. 检查与考核

（1）检查：开展安全检查是预防和杜绝安全事故，改善安全条件的一项有效措施，还可以达到交流经验、互相促进、互相学习的作用。在方法上可采取经常性、专业性、节假日前例行检查和安全月、安全日的群众性大检查。坚持定期与不定期的生产安全检查相结合，安委会组织全院性的定期检查每年不少于4次；生产安全管理职能部门每月组织检查至少1次；各科每日检查不少于1次；特殊工种和设备的操作者应进行每天例行检查。安全检查内容主要涵盖有无进行三级教育，在布置生产任务时是否布置安全工作，安全防护、保险、报警急救装置或器材是否完备，个人劳动防护用品是否齐备及正确使用，工作衔接配合是否合理，事故隐患是否存在，安全计划措施是否落实和实施，各部门安全管理台账建立情况，消防角色落实情况。检查后要提出整改意见并在下次检查时同时纳入检查内容或重点检查内容。

（2）考核：生产安全考核主要内容为：成立生产安全领导机构情况、是否指定专人负责生产安全日常管理工作、科室负责人是否直接负责领导和指导生产安全工作、有无制定生产安全制度和实施办法、有无人为因素造成重大事故、有无人为因素造成重伤或死亡、发生重大事故及时上报情况、接到整改通知后是否按要求整改的情况。

4. 治安及灾害应急管理　医院治安事件是指群体或个人为了满足特殊需要或者达到特殊目的，利用或选择适宜的场所、时机和环境，通过实施违法犯罪或采取不正当手段，导致或促使事态加剧、扩大，从而扰乱、破坏医院治安秩序的群体越轨行为。

医院灾害事件是指突然发生，造成或可能造成社会及医院公众健康、环境安全及正常医疗秩序严重损害的重大传染病疫情、群体性不明原因疾病、医院感染暴发流行、重大食物中毒和职业中毒、重大医疗事故和水、电、气、医疗设施等的质量事故及水灾、火灾、地震等事件及其他严重影响公众健康、环境安全及正常医疗秩序的事件。

（1）预测与预警：要针对各种可能发生的治安及灾害事件，完善预测预警机制，建立预测预警系统，开展风险评估分析，做到早发现、早报告、早处置。预警信息的发布、调整和解除可通过医院安全控制中心、通信或组织人员逐科通知等方式进行。

（2）应急处置：信息报告。治安、灾害事件发生后，各部门应根据相关预案的报告程序立即报告，同时按照医院紧急事件应对手册各项事件预警讯号预警，启动相应预案。应急处置过程中，及时续报有关情况。一是先期处置。治安、灾害突发事件发生后，科室在报告治安、灾害事件信息的同时，要根据职责和规定的权限，及时、有效地进行处置，控制事态。二是应急响应。对于先期处置未能有效控制事态的治安、灾害事件，要及时启动相关预案，由医院相关部门统一指挥或指导科室开展处置工作。需要多个部门共同参与处置的事件，由该事件的分管院长牵头，其他部门予以协助。三是应急结束。治安灾害事件处置工作结束，或者相关危险因素消除后，现场应急指挥机构予以撤销。四是善后处置。要积极稳妥、深入细致地做好善后处置工作。对突发事件中的伤亡人员、应急处置工作人员，要按照相关规定做好善后处置工作。五是调查与评估。要对治安、灾害事件的起因、性质、影响、责任、经验教训等问题进行调查评估。六是信息发布。如需要发布治安、灾害事件处置信息的，应当公正、准确、客观、全面。

（3）医院治安及灾害应急管理包括以下几项工作

1）门（急）诊场所的治安管理：门（急）诊场所是患者就医的主要场所，人群集中、情况复杂，病员及家属的注意力都在排队挂号、就诊、化验、检查、划价、取药的环节上，往往会忽略对自身财务的安全防范，各类医托、药托也时常在院内流窜。所以，需加强安保队伍的巡视，合理维护出现的拥挤现象，预防治安事件的发生；同时，要加大对病患就诊环节的技防监控；定期进行各类治安专项清查；在显要位置张贴安全提示，确保门（急）诊秩序井然。

2）病房区域的治安管理：病房区域是患者接受治疗的场所，前来探视、陪护的人员来往频繁、身份复杂，病员在此治疗，往往会放松警惕，各种财物会随意放置。所以，在加强病区安全告知的基础上，应随时提醒病员要注意防盗、防火、防骗；巡视时要加强对病区内部可疑人员的排查；不断完善病区内部的技防设施，维护病房区域的安全。

3）重点部位的治安管理：医院重点部位是指单位重要的部门、部位或问题的关键环节。如医院行政办公楼、财务科、药库房、消控中心、信息机房、食堂、危险品仓库、放射源等。安全保卫应立足于消除隐患、严密设防。主要防范措施有：切实了解和掌握医院重点部位人员情况，把好进人关、用人关，加强重点部位人员调控。建立、健全保障重点部位安全的各项制度。安装必要的安全技术防范设施，完善各类监控、报警设施。加强重点部位档案建设，做好安全基础管理。做到专项检查和常规检查相结合。

4）医院精神麻醉类药品和危险品的治安管理：医

院由于各项业务工作的需要，要使用各类贵重的药物、麻醉类精神类药物和易燃易爆危险化学品。所以，在购买、领用、使用、存放等环节上必须严格管理。确保不出现被盗、爆炸、腐蚀、泄漏等现象发生。主要防范措施有：

抓好基础预防措施。对存放的场所要严格按照规范设置，门窗必须防盗；需使用保险柜的必须使用；要安装各类安全报警设施；配置合理的灭火器材。

严格药品和危险品安全管理、使用制度。由专人进行管理，对各个环节要严格把关，账物要相符，定期对管理人员进行必要的岗位培训和岗位轮岗，确保物品的安全可靠。

坚强监督、检查和指导。通过定期与不定期检查、抽查与普查等多种形式进行安全检查和指导，查隐患、找原因、查漏洞，及时消除不安全因素。

5）医院安全技术防范管理：医院是开放场所，人流量大，要害部位较多，仅仅依靠传统的“人防”“物防”等防范措施，很难达到确保安全的目的。因此，在医院内部的安全防范中，加强安全技术防范非常必要。通过安全技术防范的提高，充分发挥重要作用，提高医院内部安全管理内涵，维护医院正常医疗秩序，确保医院安全稳定。基本安全技术防范要求：

医院安全技术防范必须运用先进的电子、信息等技术手段，对要害部位、重要部门、重要物资等实施有效防控，有利于医院提高安全防范效果。

应当在医院大门、挂号收费窗口、药库房、财务科、停车场、病区过道与走廊、院内主要建筑物进出入口、贵重仪器设备存放地、放射源或剧毒麻醉药品存放地、重症监护室以及医患沟通部门等区域，建立视频监控系统，财务科、药库房还应建立入侵报警装置。

医院应利用高科技和信息技术，设立监控中心，将医院安保信息和医院信息资源整合，以便快速应对突发事件的处置。医院内部安全防范系统建设应当遵循《安全防范工程技术规范》（GB50348）和《安全防范系统验收规则》（GA308）等技术标准。

6）应急管理：医院安全管理委员会应当每年通过风险和脆弱性的能力评估工具对医院可能发生的灾害进行风险评估，包括自然灾害、技术类灾害、人员类灾害及危险品伤害灾害等；要建立灾害应急组织架构；要建立各种切实可行的应急预案，要求人人知晓、人人参与演练，演练后要及时做好分析评估及汇总，并提出整改意见，保存好培训记录、演练照片、演练计划及演练后的分析评估报告。

针对各类应急，现场发行突发情况后员工要学会报警，医院应当设置一个易于记住的电话号码作为报警电话，医院建立24小时的报警受理机构，如消控中心，当医院消控中心值班人员接到事件报警后，立马使用对讲机通知在班保安人员赶赴现场进行处置，随后汇报医院应急小组组长、保卫科科长、院领导等。

5. 员工职业防护 近年来，医务人员暴露于医院的各种潜在危险因素之下，面临着不同程度的职业风险，尤其是在经历了2003年的SARS事件后，医务人员个人防护受到了空前重视，加强职业防护，保障职业安全成为了医院安全管理中不可或缺的环节。

（1）职业安全

职业风险。职业风险是指在执业过程中具有一定发生频率并由该职业者承受的风险。如因职业暴露产生的各种职业损伤、高负荷工作带来的精神压力、工作过失导致的法律责任等都属于职业风险的范畴。

职业暴露。职业暴露是指劳动者在从事职业活动中，通过眼、口、鼻及其他黏膜、破损皮肤或非胃肠道接触含血源性病原体的血液或其他潜在传染性物质的状态。

（2）医院内执业危险因素：包括物理因素、化学因素、生物因素和心理因素。

1）物理因素：美国国家职业安全与卫生研究所报告，医院内医务人员最常见的物理性职业损伤是针刺伤、负重伤和电离辐射伤。

针刺伤：针刺伤是护理人员最常见的职业事故，美国疾病预防控制中心（CDC）监测报道：每年至少发生100万次意外针刺伤，引起20余种血源性疾病的传播。针刺伤时，只需0.004ml带有HBV的血液足以使受伤者感染HBV。

负重伤：医务人员由于搬运重物、患者等引起脊柱、关节伤的报道屡见不鲜。意大利一项调查显示：医务人员由于负重引起脊柱损伤、腰骶部疼痛的发生率为8.4%。护士站立时间过长，下肢静脉曲张的发病率高于其他人群。

电离辐射伤：随着CT、介入放射学、直线加速器等辐射设备在医学上的广泛应用，产生的电离辐射会给医务人员造成机体损伤，如白细胞减少、不良生育结构、放射病、致癌、致畸等。医务人员即使是小剂量暴露于电离辐射中，如长时间接触仍会因蓄积作用而致癌、致畸。

2）化学因素：化学因素所致的职业损伤分为细胞毒性药物和化学消毒剂两类。

细胞毒性药物：医护人员接触方式主要有三种：准备药物时由呼吸道吸入细胞毒性药物的气溶胶；药液接触皮肤直接吸收；沾污后经口摄入。护士在准备药液或给药时不慎暴露的剂量虽小，但日常频繁接触，会因蓄积作用产生远期影响，不但引起白细胞减少、自然流产率增高，而且有致癌、致畸、致突变的危险。

化学消毒剂：医护人员在工作中接触各种消毒剂，轻者刺激皮肤引起接触性皮炎、鼻炎、哮喘，重者中毒或致癌。常用的消毒剂有甲醛、环氧乙烷、戊二醛、过氧乙酸、84消毒液等，以上是空气、物品、地面等常用的挥发性消毒剂，对人体的皮肤、黏膜、呼吸道、神经系统均有一定程度的影响。

3）生物因素：感染是医护人员常见而又严重的一种威胁，在接触患者具有传染性血液、分泌物、排泄物时，若不注意个人防护，不仅造成自身感染，还会成为传播媒介。最具威胁的感染性疾病是乙肝、丙肝和艾滋病。

4）心理因素：医护人员的心理性危害主要由精神压力、工作紧张、轮班、生活缺乏规律引起。英国一篇报道显示：护士受到的精神压力比内科医师和药剂师大，Johnson 报道：护士的慢性疲劳综合征发病率高于其他人群。流行病学调查证明：心身性疾病的患病率有逐年增高的趋势，脑力劳动者高于体力劳动者。目前较为明确的心身性疾病有原发性高血压、冠心病、哮喘和溃疡病，与心情焦虑、精神紧张、饮食不规律、超负荷工作有关。

6. 医院内职业安全防护措施

（1）职业暴露岗位风险评估与管理：医院应开展医院感染风险评估与管理，将职业安全与职业暴露列入风险评估项目，通过评估工具对各岗位进行风险评估。评估为高风险岗位的科室应列出有效可行的整改措施，予以执行，建议每半年或一年进行风险再评估。

（2）改善工作条件：医院应当制定具体措施，保证医务人员的诊疗活动与职业卫生防护工作符合规定要求，减少职业暴露危险因素。改进操作室的光线与灯光不足的问题，保证诊疗操作在良好的环境中进行。提供专业人员与技术保障、规定日常工作条件、工作环境与设备管理、防护用品和药品的正常储存。解决人员不足的问题，合理排班，减轻人员的工作压力和紧张情绪，避免因此造成锐器伤害。保持工作场所整洁和工作台布置良好，提供洗眼设施和便利的洗手设施、免洗手消毒剂。有条件的医院在消毒供应中心配备自动清洗机，减少直接与锐器接触的机会，减少损伤。

（3）安全注射：安全注射是指对接受注射者无危害、对实施注射者尽可能减少危害、注射产生的废物对社会不造成危害。应遵循以下预防原则：①消除原则：即在医疗过程中减少不必要的注射，调整处方和给药途径。②替代原则：推广使用安全器具，能有效降低医务人员锐器伤，比如使用防刺伤装置设计的锐器、无针系统、钝头设计缝合针等。③隔离原则：所有医疗区域必须设置锐器盒，以方便医务人员观察并规范使用为宜。④减少原则：即锐器伤发生以后，采取被动安全措施，启动职业暴露处置程序。⑤防护原则：即戴双层手套，可明显降低医务人员血源性病原体感染的风险。

（4）行为控制：行为控制又称工作实践控制，是指通过员工的行为管理控制职业危害的发生，通常是以提出具体做法的方式以避免或推动某种措施的执行。比如，禁止回套使用过的针头，合理设置使用锐器盒，在手术中建立中立区以便传递器械，采用双层手套技术。

（5）分级预防和个人防护用品（PPE）使用：①标准预防：指基于所有的血液、体液、分泌物、排泄物（除了汗水）、不完整皮肤、黏膜均可能含有感染性因子的原则，为了最大限度地减少医院感染的发生，防止与上述物质直接接触，而采取的基本感染控制措施。②额外预防：相对于标准预防而言，在其基础上，针对特定情况如确诊或疑似感染或定植有高传播性或具有重要流行病学意义病原体的患者，根据病原体的传播途径采取的额外预防，分为接触隔离、飞沫隔离和空气隔离三类。③个人防护用品（PPE）：指一系列的单独或联合使用，以保护黏膜、呼吸道、皮肤以及衣物避免接触到传染性物质的屏障用品。如手套、口罩、呼吸防护器、护目镜、面罩、防水围裙、隔离衣、铅衣等。

（6）手卫生：手卫生为医务人员洗手、卫生手消毒和外科手消毒的总称。提高医务人员手卫生的依从性，正确的使用手卫生设施，已经成为最重要的医院感染预防与控制措施之一。

（7）医疗废物管理：医院应设置符合规定的医疗废物暂存间，配备锐器盒、包装袋、转运箱、运送人员个人防护用品及应急处置工具箱，按要求及时收集、交接、转运、处置医疗废物。

（8）适用于医院员工的疫苗及预防接种：医务人员

在不同岗位面临感染不同疾病的危险度，按照美国CDC2011年公布的分类标准，分为2大类：常规接种，对于所有医务人员；建议某种环境下的医务人员接种的疫苗，比如乙肝、丙肝、麻腮风疫苗的接种。

(9) 员工安全教育与培训：职业安全教育与培训的意义重大，应对新上岗人员、任何可能接触风险的人员进行教育培训。培训必须长期持续地开展，及时更新知识，做到有针对性、有评估与反馈。

医院内一旦发生职业暴露，应遵循以下处理流程。

1）完善报告制度：建立报告处置制度与应急机制，让暴露者在任何时候都能得到及时的报告和处理；成立处置领导小组，指定有相关经验的医生负责暴露后的处理和建议。

2）暴露后的应急处理：医院应为各部门配置职业暴露应急处置箱，配备齐全的应急处置用品，医务人员应掌握发生职业暴露后的局部应急处理技能。

3）职业暴露后的评估、随访与预防用药：应对暴露源及暴露者进行评估，根据暴露途径和暴露源感染状态来评估发生感染的危险性和需要采取的预防措施。应当给予后续的咨询和随访，可制定医务人员职业暴露监测提醒单，以便更好地实施随访监测。此外，对暴露者应采取有效的预防措施防止随访期间的再次传染。

7. 信息安全管理

医院信息安全建设：随着医院数字化的不断向前发展，对医院信息系统越来越依赖，医院信息安全面临的问题也将越来越严峻。医院信息安全建设包括：

物理安全：含中心机房及设备间的选址、空气调节、配电设计、机房防雷、防静电保护、机房接地、机房环境监测、监控及门禁、机房消防等。

网络安全：采用三层网络架构，核心层、汇聚层、接入层；医院内外网之间采用网闸隔离；网络具备记录、允许或拒绝终端PC接入医院网络的能力；网络出口应有防火墙、网闸、入侵检测、准入系统、漏洞扫描、流量控制等设备。

服务器安全：对核心服务器根据安全策略进行冗余备份，并对冗余备份的有效性做定期校验，有条件的医院应对核心服务器做热备冗余或容错处理。

数据安全：数据备份是容灾的基础，一般通过专业的数据存储软件结合相应的硬件和存储设备来实现；考虑医院业务的不间断性，医院应选择适合的容灾模式，将主数据库中的数据以逻辑的方式在异地机房建设一个同样的数据库，并且数据实时更新，当主数据库因灾难失去后，异地数据库可以及时接管业务从而达到容灾的目的。

选择网络版杀毒软件：集中式管理，分布式杀毒。

数据库安全审计：基于实名的数据库完整审计，有效在事前、事后对信息泄露、篡改进行审计，起到事前威慑、事后定责的作用。周期的数据库运行分析，能够有效分析业务系统的运行状态，合理优化业务系统及数据库，保障业务的连续性。

8. 信息系统整体安全保护能力　医疗卫生机构在开展信息安全整改过程中，应坚持技术和管理并重，以等级保护工作为原则，将技术措施和管理措施有机结合，建立信息系统综合防护体系，提高信息系统整体安全保护能力，应分别达到以下安全保护能力目标：

第一级：经过安全建设整改，信息系统具有抵御一般性攻击的能力，防范常见计算机病毒和恶意代码危害的能力；系统遭到损害后，具有恢复系统主要功能的能力。

第二级：经过安全建设整改工作，信息系统具有抵御小规模、较弱强度恶意攻击的能力，抵抗一般的自然灾害的能力，防范一般性计算机病毒和恶意代码危害的能力；具有检测常见的攻击行为，并对安全事件进行记录的能力；系统遭到损害后，具有恢复系统正常运行状态的能力。

第三级：经过安全建设整改工作，信息系统在统一的安全保护策略下具有抵御大规模、较强恶意攻击的能力，抵抗较为严重的自然灾害的能力，防范计算机病毒和恶意代码危害的能力；具有检测、发现、报警、记录入侵行为的能力；具有对安全事件进行响应处置，并能够追踪安全责任的能力；在系统遭到损害后，具有能够较快恢复正常运行状态的能力；对于服务保障性要求高的系统，应能立即恢复正常运行状态；具有对系统资源、用户、安全机制等进行集中控管的能力。

第四级：经过安全建设整改工作，信息系统在统一的安全保护策略下具有抵御敌对势力有组织的大规模攻击的能力，抵抗严重的自然灾害的能力，防范计算机病毒和恶意代码危害的能力；具有检测、发现、报警、记录入侵行为的能力；具有对安全事件进行快速响应处置，并能够追踪安全责任的能力；在系统遭到损害后，具有能够较快恢复正常运行状态的能力；对于服务保障性，应能迅速恢复正常运行状态；具有对系统资源、用户、安全机制等进行集中控管的能力。

2011 年 11 月卫生部发布《卫生行业信息安全等级保护工作的指导意见》，对卫生部门的等级保护工作提出了具体要求。医院信息系统中，核心的几大系统包括 HIS、LIS、PACS、EMR、RIS 等系统，在三甲医院需要定级为三级，二级医院需要定级为二级以上。非核心系统的定级可以自行确定。

六、强化医院基本建设管理

医院基本建设管理是医院后勤管理系统中一个很重要的分支，它在政策、任务、时间、投资、管理以及责任等方面具有相对的独立性。因此，院长们掌握和了解医院基本建设的程序和管理方法，对规范基本建设行为、落实基本建设任务具有积极的主导作用。

1. 制定医院基本建设规划　医院基本建设规划是医院发展规划的重要组成部分，它既是医院落实基本建设的主要依据，又是医院未来发展的建设蓝图。医院基本建设规划应包括：医院总体建筑规模、医院建筑总体规划布局和医院总体规划实施方案三部分内容。

（1）医院总体建筑规模的依据：医院总体建筑规模是指医院总建筑面积（含地上建筑面积和地下建筑面积）。可参照《综合医院建设标准》（建标 110-2008）执行。其中急诊部、门诊部、住院部、医技科室、保障系统、行政系统和院内生活区等七项建筑面积指标，应符合表 2-3 的规定。

表 2-3　综合医院建筑面积指标

建设规模	200～300 床	400～500 床	600～700 床	800～900 床	900～1000 床
面积指标（m^2）	80	83	86	88	90

各组成部分用房在总建筑面积中所占的比例，应符合表 2-4 的要求。

表 2-4　各类用房占总建筑面积的比例

部门	占总建筑面积的比例（%）
急诊部	3
门诊部	15
住院部	39
医技科室	27
保障系统	8
行政管理	4
院内生活	4

其中，承担医学科研任务的综合医院，应以副高及以上专业技术人员总数的 70% 为基数，按每人不低于 $32m^2$ 的标准增加科研用房，并应根据需要建设规模适度的实验室，应符合表 2-5 的要求。

表 2-5 综合医院教学用房建筑面积指标

医院分类	附属医院	教学医院	实习医院
建筑面积指标（m^2/学生）	8～10	4	2.5
注：学生数量按主管部门核定的临床教学班或实习的人数确定			

磁共振成像装置（MRI）等大型设备项目的房屋建筑面积指标可参照表 2-6。

表 2-6 综合医院大型设备项目房屋建筑面积指标

项目名称		单列项目房屋建筑面积（m^2）
MRI		310
PET		300
CT		260
DSA		310
血液透析（10 床）		400
体外震波碎石机室		120
洁净病房（4 床）		300
高压氧舱	1～2 人舱	170
	8～12 人舱	400
	18～20 人舱	600
直线加速器		470
核医学（含 ECT）		600
核医学治疗病房（6 床）		230
钴-60 治疗机		710
矫形支具与假肢制作室		120
制剂室		按《医疗机构制剂配制质量管理规范》执行

医院内机动车和非机动车停车设施。在建标 110-2008 及此前标准中曾规定其与医院床位数之比 >0.5:1，根据形势发展，此比例应达到 0.8:1。

需要配套建设采暖锅炉房（热力交换站）、变电站、污水处理站等设施的医院，按相关行业规范执行。

（2）医院建筑总体规划布局的原则：院区内各建筑的规划布局，应以方便患者就医和医护人员从事诊疗活动为原则。尽可能做到功能分区清晰，合理划分门诊区、急诊区、医技区、住院区、科研教学区、行政办公区和后勤保障区等区域，并合理设置人流、物流线路以减少人流交叉，实现洁污分流，防止院内交叉感染。其中，急诊科、儿科、感染科的设置要相对独立，并位于医院方便出入的位置。

（3）医院总平面布局：依据测算出的医院总建筑面积，进一步分解测算出各单体建筑的建筑面积，并按照布局原则具体确定各单体建筑的平面位置，最终形成医院规划总平面图。医院规划总平面图应包括医院建筑规划总平面图、医院功能分区图、医院交通分析图、医院绿化分析图。

（4）总体规划建筑指标：总体规划建筑指标包括医院总占地面积、规划总建筑面积（分地上和地下）、医院建筑控制高度、现有建筑中规划保留的建筑面积、现有建筑中规划不保留的建筑面积、规划新增建筑面积、容积率（地上建筑总面积/医院总占地面积）、医院总绿地面积、绿化率（总绿地面积/医院总占地面积）、机动车总停车泊位数（分地上和地下）、非机动车总停车泊位数（分地上和地下）。

（5）医院总体规划实施：编制医院总体规划是一项复杂的系统工程。编制完成后，还要报请主管部门进行综合平衡。总体规划一旦确定，就要保证其长期稳定和权威性，今后医院的新建、改扩建和其他改造项目都要依据医院总体规划组织实施。

要按轻重、缓急优先安排影响医院发展和改善群众就医条件的建设项目。同时也要以对医疗工作影响最小为原则，合理安排项目建设顺序，使总体规划得以顺利实施。

要正确处理好新建、改扩建项目与医院既有建筑改造的关系。避免医院在实施新建、改扩建和既有建筑改造项目过程中的重复建设、反复拆改的现象发生。

（6）医院基本建设规划要求

1）分区明晰：医院建筑群按功能划分大致分为医疗业务区、科研教学区、行政办公区、后勤保障和生活服务区，其中，医疗服务区又可分为门急诊区、住院区、医技区。在总体规划中要力求各功能分区明晰，以避免相互之间的干扰，有效控制院内交叉感染。

2）交通流畅：院内交通组织要方便、通畅、便于合理组织人流、物流、洁污分流，减少病员不必要的迂回、往返。各医疗功能区之间应尽可能采用连廊连接，既可为就诊病员遮阳挡雨，又可起到引路导向作用，医院一般应在门急诊区，住院区，行政后勤区设置出入口，污物出入口也应单独设置。

3）定点合理：在建设规划中，建筑单体的定点关系到整个功能布局和就医流程是否合理。门急诊区应设在医院基地的前端临近市政主要交通干道的区域，以方便急诊病员的抢救和大量门诊病员的就诊；住院区应设在环境幽静、外界噪音干扰小的区域，给病员提供一个舒适、宁静的治疗、康复环境；医技区应设在临近门急诊区和住院区之间的区域，以满足门急诊部和住院部对医技部门的服务需求，有效的实现医技资源共享，行政办公区不宜设在医疗业务区内，避免因对外工作联系，交往和处理各类行政事务、矛盾、纠纷而对医疗业务的开展带来影响，可与后勤保障、生活服务区一并设在医院基地相对靠后的区域。

4）环境优化：随着社会经济发展和人民生活水平的不断提高，病员对就医环境的要求也不断提高，如《综合医院建设标准》对医院绿地率提出了不低于35%

的标准，“花园式医院”已成为现代医院基本建设追求的环境目标，因此在总体规划中对医院环境的优化、美化设计应予以重视。

5）疏密有致，可持续发展：所谓“密”是指医疗功能区域的规划应相对集中，便于各功能区域的相互联系、相互呼应，便于提高工作效率，缩短病员就医流程，降低能源消耗，但要做到“密而不挤”。所谓“疏”是指对于单个功能区域的规划而言，应考虑留有可持续发展的空间，避免由于规划过于紧凑，造成新建的不合理，不能适应今后发展的需要，做到“疏而不散”。此外，还要充分考虑职工和就医人群的停车场地，根据社会经济水平迅速提高的现实情况，汽车泊位要尽量留足，按实际开放床位设计配置，至少1:0.5。

2. 细化医院基本建设设计

（1）项目设计任务书的制定是医院建筑设计的重要基础：项目设计任务书的核心内容是基本建设内容和建设规模。其中项目建议书需要报发改委及政府各有关部门认证和批准后得以正式立项，其编制内容主要包括：项目概况，含主要技术经济指标及编制依据；项目建设背景及必要性；医院现状及发展需求；医院发展战略规划与功能定位；医疗需求与项目建设规模测算；项目位置及建设条件；项目规划条件及建设方案；环境保护、安全、节能、节水措施；项目组织管理；项目实施计划安排；项目投资估算和资金筹措；结论与建议。

立项完成后，医院可按照项目批准规模邀请设计单位进行设计。除政府批准的直接委托设计外，一般采用邀请招标的形式确定设计单位。被邀请的设计院一般须具有县级以上医院的设计经验，并具备与建设内容相匹配的设计资质。

设计任务书由医院提出，核心内容是基本建设内容、建设规模和建设概算。医院应当充分征求医疗、医技、护理和行政后勤部门的意见，力求不遗漏，特殊科室的要求可专门列出。结合医院对设计风格、主要功能实现、体现医院文化等思路，明确设计单位应完成的设计内容及设计深度。高质量的设计任务书对初步设计至关重要。

（2）地理和市政条件是医院基本设计的依据：建筑的选址原则上应满足以下要求：用地平整、规整，有利于医院功能区域布局和流线合理；应选择工程水文地质条件较好的位置；交通便利；可充分利用城市资源；宜选择环境安静、避开污染及危害场所；市政公共设施供应稳定、可靠。

医院应准确提供项目位置的地理和市政条件，以便在设计时充分考虑和利用。主要包括：城市道路标高、季风、土壤地质情况、地下水位标高（可能洪涝地区还需要提供丰、枯水季节江河水位高程）、城市供电和就近变电所位置、供水管网线路、管径和正常供水压力、城市污水管网走向及项目位置埋深、燃气和热力管网热值和压力、通信、电视和网络条件等。设计单位根据以上条件所进行的设计可以最大程度地趋利避害，防止失误和浪费。

（3）把握原则是医院基本建设设计的关键：医院建筑设计应遵循以下的指导原则：一是医院建筑的应变能力，可持续发展原则。适应新的不可预见的医疗技术和医疗政策要求，注重医院内部空间的可调节性，并在总体上有一定的预留发展空间。二是医院环境与人性化原则。兼顾医疗工作效率和病患者不同心理状态以及当地人文生活习惯，体现以人为本。三是医院建筑设计的安全原则。体现在能防御灾害、重大灾害后的迅速补救和及时有效的应急应对措施。其中水、电、气的双回路设计是不可或缺的。四是医院建筑建设和运作的有效经济性和平衡原则。应关注主动节能的观念、投资成本与运营成本的平衡、成熟节能产品和创新产品选用的平衡。

3. 加强医院基本建设项目招标监管

（1）招标的范围：在中华人民共和国境内进行下列工程建设项目包括项目的勘察、设计、施工、监理以及与工程建设有关的重要设备、材料等的采购，必须进行招标：

第一，大型基础设施、公用事业等关系社会公共利益、公众安全的项目。

第二，全部或部分使用国有资金投资或者国家融资的项目。

第三，使用国际组织或者外国政府贷款、援助资金的项目。

（2）招标的分类：招标分公开招标和邀请招标。

公开招标是由医院通过合法的招标机构发布招标公告，凡具备相应资质符合招标条件的法人或组织不受地域和行业限制均可投标，在规定时间内向招标机构提交意向书，由招标机构进行资格审查，核准后购买招标文件，进行投标。其优点是：透明度高、有较大的选择余地，体现了公平竞争，缩短工期和降低建设成本。缺点是：投入的人力、物力大，完成招标程序时间周期较长。

邀请招标是由医院向预先选择的若干家符合项目能力、资信良好的特定法人或组织发出投标邀请函的一种招标方式。邀请对象的数目一般以5~7家为宜，但不应少于3家。其优点是：节约招标费用和节约时间，对投标人的业绩和履约能力比较了解，减少合同履行中承包违约的风险。缺点是：范围较小，选择面窄，可能失去有竞争力的潜在投标人，竞争不充分，容易产生暗箱操作的弊端，通常需经上级主管部门批准后才能使用这种招标方式。

依法必须进行市场招标的工程，全部使用国有资金投资或者国有资金投资占主导地位的项目，应当公开招标，其他工程可以实行邀请招标。

（3）招标的规模标准：根据《房屋建筑和市政基础设施工程施工招标投标管理办法》规定，房屋建筑和市政基础设施工程的施工单项合同估算价在200万元人民币以上，或者项目总投资在3000万元人民币以上的，必须进行公开招标。具体范围应符合各省、自治区、直辖市人民政府建设行政主管部门的相关规定。

（4）招标代理机构：招标人如具有编制招标文件和组织评标能力的，可以自行办理招标事宜。招标人也可以选择招标代理机构，委托其办理招标事宜。

（5）合同的订立：招标人和中标人应当自中标通知书发出之日起30日内，按照招标文件和中标人的投标文件订立书面合同。

基本建设的合同种类较多，按计价方式不同，选择合同类型，主要包括：

单价合同：这类合同使用范围广，在这种合同中，承包商对报价的正确性和适宜性承担责任，而工程量变化的风险由医院承担。由于风险分配比较合理，能够适应大多数建设项目，能够调动承包方与医院的管理积极性，因此，比较适用于功能复杂的综合类建设项目。

固定总价合同：这类合同以一次性包死的总价签订，除了设计有重大变更，一般不允许调整总价。因此，对承包人而言，承担了全部风险，不可预见风险费用较高，其应用前提必须是对工程范围非常清楚，工程量准确无误，设计较细，图纸完整、翔实，工期短等。因此，比较适用于功能单一、建设要求非常明确的投资项目。

目标合同：即确定建设投资项目的总目标，如果在约定条件上达不到目标，则按一定的比例扣减合同价格的合同。它适用于工程范围没有完全界定或预测风险较大的项目。这类合同其合同的协议条款和合同条件是合同文本的最重要的部分，应严谨审定条件的表达及考虑承包商与医院双方的管理水平。

（6）招标前医院的准备工作：招标前，医院通常是先对拟建项目的建设条件、建设方案等进行比较和充分论证，推敲方案实施的必要性、可行性、合理性，提供项目可行性报告，报经上级有关部门批准后，该建设项目才能进入实质性建设阶段。这一阶段的工作主要包括立项批准、交通、消防、环境评估、规划许可证和建设许可证申领等，同时应当具备项目的资金或资金来源已经落实。

（7）标段的划分：当建设工程项目规模大、技术复杂、涉及的专业面广以及一个施工单位不可能承担整个项目的施工内容时，应在工程施工招标时，合理划分施工标段。标段划分一般应具备几点重要原则：

第一，相近原则：标段划分要符合项目管理的特点，综合考虑工程体量、工艺类型、工期安排、实施区域等各种情况，有利于施工管理。

第二，经济原则：标段划分应考虑工程项目特点，以利于工程的质量、进度和成本控制。一个单项工程首先应考虑总承包，通过一次性招标确定承包单位，对不具备一次性招标条件的工程，可分标段确定承包单位。

第三，协调原则：标段划分必须注意各标段之间的协调配合，避免各标段承包商之间相互干扰，合理规划好施工场地和临时施工用地，对公用的道路等尽量减少交叉作业。对关键的标段一定要选择信誉好、施工能力强的承包商，防止因工期、质量等问题影响其他标段的实施。

（8）招标中应注意的事项：招标过程的质量控制，对整个建设项目的质量、进度、投资控制等都起着不可低估的作用，重点应落实在招标文件的编写、标底的编制与限价和工程量清单的审定，可邀请医院以外的专家、法律顾问进行科学、严谨地审查招标文件和监督招标过程。

（9）要落实医院基础建设监理管理：根据我国2001年发布的《建设工程监理范围和规模标准规定》，县级医院的基本建设且达到规定标准的工程项目必须实行监理制。

实行建设工程监理制的主要作用包括：提高工程建设质量，为社会贡献精品工程；有效控制工程建设投资；加快工程建设进度；节省医院项目建设的筹建力量；促进建设项目承建单位管理水平提高；促进建筑市场形成科学运行机制。

（10）如何选择建设工程监理单位：医院建设项目

除工程规模比较小、建设内容单一的监理业务可直接委托监理单位外，一般都需要通过招标投标的方式择优选择监理单位。

医院在选择建设工程监理单位时，主要应考虑以下因素，并在监理招标文件中体现：监理单位应具有与工程建设项目相应的监理资质等级，有营业执照；监理单位必须具有类似工程的监理经验和业绩；监理单位必须具有良好的社会信誉，无不良信用记录；监理单位的经营状况和财务状况良好；监理单位派驻现场的总监理工程师必须具有相应的资格，并有资格证明文件、个人监理同类工程业绩证明文件；派驻现场的监理人员，必须专业配套齐全，能够满足本项目工程监理工作的需要，其年龄结构、知识结构合理；监理单位的工程监理大纲，符合建设工程项目业主提出的对建设工程项目工程监理范围、任务和职责等基本要求；监理单位应有完善的质量管理机构和质量保证体系，优先选择已取得 ISO9000 认证的单位；监理单位应配备必要的工程测量和检测工具、设备，在信息处理和信息管理方面必须实现电子化、网络化；工程监理酬金合理，特别应注意拒绝明显低于成本报价的投标人。

监管工作的主要依据是国家工程建设质量安全标准、规范、规程和经过审定的施工图设计文件。

监管工作的主要内容主要包括质量监管、安全监管和进度监管三个方面。

质量监管采用“过程控制、节点验收”的方法，依据施工的特点，将工程划分为基槽（坑）、基础（桩）、主体、安装、装饰和竣工等节点，过程中发现并责令消除质量隐患，节点处进行定位监督检查；对施工主体各参建人的质量行为以及对有关工程质量的文件、资料和工程实体质量随机进行抽查；对现场进场材料的质量证明文件进行复核，对材料的实体质量进行现场抽样检测；基槽（坑）注重其开挖的工艺、方法与审批方案的一致性并通过实验检测；基桩工程注重工程桩的位置、标高控制和关于桩身完整性、单桩承载力的检测；基础工程注重钢筋及其绑扎和混凝土外观强度是否符合规范和设计文件要求；主体工程注重进场的成品、半成品及原材料的外观、实体质量及相关证明文件，检查钢筋、混凝土、预埋件、后置件、预制构件、防水保温等是否符合规范和设计要求；安装工程注重材料报验及复检、外观、各项检测试验，成品保护等，医院工程具有管道线路复杂，交叉施工专业多的特点，必须协调各安装专业工种，有序安排吊杆、支架和管线的施工；装饰工程注重各类装饰材料的复核验收、隐蔽工程的用材及施工规范，医院工程涉及诊疗区和病房的区域要特别关注龙骨、吊杆及其他构件的安装。有创优目标的工程所有隐蔽工程需要保留影像和图片资料，并在细部注意符合创优标准。

安全监管采用“过程巡查、重点督查”的方法，在过程中对发现的安全隐患及时消除，对重点部位和可能造成重大安全隐患的部位，重点督促检查。施工单位应当在施工组织设计中编制安全技术措施和施工方案，并附具安全验算结果，经现场技术负责人签字后报总监理工程师审批后实施，由专职安全生产管理人员进行现场监督。

进度监管采用“对照进度、序时推进”的方法，对照各施工单位投标书呈报的进度方案，加强管理。对可能影响施工进度的各种因素进行预判并努力加以纠正。建设单位和监理单位有权依据合同，对严重影响进度的施工单位予以经济处罚。

（11）医院对监理单位的再监督：医院对监理单位履行合同的督促行为主要有以下三个方面：①对监理机构的人员进行控制：对业主批准的总监理工程师人选，监理单位不得随意更换；监理机构必须按批准的人员进驻计划按时、按量执行；业主有权要求监理单位更换不称职的监理人员。②考核监理工作质量：通过监理机构提供的监理工作月报，了解工程的进展情况和检查监理机构的工作质量，并对不满意之处及时提出处理意见，在确有必要时，医院有权要求监理机构就其监理业务范围内的有关事项提交专项报告。③调整对监理机构的授权范围：医院对监理机构的授权权限在委托监理合同标准条款中已有规定，但仍可以根据工程项目的特点、工程进展的实际情况以及监理机构人员的管理水平和能力，适时扩大或减小授权范围，但在授予权限以及变更授权范围时均应书面通知被监理单位。

（12）医院基本建设验收：竣工验收的条件包括：完成工程设计和合同约定的各项内容；施工单位确认工程质量符合有关法律、法规和工程建设强制性标准，符合设计文件及合同要求，并提出工程竣工报告；监理单位对工程质量进行了质量评估，具有完整的监理资料，并提出工程质量评估报告；勘察、设计单位对勘察、设计文件及施工过程中由设计单位签署的设计变更通知书进行了检查，并提出质量检查报告；有完整的技术档案和施工管理资料；有工程使用的主要建筑材料、建筑构配件和设备进场试验报告，以及工程质量检测和功能性试验资料；建设单位已按合同约定支付工程款；有施工单位签署的工程质量保修书；建设主管部门及工程质量监督机构责令整改的问题全部整改完毕；法律、法规规定的其他条件。

项目竣工验收合格后，在投入试运行前，还须申请公安消防、规划环保等部门进行专项行政验收，各地要求存在一定差异，部分地区实行并联验收，也有很多地区专项行政验收，在取得各项行政验收批复后才能交付使用。

（13）项目竣工验收需准备和提交的各种文件

项目批准文件主要包括：立项文件、建设用地（含征地、拆迁）文件、勘察（含测绘、设计、人防、消防环保等）文件；招投标文件、开工审批文件等。

监理文件主要包括：监理规划、监理实施细则、监理月报中的有关质量问题、监理会议纪要中的有关质量问题、工程开工/复工审批表、工程开工/复工暂停令、不合格项目通知、质量事故报告及处理意见、工程竣工决算审核意见书、工程抽检资料、工程延期报告及审批、合同争议、违约报告及处理意见、合同变更材料、工程竣工总结、质量评价意见报告。

施工文件：土建施工管理资料：工程概况表；施工现场质量管理检查记录；设计变更文件（图纸会审记录、设计变更通知单、工程洽商记录）；施工组织设计、施工方案；技术交底记录；施工日志；施工测量记录（工程定位放线记录，基槽验线记录，楼层平面放线记录，楼层垂直度，沉降观测记录）；原材料、半成品、成品出厂质量证明及进场检（试）验报告［钢筋（材）、焊条（丝）和焊剂、水泥、砖与砌块、防水材料、砂与碎（软）石、外加剂、掺合料、轻集料、成品、半成品、构配件、预拌混凝土（砂浆）、装饰装修材料等］；施工记录（地基处理、地基钎探、基坑支护变形监测记录、桩施工记录、施工检查记录、交接检查记录、构件吊装记录、混凝土工程施工记录等）。

施工检测、试验资料：土壤试验记录；钢筋连接试验记录；砌筑砂浆试验记录；混凝土试验记录；饰面砖粘结强度试验记录；后置埋件试验记录；支护工程施工试验记录；桩基（地基）工程施工试验记录；预应力工程施工试验记录。

施工质量验收资料：结构实体验收；检验批质量验收记录；分项工程质量验收记录；分部工程质量验收记录；单项工程质量竣工验收记录；工程观感质量评价标准；室内环境检测；工程竣工报告；见证取样和送检管理资料。

桩基工程、钢结构工程、幕墙工程施工技术资料内容参照建筑结构与装饰装修工程，一般情况单独组卷，但应注意以下问题：①钢结构施工记录应包括钢结构零件加工记录、构件吊装记录、烘焙记录、钢结构安装施工记录、钢网架结构总拼完成后检查挠度值和安装偏差记录、螺栓连接施工记录；②幕墙施工记录应包括幕墙注胶施工检查记录、幕墙淋水检查记录；③幕墙施工检测与试验资料用双组份硅酮结构胶混匀拉断试验报告，后置埋件现场拉拔试验报告。

安装施工管理资料：图纸会审记录；设计变更（洽商）记录；施工组织设计、施工方案；技术交底记录；施工日志；原材料、半成品、成品出厂质量证明及进场检（试）验报告；施工试验记录。

施工质量验收资料：施工现场质量管理检查记录；分部（子分部）工程质量验收记录；分项工程质量验收记录；检验批质量验收记录。

施工管理资料：工程施工现场质量管理检查记录；企业资质证书及相关专业人员岗位证书；施工组织设计、施工方案；图纸会审、设计变更、工程洽商记录；技术（安全）交底记录；施工日志；工程质量事故调查报告；工程质量保修书。其他不需包括：设备、成品、半成品材料合格证及进场检（试）验报告；施工记录；施工质量验收记录等。

竣工验收文件主要包括：工程概况表、工程竣工总结、单位工程质量验收证明书、竣工验收报告、竣工验收备案表、工程质量保修书等。

工程竣工图主要包括：总平面布置图、竖向布置图、室外综合管网图、室外专业管线竣工图、建筑竣工图、结构竣工图、装修装饰竣工图、给（排）水及消防竣工图、电气及弱电竣工图、供热竣工图、燃气竣工图、通风、空调工程竣工图、竣工测量资料、工艺管道竣工图

（14）建设工程竣工验收基本程序：项目竣工验收应当包括以下程序：工程完工后，施工单位向建设单位提交经总监理工程师签署意见的工程竣工报告，申请工程竣工验收；建设单位收到工程竣工报告后，对符合竣工验收要求的工程，组织勘察、设计、施工、监理等单位组成验收组，制定验收方案；建设单位在工程竣工验收7个工作日前将验收的时间、地点及验收组名单书面通知负责监督该工程的工程质量监督机构；建设单位组

织工程竣工验收，当地政府质量监督机构对工程竣工验收实施监督，形成经验收组人员签署认可的工程竣工验收意见；工程竣工验收合格后，建设单位提出工程竣工验收报告。

第十四节　行政管理5件事

院长对医院整体工作的管理，主要是通过行政管理的方法与形式来进行和实现的。因此，行政管理可以称之为“医院院长管理的基本功”。

行政管理是县级医院管理的核心，承担着贯彻上级指令和区域卫生防治能力建设，医院发展规划，重点工作推进与落实以及医院改革发展的重要枢纽。因此，做好行政管理，是体现医院管理能力与水平的重要标志。

一、医院规划与发展

县级医院是农村卫生服务体系的龙头，发挥着区域医疗中心作用，引领着农村基层卫生机构的技术发展和管理规范。因此，做好县级医院的规划和建设，是推进城乡医疗卫生服务均等化的重要举措，是医疗卫生服务体系建设的重点之一。

1. 县级医院规划注意几个问题　我国有着2900多个县，从人口、经济、交通及社会等各个方面，这些县存在相当大的差异。人口规模差异较大，有的县人口规模甚至达到200万以上；从经济指标来看，同样存在较大的差异。一个科学、合理、实际操作性强的发展规划是在医院发展目标的指引下，结合对医院外部环境（机遇与风险）和医院内部情况（优势和劣势）的全面分析，所得出如何实现医院目标的策略和方法。县级医院规划应注意以下几个问题：

（1）人口结构的变化带给医院规划的挑战：人口老龄化会给规划模型指标带来一些变化。首先，对于卫生服务需求指标而言，两周患病率和住院率指标将会有所上升。我国卫生调查数据也证明，老年人群的两周患病率和住院率远高于其他年龄组。但老龄人口比例的增加到底会对卫生服务需求造成多大的变化，目前尚没有研究给予测算。其次，从卫生费用的角度来看，65 岁以上老年人口的人均卫生费用是 65 岁以下人口的 2.7 ~ 4.8 倍，随着老龄人口比例的增加，对卫生费用增长的影响程度也是在医院规划中需要考虑的问题。如果要制定长期的医院规划就必须要考虑人口老龄化给卫生服务体系带来的一些影响。除了人口老龄化会带来卫生服务需求的变化外，其他人口结构的改变，如流动人口比例的改变也会造成卫生需求的改变。

（2）新型农村合作医疗制度建设给医院规划造成的影响：新型农村合作医疗制度从 2003 年起在全国部分县（市）试点，到 2010 年已经逐步实现了基本覆盖全国农村居民。随着覆盖面的不断增加，保障水平的不断提高，居民基本卫生服务需求得到了保障，但随着供需双方需求和服务的发展，双方都存在增加卫生服务需求的意愿。在一些中部地区的县级医院，甚至出现床位配置不足的现象，床位使用率显著增加。针对这一现象，在医院规划中还要充分考虑制度建设对卫生需求所带来的影响，一方面保障基本卫生服务需求的供给，另一方面，注意避免过度卫生服务的利用。

（3）卫生机构管理水平的提高对医院规划的影响：随着卫生管理水平的提高，人们开始关注平均住院床日、病床使用率等指标，并制定一系列措施缩短平均住院床日，提高病床使用率。对于床位规划而言，平均住院床日和病床使用率对床位数的规划都会产生一定的影响，其中平均住院床日与床位数成正比，而病床使用率与床位数成反比。缩短平均住院床日和提高病床使用率的措施都对降低对床位数量的要求。因此床位数规划还需要考虑卫生管理的综合措施。

（4）社会公众的参与对医院规划的影响：县级医院规划的制定除了需要利用管理学工具外，还需要关注公众的意见和建议。近年来，一些西方国家在规划方法选择上，更倾向于通过参与协商的方法制定规划。例如，德国在2010年新制定的医院规划中提出，未来专业规划的制定主要通过与医疗保险基金协会和医院协会之间的协商进行确定，目标是加强医院之间的竞争力，对地区卫生服务需要做出更灵活的反应。2010年新西兰整合卫生保健规划由卫生专业人员，初级卫生组织和地区卫生委员会共同参与。我国虽然在卫生服务规划过程中，公众参与的实践还不够成熟，但随着改革的深入，社会的发展，公众参与卫生服务规划将成为规划制定过程中的一个重要环节。

2. 提高县级医院综合服务的几种能力　2012年出台的《关于县级公立医院综合改革试点的意见》是改善基层医疗卫生服务条件，完善公共卫生和基本医疗功能的重要文件，为加强县级医院建设提供了强大的政策支持。同时按照国家创建二级甲等医院的要求，使医院管理水平不断提高，持续改进医疗质量，进一步保障医疗安全，增强医院核心竞争力，从而全面提高县级医院综合服务能力。

（1）要牢固树立创新意识，开创医院事业科学发展的新局面。创新是医院生存发展的不竭动力，是实现发展目标的重要途径。在管理上创新，推行新的管理思路、管理模式和管理制度，创造高效的工作流程，激发医院内部活力。在质量、技术、服务上创新，推动和促进医院的内涵建设，提升医院品牌形象。在学科建设、人才培养工作上创新，细化专业分科、分组，创新人才培养模式，改革人才评价制度。

（2）要深化以绩效考核管理为主的内部管理，提升医院科学管理水平。以落实医院综合评价标准为抓手，强化制度化、规范化管理，积极探索适应医院发展的办院模式，进一步完善医院运行机制。重新调整综合目标管理各类指标，完善评价考核机制。探索建立有效的绩效核算体系和分配机制，充分发挥薪酬分配的激励和约束作用。严格以二级甲等综合医院标准注重细节管理和内涵建设，要从粗放式管理方式向精细化管理方式转变，要“做大做强”，更要“做精做细”。

（3）要加强人才培养和学科建设，增强医院创新发展的内在动力。突出抓好人才队伍建设，做好人才规划工作，加大力度引进一批高层次人才，为医院发展储备人才力量。加快推动人员聘用制度和岗位管理制度，形成人才的良性竞争机制。注重中青年学术骨干的培养，努力造就一批业务强、素质高的科室带头人及学术骨干。积极营造吸引人才、留住人才的工作环境，努力创造条件为高水平、高素质的人才提供展示才能的潜力空间。打造医院品牌形象，提升医生、专家知名度，办好专科特色，加大高精仪器投入及专业技术的引进，提升医院核心竞争力。

（4）要加强科研教学管理，大力提升科技创新能力。探索建立和实施科研工作量化评价体系，把承担课题、发表论文及科研成果等作为科室负责人、专业技术职务任期考核及专业技术职务晋升的主要指标之一，积极营造激励科技创新的良好环境和氛围。加强科研项目和成果申报，力争在等级及数量上再上新台阶。鼓励集体创新的联合攻关，提高重大疾病防治能力。广泛开展交流合作，建立稳定的合作交流渠道，提升科技创新能力。

（5）要推进医院信息化管理进程。注重医院内外网站建设，完善医生工作站、电子病历系统，建设 PACS、LIS 系统及远程会诊系统，实现电子信息共享与互换，为医疗服务工作提供强有力的硬件支持，达到整合资源、优化流程、降低成本、提高效率的目标。配合医院整体规划需要，建立现代化网络体系和先进水平的现代化机房，为医院未来的信息化和数字化建设奠定物质和环境基础。

（6）要全面建设医院文化，构建和谐医院。加强职业道德、行业作风教育，倡导文明服务、规范服务，创建“文明服务示范窗口”，树立职工的服务宗旨意识，组织学习医患沟通艺术，构建和谐医患关系，切实维护患者利益，凸显新医改中强调的公立医院公益性的回归，以规范的服务项目和诊疗手段，使患者以较低廉的费用获得优质的服务。

（7）要建立完善技术档案，促进医院建设发展。医院是技术知识密集型的单位，医疗技术的高低、服务质量的好坏，直接关系到人民群众的生命安危，决定着一个医院的生存发展。而以技术档案为主体的档案信息，其功能渗透到医院管理的各个环节，对医院的建设与发展起着重要作用。首先是个人技术档案，它在医院管理中对各类人员的合理分配、人才资源的合理利用以及行政、医疗部门结构的调整等方面发挥着重要作用，保证了医院在人才培养、职称晋升、人才聘用等方面的合理性和公正性，为医院可持续发展奠定良好的基础。再次是设备档案，在医院现代化发展进程中，大中型设备的购置和充分利用是不可缺少的条件之一，因此，医疗设备的购置或更新必须经过周密的考察和分析，设备档案也就成为十分重要的第一手资料，充分利用这些信息资源，做好前瞻性、预测性服务，为医院的决策提供及时、准确的参考信息，有利于宏观调控，避免重复配置或低效率使用造成的资源浪费。

二、目标管理与奖惩

目标管理是以目标为导向、以人为中心、以成果为目标，使组织和个人取得最佳业绩的现代管理方法，在医院管理中也同样发挥着巨大作用。

1. 医院目标管理解析　目标管理可以通俗地理解为“责任制”，它重视成果和目标的实现。目标管理的宗旨在最大限度地激发人的主观能动性，希望借助由员工在工作过程中的自我控制，由下而上地促进目标的实现。以目标为导向的绩效管理，逻辑清晰，要求明确，有利于员工清楚地认识自己的工作目标，促进整个队伍的工作效率。以人为中心的理念，可以最大限度地发挥员工的潜能，可以给员工提供最大的激励，同时，使绩效管理更注重于个人管理，通过对个体的关注，使整个管理体系更具有多样性和灵活性。

医院实行目标管理有助于提升自己的管理水平。目标管理是被实践证明的一种有效的管理方法，它有利于发挥成员内在潜能、激发员工自发的精神、明确员工职责，是提供良好的工作绩效评估基础，也是对医院传统的管理模式的一种冲击。实行目标管理有助于医院各科室内部明确职责，能够极大地提高医院的管理水平。

医院实行目标管理体现了以人为本的理念。在过去的管理体制中对于医护人员的评价过多的依靠人的主观随意性。目标管理是非常重视人在管理中作用。它将个人目标作为业绩考核的重要标准，保证绩效评价的客观、公正。医院实行目标管理有利于调动人员的积极性、医护人员的创造性。

实行目标管理明确了每个人的目标，将上级管理、科室内部管理与自主管理相结合，有助于调动基层工作的积极性、主动性。在医院传统的管理模式，人员的积极性有待提升，个人缺乏明确的目标，动力不足。根据目标管理要求，经过上下级的沟通，共同确定基层的工作目标。这种模式能够使上级的权利下放，将重心转移到各科室层面上，这样能够将核心层的决策人员释放出来，将工作重心转移到医院的总体发展战略层面上。

2. 医院目标管理的形式 科学的目标管理能够为医院带来一些成果效应。医院现阶段的改革，将权力下放到科室，更有利于将目标和医护人员工作的目标相结合，并将其作为最终考核的重要依据。这种管理方法有利于形成独特的成果效应。与传统管理模式相比，目标管理对于绩效评价和员工的考核都有着积极作用，为医院的发展带来了许多成果效应。医院目标管理的形式有多种：

（1）绩效考核：绩效考核运用科学的方法，对组织的工作量和工作成绩做出尽可能准确的评价，在此基础上对组织的绩效进行改善和提高。如使用关键绩效指标法（KPI）；结合医院现行的人员编制方案，根据人员配备和病床设置、病床使用率以及平均住院日等指标之间的相互关系，制定出合理的工作量目标值。

（2）成本目标管理：医院成本通常包括：人员经费、耗用的药品及卫生材料费、固定资产折旧费、无形资产摊销费、提取医疗风险基金和其他费用。围绕医院进行的成本目标管理，就是对上述各种成本进行预测、计划、控制、核算、考核，以达到用最小的成本开支来获得最高效益的成本管理体系和方法。

（3）患者安全目标管理：针对医院管理和医疗工作中存在的安全问题和医疗隐患，在患者信息管理、医患沟通、医嘱执行、手术安全、卫生规范、用药安全、危重通报、鼓励患者参与管理等多个方面采取有效措施，进一步提高医疗质量，改进医疗服务作风，实现创建平安医院的目标。通过执行患者安全目标管理，不仅规范了医院的管理制度和医疗体系，保障医疗安全，同时也维护了患者利益。

3. 医院目标管理的实施　目标管理必须通过有效的奖惩机制加以实现。从目标管理的原理来看，目标管理主要是通过目标的制定、分解、实施和奖惩机制来实现的。目标的制定所要遵循的首要原则应该是整体目标和分目标的一致性原则。医院的总体目标是医院基于自己所处的行业特性、竞争环境和自己的实力等多方面的因素，对于医院的经营和发展做出的战略性的规划，无论是部门还是个人，目标都应该与医院的总体目标保持协调一致，这是目标管理的应有之义。其次，目标的制定还要切实地考虑到可行性，所制定的目标应该是现实意义上的目标，是在一定期限内通过努力可能实现的目标。目标的制定要有理有据，要充分地考虑现实情况和不确定性。目标的制定不能唾手而得，过低会使员工安于现状，缺乏积极创新意识；目标的制定不能“撑杆跳高”、无法触及，过高会使员工产生消极抵触情绪，缺乏实现管理目标的动力。目标应该弹性的体现，保持合理的灵活性，既促进员工的积极性，又不至于给员工造成难以负荷的压力。此外，在制定目标的过程中，还有很多需要考量的因素。例如，既要兼顾各方面的利益和实际情况，又要有所侧重、有所突出。当医院的总体目标被分散成很多部分的时候，各分目标的协调就显得尤为重要。每个部门和个人，工作内容不同，利益诉求不可能完全相同，面临的实际情况也千差万别，因而在制定目标的过程中，各方面的平衡是十分重要的，这有利于队伍的内部团结。但是一味的平均主义，又会导致低效率。所以，医院在目标制定过程中要格外注意这一点。

目标制定完成后，要将总体目标有层次地划分到各部门直至个人。在这个过程中，应该注意定量和定性相结合；领先与滞后的平衡；短期与长期的平衡；内部与外部的平衡；同时考虑可操作性。对于目标的划分，不应太细，也不能太粗略。选取目标的数量应该适中，既能够全面地反映整体目标，又不至于模糊重点、信息获取困难，缺乏可操作性。目标管理实施后，要与奖惩机制紧密结合。从奖惩上反映目标的实施情况，既是强有力的监督，又是十分有效的约束激励机制。把目标的实施效果纳入奖惩考核体系，根据合理的考评标准进行奖惩和调整，是目标管理高效实施的保证。随着医院目标管理的发展，医院的奖惩机制由简单的单项指标，发展到综合指标，再发展到现在的平衡计分卡奖惩考评体系。平衡计分卡的核心思想是通过财务、客户、内部流程、学习与成长四个维度指标之间相互驱动的因果关系，展现医院的战略目标轨迹。目前，医院从四个维度来设计医院的目标管理体系：①财务方面：净资产收益率、成本利润率、设备使用率、百元固定资产业务收入、职工人均业务收入、设备使用率、门诊人次、出院人次、住院手术人次等；②客户方面：患者服务质量满意率、病员投诉情况、药品比率、出院者人均费用、门诊人均费用等；③内部业务流程方面：治愈好转率、正点手术率、抗生素使用率、甲级病案率、处方合格率、病历书写合格率等；④学习与成长方面：论文发表情况、研究生比率、课堂质量评分、见习质量评分、医疗专业高级职称聘任人员比率、在职学历学位教育情况、课题立项、成果鉴定及获奖等。根据目标管理体系进行详细的奖惩考核，对优秀的工作表现予以奖励并针对不合格的情况制订了相应的处罚标准，这规范了医院的管理工作，提高了工作效率。

4. 医院目标管理的实施影响因素 目标的实施过程必须依托于一定的组织管理机构来实现。管理和组织的效率直接影响目标实施的效果。医院的组织能否有效地组织工作，管理层能否做出正确的决策，决策能否准确及时地传达，各部门和各个员工能否坚定不移地贯彻实施，这些都决定了目标管理的成败。组织管理的效率，决定了目标的制定、划分、实施等各个环节的执行情况。一个高效率的组织，有助于制定正确的目标、合理的划分和有力的执行，不仅仅对于目标管理本身，对于其他各种新型有效的管理方法，同样起着积极的促进作用。组织和管理的效率问题不是一朝一夕能够解决的，实现高效的组织管理永远无法一蹴而就，要经过长久的努力和实践，不断地摸索和调整，以找到最适合自身的组织方法和管理办法，这需要医院的重视和投入，需要管理层的不断认识和各层员工的积极配合才有可能实现。

组织管理的效率除了受医院组织结构和管理模式的影响之外，还受到医院的人事管理的影响。目标管理本身就对管理层和员工的能力和素质提出了更高的要求，更何况医院作为知识密集型产业更加有其特殊性。医院由于其所涉及的工作较为复杂，故其职工群体也涉及众多的工种。如医生、护士、医技、医辅、行政管理、后勤服务等。这些工种的职业要求不同，在目标的划分上也不能一概而论。如何对员工队伍进行区别性的管理，使得目标管理能够更好地适应不同的具体情况，这对目标管理提出了新的挑战。此外，目标管理要求要根据不同阶段医院的新需求不断地调整短期目标，这也要求员工要加强在职学习，掌握更新的技能，以满足新的目标。这一切都要依靠以人为本的人力资源的有效管理提供强大的支持和源源不断的动力。

信息的流通效率同样影响着目标管理的实施。目标从制定到划分到实施以及奖惩考核都需要有效的沟通。首先，目标的制定不能由领导一人决定，也不能仅仅交由管理层决定，而是由目标管理和奖惩考核团队来决定，要充分地了解实际工作中的情况，考虑多方面的意见，做出尽可能全面、整体的战略性考量。这个阶段，上下级之间、不同部门之间的有效沟通是必须的，同时也是必要的。其次，目标的划分过程中，要尽可能地考虑各个部门和岗位的实际情况和困难，以避免目标的划分过于武断和不切实际。划分之后，应该有一段时间的跟踪观察，以便于发现实际操作中的一些问题，确保目标划分的有效性、可操作性。目标管理的信息流通涉及管理层和员工的有效沟通，同层之间的积极交流，以及和外部利益相关群体的有效沟通，这些都是会对目标管理的效果产生影响的因素。

医院的组织文化也会对目标管理的实施起到潜移默化的作用。一所医院的文化是长久形成的，它反映了医院的经营理念，这种理念体现在工作人员的行为和反映上。这也影响了医院的管理风格，更重要的是影响了员工在目标管理工作中的反应和行为模式。对于文化的建设，是长期的工作，需要长久的积累和培养。

目标管理与奖惩机制的切合，对于医院来说，可以达到整体目标和局部目标的一致性，有利于提高医院的工作效率，发挥员工的主观能动性，创造更大的效益。这不仅对于整个医疗卫生体系本身具有重大的意义，也有助于提高整个社会的医疗福利水平。

三、重点工作与督办

医院的重点工作是指由上级主管部门直接交办的、

上级政府部门的年度目标计划中列明的，列入医院年度发展重点工作的，院长提议的事关医院发展的重要工作等。

医院重点工作能否得到正确地贯彻、有力地执行、执行的效果，都事关医院发展的大政方针，事关医院行政部门的管理和协调能力水平，事关上级主管部门和社会各界的广泛关注，事关医院的品牌和社会效益。医院行政管理工作具有综合性强、工作内容繁琐复杂、突发性事件多的特点。因此，医院的行政管理工作应借鉴科学化、精细化的管理理念和先进灵活的管理手段，使医院管理工作达到效率最优，以解决医院各个部门之间的既有问题，满足高效率的工作要求，适应快节奏的时代环境。

1. 医院重点工作督查督办工作的原则　督查督办工作的原则主要体现在六个方面：①围绕中心：紧紧围绕以患者为中心和医院工作重点，根据医院的季度中心任务，或某次会议布置的任务，确定督查工作的重点，服务于医院中心工作。②有令必行：凡医院决策和院领导的批示、交办事项，按照下级服从上级的组织原则，有交必办，每督必果。各工作部门必须认真及时做好承办工作，确保信息畅通。③实事求是：督查工作要全面、准确了解情况，摸实情、报实数、讲真话，着眼于发现和反映工作落实中带有全局性、倾向性、苗头性的问题。④注重实效：把工作实效贯穿于督查工作的全过程，讲效率、求质量，形式服从内容，方式服从效果，防止和克服形式主义，努力使督查事项落到实处。⑤客观公正：本着高度负责的态度，坚持实事求是，坚持党性，公道正派，不徇私情。⑥分级办理：督查工作要认真履行工作职责，做到逐级负责，分工协作，分级办理，积极负责地完成交办的各项督查任务。

2. 医院重点工作督查督办工作的范围　督查督办的范围主要包含医院的核心制度、重大决策、重点工作的贯彻落实事项；医院新年计划确定的工作任务的落实事项；医院办公会议、专题会议以及其他由院领导牵头召开的会议决定落实的事项；上级主管部门指示批示交办的公文事项；院领导下基层检查工作、开展调研时提出要求办理的事项；院领导对群众来信来访等重要批示，要求落实办理的督查事项；医院年度目标管理、管理年目标任务、创建百姓放心医院、创建平安医院等考核工作的督查事项；其他督查事项。

3. 医院重点工作督查督办工作的方式　督查督办的主要方式：①催办督查：对规定需要落实的事项，采取发督办承办件、督查通知、电话告知等形式，督促承办部门和单位按时办理。②专项督查：对重大决策、重要工作部署或院领导指示批示、交办的事项，督办室或主办部门编发会议纪要，确定承办部门，提出办理要求，督促有关部门按规定时限落实。③实地督查：对重要的督查事项，由督查人员直接配合承办部门进行实地督查落实或采取暗访形式督查。④跟踪督查：对一些关系全局的重大事项，在阶段性督查基础上，动态跟踪督查，掌握全过程的进展情况。

4. 医院重点工作督查督办工作的程序　督查督办工作的程序。首先是立项拟办。对需列入督查的事项，由督办室提出拟办意见，报医院分管领导审定，重大督查事项报经书记、院长审定，并由督办室负责登记、编号，印发纪要及时交办。然后是转办交办。全局性督查工作下发督查通知，交由有关工作部门按照通知要求认真办理；单项督查事项根据会议纪要的要求交由承办单位直接办理；院领导同志批示的督查件可以是复印件，交由承办单位按批示件要求办理。接下来是办理反馈。承办部门在办理督办事项时，要确定经办人员，明确办理要求，抓紧认真办理。对重大督查事项，分管领导要亲自过问，并负总责。对自身无法解决的问题或不能按期完成的督办事项，要及时向督办室提出书面报告说明理由，提出建议，征得同意后方可退回。承办部门不得自行转办。督办任务完成后，承办单位要及时写出办理报告，按规定时限报送督办室。督办室根据报告材料及时进行整理，报医院领导班子，同时要督查催办。对转交的督查事项，督办室负责跟踪检查，了解情况，督促办理。对一些重要的督查事项，由分管领导牵头，组织有关部门和人员进行专题督办。最后还要立卷归档。督查事项完成后，按档案管理规定将督办材料进行整理归档。

5. 医院重点工作督查督办工作的考核　督查督办要实行责任管理和成效考核。承办单位的行政主要负责同志或主持工作的负责同志为督查督办工作第一责任人，各部门指定一联络员专门负责督办事项。对有令不行、办事拖拉、敷衍推诿、作风不实，导致督办事项不能落实的，其第一责任人要向分管院长或医院主要领导说明情况；造成工作损失的，由医院进行通报批评，直至按有关规定给予处理。对督查督办工作中做出突出成绩的部门和个人，医院适当予以通报表彰。

四、突发危机应对及处置

随着我国医疗改革的发展，在改革发展中的问题和矛盾，也日益凸显出来。因此作为医院来说，不仅要更好地应对当前的时代发展趋势，同时也要在激烈的市场竞争中维系医院的良好形象。尤其是在面对一些危机的时候，医院更应该建立起一个良好的机制。因此，医院危机管理体系的建立更为紧急。

1. 医院危机的分类及特点　按照医院内部运行机制和职能，目前医院在发展过程中所面临的危机通常是有两类。一种是突发性的危机，这主要指的是医院在正常运营的状态下所遭遇的一些危机内容。包含我们日常所见的一些医患关系类的危机，包含一些突发的疫情方面的危机。这些危机往往是突然发生，没有前兆的。这些危机的发生可能会对群众的生命财产安全造成不良的影响。还有一种是一些常态的危机。这些危机主要指的是一些医疗政策的影响或是由于医院在日常经营管理过程中的不利内容导致的。从特点来看，医院具有不确定性、突发性、危害性、紧迫性等，因此解决起来更为棘手。

2. 构建医院危机管理体系　医院危机管理具有双面性，即它既是挑战也是机遇。处理得当，不仅圆满解决危机，还能增加民众对医院的信服感，提高医院信誉。相反，处理不当则会导致越来越多、越来越严重的危机，失去公信力，失去患者，医院将难以为继。构建合理有效的危机管理体系对解决医院危机管理难题大有帮助。

（1）建立危机预警机制和应急预案。“凡事预则立，不预则废”，要想更好地让医院在危机发生后抢占先机，首先要树立较高的危机意识，其次建立起完善、可行的危机预警体系。借助危机预警体系，可以促使医院在危机发生后能够充分地做好危机应对的准备，同时选择最有效的对策来进行危机的处理。危机是一个管理的过程，不能把危机管理变成危机处理。因此，作为医院来说，必须重视对危机的管理工作，在危机发生前就要建立起一个相对完善的应对体系，促使起在进行危机发生后能够快速、准确地摸准危机脉搏，进行合理的危机应对同时建立起一支具有较高素质的危机应对团队，并定期就可能发生的危机进行时刻的模拟，保证危机应对。

（2）建立健全危机管理机构和规章制度。危机发生后需要有一个相应的机构来进行危机的处理和管理，因此其是需要各种不同的资源和力量的支持。这就需要管理方面的专业人才，而不是医学类专家。同时需要建立一个具有会商决策功能的综合体系和常设性的危机管理的综合协调部门，借助此来实现危机的有效处理。同时在进行危机处理的过程中，也必须保证医院的相关管理制度能够得到有效的运行，从而确保医院危机处理的有序与稳定。

（3）做好媒体公关工作。医院应重视与新闻媒介的合作，在危机发生后要快速地与媒体建立起良好的沟通机制。在危机发生后，要对媒体进行事实的公布，不能避而不谈。同时还可以成立专门的新闻办，通过新闻发布会的形式就危机处理的情况随时与相关的媒体机构进行汇报。通过这种方式，促使媒体能够始终拿到危机的一手信息，借助媒体的力量进行社会正能量的传播。在一些媒体报道不实的消息时，新闻机构也应该及时对相关内容进行纠正，从而确保社会能够始终了解到危机的最新进展情况，避免引起社会恐慌。同时，在进行信息披露的时候，也要注重信息公布的唯一性和统一性，合理进行消息公布。当然，对于医院的错误也应当诚恳、及时地给出回应，予以弥补。

（4）加强对人才的培养与选拔。各大医院的医务人员人文素养不够，由此引发的医患关系紧张导致的医院危机屡见不鲜，因此要从医学院的培养开始抓起，增加相关人文素养课程的渗透，把人文关怀精神渗透到每位医学者内心。同时专业技术也要增强，技能的突破，加强医疗知识的学习有利于将来就医时准确诊断，减少过失，以获得更多患者的信任与支持，构建良好的就医大环境。

（5）大数据的应用。医院危机与医院整体的各项管理密切相关，由于我国人口多，社会环境复杂等因素，我国的就医效率低下、排队现象依然未得到特别明显的改善。如果把大数据的理念应用到医院管理，医院可以收集患者信息建立档案，对相似病例进行归类比较分析，对不同病种进行研究，针对不同患者健康状况得出结论而省掉不必要的检查，患者则可以根据网络上医院及医生信息网上挂号等，就医环境变得更加融洽、便捷，患者得到较高质量的服务也自然更尊重医护人员，这样发生医院危机的概率也会小很多。

我国正处于社会转型期，这个阶段中对医疗改革的力度也在不断加大。因此作为医院来说，其要保持充分的警惕性，以确保危机发生后的妥善处理，避免因危机的发生威胁医院的正常运营。只有建立切实可行的医院危机管理体系，同时完善各项相关因素的发展，才能确保公立医院在危机发生后始终保持良好的应对态度。建立医院危机管理体系，从危机预警到危机解决，需要医院设立专门的危机管理部门及专业人才，同时也需要处理好各类公共关系，以及完善人才的培养模式转变等。因此，在进行危机处理的过程中，需要将危机管理与常态质量管理进行合理的结合，这样才能更好地促进医院的发展，更好地为患者服务。

五、医院科室管理制度及创新

当前我国正处在经济高速发展的特殊时期，医院医疗技术发展迅猛，医院规模扩张快速，医院发展中很多特殊问题亟待解决。在公立医院改革进一步推进的历史时期，医院自身更需要改革创新，唯有改革创新才能迎合医改的需要，才能推动医院的发展和进步。医院内部的创新最关键的是医院科室管理的创新，它是医院创新的基础，是公立医院改革的推动力。这里结合笔者医院自身实践，重点探讨医院科室制度建设的创新、医院科室奖惩机制的创新、医院科室服务与文化的创新。

1. 医院科室制度建设的创新　医院科室制度是医院各科室进行医疗活动运作的规程，医院科室制度建设的创新是为了提高对管理活动的激励水平而进行的规则体系的调整与变迁。医院科室制度建设的创新有两个动力：一是内部动力，即管理制度本身衰退造成的不适应性，现有管理制度激水平下降，由克服这种不适应性的努力而引起的制度变迁；二是外部来源，由于外在因素的变化引起相对管理因素发生变化，打破了科室内部系统平衡，诱导管理制度发生变迁。医院科室制度需要稳定，稳定才能保证执行的严肃性和可持续性，规则制度常常是刚性的，需要全体员工严格遵守。但当今社会，由于经济迅猛发展，患者对于医疗的要求越来越高，社会经济发展的不平衡性及国家对公立医院投入的不足等多种复杂因素，医院常常是社会矛盾的聚焦处，医院的发展需要不断适应复杂的社会环境，因此作为医院医疗事业发展的规章制度也就需要不断更新，这种与时俱进的医院科室制度建设的创新与医疗制度的稳定性并不矛盾，但需要医院科室员工快速适应。

无锡市第二人民医院就医院科室制度的创新于2006年首先提出了《科主任管理条例》，2009年又进一步提出了《科主任领导下的主诊医师负责制》。过去传统的医院科室管理机制主要是围绕医疗为中心的管理，而现代医院科室管理要将“人德”因素放在第一位，尤其是要形成以强化科室管理者为核心的新型管理机制。因为，科室管理的推动者和执行者都是科室管理干部。挖掘科室管理者的管理潜能是改革和创新的前提。《科主任管理条例》主要创新性地引进了科主任会议制度、医疗质量管理分析制度、教育培训制度等。《科主任管理条例》明晰了科室管理者的责、权、利，强化了科主任的工作职责和领导职责。2009年，全面推行科主任领导下的“主诊医师负责制”，通过两轮全方位、全员性地双向选择，全院共成立47个主诊医师负责制小组，独立地进行运作并开展自主管理，实行能上能下、能进能出、优胜劣汰的机制。医院主诊组相对科主任作为自由主诊医师，全面负责科内的技术创新和内涵建设、服务管理、质量管理、发展管理、相互协调管理，更多的将精力和注意力放在科室管理和医疗质量管理上。

医院科室制度建设的创新原则应当是各家医院根据自身的特点、因地制宜的创新制度建设，制度创新的关键：一是要针对薄弱环节，突出重点；二是执行性强，易于操作；三是要及时调整、与时俱进。

2. 医院科室服务文化的创新　医院科室服务本质上是医院科室文化的一个分支，医院作为治病救人的地方，服务也是其文化中最重要的一个部分。科室文化是指在长期的管理实践中所凝结、积淀起来的一种文化氛围、价值观念、精神力量、经营境界和广大员工所认同的道德规范和行为方式。科室文化的内涵可用一个简单的公式表达：医院文化＝价值理念＋行为规范。医院科室服务与文化的创新就是要从价值理念及行为规范两方面开展。

医院科室服务与文化的创新在价值理念上而言就是要把握好人性化的服务原则和管理原则，人性化服务主要对患者而言，想患者所想，以患者为中心的服务。人性化管理主要针对对医院各科室员工而言，它是制度化管理下的延伸和补充，但是人性化管理不等于宽松管理。强调人性化管理，就是提醒医院管理者，不要仅仅把人看成是工作的一道程序、一个环节，更要重视员工的心理需求，启发他们的工作创新思路，尊重每一个人的想法，让员工在完成自己工作的同时，乐于作更多的付出。

科室文化是科室展示自身形象的一面旗帜，是表达自身内涵的一种语言，它通过塑形、沟通等机制对社会、对患者发生作用，给科室创造最大的经济效益和社会效益。创新科室文化就是要与时俱进的塑形和沟通。科室形象是科室的面貌与特征在公众心目中总体印象的反映。优秀的科室文化应当凝聚着本科室智慧与理念、动态的体现本科室风格与内涵的物质文化和行为文化，清楚地向公众表达科室的技术实力、管理水平、精神面貌和道德风尚，获得社会公众的信赖和好感，从而树立一个良好的医院、科室形象。

医院科室服务与文化创新就是要及时沟通，用语言和行动及时沟通。科室服务与文化的沟通是指患方与医方以文化为媒介，进行思想传达和信息交流的过程。医疗科室作为服务性机构的窗口，需要与它的顾客——患者进行沟通，获取患者信息，并让患者了解、认同医院和科室。丰富的科室文化则为患者与医务人员提供了相互交流、相互了解的桥梁。科室文化是一个大熔炉，它能将患者和医务人员融合到一起，让患者生活在一个温馨和谐的空间里，使之在心理上接受医方。动态的及时沟通可以有效缓解医患的不信任感，可以让患者更好的配合医院的治疗，并得到更多的患者理解。沟通不仅仅是医患之间的谈话，包括医院以患者为中心而采取的很多措施，沟通强调“我们说”，更强调“我们做”！

医院各科室的服务与文化创新包含方方面面，也许还有一杯水、一床毯子、一声问候等。如果我们都能这样去做，医患关系将更和谐。随着医疗改革和医学模式向生物-心理-社会医学模式转变，医院在为患者治病的同时，也必须注意为患者提供精神和心理服务，创造性地开展一系列满足患者身心需要的措施。如清晰的服务流程图和病区告知书，使患者能够及时了解医院服务的内容和服务过程；实行责任医生制，使患者心里感到踏实，并有机会与自己的主管医生充分交流；实行“全人”护理，即每一位住院患者均有一位责任护士为其提供全方位服务，及时解决患者的问题，满足患者身心需要等；大力倡导人性化服务，追求医患关系零距离，“强化积极预防”和“院后主动随访”，大大增加“以人为本”的含金量，从而进一步提升理解患者、尊重患者和关爱患者的质量和水平。

3. 医院学科建设创新 现代科学技术发展的规律是在高度分化与高度综合的辩证统一中趋向整体化，自然科学开始成为一个多层次的、综合的有机整体，综合趋势逐步占据主导地位。学科间在多个层次上交叉，并分别以特定的交叉模式综合发展。特定学科为了保持持续不断的发展，为了取得突破性成就，其发展和建设势必要遵循这一综合化趋势。无论是重点学科的遴选，还是重点学科的建设，都不得不考虑现代科学的交叉综合发展规律。

(1) 学科群建设的基本构架：分为三个层次：核心学科、紧密层学科、外延层学科。

核心学科是指在学科建设中发挥核心作用的学科，基本条件是：具有为培养一流人才提供教学、科研和医疗实践的“硬件”和“软件”环境，具有学术水平高、造诣深、能起核心作用的优秀学科带头人及结构合理的学术梯队，有稳定的科研方向和重大的科研课题，科学研究经费比较充足。基本任务是在完成教学和医疗等常规工作任务的基础上，牵头承担国家、省市重大科研课题的研究任务，招收培养一定规模数量的博士研究生，并对相关学科起辐射带头作用。

紧密层学科由与核心学科的内涵联系紧密的若干学科组成。紧密层学科可以是一级学科范围内的二级学科，也可以是跨专业、跨学科的二级学科或者三级学科。紧密层学科的基本条件和任务是：具有一定的专业特色或较明显的学术专长，能协同或协助核心学科完成重大科研课题研究和博士研究生培养；能与核心学科密切合作共同建设本学科群，促进本学科群的发展。

（2）学科群作用：如果把学科群比作一个球体，外延层学科则是处于核心层学科和紧密层学科的外表面，呈松散的结构状态。其基本条件和任务根据本学科群总体任务的需要来确定，能为本学科群提供教、医、工、研等方面的帮助。其作用有：

1）加强对人体功能的研究：重点研究人体与生俱来的康复自愈能力和自我调节能力、自我免疫能力（利用医疗手段，促使心理免疫、营养免疫、体能免疫、药物免疫等增强自主免疫功能）、自组能力（自我学习、自我修复和自我管理）、心理自主自控能力，从而使人体自己作为抗病防病的主导力量。

2）注重与人文科学相结合：因为医学本身就应是包含个体化、人文化和职业化的一门科学，而我国无论西医、中西医结合、中医都应植根于中国传统医学的深厚积淀，从人与自然和社会环境的协调关系中研究生命、健康和疾病，重视人文因素尤其是情感因素对健康和疾病的影响，全面考虑预防疾病、预测并发症和个体化与规范化相结合的医疗措施及手段，同时注意“知情同意”和“知情选择”原则的温情治疗。

3）循证医学的应用：循证医学将逐渐取代以实验室及动物实验研究结果为临床诊疗依据的现状，循证医学的成果应成为综合整体临床医学研究的主要技术路线和方法。

4）搭建开放性多学科整合平台：坚持持续引进国内外医学新技术、新理论、新知识、新理念、新方法，对疑难和重大疾病的攻关团队不断进行优化组合，使相关临床学科的优势共同参与疾病的诊疗。

4. 医院科室奖惩机制的创新　科室管理最重要的是要调动科室员工的工作积极性并激发他们的创造力，而研究奖惩机制的创新其目标就是利用奖惩杠杆，撬动每位员工的工作积极性，真正做到奖勤罚懒，鼓励创新。这里奖惩机制的创新主要是指绩效与薪酬机制的创新，要根据自身科室的特点，从各个环节上研究规律，利用并创新绩效与薪酬的理论，优化科室管理，强化责任心，确保管理的实际效果。

设计一个包含精神和物质利益的绩效指标，激发员工的期望心理，从而引导具体行为、调动积极性，发挥员工能力潜质，是营造员工价值观定位的环境的关键，也是奠定新模式的根基。有时，员工的低效业绩并不是因为员工的低能力或低积极性，而是因为目标不明确性。绩效体系是整个薪酬体系的基础，如果没有解决好这个问题，薪酬体系的合理性和公平性必然会遭受影响。另一方面，员工对于工作中能否获得公平对待和个人绩效能否得到适当的报酬和认可非常重视。因此，符合医院实际和行业状况的薪酬策略对于绩效计划过程中的催化作用也是极其重要的。在制订绩效目标和衡量标准时，由于管理风格的差异，从不同角度或先后次序对关键因素和驱动因素的界定与诠释，都将形成不同的结果。薪酬系统设计和管理也应体现出多样化，如：薪酬制订的依据要更多地反映市场而不是工作本身的价值；薪酬福利设计要更富弹性并走向人性化；薪酬分配形式要逐步由货币主导型向资本主导型过渡；薪酬支付形式要趋于多元化。BSC（平衡计分卡）的出现，为如何整体推动绩效管理提供了一个很好的解决方案，它可以协助医院制定一套完整的近期目标与活动，从而获得长期的顾客与组织的核心价值。

无锡市第二人民医院针对奖惩制度的创新主要包括：岗位绩效薪酬制度和年薪制。岗位绩效薪酬制度是以医院员工被聘上岗的工作岗位为主，根据岗位技术含量、责任大小、劳动强度和所承担风险程度确定岗级，以医院运行情况确定工资总量，以员工劳动成果（业绩）为依据支付劳动报酬，将人事制度与工资制度密切结合的工资制度。岗位绩效工资由岗位工资、年功工资、绩效工资三个单元构成，即：员工岗位绩效工资 = 岗位工资 + 年功工资 + 绩效工资。年薪制是指以年度为期间确定经营者的基本报酬，并根据经营成果发放风险收入的一种工资分配制度，其主要是针对高层管理者和核心员工。年薪制一般包括基本工资和风险收入。基本工资是对经营者的经营知识、管理能力和经验的积累和承担的岗位职责的基本肯定；风险收入是对经营者超额完成当期各项指标而提供的一种奖励，风险收入的标准依据经营者所实现的绩效情况、岗位的经营风险程度等因素来确定。

5. 医院职能科室管理制度创新 2011 年起，无锡市第二人民医院运用事业部制改革原则，基于医院业务流程再造理论，实施行政部门的扁平化管理，减少管理层级，拓宽管理幅度。将全院职能部门按照功能相关度大小进行优化重组，组成医疗发展部、护理部、门诊部、综合部、党群部、资产财务部、保障部共七大事业部。

医疗发展部：包括医务处、科教科、教学办、临床药物试验办公室、信息科、医患沟通办公室、图书馆。主要负责全院医疗质量、教学科研、医患沟通、信息建设等内容。

护理部：包括护理部、医院感染管理科、客户服务中心。主要负责全院护理垂直管理、院内感染管理、院外客户服务等内容。

门诊部：包括门诊部、预防保健科、体检中心。主要负责医院门急诊日常管理、疾病预防和保健、职工医疗管理、体检服务等内容。

综合部：包括院办、人事科、监察科、车队、总机。主要负责医院日常行政事务、全院人力资源管理、医德医风管理以及机关日常事务管理。

党群部：包括党办、宣传科、工会、团委、纪委。主要负责医院党务工作、干部队伍管理、群团建设和党风廉政建设等。

资产财务部：包括财务科、考核办、医保办、审计科。主要负责医院经济管理、医保管理、绩效考核、内部审计等内容。

保障部（增挂采购中心）：包括总务科、设备科、基建办、保卫科、三产和药品采购办。主要负责全院后勤保障系统管理、院内基本建设、安全生产管理、三产服务，以及药品、设备、耗材和总务物资采购工作。

“事业部制”是公立医院内部运行机制改革的有益探索。公立医院改革包括体制改革与机制改革，其中体制改革如积极探索管办分开的有效形式、建立现代医院管理制度、构建医疗共同体等，需要国家卫生行政部门统一进行顶层设计，无法由公立医院依据自身需求“量身打造”。而公立医院机制改革则主要针对医院内部运行机制而言，医院运行机制是社会学概念，包括医院组织结构、工作流程、效率、运营指导思想及患者、员工、社会对医院运行机制的评价等，“事业部制”就属此列，公立医院在这些方面开展的改革探索，不仅更有针对性和操作性，同时也有更大的决策空间和自由度。因此，公立医院改革对于广大公立医院来讲，主要还是体现在内部运行机制改革方面。

“事业部制”对提升现代医院管理效能有重要意义。我国现行医院管理架构可概括为三种模型，即院长主导型、院长直线型和院长分权型。其中院长主导型为“院长—科主任”两站式管理格局，副院长处于辅助位置。有利的是减少了管理节点，使管理指令传达更通畅。缺点则是院长管理面较分散，风险和压力也随之增大，而副院长作为顾问和参谋，发挥作用不够。直线型领导体制则是“院长—副院长—科主任”三个节点，拉长了管理距离，且副院长的作用变得至关重要。如果院长、副院长与科主任的领导水平、能力、要求、目标不完全一致，将会扭曲。该模式一般只适用于规模较小的医院或院长与副院长属于互补型的领导集团。院长分权型也就是“事业部制”，目前较为普遍。院长通过副院长的分工实行集体引导与分工负责，该体制的优点是能使院长、副院长、科主任成为目标统一运动下的三层面整体，其前提是副院长必须围绕着院长领导意图和愿望来展开领导，不能扭曲。

“事业部制”将促进公立医院向精益化方向发展。虽然“事业部制”改革在合理精简机构设置、明确界定职能范围和高度赋予自主权等方面作了较大改革，也取得了比较显著的成效。但参考美国、日本、我国香港地区等国际先进医院的管理架构，相对于其医疗、护理、行政（财务、后勤）三大“事业部”的机构设置而言，我国的“事业部制”改革探索仍有进一步“瘦身”的空间，管理效能还有待于进一步提升。

第十五节　党群部门管理5件事

党群部门在医院党委直接领导下，由党办、宣传、工会、团委、监察等部门组成，是党委贯彻落实党的政策，加强党的建设，维护职工合法权益，培养青年一代，强化教育监督等职能的重要部门，对促进医院文化建设，推动医院平稳发展具有重要作用。院长应当了解并支持医院党群部门的管理工作。

一、党建工作

习近平同志强调，“把抓好党建作为最大的政绩”。这是对新形势下全面加强党的建设提出的新要求。医院党组织的基本任务就是保证党的卫生方针政策的贯彻执行，保证正确的办院方针，促进医院的改革发展稳定。

1. 党建工作主要内容　包含领导班子建设、干部队伍建设、党支部建设、党员队伍建设、政治思想工作研究、党风廉政建设、统战及老干部工作。由党委主抓，党委办公室负责日常具体事务。

2. 党建工作的实践要求 深入贯彻医改精神，把握医院发展大局，明确前进方向，围绕医院中心工作，提升党建工作水平。

（1）加强领导班子建设，发挥党委政治核心作用：坚持思想建党，强化理论武装，根据上级文件要求，定期组织中心组学习，重点学习党的十八大及习近平总书记系列重要讲话精神，强化政治纪律和政治规矩，政治上时刻与党中央保持高度一致。贯彻民主集中制措施，充分发挥党委政治核心作用和领导班子集体领导作用，落实“三重一大”制度。严格落实领导班子民主生活会制度，提高党内政治生活质量。推进作风建设，巩固和拓展教育实践活动、“三严三实”专题教育成果，严格执行中央八项规定，落实党政领导干部直接联系群众制度。深入一线，加强民意征集，开展专题调研，撰写调研报告，不断提高谋事创业实践能力。

（2）加强干部队伍建设，落实党管干部原则：完善选人用人机制，严格干部选拔任用程序，坚持德才兼备、以德为先的选人用人导向，严格执行《党政领导干部选拔任用工作条例》。完善中层干部考核评价体系，从德、能、勤、绩、廉五个方面实行职工民主评议、中层干部互评与院领导评价相结合的考核方法，使干部得到全面客观评价。加强对年轻干部的培养。

（3）加强党支部建设，规范党内政治生活：严格落实党建工作责任制。各级党组织负责人是党建目标第一责任人，完善责任到位、分工明确的党建工作网络，党委与各党总支部签订党建目标责任书，党支部与党员签订共产党员承诺书，严格落实层级管理。认真组织基层党组织“统一活动日”活动，落实“三会一课”、党员联系群众等制度。开展形式多样、贴紧医院实际的党员教育活动，结合医院特点，开展技术练兵、技能竞赛、党内先进评选等活动，充分发挥党支部战斗堡垒作用。

（4）加强党员队伍建设，严把党员发展关：根据中央控制发展数量、提高发展质量的要求，加大在高级知识分子群体及一线员工中发展党员的工作力度，坚持党员先进性标准，确保党员队伍的先进性。坚持党员标准，严格党员教育管理；坚持民主评议党员制度，增强党员党性；发挥每个党员的先锋模范作用，保持党的先进性和纯洁性，增强党的战斗力和凝聚力。

2

（5）加强政治思想工作研究，保持干部职工思想稳定：联系单位实际和职工思想实际，定期开展员工教育活动，培育和践行社会主义核心价值观，增强干部职工队伍凝聚力和归属感。密切联系群众，加强和改进思想政治工作，坚持职工思想动态分析制度，注重解决实际问题，开展有针对性的理论实践研究，保持干部职工队伍思想稳定。

（6）加强党风廉政建设，履行从严管党治党责任：落实党风廉政建设、党委主体责任、纪委监督责任。对照党风廉政建设责任清单，完善党风廉政建设实施意见和责任制追究考核细则，签订党风廉政和行风建设责任书，加强自查考核，列出问题及整改清单，年底总结党风廉政建设“两个责任”落实情况。每位党员学习掌握《中国共产党廉洁自律准则》《中国共产党纪律处分条例》内容，并自觉指导个人行为。

（7）重视支持老干部及统战工作，凝聚统一战线力量：认真落实离退休干部的各项政策，召开座谈会，通报并积极征求离退休人员对医院发展规划的意见和建议。贯彻党中央统一战线方针政策，加强党对各民主党派及知识分子的领导能力，不断探索新形势下做好统战工作的新途径新方法。充分发挥各民主党派及知识分子的智慧及创造力，召开民主党派座谈会，听取促进医院发展的良好建议，不断提升参政议政能力，把统战工作融入到医院的大发展中。

二、群团工作

群团组织是“群体性社团组织”的简称，医院群团组织主要是指工会和团委。群团组织是医院党政联系职工群众的桥梁纽带，群团工作开展得好坏，直接影响着员工队伍素质的提升和医院文化氛围的营造。

1. 加强工会建设 医院工会委员会是医院职工代表大会或职工代表大会闭会期间的最高权力机构，是医院工会组织的领导机构，负责执行职工代表大会决议和上级工会的决定，主持工会的日常工作，承担医院职工代表大会工作机构的职责。工会的各项工作都要在院党委和上级工会的领导下，紧密围绕发展医院先进生产力，发展医院先进文化，代表职工最根本利益，紧贴院党委行政的中心工作开展工会活动。根据《工会法》《工会章程》独立负责创造性地开展工作，充分发挥工会组织的桥梁、纽带和支柱作用。医院可以根据具体情况设立分工会和工会小组，加强会员管理，提升工会组织凝聚力。

加强医院工会工作，应围绕工会组织的四大职能，着力建设党政信得过、职工离不开的“职工之家”入手。

（1）强化参与职能：坚持以职代会制度为基本形式的职工民主管理，加强职代会在促进民主参与、民主决策、民主监督方面的制度建设，原则上每年不少于召开两次职代会，健全职工代表大会各项规章制度，落实提案办理。规范职代会闭会期间的运作和管理。在此基础上，全面开展职工“合理化建议”或“医院发展金点子”征集活动，医院党政领导要特别重视对员工优秀建议的采纳，并在医院重点工作思路中予以考虑和体现，以引导和鼓励更多的职工参与民主管理。同时，工会还要注重做好医院院务公开工作执行情况的督查，组织职工代表参与医院领导和中层干部的年度民主测评。

（2）强化维护职能：工会要做职工的第一倾听者、第一关心者、第一援助者，要站在依法维护职工合法权益的立场上，履行好医院党政为职工办实事的参谋角色。协助医院党政领导确立为职工办实事的具体项目，并负责具体落实和督办工作，于年终进行总结。如落实“七必访”走访慰问制度、传统节日对职工的慰问和福利发放及按规定落实货币分房等政策。此外，工会还要主动参与医院内部生产安全管理，重点加强对职工劳动保护政策和措施的落实监督。做好职工诉求和劳动纠纷的受理及调解工作。按照《女职工保护条例》有关规定，切实维护好广大女职工的合法权益。要主动掌握各类社会爱心基金的申请政策，为困难职工争取和提供更多的援助。

(3) 强化教育职能：发挥工会员工学校主阵地的作用，坚持自学与集中学相结合、定期与不定期相结合的学习讨论形式。学习的内容既要涵盖社会主义核心价值观、行业重大政策及改革精神、医院重点工作内容、医德医风和职业道德等，也要有选择性、有针对性地围绕当前社会及行业热点话题、焦点人物等，组织员工开展大型讨论活动。同时，以员工喜闻乐见的形式开展丰富多彩的文化活动，有条件的情况下应确保每季度开展一次全院性文化活动，如文艺表演、技能展示、读书征文、拓展运动、体育竞技等，在全院营造积极向上的团队文化氛围。

(4) 强化建设职能：切实加强工会组织自身建设，在提高工会干部理论素质和工作能力的同时，更要注重服务意识的培养。实行工会网格化管理，发挥工会小组长的作用，第一时间掌握职工的思想动态和各项需求。规范工会经费审查委员会、女职工委员会的建设，确保运作正常化，发挥应有的职能。

2. 加强团委建设　团委是医院先进青年的群众性组织，作为党的助手和后备军，担负着团结和教育医院广大青年医务工作者，执行党的青年工作方针，发挥党联系青年的桥梁和纽带作用，创造性地开展工作的职能。在新的历史时期，医院团委在医院党委和上级团组织的领导下，紧密围绕医院的中心开展工作，努力加强青年医务人员的思想政治教育，加强共青团组织自身建设，组织青年医务工作者参与医院的改革与发展，引导广大青年医务工作者服务于人民健康事业、服务于社会主义现代化建设事业，成为医院青年工作的一支重要力量。同时，医院团委积极代表广大青年医务工作者的利益，反映青年医务工作者的愿望，服务青年，努力为广大青年医务工作者搭建平台，促进他们早日成长。

（1）充分发挥桥梁作用：在院党委和上级团组织领导下，围绕医院党委的中心任务开展团的工作，当好党的助手。积极做到上情下达，同时也必须及时反馈青年的思想动态，使得青年医务工作者有更强的归属感。

（2）加强思想政治教育工作：定期召开团员大会，以讲座、论坛、座谈会等形式，不断加强和改进团员青年思想政治教育，增强团员先进性意识。如祭扫革命烈士墓，优秀青年分享个人奋斗史，“两代人”携手共进等活动。在新形势下，不断提高青年医务工作者的思想觉悟，长期保持正能量，为开展工作提供源源不断的思想动力。

（3）提供平台，充分展示青年才华：建立各类社团，以学习、文体及志愿者等社团为载体，结合青年团员喜好，开展积极向上的活动。在活动中相互交流，相互促进，共同进步，并且注重培养及形成团队意识。以团支部、青年文明号为单位，选拔岗位能手，每年组织1~2次岗位技能竞赛，在工作及活动中发现及培养苗子，做好人才储备，实现可持续性发展。

（4）定期考核，评优推优：每年均要对各级团组织及团员进行考核，根据其实际表现进行奖惩。评选出优秀团支部、优秀团干部、优秀团员、优秀志愿者等荣誉，认可青年团员的工作，调动积极性，鼓励“赶超比拼”，营造出良性竞争的氛围。

三、纪检监察

医院纪检监察工作是在院党委、院行政和上级纪检监察部门的领导下，依据党章、行政监察法和工作规定，履行党的纪律检查、行政监察等职责。

纪检监察在医院管理中担负着维护党纪、惩治腐败的重要责任。关系到医院的改革与发展、党的廉政形象、人民的根本利益。必须坚持标本兼治、综合治理、惩防并举、注重预防的方针。要在坚决惩治腐败的同时，更加注重治本，更加注重预防，更加注重制度建设，发挥“监督、教育、查处、保护”的职能，为医院改革、建设和发展提供坚实的保障。

1. 医院纪检监察主要职能 医院纪检监察工作主要有教育、监督、查处、保护四项职能。

（1）教育职能：在反腐倡廉工作中，教育是基础，要把教育作为反腐倡廉的第一道防线，注重把学习实践科学发展观的学习成果运用到反腐倡廉教育之中。教育方式多种多样，包括有法律法规教育、廉洁警示教育、廉洁文化活动等；教育途径也需多样，包括宣传板报、网站宣传、印发简报、座谈会、一对一警示谈话、看警示教育片等。

（2）监督职能：对医院各项权力的运行过程与环节进行有效监督，是纪检监察重要职能。从工作实践来看，主要侧重以下几方面监督：一是政治监督。督促医院各科室、部门认真贯彻执行党的路线、方针、政策和上级的重大决策部署，认真履行工作职责，确保政令畅通。二是“三重一大”监督。认真贯彻民主集中制原则和议事规则，在“三重一大”——重大问题决策、重要干部任免、重大项目投资决策、大额资金使用事项上集体研究、民主决策，深化党务、政务、院务公开。围绕“三重一大”制度是否健全、决策方式是否明确、权限是否清楚、程序是否规范、执行是否严格有效等内容，把监督贯穿于重大事项全过程中，努力使职务权力在阳光下运行，确保公开、公正、合法、合规。三是重点部门、岗位监督。注重对接触人、财、物、基建、药品、设备及耗材的部门及个人的监督，严格按照职责和法定权限、程序行使权力，从源头上防止权力滥用及商业贿赂的发生。四是招投标监督。对医院设备、基建、物资等招投标进行监督，是否按照招投标规定进行合法招投标，保证医院招标各个环节“公开、公平、公正”。

（3）查处职能：查处是违法违纪案件的查办，医院纪检监察工作主要接受的是信访投诉，对于违反国家法律法规的案件主要移送司法机关解决。在解决信访投诉中主要通过查办案件发现体制和机制方面存在的漏洞，通过建章立制堵塞漏洞，发挥查办案件在完善制度方面的功能。

（4）保护职能：纪检监察保护职能首先体现在保护员工、群众的正当权利及合法诉求。当有侵害职工或群众利益的信访投诉时，纪检监察部门要秉公处理，给投诉者一个合理的答复，以此维护医院的廉洁和公正。

2. 医院纪检监察主要内容　在医院的管理过程中，纪检监察工作要充分利用教育和监督的职能，改革创新工作思维和方法，实现各科室、各方面监督力量的合理配置、优势互补，具体内容如下：

（1）强化责任意识，落实医院廉政制度建设：要强化党委主体责任，明确纪委监督责任。抓好党风廉政责任制的落实。每年签订党风廉政和行风建设责任书，完善三级廉政责任网络体系，并督促各级履行好“一岗双责”。纪检监察部门要强化对权力运行的制约和监督，规范权力运行程序，让权力运行在“阳光”之下。同时，要围绕贯彻“八项规定”要求，建章立制，加强监管，促使作风建设落到实处、见到实效。

（2）加强廉政教育，推进医院廉政文化建设：要创新廉政建设宣传教育方式，以医务人员理想信念、道德观念、法制意识为主旨，切实抓好党风廉政教育。每年医院党政主要领导要进行一次廉政授课，以法律法规、党风党纪、职业规范、职业道德教育为重点，推动党风廉政和医德医风教育长效机制。纪检监察部门还要利用院报、网站等宣传平台，宣传党风廉政建设和反腐败斗争成效，营造“以廉为荣，以贪为耻”的廉洁文化氛围。

（3）注重作风建设，加强医院医德医风建设：医院的形象在患者心中是否高尚，关键要看医务人员的医德是否高尚。医德医风建设是提高医疗质量和精神文明建设的重要内容。医院要严格规范医务人员的职业道德和行为准则，认真贯彻《加强医疗卫生行风建设“九不准”》，促进行业作风建设。同时，要加强医德考评工作，量化医德工作指标和考核标准，完善医德医风档案管理，使纪检监察工作顺利进行，管理工作能够高效运行，医院形象全面提升。

（4）体现权责明确，完善医院制度管理机制：监督检查各项制度的合理合法性是医院纪检监察工作的重点之一，医院要针对容易发生权力滥用和腐败问题的重要岗位、重要环节，建立健全权力约束机制。严格执行院务公开、信息公开，进一步健全和完善议事规则和决策程序，充分保护领导干部、重点岗位人员在工作中的廉洁自律，保证医院人、财、物等重大事项决策的透明度。

（5）做好信访工作，严肃查处违纪违规行为：医院纪检监察要充分利用不同渠道，做好来信来访工作。对各类投诉举报信息要认真梳理线索，反映重要问题的都必须调查核实，重大问题需向上级纪检监察部门报告。特别要重视收受回扣、索要和收受“红包”以及违反政治纪律、财经纪律、组织人事纪律的案件，对责任人要严肃处理，并利用典型案例开展警示教育，充分发挥震慑作用，同时查找制度方面的薄弱环节，做到查漏补缺。

（6）切实履行职责，加强纪检监察队伍建设：纪检监察工作要注重自身队伍的建设，加强政治理论学习，不断提高业务能力。增强政治敏锐性，做到知全局、讲原则、有作为。建立和健全规章制度，形成用制度规范行为，按制度办事，靠制度管人的机制，要针对纪检监察队伍管理的关键部位和薄弱环节，积极推进制度创新，健全完善问责机制，坚持党性原则，秉公执纪，切实维护纪检监察整体形象。

在新的时代发展背景下，医院纪检监察工作必须以建立健全教育、制度、监督并重的惩治和预防为主线，大力开展廉洁从政、廉洁行医教育，以加强医院廉政文化建设为抓手，进一步健全完善制度、强化监督、落实教育，加强党风廉政、行风建设和职业道德建设，为医院的改革、发展、稳定提供良好的保障。

四、宣传工作

医院宣传科是院党委下属的部门，同时履行行政职能，由党委和行政双重领导。医院宣传工作职能不断拓展，由传统负责对全院干部职工进行思想政治教育，宣传党的路线、方针、政策，开展职业道德教育，组织政治学习、法律法规学习、精神文明建设活动等扩展到与医疗行政部门合作，对医院的形象宣传、医疗业务、特色服务等方面的宣传，其工作的职责也已经不单单局限于思想政治工作方面的内容，还涉及各方面信息的传播，在医院改革建设和发展中发挥着越来越重要的作用。随着医疗卫生事业改革的不断深化以及现代传媒业的快速发展，尤其是当前互联网、手机自媒体等新兴媒介的形成，信息传播和舆论形成的渠道更加多样，对医院新闻宣传工作提出了新的挑战。

1. 医院宣传工作的主要内容　在医疗卫生体制改革不断深化的大环境下，涉及各方面信息的传播。宣传工作的主要内容为：

（1）对内宣传：宣传学习与行业有关的法律、法规；宣传学习本院重大决策和管理规章制度；宣传学习现代科技、文化和业务知识；密切联系本院员工，做好思想政治工作；发现、培养和推广先进典型；做好医院文化建设。

（2）对外宣传：宣传医院和科室的医疗技术、服务特色、专家教授以及教学、科研、医疗成果；宣传医院的性质宗旨、制度建设、管理模式、文化建设以及群众社团活动等；宣传医院的大型活动及社会公益行动；宣传医院的诊疗信息，方便患者就医就诊和查阅咨询；加强网络宣传工作。

2. 医院宣传工作做法　医院宣传工作要坚持正确的舆论导向，紧紧围绕党的路线、方针、政策和医院的核心任务开展工作；坚持以服务群众为根本，以服务患者为出发点，服务临床医护人员为落脚点；坚持社会效益与经济效益相统一。要充分利用新闻媒体、网站、橱窗、手册等方式，通过全面、准确、适度、及时的报道，向社会、向群众、向职工宣传医院的亮点工作，调动职工工作积极性，塑造医院品牌形象，提升医院核心竞争力。

（1）对内宣传工作：通过对内宣传教育，促使全院广大职工统一思想、凝聚力量、鼓舞士气、增强信心，把党的路线、方针、政策和医院的决策化作自觉行动，从而转变思想观念，提高服务质量，规范医疗行为，提升综合素质。

一是思想政治工作和医院文化的宣传。结合医院的中心工作，开展思想政治方面的宣传，努力营造积极向上、团结互助、文明高效、敬业奉献的舆论氛围。增强每个职工建院、爱院、兴院、荣院的使命感，努力为医院的改革发展做贡献。建设有自身特色的医院文化，提炼总结医院蕴藏的文化精髓，借鉴和培育医院需要的先进文化营养，体现医院文化价值。

二是办院宗旨和兴院思路的宣传。将办院宗旨和兴院思路作为医院宣传思想工作的主旋律，聚人心、求创新、树形象、谋发展。同时，努力宣传党和国家的路线、方针、政策，宣传上级和医院的决议、决定、规定。从院徽、院训、口号、标牌等多个方面体现医院的办院理念，凝聚职工思想，形成合力。

三是医德医风及优质服务的宣传。注重提高员工的法律意识和道德素质，通过院刊、墙报、内部网站等，向全院职工宣传治理商业贿赂工作和政风行风工作的政策和意义，增强职工的法制观念和学法守法的自觉性。

四是树立和宣传先进典型。大力宣传医院的好人好事，以正面形象来教育广大职工树立良好的职业纪律和道德情操，向社会介绍医院的服务质量、服务水平，营造一个积极向上、敬业爱岗的工作环境，树立医院的良好形象，赢得患者的信任和支持，推动精神文明建设。

（2）对外宣传工作：宣传工作除了要抓好对内宣传外，还要多角度面向社会大力宣传医院的特色专科、品牌服务、新枝术、新项目等，培育和树立医院形象，确立医院品牌，提高美誉度和知名度，扩大社会影响。

1）结合医院实际，满足群众不同需求。医院宣传是通过有目的、有计划地向社会传播医疗服务信息，展示医院风采、树立医院形象的一项重要工作。因此，医院宣传工作必须与医院整体工作保持高度的一致性，应结合医院的实际，把医院的经营管理目标和服务理念充分融入其中。要针对不同人群的需求，构建全方位多维度的宣传体系，有的放矢地加大专家名医、新技术新项目、疾病科普等宣传力度。

专家名医宣传。医院在宣传中更应注意加强对老百姓关心的名医专家的宣传力度，以专家、教授、名医的高超医疗技术和诊疗水平来吸引患者、开拓市场，以“名医效应”来提高医院的整体竞争力和发展后劲。

新技术、新项目宣传。要把医院的医疗新技术、新项目借助新闻报道和科普宣传的形式传播给广大受众，满足患者对技术认知的需要，提升对医院的认知和了解。

疾病科普知识宣传。要针对不同的季节、病种特点，通过电台传声、电视传形、报刊见文等全方位的方式，帮助广大群众了解疾病的保健、养生等各方面知识，提高专家的社会知名度。

2）选择合适的宣传媒体与宣传方法。不同的媒体有不同的特点，相同的内容可以有不同的宣传方法，要多角度、多渠道对外宣传报道医院的发展动态，并在院内根据不同内容选择相应媒体，在原来社会性、服务性、科学性的基础上，增强通俗性、科普性等特征。

借助院内设施。利用院内各种标语、标牌、横幅、橱窗扩大对外影响，将医院开展的各项重点工作、亮点工作等提炼成短小精悍的口号、标语等，让患者不仅能根据标牌找到目的地，而且还能通过通俗易通、图文并茂的各种标语、口号等加深患者对医院的认同和理解，美化医院环境的同时，也营造了和谐温馨的医患氛围。

借力各种媒体。在当今信息社会，报纸、电台、电视台等媒体覆盖面大、影响力大，医院应主动与媒体联系，积极处理好与媒体的关系，提供各种有新闻价值的素材，共同寻找新闻点，尤其是那些体现医院优秀文化精神的先进典型、体现技术水平的各种高精尖手术、体现人才团队的名医专家介绍等，让媒体、社会更多、更深入地了解医院与医务工作者，满足不同患者的需求。

借力网络平台。在信息化的大背景下，医院宣传工作要抢占网络主阵地，发挥舆论新优势，与现代化信息技术有效融合，加强医院网站建设，做足网站大文章，设立医院简介、专科专家、新闻速递、新技术新项目、医院文化、行风监督等各种专栏，及时更新内容，力求有亮点、有新意、有可看性。注重移动媒体宣传的投入，主要指以手机为主要载体的移动通讯工具，建立医院预约挂号手机 APP，及时发布医院医学科普信息、新技术、健康教育等。

借力社会大众。“金杯银杯不如患者的口碑”，医院的患者才是医院最好的宣传员。要借助公益活动加大宣传，向社会弱势群体开展献爱心、送温暖活动，在依托自身技术优势服务社会奉献爱心的同时，让患者从内心肯定医院的技术、服务等，潜移默化地成为医院品牌的宣传者。

3）加强医院宣传队伍建设。队伍建设是发挥宣传工作作用的保证。做好意识形态工作，宣传思想部门承担着十分重要的使命，必须守土有责、守土负责、守土尽责。宣传思想部门工作要强起来，首先是领导干部要强起来，班子要强起来。

加大宣传干部培养，建立一支专业精、业务强、作风硬、效率高的宣传干部队伍，组织各类宣传培训班，如政治思想工作研讨会、医院宣传工作座谈会、医院管理干部培训、通讯员培训等，深入开展理论学习和专题研讨。并派宣传干部外出进修学习、参观等，使宣传干部的素质不断提高。

组建通讯员队伍。建立一支通讯员队伍，建立科室宣传网络，通过对宣传队伍的整合、适时培训、绩效考核、严格奖惩，使信息通道进一步畅通，队伍能力得到全面提升，使全院职工形成“我与医院共命运，医院与我共发展”的信念，上下联动，形成合力，人人参与医院的宣传工作。

4）加强宣传工作管理。建立新闻发布制度。完善新闻发言人制度，成立新闻危机处理小组，由院长、党委书记任组长，副院长任副组长，一旦医院出现重大新闻事件后，医院任何个人或部门不得私自接受媒体采访，规范媒体采访，严把关口，上下联动，切实做到重要改革任务重点报道、典型经验及时发布、失实信息主动澄清。

健全风险预警机制。时刻关注卫生舆情，加大对平面媒体、相关网站、论坛、博客、微博等的监测和舆情研判，掌握舆论动态与趋势，建立完善风险沟通预案，争取掌握主动权和话语权。

五、医院志愿服务队的建立与管理

医院志愿服务是医学模式从传统的生物学模式转变到“生物-心理-社会”模式的产物，主要是为了解决医疗过程中的社会问题，满足人们心理、生理等方面多层次需求。医院志愿者其服务项目包括院内志愿服务和院外志愿服务两个方面。院内志愿服务主要包括就医帮助、心理辅导、生活互助等，有助于改善就诊感受，同时更加有利于患者心理、情绪上的疏导和调节，让患者感受到温暖，增加战胜疾病的信心。院外志愿服务主要是由医院内的医务工作者组成的志愿者开展社区和乡村志愿医疗服务，大型活动医疗保障志愿服务，突发事件医疗救治志愿医疗服务，深入敬老院、福利院等机构针对特殊对象开展康复辅导、送温暖、献爱心志愿服务和无偿献血活动等活动。医院志愿服务是促进现代医学技术与社会人文精神紧密结合的良好媒介与助推器，对改善医疗服务、促进医患和谐、实现医改总目标具有重要的推动作用。

1. 医院志愿者管理　为切实保障医院志愿服务工作长期有效开展，必须建立组织机构，明确职能，合理配置资源。成立志愿者活动领导小组，设立管理办公室并给予经费保障，由专职人员专门负责志愿者招募、培训、考核、宣传等日常管理工作。加强其他部门的沟通协调工作，对医院志愿者工作统一进行协调部署，避免出现护理部、医务处、门诊部等多部门“各自为阵”的现象。制定一套完整的志愿者管理制度，对志愿者的行为规范、义务和权利进行比较细致的规定，以规范化的行为准则来约束志愿者，一定程度上保障了医院志愿者和志愿服务对象的权益，避免了“服务差错”“服务纠纷”。

2. 医院志愿者招募　医院志愿者队伍主要分为院内志愿者和社会志愿者两种。院内志愿者主要是由本院职工组成，主要以青年志愿者、党员志愿者和退休职工志愿者三支队伍为主。社会志愿者是医院通过网络、微博等媒体发布志愿者公开招募信息，招募社会爱心人士加入医院志愿者队伍。对于社会志愿者的招募也可通过寻求与高校、社区、企事业单位的合作，建立“志愿者联盟”，确保长期有效的“素质好、质量高”的社会志愿者加入其中。对每一位报名者进行严格的审核、面试，并通过医院的志愿者培训和考核，方可正式成为医院注册志愿者。医院对注册志愿者进行滚动管理，优胜劣汰，不断优化志愿者队伍。

3. 医院志愿者培训　志愿者服务意识、能力和水平直接关系到志愿服务的质量和效率，也是为患者提供优质服务的重中之重。志愿者必须经培训考核过关后上岗，已注册的志愿者每年至少要进行一次培训。培训采取理论讲座与操作实践相结合、集体培训与个体辅导相结合等方式。培训内容包括志愿服务理念，医院环境及流程，服务岗位及技能，医患沟通技巧等方面。医院是特殊服务型行业，所面临的压力较大，特别是非医学专业的社会志愿者，进入医院今后面临服务能力的担心、服务风险的承担等，对志愿者行为进行规范有利于规避医疗服务风险，增强服务自信和归属感。

4. 医院志愿者表彰激励　建立志愿者激励与表彰制度，进一步提高志愿者服务热情，对社会志愿者进行“星级认证”，根据社会志愿者在医院内部参加志愿服务的累计时间、服务表现等给予不同“星级”，颁发荣誉证书，并享有优先挂号、就诊补贴、体检等不同待遇补贴。院内志愿者可根据志愿服务业绩、表现、时间等给予“优秀志愿者”表彰，并给予一定奖励。医院利用网络、微信、微博等大众媒体，通过采访、报道、热点问题讨论等形式，对医院志愿服务工作、好人好事等进行宣传报道，既是对志愿者工作的认可，也展现了志愿者良好的精神风貌和无私奉献的高尚情操，营造尊重、关心、支持和参与志愿服务的良好氛围。

5. 医院志愿者品牌化建设　创新是时代和发展的永恒主题，医院志愿服务也是需要在不断的创新中发展，不断创新服务项目，提升志愿服务品质。从医院和患者实际需求出发，拓展渠道，创新志愿服务形式和项目，以特色品牌化的志愿服务项目满足志愿服务对象的多方面需求，而且能够吸引更多社会爱心人士加入到医院志愿服务队伍中，缓解医疗资源紧张的局面，促进医患沟通，推动医院整体服务水平提升。逐渐形成具有特色的医院志愿服务亮点工程，不断扩大社会影响力。

6. 医院志愿者信息化建设　构建志愿者信息化管理系统是医院志愿服务提高管理效率、提升管理水平重要举措。从志愿者的基本信息、培训记录、签入签出、服务地点、服务项目、服务时间等都有比较详细的记录，便于及时对数据进行汇总分析，同时也避免传统档案管理模式造成的数据丢失和汇总缺失现象。积极搭建志愿者在线平台，进行志愿者招募信息发布、在线报名、线上培训、活动动态、志工风采展示等。对志愿者进行信息化管理不仅有利于志愿者管理的规范化、精细化、科学化，而且可以协助管理者及时发现志愿服务开展中存在的局限和不足，进行自我完善和发展。

第三章 院长素质与领导力

一直以来，对医院院长胜任力的评价往往偏向于对医院管理体系的评价，这种把对院长个人素质和领导力的评价与管理评价体系融合在一起的方式，最终体现的是对医院管理现状的评价，而不能完全体现医院院长的素质和领导力。院长作为医院最重要的治理者，往往决定着医院的竞争力和发展轨迹，从某种程度上说，院长的素质和领导力决定着医院科学管理的视野和水平。因此，对医院院长的评价要充分考虑院长自身的特质因素，重点考评其个人素质与领导力表现。

第一节 院长素质

素质是指在先天禀赋的生理和心理基础上，经过后天的学习和实践锻炼而形成的在领导工作中经常起作用的那些基础条件和内在要素的总和。

院长素质是什么？它是赋予个人承担院长角色的必要条件。简言之，就是指个人具备什么样的能力、表现和才能才可以担任院长。院长的素质在医院领导工作中起着决定性的作用，其个人素质和能力如何，直接关系到医院管理活动的成败，关系到医院发展总目标是否实现。

一、基本素质

院长基本素质包括政治素质、专业素质、心理素质和身体素质。

1. 政治素质 院长的政治素质是指政治、思想和品德三方面的总和，也是医院院长必须具备的首要条件。

其中，政治和思想素质主要表现为忠诚于党的医疗卫生事业，拥有高度的政治责任感和强烈的事业心，具备政治鉴别力和敏锐性，始终把握正确的办院方向，坚持将追求社会效益，维护群众利益，构建和谐医患关系放在第一位，不断提高医疗服务质量和水平，使医疗服务更加贴近群众，贴近社会，不断满足人民群众日益增长的医疗服务需求。

品德素质主要是指院长的道德品质和职业道德。医院院长一方面在财政投入不足的情况下要满足患者日益增长的医疗消费需求和缓解患者日益增长的医疗费用重压；另一方面还承载着全体员工的热切期盼，千方百计满足员工日益增长的待遇需求；同时还要实现医院又好又快发展和落实上级布置安排的各种各样的工作和任务。能否处理好这些问题和矛盾，不仅取决于院长本人的整体素质和综合能力，更取决于院长的品德素养，即能否做到忠于职守，公道正派，勇于负责，遵守纪律，平等待人，严于律己。

医院院长的政治素质要注重体现对医院领导活动的“三个结合”。首先，把上级党政部门的部署同本单位实际情况正确地结合起来。认真学习贯彻党中央、上级的各项方针、政策和指示，结合医院工作技术性强的特点，对上级批示不能照抄照转，强行灌输推行，而应当深刻领会上级批示精神实质，进行认真思考，听取群众意见，提出切实可行的具体方案和实施办法。第二，自觉地实行思想政治工作与业务的结合。思想政治工作既有社会属性，又具有自然属性；既有政治属性，又具有管理属性。因此，思想政治工作是院长的基本职能之一。只有把思想问题结合具体业务工作，才能使思想政治工作真正落到实处。我们认为，在医院领导体制改革实行党政分开的现状下，更要重视互相了解，互相贯通，互相配合。第三，院长的领导作用与医院领导班子群体作用有机结合。我国医院领导体制曾实行过多次改革，当前实行的是院长负责制和党委领导下的院长负责制两种。多年来的实践证明各有利弊，并无优劣之分，问题在于运用是否得当。领导班子是一个群体动态综合体，只有团结合作，群策群力才能产生领导效能，推动事业前进。否则，无论实行哪一种体制，都是领导不好的。在这里，院长的个人素质起着关键的作用。院长不能仅凭个人的优秀，要时时注意发挥集体的智慧、才能，要善于与人共事，这是事业成功的重要条件。

2. 知识素质　现代社会是知识经济的时代，知识的作用日趋重要。随着世界医学的进步，高精尖技术、分子免疫学、细胞学信息技术等迅猛发展，对院长在知识方面的素质提出了更高要求。

医院院长应具备广博的知识，同时应具备合理的知识结构。首先，掌握医学知识。要有系统的医学知识，具有基础医学、临床医学、预防医学和军事医学等全面知识。第二，要掌握管理科学知识。如管理学原理、人才学、行为科学、卫生经济学、统计学、情报管理学、系统工程学、信息系统管理及计算机知识，尤其要掌握医院管理学。第三，要掌握人文管理知识。具有丰富的人文科学知识是院长知识结构的基础，要了解社会科学知识，如哲学、政治经济学、逻辑学、心理学、伦理学、法学和党的方针政策等。

上述内容构成了院长知识素质的总体结构，院长对医学知识要“懂”，对管理知识要“精”，对辅助知识要“博”。一般来讲为“361”结构模式，即30%为医学专业知识，60%为管理科学知识，10%为其他人文科学和辅助科学等知识。

3. 心理素质　院长的心理素质主要是指院长应当具

备的个性和品质特征。心理学研究表明，具有创新精神、能够打开工作局面的开拓型领导者，他们在气质、意志、性格等方面都有相近的特点。

敢于决断的气质：有成效的医院院长应具备敢于决断的气质。气质是比较稳定的个性特征，在心理学中分为四种类型：胆汁质、多血质、黏液质、抑郁质。一般来说，胆汁质和多血质的人通常更富有冒险精神和创新精神，有较高的工作热情和积极性，不怕困难，也容易适应客观环境，成为领导的可塑性较强。当然，每一类气质特征都有其优缺点，而且高度典型地表现一种气质特征的人并不多见。

竞争开放的性格：心理学研究中对人的性格分为内向型和外向型。典型的内向型者，爱沉思，喜欢独处，较专注，对外界回避。典型的外向型者则开朗乐观，坦率随和，善交际，好介入，喜冒风险，喜欢变化。当然也有人是介于两者之间的类型。在现代竞争日趋激烈的环境中，凡不能迅速适应客观环境和外界变化的组织和领导，都不可避免地要被淘汰。作为医院院长，必然要与各类人群打交道，要处理各种关系，而且还要随时介入、调解各种矛盾，这就要求院长必须是以开放的心态来对待各种人际关系。从这个要求来说，医院院长一般应具有外向型的性格，或偏重于外向型的性格。

4. 身体素质　当代医院院长身兼数种角色，责任重大。没有健康的体魄和充沛的精力，自然无法胜任眼前的工作。一般而言医院院长身体素质应包括以下几个方面：

体力因素。体力因素既是身体素质最基础的部分，又是身体素质构成的低层次结构形式。具有良好的体力状况对于院长能力的充分发挥具有不可忽视的意义，这也是组织提拔和任用领导干部最基本的要求。

心理因素。世界卫生组织对健康的定义为：健康是一种身体上、精神上的完全平衡状态。只有体格和心理两方面都健康的人，才算得是真正健康。院长不仅要善于疏通和排解他人的心理问题，更要善于调整好自我心态，既能给自己加油，又要能为自己减压。领导干部的心理素质对领导能力的影响作用已越来越得到更多的肯定。

年龄因素。在对领导干部的诸多评价因素中，年龄是最容易进行量化计算的因素，一般情况下，年龄状况反映了一个人的体格和精力状况，也是对其体质的定量性分析。因此，凡提及院长的身体素质，很自然地就要考虑到他的年龄因素。组织人事部门在选拔和评议领导人才时，也要充分考虑这一因素。

5. 院长岗位素质　院长岗位素质也就是院长的能力素质，是医院院长必须具备的一项素质要求，体现了院长担任所在职位的特有素质。

(1) 战略眼光：战略眼光就是能够在竞争对手之前发现可能存在的机会和可能面临的威胁，具有一定的预见能力，通过周密细致的分析、判断而作出的一种理性的决策，可以及早采取行动，避免困境或危机出现，高效率地进行运作。

院长的战略眼光是指院长在医院管理中要有超人一步的、独特和前瞻的眼光，能在纷繁复杂的环境中高瞻远瞩，主动把握医院发展规律、医学技术发展动向、人才队伍建设等，时刻运用战略眼光审视全局。院长是医院最重要的行政领导者，医院的发展和走向在很大程度上取决于院长个人的战略眼光以及实现战略目标的领导能力，要善于培养战略眼光，科学制定医院发展战略和规划，以达到医院发展的全面性、科学性、时代性和前瞻性，引领医院跨越发展。

(2) 统筹能力：统筹能力是指指洞察事物、工作谋划、整合协调和创造性思维等方面的能力。统筹能力是衡量院长能力素质的重要标尺。医院有若干个科室和职能部门组成，院长作为医院最重要的指挥官，要站在医院发展全局的制高点上通过有效的管理手段对医院领导班子、对科室、对职能部门进行统筹协调，应付各种日常和可能的突发局面。

医院管理涉及的问题不可能千篇一律，院长要培养严密高效的统筹能力，驾驭计划、组织、协调、执行和控制管理全过程，善于将注意力放到对医院全局影响最关键的问题上，正确把握医院和自身工作所面临的内外部环境，对本院的发展前景和方向进行预测，确定目标以及完成这些目标的策略和战略性措施、手段。在面临问题和机遇时，及时准确地分析、判断形势，并在多个方案中做出科学选择与决定。

（3）协调能力：协调能力是指决策过程中的协调指挥才能。院长是医院决策的领导者，要懂得科学的组织设计原则，熟悉并善于运用各种组织形式，指挥自如，控制有方，协调人力、物力、财力，以获得最佳效果。

院长的协调能力主要表现为高效的人际关系协调和工作协调能力以及解决处理矛盾等特别是在纷繁复杂的环境面前，在盘根错节的人际关系之中，要掌握协调能力，学会弹钢琴，协调方方面面的关系。院长的协调能力需要在实践中不断学习和提高，提高认识水平，强化自主能力，做到善于分析形势，发现新问题，采取相应的协调对策。能针对不同对象，采取不同的疏导方法，遇到棘手的问题，能够冷静地采取最佳解决方案，从而赢得工作的主动权。平时身教重于言教，动之以情，晓之以理，导之以行，做到解放思想，处事通融，方法灵活，敢于破除陈规陋习，富有变通、进取精神，从而创造性地开展工作。

（4）执着刚毅：院长要有执着刚毅的品格，表现为是对事业永不满足的执着追求以及坚强的意志力。

在医院发展过程中，由于来自医院外部的压力和内部的阻力，院长在医院管理中，会遇到各种困难和障碍。如果缺乏敢为人先、敢于负责的精神和干劲，只能被动落后、举步维艰。因此，院长的抗压能力、百折不挠的执着、坚强的意志变得格外重要。要以对党的事业、对人民高度负责的精神，执着刚毅执行各项决策，遇到问题不绕道走、不回避、不放弃，而是勇往直前，创造性开展工作。这些体现为一种“设定目标，坚定不移”的态度，一种雷厉风行、快速行动的管理风格，一种勇挑重担、敢于承担风险的工作作风。这是院长最重要的特质之一，也是对事业高度负责的最好体现。

（5）创新能力：创新能力是指以无畏的精神、睿智的思维，破除旧的思想观念，超越传统的固有模式，探索解决问题的新思路、新方法。

当技术和设备不再成为短缺资源时，未来医院的竞争，主要是创新能力的竞争，医院之间的竞争将集中体现在医院管理水平的竞争上，进而体现在医院院长及管理人员的管理能力的竞争上，其实质将是医院院长之间综合素质和能力的较量。

院长要将创新理念融入日常医院管理之中，让创新思维竞相迸发，提高全院干部职工的创新意识，以创新引领医院改革发展。思路一变天地宽。院长要拓展思维空间，跳出就事论事的思维模式，突破常规思维、习惯思维的框框，确立起“一切都是可能的”哲学观。在医院管理中，以挑剔与批判的眼光，善于发现和捕捉工作中的创新点，学会换一种想法，变一下角度，多一条思路，破解难题，降低风险，取得实效。

在考核院长基本素质的过程中，主要体现以上五个方面，关键是考核其政治思想品德和岗位素质。

二、履职能力

履职能力是院长胜任工作的基本条件。能力是有效的认识、改造和控制客观世界的综合力量，也是院长的知识才能和综合管理水平方面的客观体现。

1. 学习能力　院长的学习能力，就是院长接受新理论、汲取新知识、借鉴新经验，研究新情况、分析新矛盾、解决新问题的能力。

今天的学习不仅仅只是阅读、浏览与一般性的学习思考。作为医院管理者，院长学习和研究的面要广，要寻找解决工作中问题与难题的钥匙与方案，储备自身的业务能力，提高自己的认识水平与驾驭工作的水平。提高学习能力，要解决两个问题：一是要重视学习。传统的学习是向过去学，重点是学习经验；知识创新时代学习的特点是向未来学，重点是学习变化。这就要求院长要树立终身学习的理念，不但要熟悉医学基础，研究临床医学的发展与规律，同时还要花更多的精力研究管理科学，提高决策能力和决策水平，提高自身素质。二是要善于学习。院长最重要的学习方法是带着问题学，结合自己在工作实践中遇到的问题，坚持理论联系实际的方法，为自己建立起一个纵向前瞻、横向全面，开放、科学地分析判断事物的坐标系，真正做到学以致用，促进医院的医、教、研进入良性发展的循环轨道。院长一旦失去了学习的自觉和学习的兴趣，意味着失去了创新的冲动，淡化了对事业的责任与热情。

2. 管理能力 管理能力是指系统组织管理技能、领导能力等的总称，从根本上说就是提高组织效率的能力。

院长要掌握扎实的管理学知识，学会运用管理学的新方法与工具，并付诸于医院的发展建设之中。要善于全面地看问题，既能抓住一般的、关键的问题，又不忽略个别的重要具体细节，要能透过现象看到本质，抓住事物的核心。一是抓战略、抓方向。院长是医院发展建设的舵手，是医院发展建设的总设计师，因此，院长要重视医院发展战略的规划，紧密结合医院工作实际，进行充分研究和论证，最终形成医院发展的战略构想，设计出医院未来的蓝图。二是抓全局、抓关键。院长要从医院发展的主业出发，同时兼顾好其他发展领域，抓紧对全局有重大影响，甚至起决定作用的关键性环节。三是抓大事、抓实事。院长要善于抓住主要矛盾，抓住工作中心，从而带动全面。抓大事是具体的，实际的，所以要“实事求是”，一切从实际出发地去办实事，切忌摆形式，走过场，做一个卓有成效的领导者。

3. 创新能力　创新能力是考量院长履职能力的重要因素。创新能力是一种升华，并不是每一个院长都能具备的。如果说我们要做一名优秀的院长，那么创新能力就必不可少！院长要做别人做不了的事，别人做不好的事，别人要很多时间才能完成的事，每一位优秀的院长，都将通过创新来实现工作的跨越、自身成长的跨越，这是对优秀院长的必然要求。

创新就是管理，创新就是创造财富。院长的创新能力主要表现在三个方面：一是能敏锐地发现问题、提出问题。有创新能力的院长往往既善于观察，又能从观察中筛选出有意义的问题，看到存在的差距。二是善于提出解决问题的方案。在问题提出后，院长能经过设想、构思、论证提出解决方案，并不断在实践中修改和完善。三是能准确评审和选择解决问题的方案。创新能力最终要通过实践成果来体现。面对多种解决方案，要想从中选择出最佳方案，就需要很强的评审能力，有创新能力的院长能把握方向，预测未来，挑选出最佳方案。

比如，有的医院院长善于用创新的思维抓学科建设和技术提升，集全院之力，积极打造医院龙头学科和优势学科群，建立一批在区域内具有学术地位和专业技术领先水平的重点发展学科，并以此带动一般学科的发展。在抓医学人才的梯次发展上，突破原有思维定势，抓好医院学科带头人和医院名医队伍建设，不拘一格选拔和培养后备学科带头人及医疗骨干队伍。院长要致力于打破县级医院重临床、轻科研的局面，通过各种抓手、创造各种平台、运用各种激励手段，在全院营造创新氛围，特别要发挥好中青年科研骨干的力量。通过以上这些创新举措，让医院名医、名科、名院（“三名”）战略实现新的发展，有效提高诊疗水平，提升人才梯队建设，扩大医院对外影响力。

4. 服务能力　服务能力是指为他人做事情、使他人受益的程度。院长的服务能力主要是指院长为社会、为医院、为职工的服务能力。

邓小平同志曾经说过："领导就是服务"。领导干部的权力、责任和义务，归结为一句话，就是为人民服务，做人民的公仆。院长身为医院的最重要行政管理者，要牢固树立工作就是服务的理念、人民公仆的理念，把为人民服务当成一种信念和最高的行为准则，体现在工作中，落实在行动上。要进一步明确自身岗位职责，以高度的责任感和使命感，热情饱满地做好每一项工作，正确对待和行使人民赋予的权利，把党和人民赋予的权力当成干事创业的舞台。在医院管理中，以人民满意为出发点和落脚点，始终把工作的着眼点放在为社会和人民谋福祉上，放在为医院发展和职工谋发展上，心里装着人民，当好人民公仆，提高自身的服务能力，不断赢得社会和百姓的爱戴。

5. 协调能力　协调能力是院长协调和处理各种关系的基本能力之一。医院工作涉及方方面面，对于工作中的各种情况、各个方面、各种特征、各个部分，都需要院长把其结合成完整的整体来进行综合研究，才能有正确的决策，否则，就会做出孤立的、片面的决策，导致领导工作的失败。

一个人事业的成功，个人的发展都离不开上级的信任、下级的支持、同级的配合以及相关单位的协作。院长的协调能力在医院的发展建设中扮演着极其重要的角色，协调能力的高低往往会决定院长的成功与否。因此，在工作中要注重沟通技巧的修炼，掌握沟通的方法，有效处理对上、对下等各个群体之间的关系，调和、化解各种矛盾。通过有效的协调能力，既能宣传党和国家的政策，又能通过协调各种关系树立威望，更能为医院发展建设营造优良的环境，还能树立院长及所在医院良好的形象。"智者千虑，必有一失"。院长个人能力非常重要，但作为个人，所具备知识经验、掌握的信息是有限的，所以在进行决策时要善于发挥领导集体的智慧，运用高超的动态平衡术，充分发挥集体的智慧，依靠科学的方法、科学的程序、科学的论证进行决策，使领导集体智慧得到高水平的发挥。

在考核院长“能”的过程中，关键是考核其本职岗位的业务专业技术能力和管理能力的运用和发挥、业务专业技术提高情况和知识更新情况。而且重要的还在于，即使院长具备了适合其岗位的能力，并且发挥了，然而还要看其能力运用的目的性是否明确、得当，手段方式是否合理、规范。

三、勤奋敬业

勤奋敬业是对院长工作态度的基本要求。勤，指的是院长工作尽力尽责，勤奋不怠，甘于奉献。古语说“勤能补拙”，勤奋的工作从一定程度上可以弥补能力上的不足。

1. 积极的工作状态　积极的工作状态是院长干事创业的重要前提。院长要带领一家医院在激烈的市场竞争中脱颖而出，需要一个有积极的工作热情和强烈的责任感的领队。一个没有激情，没有责任和使命感的院长势必为优秀团队所淘汰出局。一个没有激情，没有责任和使命感的团队是绝对不可能成为优秀的团队。

COP 模型：“C”代表素质，“O”代表组织需求，“P”则代表热情，图用三个圆的交集来显示 COP 模型（图 3-1）。

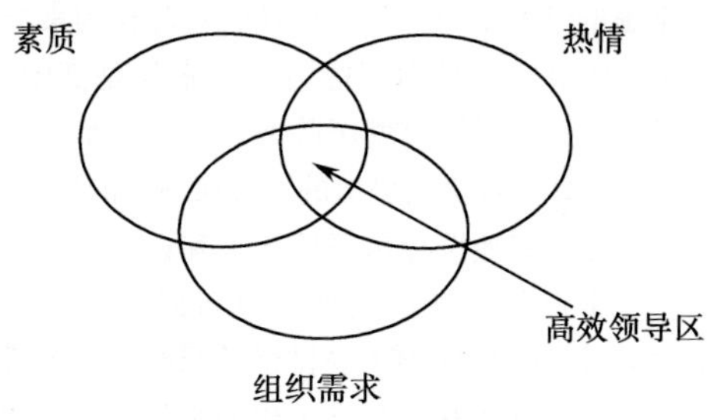

图 3-1　COP 模型

素质（如院长所擅长的行为或技能）、组织需求（如医院所重视的行为结果），以及热情（如院长喜欢做的活动）三者产生交集的地带，便是“高效领导区”（Sweet Spot）。

每一位院长在拥有了较高的素质、明晰的医院战略定位的同时，工作的热情也至关重要。

院长身负医院改革发展建设的重任，一举一动都影响整个医院的全局。只要稍有消极或懈怠，就会给工作造成难以估量的损失。“不作为的领导”带领不出“有作为”的群众，因此，院长必须要有饱满的工作热情和强烈的事业心。院长担负领导职务，是党和人民的信任，必须对党和人民高度负责，要自觉地意识到肩负的重任，对工作兢兢业业，一丝不苟。不仅要对本单位的工作负责，而且要胸怀整个医疗卫生事业改革的建设事业，自觉地维护全局利益，满腔热情地领导员工为促进医疗卫生事业发展做出不懈的努力。

院长面临的客观环境是不断变化的，经常会出现许多新情况、新问题要求院长去解决。这在客观上决定了院长的工作是一种创造性的劳动，要求领导工作不断地改革创新。在现阶段，院长必须对事业满腔热情，为医院改革建设发展积极工作，以开拓进取、与时俱进的精神，敢于打破陈规旧习的束缚，勇于研究新情况，解决新问题，在奋斗的过程中有百折不挠的精神，有不怕失败的气概。

2. 谦虚的学习姿态　学习型社会对院长的素质提出新的要求，其中对院长学习能力的要求就是其中一项。院长是带领员工构建学习型医院的倡导者、组织者、实施者，学习是时代对院长提出的严峻而现实的任务。

面对当前激烈地医疗市场博弈，院长在工作中不可避免地会经常遇到一些新问题，迫切需要院长必须坚持不懈地学习。院长要善于安排好学习时间，形成自觉读书的好习惯，善于联系自己工作的实际，边工作、边学习、边总结，这样的院长其学习效率的提高是快的。院长应当具有自学的高度自觉性和顽强毅力，不断努力提高自学能力，如阅读、摘记、查资料、记笔记以及总结经验的能力。善于利用时间，采取“打补丁”的方法，见缝插针，利用好零散的时间，经过持之以恒，点点滴滴地学习，一定会见到成效，也一定会受益无穷。

3. 勤勉的工作作风 勤政主要表现为对工作敬业勤勉，出勤率高，能严格执行组织纪律。

对工作敬业勤勉。院长要对自己分管的工作要勤于了解、勤于思考、勤于实践，勤勤恳恳、认认真真、一丝不苟、任劳任怨。具体体现在出勤和办事态度是否勤快上。要身先士卒，深入第一线，全面熟悉下情，切实做好各自的分管工作，上下班不迟到早退。

带头落实各种制度。作为医院院长要严格落实基层党组织“三会一课”、民主生活会和党员领导干部双重组织生活等制度，用好批评和自我批评这个有力武器，增强党内生活的政治性、原则性、战斗性。健全完善党内生活常态化机制，把党的群众路线教育实践活动中形成的好做法、好经验巩固好发展好。

切实加强组织管理。在深入开展理想信念、群众路线和党性党风教育的基础上，重点加强各种纪律教育，通过经常性的纪律知识讲解、案例剖析等形式，促进纪律意识的养成。坚持用党章规范自己的一言一行，凡是党章规定党员必须做到的坚决做到，凡是党章规定党员不能做的坚决不做。要带头学习、遵守、贯彻党章和其他党内法规制度，自觉维护其严肃性和权威性。习近平总书记强调的有纪必执、有违必查，就是要使包括组织纪律在内的各项纪律真正成为带电的高压线，切实做到纪律面前人人平等、遵守纪律没有特权、执行纪律没有例外。院长要切实负起责任来，坚持原则、敢抓敢管，勇于向一切违反组织纪律的行为亮剑。

在考核院长“勤”的过程中，关键是考核其工作态度在本职工作岗位上的勤奋敬业精神和劳动工作纪律情况。

四、永续创新的能力

永续创新是一种自我激励，也是一种自我加压，反映了院长对事业的态度和能力水平。现代医院管理模式经过惯性运转阶段、效率及效益阶段、医院创新运转三个阶段，这种“永续创新”的思想体现在医院具体的管理活动中。永续创新是院长不断提升目标的一个过程，衡量院长的永续创新能力主要看是否有良好的学习习惯、有效的学习方法和创新的管理思维等。院长要善于捕捉创新思维火花，并创造各种条件使其实现。

1. 保持学习的热情　永续创新要建立在不断的学习基础上。强烈的事业心和责任感，永不懈怠的进取心和上进心，这是院长学习的原动力。学习中要会融会贯通，举一反三，为我所用，有所创新。由于院长自身的引领作用，院长的学习兴趣还将带动和影响全院员工共同树立终身学习的习惯。

2. 善于总结和创新　永续创新是一种对工作不断总结和提升的过程。院长在管理过程中要善于透过现象看本质，抓住事物的关键环节，不断提出创新思维或创新方法，利用自身所掌握的知识打破规律重新组合，创新性开展工作。此外，还要有珍惜和鼓励创造性的思维和不惧失败、敢于创新的品质。

3. 理论联系实际　评价院长的创新效果，不仅要看掌握了多少理论知识，更要看能不能把所掌握的理论知识运用到实践中去，有效解决领导活动中的实际问题。将创新思维融入具体日常管理工作，以永续创新的品格，切实解决各种矛盾和问题，不断提高管理成效。

4. 打造学习型医院　在学习创新氛围的影响下，人们思想活跃、新点子就产生得快。相反，不注重学习的氛围中则可能导致人们思想僵化、视野闭塞。医院院长要善于调动全院员工的学习和创新热情，把创新思想形成一个让医院大多数人都能接受并自觉执行的理念，形成一系列创新管理的理念，并借助这些“外脑”促使医院管理更加完善。

考核院长永续创新的能力，主要是院长的学习习惯、学习方法，医院学习型组织建设情况以及医院管理创新思维等。

五、注重实绩

院长的工作实绩是反映院长治理能力、领导水平和个人敬业程度的一个标志，是业务活动和管理过程中表现出来的改造客观世界的物质或精神的成果。

1. 工作指标　工作指标主要指医院日常运行管理的核心指标，也包括少量对院长个人的指标要求，是反映院长履职能力和领导水平的客观依据。主要包括医疗、科研、财务、人事、安全、党建、行风、设施设备、指令性任务等多方面的管理指标，如行政管理、制度建设与执行、医疗护理质量、科研创新、人才引进、重点专科建设、平安医院建设、党建工作成效、患者满意度等具体指标。一般由上级管理机构于考核初期下达具体标准，并于考核期末进行评价，作为对院长个人或领导班子集体的具体考核依据。因此，院长必须明确哪些是医院管理的核心指标，并时刻关注和掌握这些核心指标的动态变化，通过目标管理的方法进行分解和落实，以确保这些工作指标能达到或超过预期目标。对于院长个人指标来说，主要是管理论文发表、管理科研成果、学术地位以及医院员工对院领导班子及个人的民主测评等。

2. 工作效率　工作效率即完成工作任务过程中体现出来的组织效率、管理效率高。应规定医院应完成的工作数量，具体指标包括门诊人次、出院人数、门诊手术例数、住院手术例数、床位使用率、平均住院日、平均每职工门诊人次、平均每职工住院床日、病床周转次数等。制度是管理的有效抓手。院长要和院领导班子一起共同根据使命与宗旨组织起草、制定医疗服务、行政管理、后勤保障等相关规章制度，提交院务委员会和职工代表大会审议，经院党委会和院长办公会讨论后组织实施。院长应负责实施所有的规章制度，通过考核、督查督办、巡查等措施确保医院全体工作人员遵守规章制度。同时要加强对职工的思想、道德、文化、业务等在职教育，不断提高职工的业务素质，考核职工满意度，引导医院调动医务人员积极性，促进医院和谐发展，提高医院工作效率。

3. 工作效益　即完成工作任务的经济效益、社会效益、时间效益等方面的效益好，取得的成果绩效就好。经济运行指标主要面向财务层面，是医院应达到的财务目标，具体指标包括业务收入、财政补助收入、医疗收入、药品收入、其他收入、日常支出、员工薪酬、业务收支结余、事业发展资金、日常支出、员工薪酬占业务收入（不含财政补助）的比例、药品收入占医药收入等。院长要切实加强资产经营管理，增收节支，提高国有资产的使用效益，控制患者医疗费用的不合理增长，不把业务收入与职工分配收入直接挂钩。建立以公益性为导向的考核评价机制，突出功能定位、职责履行、费用控制、运行绩效、财务管理、成本控制和社会满意度等考核指标。注重医院能耗、卫生材料等成本费用指标，引导医院控制能源消耗、加强成本管理，鼓励建设节约型医院。

评价院长业绩不能单纯用经济效益来衡量，还有医院公益性、医院综合目标完成情况、重点工作完成率、社会和员工满意度等，这些是对医院总体运行情况及院长管理业绩的综合评价和考核。医院在开展医院院长业绩考核的同时，还要组织开展医院党委工作的业绩考核，考核结果占院长绩效考核结果的一定比重，将医院行政和党委的工作目标捆绑在一起，由此确保医院党政班子围绕中心工作，党政形成合力，有力推进医院发展。

六、廉洁奉公

廉洁奉公是院长工作的道德操守。主要包括执行党和国家清正廉洁的有关规定和严格要求自己情况，有无违纪现象，自身学习修养，正确行使权力，良好的工作作风等。院长拥有医院人、财、物支配大权，更应该积极践行廉洁奉公的要求，起好表率带头作用，敢于采取有力的措施制止歪风邪气。

1. 加强学习和修养 加强学习和修养是提高院长素质的重要方面。

（1）学政治、学理论、学政策：要努力在掌握理论的科学体系、基本原理及精神实质上下功夫，在掌握马克思主义的立场、观点、方法并用于指导实践上下功夫。通过学习，坚定正确的政治方向和政治立场，牢固树立正确的世界观、人生观、价值观，掌握观察事物的科学方法，增强分辨理论是非、政治是非的能力，提高运用党的基本理论和基本路线解决实际问题的水平。

（2）学道德、学做人：道德素质和道德修养包括多方面的内容，如个人品德、家庭美德、社会公德、职业道德、政治道德等。要深入开展党风廉政示范教育、警示教育和岗位廉政教育，把廉洁奉公变成为自己固有的思维方式和价值标准，自觉地遵守，提高自身的道德素质和道德修养，做一个名副其实的、有道德的人，努力做到自重、自省、自律、自励。

（3）学法律、学纪律：要树立法律权威思想，认真学习法律、法规和规章制度，认真学习、牢固树立、自觉落实《中国共产党廉洁自律准则》，坚持法律面前人人平等。不论职务有多高，权力有多大，一旦违反党纪国法都要受到法律的制裁。只有真正做到这些，才能彻底解决搞特权和违法乱纪的问题。

2. 正确行使权力 权力是把双刃剑，院长的权力是用来为群众谋福利的，而不是来为个人谋私利的。院长必须牢固树立正确的权力观，为人民不滥用手中的权力，真正做到权为民所用、情为民所系、利为民所谋。

（1）带头执行好“三重一大”决策制度：凡医院重

大决策、重要人事任免、重大项目安排和重要项目的建设等，必须由领导班子集体研究决定。在充分征求意见的基础上召开会议，充分发挥民主，接受党委监督，尤其在基本建设、药品准入等腐败易发多发项目，要时刻保持清醒头脑，时刻紧绷廉政风险这根弦，严格遵守《中国共产党廉洁自律准则》。

（2）切实履行“一岗双责”：加强分管范围内的廉政建设，抓好监督管理和教育防范工作，脚踏实地做好工作，不虚夸成绩，不隐瞒缺点，实实在在地总结工作的成绩，不断纠正自身和工作中存在的问题和不足。管住源头，守住关口，特别是针对重点领域出现的新情况新问题拿出新对策，让制度充分发挥作用。

（3）建立监督制度：充分发挥职代会的作用，实行院务公开，重大项目的建设、万元以上的开支、招待费、人事工作、绩效工资分配等都定期向职工公开一次，支持群众的监督，重大决策提交职代会审议通过。此外，建立社会监督制度，建立一支社会各界人士组成的社会监督员队伍，定期召开监督员会议，听取意见和建议，在院内明显位置设立院长信箱、监督电话供患者及其亲属及时反映问题，这样院长把自己置于群众的监督之下，就能得到全方位的意见，对自己或医院存在的问题及时制定措施加以解决，确保自己不出问题，医院健康发展。

（4）树立良好作风：每一位院长要守得住小节，就必须修身立德。坚持按制度办事，不搞特殊化，不讲排场，不搞超标消费，不大吃大喝；也从不随意接受别人的请吃、请喝，不该要的东西坚决不要，不能去的地方坚决不去，在权力面前经得住考验。要从关心干部的角度出发，对干部队伍中发现的小节问题、出现的不良苗头，及时采取廉政谈话、戒勉谈话、限期改正等形式，及时打招呼、发警告，未雨绸缪，防微杜渐。坚持言教与身教有机结合，用自己的行动来引导和创造一个纯洁良善、和睦相处、人心思进、气顺心齐的环境。

在实际的考核工作中，对于院长廉洁奉公的判断，主要考核执行党和国家清正廉洁的有关规定和严格自律情况，有无违纪现象；自身修养，爱好是否健康向上，能否积极参加一些公益活动，自觉抵制不健康行为，遵纪守法、克己奉公、廉洁自律等状况。

第二节　院长领导力

我国县级医院目前大都实行的是院长负责制模式。院长负责制是国家通过政府卫生主管部门或出资人授权，院长全权负责医院的管理工作，分管副院长对院长负责，并对各分管部门承担直接领导责任。

院长负责制是在卫生改革过程中出现的一种医院领导体制，也是目前我国县级医院中广泛实行的领导体制。它强化了院长在医院人、财、物管理方面的自主权和具体经营管理职责，也将院长前所未有地推到了一个特殊的位置。院长负责制考量的不仅仅是县级医院院长使用权力的能力，更多的是对院长如何通过自身的知识、能力、品格和情感等因素构成的非权力性影响的挑战。

一、管理与领导

领导科学中特指的“领导”是一种活动，是领导者为实现既定目标，对群体活动进行组织、引领、智慧、协调和控制的一种行为过程。

1. 领导概念　目前，对于“领导”的特征和核心含义较为普遍的共性认知为：领导是领导者的行为过程；领导包含了个体对群体的影响；领导一定在一个组织机构中发生；领导的过程是与实现某种目标密切相关的。

将领导定位为在某种工作组织结构中的存在于领导者的某些特质或个性因素，而又发生于某种工作目标引领下对其下属的一种交互影响过程，是一种比较适合理解的注解。

首先，领导是与领导者的领导力、影响力相关联的，而且这一要素是必要的、不可缺少的，没有这一要素，领导活动就无法实施，也就根本不存在。

其次，领导过程必须发生在某种工作组织结构和板块中。这是领导的具体工作背景。小到一个班组，一个科室，大到一个地区、一个国家，都是领导活动的包含完整的组织板块。

第三，领导是一种有目的的群体性社会行为过程。也就是说，领导是围绕完成某种任务和目标的群体引领性行为。领导者致力于将试图有所收获的个体集中在一个领导过程中，并对那些向同一目标努力的团队产生着影响。

领导具有自然属性和社会属性的双重属性，自然属性为一般的、共同的特征，社会属性则为领导的特殊性或具体的属性（图 3-2）。

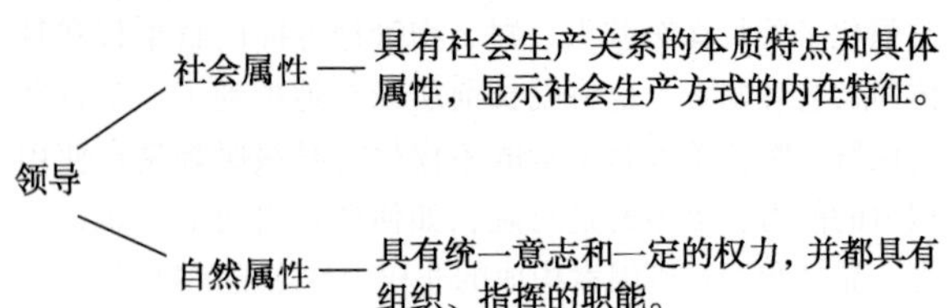

图 3-2　领导的两重属性含义

领导的基本职能包括：引领、组织、指挥、协调、教育，见图 3-3。

一般来讲，领导活动必须遵循以下原则：下级服从上级原则；统一领导的原则；系统整体领导原则；分层领导的原则；责、权、利统一的原则；集体领导与分工负责相统一的原则，见图 3-4。

2. 领导与管理的区别　领导与管理有着密切的关系，在许多功能的基本定义上都是一致的，如都涉及对他人的组织影响，都要求与人之间的合作，都涉及一个工作目标的过程。从传统管理理论中，领导是管理的四大基本活动之一，即计划、组织、领导、控制。但是，随着管理科学的发展，领导越来越被作为一个独立的活动被研究和应用。

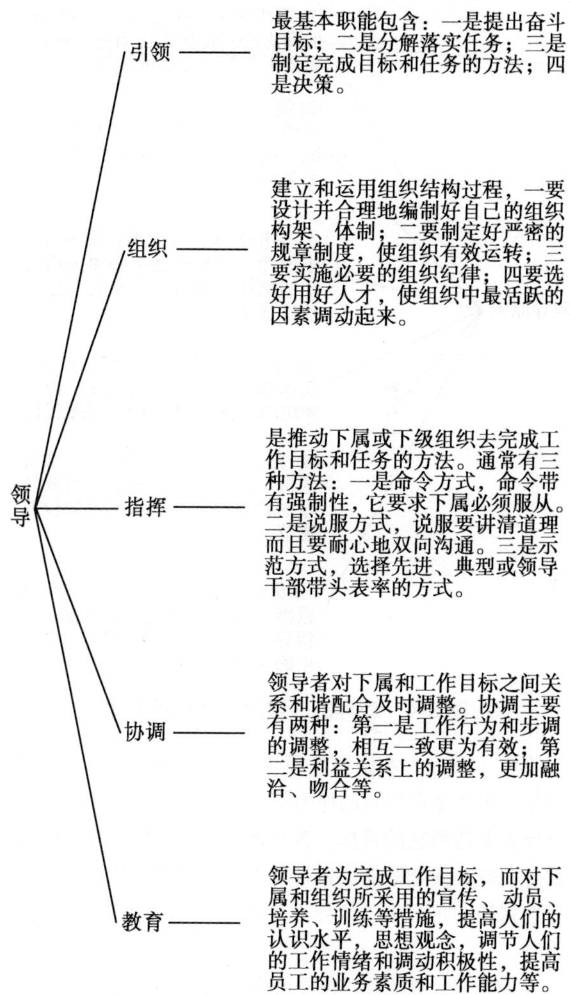

图 3-3　领导的五种基本职能

领导学研究可以追溯到亚里士多德时代，而管理这一概念，则来自 20 世纪工业革命的到来，管理学自产生之时起就确定了主要目标是为了减少或消除组织中的混乱，使组织能够更加有效地运转和工作。管理学创始人

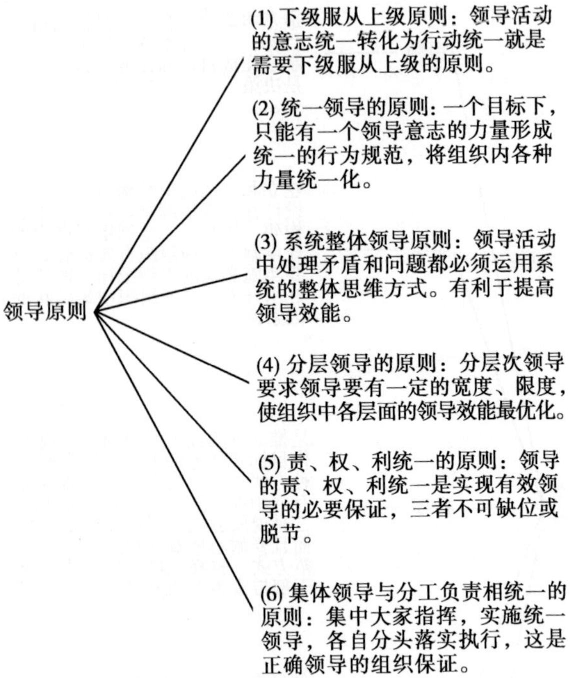

领导原则

(1) 下级服从上级原则：领导活动的意志统一转化为行动统一就是需要下级服从上级的原则。

(2) 统一领导的原则：一个目标下，只能有一个领导意志的力量形成统一的行为规范，将组织内各种力量统一化。

(3) 系统整体领导原则：领导活动中处理矛盾和问题都必须运用系统的整体思维方式。有利于提高领导效能。

(4) 分层领导的原则：分层次领导要求领导要有一定的宽度、限度，使组织中各层面的领导效能最优化。

(5) 责、权、利统一的原则：领导的责、权、利统一是实现有效领导的必要保证，三者不可缺位或脱节。

(6) 集体领导与分工负责相统一的原则：集中大家指挥，实施统一领导，各自分头落实执行，这是正确领导的组织保证。

图 3-4　领导的一般原则及作用方式

法约尔（Fayol）在谈到管理与领导的区别时，认为领导就是寻求从企业拥有的所有资源中获得尽可能大的利益，引导企业达到它的目标，就是保证技术职能、商业职能、财务职能、安全职能、会计职能和管理职能的顺利完成。显然在法约尔看来，领导无论在层次还是意境上都高于管理。

1990 年，被誉为“领导力第一大师”的科特（Kotter）认为，领导与管理两者的功能是截然不同的。管理的主要功能是维持和协调组织的秩序和统一，而领导的主要作用则是带来变革与运作。管理是求得组织的稳定性，领导则追求的是适应基础上的建设性和阶段性基础上的变革性。

综合来看，领导与管理的区别主要体现在以下几个方面：

（1）定义不同：按照《现代汉语词典》解释：领导是率领并引导众人朝着一定方向前进。管理是管理者自觉地控制人和组织的行为，以人为中心的有效运用集合起来的各种资源，去实现组织预期目标的协调活动。

（2）对象不同：领导注重对人的行为的影响，管理则注重对事的过程的控制。领导以人为导向，管理以事为导向。对于员工来讲，以领导为导向意味着在领头人的激励下产生“我要干”的主动态度。以管理为导向则意味着采取服从“要我干”的消极态度。

（3）功用不同：管理行为通常具有很强的可预测性，以有效地维持秩序为目标。领导行为则具有较大的可变性，能带来有益的变革。在制定过程中，管理是计划、预算过程，领导是确定战略方向；在实施执行中，管理是控制偏差和解决问题，领导是激励、鼓舞和影响；针对结果来说，管理在一定程度上实现预期计划，维持秩序，领导则通常会引发重大变革，并形成较为积极的创新潜力。

（4）侧重点不同：领导通常关注意义和价值，关注所要达到的目标是否正确，是否值得。管理通常是整合各种资源借助各种手段来达到既定的目标，比较注意细节、注意手段、注意技术的应用。

（5）与职权的关系不同：管理必须有组织赋予的职权才能管事，即更依靠权力型影响力。领导则更依赖非权力性影响力，即领导者的个人魅力和影响力。

（6）领导学角度的区别：首先，领导具有全局性，管理具有局部性。也就是说，领导侧重于战略，管理侧重于战术。领导活动注重对组织内部各个组成部分进行整体性的计划、协调和控制，而管理则是一种技术性较强的工作，其目的在于提高某项工作的效率。其次，领导具有超前性，管理具有当前性。领导活动致力于整个组织发展方向的规定，这主要体现在决策和目标的制定等方面，而管理则侧重于当前活动的落实。再次，领导具有超脱性，管理具有操作性。领导要从根本上、宏观上把握活动过程，而管理却必须注意细节问题，通过对人、财、物、时间、信息的安排与配置，使诸要素得到合理运用。

当前，对于领导与管理的异同点也存在着较多争议，比较认同的观点是，两者既有交叉点与相似点，也有明显的区别性，见图 3-5。在具体工作中，因为强调管理而忽视领导或是领导有力而管理不力都会造成一定的损失，应正确、科学地处理领导和管理的关系，而不应该简单地将两者混为一谈。

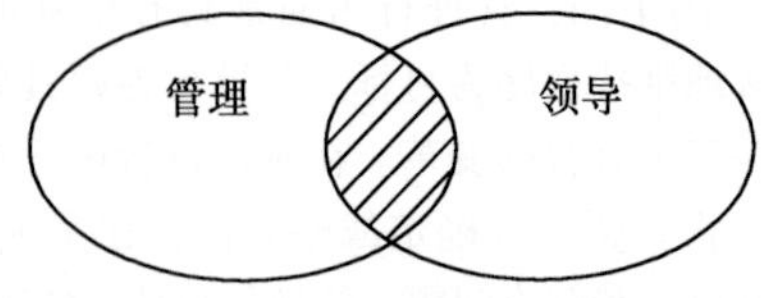

图 3-5 领导与管理的关系

当管理者致力于影响和带动一个团体去实现和达到某个目标时，他就涉足了领导学的领域。同样，当领导者进行组织实施、人事安排和行为控制时，就意味着他正在进行着管理的过程。领导和管理这两个过程可能同时发生在同一个体或群体身上。

管理和领导，以及管理学和领导科学的交叉、重叠以及可以作用于同一个团队、同一个个体身上的原理，引出了一个重要而又具有新意的概念——领导力。

二、院长领导力

"领导力"一词最早由西方学者提出，关于领导力的研究是在对"领导"概念的研究基础上而产生的。从19 世纪末 20 世纪初着重研究领导者的人格特质的领导特质理论，到 40 年代探寻领导者在领导过程中的具体行为以及不同的领导行为对部属影响力的权变理论（情境理论），以及之后的领导归因理论，交易型与转化型理论等。逐渐从领导者的人格特质和行为等个体研究拓展到整个组织情境交互作用的影响。

从根本上说，领导是一种人际关系，是一种领导者与追随者之间的关系。因此，所谓领导力，就是一种积极互动的、目的明确的特殊人际影响力，是一个人在与他人交往中影响和改变他人心理和行为的能力。现实生活中，每一个人都具有影响力，都会去影响别人，同时也会接受别人的影响。

现代领导科学更强调的是领导力并不只是存在于领导者身上的某一种特点和性格，而更重要的是领导者与下属作用的一种交互过程。领导力意味着领导者引导和影响下属的能力。

领导力和影响力的过程有关，在某种程度上可以认为，领导力的实质是影响力。管理学家哈罗德·孔茨将此解释为，领导是一种影响力，或叫作对人们施加影响力的艺术过程，从而使人们心甘情愿地为实现群体或组织的目标而努力。“领导力大师”麦克斯威尔提出，职务对领导力的提升不会给予附加值。真正的领导力不可能通过奖赏、指定和指派而获取。领导力只能来源于影响力，不可能由外人授予。

院长的领导力主要是指院长如何在医院管理中激励他人自愿地在组织中做出卓越成就的能力，是院长和跟随者以及他们追求的共同目标之间的一种丰富的、复杂的和动态的关系。

1. 权力型影响力与非权力型影响力　领导者的影响力分为权力型影响力和非权力型影响力。

权力型影响力又称强制性影响力，它主要源于法律、职位、习惯和武力等、权力性影响力对人的影响带有强迫性、不可抗拒性，它是通过外推力的方式发挥其作用的。人一旦拥有了合法的权力，就同时拥有了不同程度的权力影响力，这种影响力在发生作用的过程中带有自身特点：首先，对他人的影响带有强迫性；其次，以外部推动的形式发生作用，对被管理者的激励作用不大；再次，管理者和被管理者的心理距离较大，后者的心理和行为是被动服从的，缺乏自觉性、主动性和积极性。

非权力型影响力是由领导者自身素质形成的一种自然性影响力，主要源于领导者的个人能力、境界、修养等各方面素质的综合表现。它既没有正式的规定，没有上下授予形式，也没有合法权力那种形式的命令与服从的约束力，但其影响力却比权力性影响力广泛、持久得多。非权力型影响力是一种特殊的力量，是通过领导者个人后天持之以恒的实践锻炼和学习所形成的，常能突破权力的障碍而发挥作用。一名被赋予了一定权力的领导者，如果同时具有管理水平、经营能力、控制能力、性格欣赏能力、协调能力以及海涵的气魄、广博的知识、广泛的交际和丰富的语言等多种能力，并将之有效地组合，就能产生一种高技能的、有力量的行为，而这种行为能使领导者本人散发出巨大的领导魅力和感召力。

在管理活动中，仅具有法定的权力，是难以做好管理工作的，领导者在工作中应重视“个人影响力”，成为具有一定权威的管理者。权威不是法定的，不能靠别人授权。权威虽然与职位有一定的关系，但主要取决于领导者个人的品质、思想、知识、能力和水平；取决于同组织人员思想的共鸣，感情的沟通；取决于相互之间的理解、信赖与支持。

2. 我国县级医院院长领导运行方式　县级医院院长是医院法人代表，是医院行政负责人，受出资人的委托负责医院的行政管理。主要责任包括：贯彻党的路线、方针、政策、法规及上级指导精神；领导医院的医疗、预防、保健、科研、教学工作；实行科学管理，不断提高医疗技术水平和医疗质量，重视医院安全工作；抓好医院后勤保障和经济管理，降低成本，提高效率、效益水平；抓好医院人才队伍建设，不断壮大医疗业务队伍等。

县级医院院长的主要权限包括：决策权，对医院重要工作按程序操作；指挥权，对医院行政、医疗、护理实行统一指挥；人事聘用权，对医院人员录用，聘免和干部变迁按程序操作；奖惩权，依照国务院奖惩条例可对全院职工进行奖惩。

我国县级医院目前大都实行的是院长负责制，这也是在我国医院中广泛实行的一种医院领导体制，见图3-6。

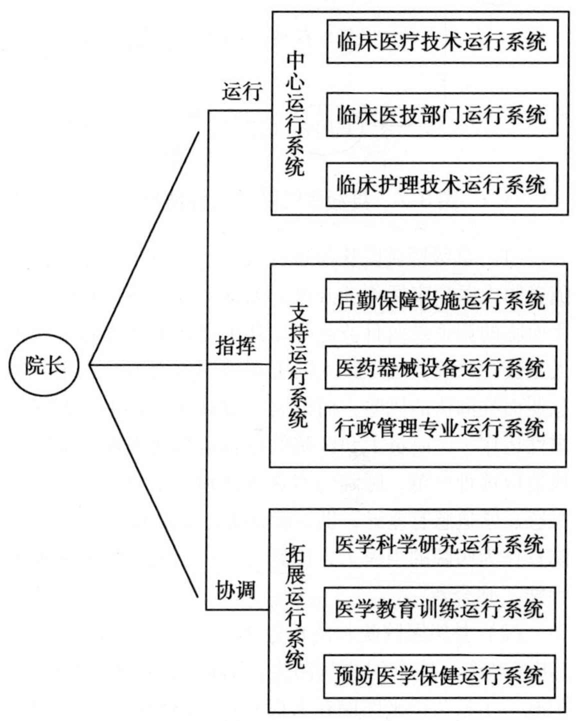

图3-6　院长领导运行方式

3. 县级医院院长的特殊角色　公立医院改革进入深水区，我国县级医院同样面临着前所未有的体制性变革，最大的冲击莫过于外部市场与政策环境的改变，以及与之相应的宏观管理体制及微观运行机制的改革。在我国医改的大背景下，县级医院院长正扮演着一种特殊的角色，见图3-7。

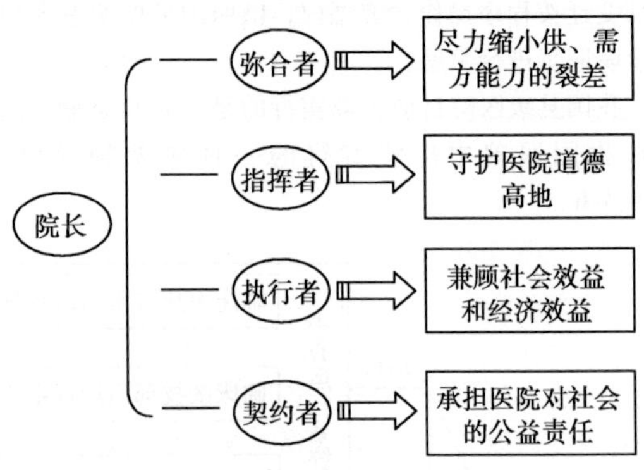

图3-7 县级医院院长的特殊角色

（1）县级医院院长的角色之一——特殊“弥合者”：随着国内医疗市场逐渐开放，无论愿意与否，县级医院所面临的竞争局面日益激烈，其压力甚至远远超过城市大型公立医院。医疗技术的更新周期不断缩短，稍有懈怠便面临淘汰的风险。而绝大多数县级医院由于长期的惯性运作，医院员工和医院的综合运行能力都不能够很快适应这种变革，医院的客观条件和主观努力特别是危机感、紧迫感有差异，供、需方能力及要求存在着裂差。院长作为医院的当家人，应努力使自己成为这种裂差的特殊“弥合者”。

（2）县级医院院长的角色之二——特殊指挥者：当“市场经济”这个词语从陌生，到熟悉，再到泛滥，都削减不了长久以来医院在人们心目中的公益属性，县级医院作为社会的一种特殊窗口、作为我国县域医疗卫生的龙头机构，已成为社会道德的高地，成为医术救命的高地，也成为职业纪律的高地，而医院院长则责无旁贷地成为这种复杂和尴尬地域的特殊指挥者。

（3）县级医院院长的角色之三——特殊执行者：县级医院是在政府的指挥下，在市场经济的海洋中遨游的一个公立属性的特殊行业，目前各级政府对县级医院的补助大多远远不足，物价、财政、社保等各部门都对医院有相应的政策限制及其特殊要求，社会各界及患者对医院的运作过程都十分敏感和关注，医院既要争取经济效益，又要争取社会效益，如何在两者之间取得一种动态的平衡，使院长成为这种社会热点的特殊执行者。

（4）县级医院院长的角色之四——特殊“契约者”：医院是一种特殊的社会运行组织，既不同于企业的纯经济属性，又不同于某些完全共同化的福利性事业组织，医院在高度强调社会公益性的同时，却又不得不回过头来考虑自身的经济运营。而支撑这种医院公益性本身应当是各级政府和社会为主，可现实却使医院和院长们成为这种公益责任的特殊“契约者”。

4. 县级医院院长的领导力困惑　公立医院院长兼有政府委派的治理者、医院国有资产的管理人、机制的法人代表、单位与职工意愿的代言人等多重角色。各方利益维系院长一人之身，足见责任重大。如何将责任与权力的关系处理好，在改革与创新过程中更好地调动起员工的积极性与创造力，是改革对医院院长领导力提出的有力挑战。透过当前县级医院改革中存在的问题，不难看出院长领导力可能容易存在的一些“通病”。

（1）缺乏勇于接受挑战的精神：优秀的院长不仅要有远见、有智慧，更要有胆识和魄力在现有的环境和制度下接受并推动管理体制的各种变革。改革从一定意义上讲是利益调整的过程，国家利益、集体利益、个人利益交织在一起，各种矛盾把院长推上了风口浪尖。许多院长的改革决心、关注和热情在改革刚进行时非常充沛，但伴随着矛盾和问题的接踵而至，如在发展配套与跟进的改革计划、行为和方法方面缺乏精辟的见解，在检查、测评和反馈问题等方面缺乏科学的方法和工具，在调整利益的过程中缺乏说服众人接受的能力等，所以改革最后必然会出现这样或那样的问题，最终导致改革无疾而终。今天的院长每时每刻都面临着一个非常严峻的事实：一旦满足于现状、停步不前，就犹如“沸水煮青蛙”，最终连自己的立足之地都难以为继。而只有不断否定自我，接受挑战，跳出划地自限的“安全区”，才有可能领袖群伦，成为行业的佼佼者。

（2）缺乏预见和规划未来的能力：院长关注的问题往往也是医院改革的切入点。因此，院长对整个行业改革的理解力、分析力与把握力，最终是关乎医院改革命题、改革成败、改革成效的关键。作为医院的首要领导者，能否科学地预见和合理规划未来，这是衡量院长领导力的一个重要标识。目前一些医院的改革尽管也能促使员工参与，组建团队，制订措施，但由于关注焦点模糊不清，导致改革的着力点发生偏移，违背了改革的初衷。院长担负着引导整个医院前进的重任，因此院长本身就意味着方向、目标。他们必须为所领导的员工提供清楚、乐观、吸引人的前景，他们的远见卓识是制订战略使命和目标的基础。这里所提的规划，就是院长为了实现未来目标所作出的合理安排，是关于实现未来目标的行动方案。规划的科学性，主要依赖对医院未来人、财、物等各种资源情况的准确预见，离不开充分考虑未来系统中的各个要素及其相互作用、以及各个方面和各个环节的有机配合。

（3）缺乏果断和准确的决断力：医院改革创新与适应发展互为动力，只有改革创新才能有医院今后的可持续发展。而改革常常意味着彻底否定和颠覆。但是当前许多医院的改革由于主要领导者的犹豫不决，而呈现出“左顾右盼”的局面，既舍不得孩子，又想套住狼，原先的改革初衷是想在既不损失当前的小利益的情况下，获取更多的大利益，结果却是大、小利益统统受到了损失。医院发展得快慢好坏很大程度上取决于院长本人的视野、素质、理念和判断力。现代医院改革所要面对的环境纷繁复杂、瞬息万变。这就要求医院院长必须具备优良的心理素质和准确的判断力，鱼和熊掌兼得固然重要，但当两者必须只能取其一时，院长必须懂得抉择。

(4) 缺乏应有的领导力效应：很多院长都有这样的体会：员工支持的改革很好推行，但当触及部分人员或眼前利益时，员工们提出异议时，许多院长就一筹莫展，改革通常陷入进退两难的境地。虽然强制推进也能让改革继续，但效果却大打折扣。而此时，也正是考量院长作为员工引领者能否发挥影响力的最好时机，对员工来说，空洞的口号和强制的手段不能起到根本性的转变作用，院长的独特魅力和影响力才是真正解决问题的关键所在。同样，医院不是独立的组织，它必须同外界、同上级机关和部门进行沟通和交往，这也是对院长领导力的另一种考量，院长领导力的独特意义，绝不是要让院长成为一种四平八稳的人、没有个性的人，但也绝对不是要让院长成为一种只重个人个性、只讲风险决策的人。改革之路永远不会是一帆风顺的，需要的是一种有个人也有公性、有风险意识也有稳妥本领的院长。

改革形势为县级医院院长领导工作提供了新的环境和背景，也带来了新的挑战和压力，这实际上也为院长领导力提出了新的标准和要求，医院院长必须确保领导力适应和达到新的标准和要求，才能使医院领导工作做得更出色更有水平，进而确保使自己的组织、团队变得更优质更强大，使医院不断取得新的业绩。

三、院长领导力的特殊意义

美国著名的领导学专家约翰·C·马克思韦尔（John C. Maxwell）以“盖子法则”来解释领导力的作用和价值：领导能力是决定领导者办事成效的盖子因素。领导力越低，领导者所能发挥的潜力也越低；领导力越高，领导者就越有成效。

1. 对医院发展方向的影响——战略影响　对于今天的县级医院来讲，其生存处境相对于城市公立医院更为艰难且尴尬。大医院低成本扩张；医院主辅分离；个人诊所鱼目混杂；民营医院咄咄逼人。处在这样一种复杂的环境中，县级医院院长必须对医院发展的各种影响因素进行深入分析，制定出符合医院发展的战略方针，规划好发展总目标和改革推进过程中的主要落脚点。

在传统状态下，大多数院长习惯于采取战术思考，即目光过多停留在医院管理的具体问题上，主要精力也用于应付眼前发生的一些事务性工作。而对于全局性、长远性的医院发展问题思考不多，更不善于将医院管理具体问题上升到战略性高度去思考。所谓医院战略管理，是指医院战略的分析制订、评价选择以及实施控制，使医院能够达到其战略目标的动态管理过程。这一过程的发展和走向很大程度上取决于医院院长的视野、素质、理念和能力，即院长领导力。院长的战略眼光，就是院长在医院改革与发展过程中，不断自问：医院未来发展的定位是什么？医院未来需要实现的目标是什么？医院现在和将来应该从事哪些核心业务？医院应采取什么样的策略于预定的时间内实现设定的目标？在预定的时间内医院将变成什么样子？医院发展中可能存在的主要风险是什么？这些风险应该如何加以控制和规避？医院实现目标所需要的战略性资源是什么？围绕这些问题，制订出医院发展的中长期规划和实施步骤，包括医院管理战略、医院服务战略、医疗技术战略、医院经营战略等，并围绕战略目标战略方针合理配置人力、物力、财力，全面考量医院发展的积极面与不利面，扬长避短、趋利避害，保持医院发展处于主动地位。

因此，是否具备战略思考能力是反映院长领导力的一项重要指标。有效的领导力是保证医院战略在组织中得以贯彻的关键，也最终决定了医院在市场竞争中的成与败。

2. 对医院发展过程的影响——控制影响　控制影响

是院长领导力的一种综合表现，是一种纠正管理偏差，保持组织系统稳定、一致的力量。如果院长对于医院发展过程的控制力减弱，就意味着人心涣散，凝聚力减弱，院长领导力也会跟着受到冲击。控制影响通常反映在院长对医院战略实施的控制力度上。而这种控制力度则是一个动态发展的过程。院长领导力在医院行进过程中的控制影响主要分三个环节：预先控制、过程控制和反馈控制。

预先控制是院长在做出决策后，具体执行决策之前，为了防止因信息收集误差或决策下行时的误差而采取的一些防范失误和偏差的预防措施。如对员工价值观的控制，院长将医院决策以价值观和共同愿景的形式对员工进行持续灌输和说服，促使员工严格按照价值观标准行动，并保持一定的连续性，其方式和渠道较为多样，但需要重视的是“院长的身教远远重于言教”。

过程控制是体现院长领导力的关键环节，是院长在落实决策过程中，根据具体情况和各种突发因素而采取的应变和纠正，如为确保决策执行而制订的各种规范和制度，一般来讲主要包括医疗业务制度和行政管理制度两大类。此外，对冲突的控制即预防和化解医院管理各种冲突的能力也是院长必须具备的。

反馈控制则是院长获得一定的有效信息后重新回到决策的起始端，并且通过建立 PDCA 反馈制度，来加以校正、调整医院的运行状态，使之保持稳定和顺畅。

强调管理控制并不是要求院长事无巨细、事必躬亲地去推进每一项工作。事实上，院长们 80% 的管理工作可以通过授权解决，如医疗业务管理、专业人员培养、一般性事务管理等。而只有 20% 的管理工作需要领导者亲自去做，包括战略决策、重要目标下达、人事奖惩等。

3. 对医院员工的影响——追随影响　很多院长以为追随者就是高度服从命令，对于苛求或不合理的要求也表现得唯唯诺诺，谨言慎行。虽然这类员工在完成工作的过程中，也会十分努力，但却是属于消极的努力。他们工作的全部内容来源于原原本本执行院长的命令，而不会带有独立的思维去发现和提出各种问题。院长要学会对员工进行评估和分类，实施针对性的引导和管理。

孤立型员工：这类员工对医院大小事情漠不关心，他们不会给予院长任何明显的反馈，消极的维持着现状，在医院各个科室几乎都存在。

旁观型员工：这些员工坐享其成，如果改革迎合了他们的利益，他们也可能被动参加，但不是发自内心主动参与。这类人员在医院往往也不在少数。

参与型员工：这类员工无论是明确支持还是明确反对院长，都会表现出深切关注，他们愿意投入时间或者精力，希望能体现个人对医院的影响，这类员工在积极性和消极性之间游离，也是医院院长要重点争取的追随者。

活跃型员工：他们对医院和医院的领导者有一种强烈的情感，这类追随者态度热情、精力充沛、积极主动。

铁杆型员工：这类追随者可能对院长的领导绝对忠心，他们会为了自己认为值得的某个人或某件事而奉献一切。

以上五种员工中，后三种属于有效的追随者，院长作为医院管理各项变革的推动者，必须开发和培养自己的有效追随者。院长领导力的本质就是获得医院员工的追随与服从，是一种非职务影响力，这种影响力是源于院长个人魅力、体现在员工行为中的一种追随、自觉、认同、非制度化的信任、信赖和信服。

院长影响力主要来源于以下三个方面：

（1）品格因素：这种品格不仅会为院长本人带来成功，还能提升其影响力和个人魅力，使医院员工对其产生敬佩、认同和服从等心态，从而扩大其追随者队伍。“物以类聚”，院长的品格还会潜移默化地影响医院员工，成为一种共性的价值取向。

（2）才能因素：院长在工作中的睿智与实际工作能力也是构成领导者影响力大小的主要因素，人们总想跟随比自己能力强的领导。同时，有才能的院长必然会有求才若渴、惜才如命的精神和气概，员工们认为：跟随这样的院长，既能学到东西，又有发展前景。

（3）知识因素：知识本身就是一种力量，这种力量是科学赋予的。医院是知识人才密集的地方，相对其他行业来说，员工可能更注重和挑剔医院领导者的知识水平，只有具有精湛的专业知识和广博的管理知识的领导者才能为他们带来更多的信赖感和折服感。

4. 对院长自身的影响——成长影响　对于院长来说，领导力比任何力量都更为强大而持久。院长的领导力与能力的关系就像是一个人站的位置与视野的关系一样，站得越高，看得越远，认得越清。

卓越的领导力对于医院院长个人而言，其作用主要体现在三个方面。

第一方面是做事，即做正确的事和用正确的方法做事。首先需准确定位业务，这也是医院医疗业务发展的核心和扩大市场份额的基础；其次要遇见和引领变革，不过多地用过去的经验来预测未来趋势，而是积极面对和主导医疗卫生体制及各项政策法规的变革，并引领医院内部进行相应变革；再则是设定正确目标和专著工作重点，有效地组织和指导医院发展向目标前进，善于集中精力和资源，确保重要的工作优先考虑、优先照顾、优先完成。

第二方面是用人。首先促进团队合作，建立起协调员工齐心协力高效工作的医院文化氛围；其次培养医学人才，善于发掘每个人的“天赋”并加以培养和利用；最后打造核心团队，有一支具有高度“共识、共鸣、共振”的由医院核心部门人员构建起来的团队，塑造良好的环境和氛围。

第三方面是建立社会联盟。医院不能脱离市场和外部环境取得生存和发展，因此对医院院长的要求不仅仅是医院自身的成功经营，还必须关注医院外部的特殊利益团体的需求，建立广泛的社会联盟，承担起必要的社会责任，才能带领医院走得更远，赢得更广泛的支持。

四、院长领导力的新内涵

随着社会的进步、技术力量的雄厚、人员素养的提高、对外开放力度的加大、社会迅猛发展的强大推动力，以及医院管理学从理论向实践的跨越，医院科学发展的各种要素以前所未有的方式凝聚和调集，医院院长的领导力强大了，社会公信力增长了，命运共同体的凝聚力成长了，院长领导力已在一个新的时代平台上显现出来。

1. 院长领导力的特征　尽管目前尚没有固定的县级医院院长领导力的范式，甚至领导力在每一名院长身上的体现都各不相同，但它们之间还是有着某些共性的特征。

特征之一：院长个人魅力的彰显

卡耐基认为，领导者若要超越自己、超越他人，在取得事业成功的过程中总会受到内在和外在因素的制约和影响，而内在因素则主要是个人魅力；对于现代院长，简单地说，就是德、才、识。院长个人魅力最引人注目的优点，是它们能提高影响别人的能力，并且有助于增强院长个人的自信心及领导效果。富有魅力还可以帮助院长实施主要工作：说服、鼓舞、影响、激励别人并且使他们接受自己的观点。当员工感受到院长的个人魅力时，他们更有可能采取院长所建议或希望的行动步骤。对于院长来说，要想影响他人，最好的方法就是以身作则，可以通过自身的行动来传播价值观和传达各种期望，尤其是那些显示忠诚、做出自我牺牲以及承担额外工作的行为特别要以身作则。

特征之二：院长的“先知先觉”

人们对“先知”充满了敬意和崇拜，人们希望在现实生活中不断地得到“先知”的指引。院长要充当的“先知”当然不是什么神示，什么灵感，而是一种客观存在的能力，有其特定的科学内涵，简而言之，院长的“先知”就是有前瞻性。院长担负着引导整个医院前进的重任，因此，院长本身就意味着方向、目标。他们必须为所领导的员工提供清楚、乐观、吸引人的前景，他们的远见卓识是制订战略使命和目标的基础。对于一些战略性问题、策略性问题、经常性问题，院长们要有经常性研究和思考，并不断创新和出招改进，而不能等到问题都出现了、危机呈现了，再去应对和处理。有远见的院长在考虑医院的前途、命运时，能够推测出医院内部、医疗市场、竞争对手等重大问题的变化前景，如果不能合理地把握未来事态的发展，那么院长就会失去人们的信赖，也不会收获被领导者的追随。

特征之三：院长的广角视野

随着国内服务业市场的逐步开放，医疗市场在度过最初保护期后，终于对外资和民营资本敞开了怀抱，我国的医院不出国门就已面临着国际竞争，即便是县级医院，也无法再关起门来讨论有关医院发展的任何问题。在院长角色的诸多要素中，见识是一块拱心石。如果缺乏见识，院长就不可能洞悉事物发展的规律，不能真正了解医院员工的意愿和人心向背，就不可能把握和拿捏好领导的向心力的关系，长此以往，就会逐渐丧失领导力。同样，今天的医院院长在作为医院领导者的前提下，还必须是各个领域的涉足者。广泛的知识面和丰富的知识点将成为院长从事各项领导活动的基础，从前那种管医疗出身的领导不知经济、管经济出身的不知党建、管党建出身的不知基建……专业不通，担任院长后再锻炼的局面必须要逐步改变。

特征之四：院长的激情艺术

“制度管理是有限管理，激情可以将管理放大至无限”，这句话被当今许多企业的领导者所认可。当然，它同样也适用于县级医院院长对整个医院的领导。与冷静理性的管理者不同，院长作为一名领导者，需要表现出火一般的热情和激情，他们可以是演说家，也可以是艺术家，他们应当充满活力，对未来充满梦想和信念，并用这种发自内心的热情和激情来支持自己的理想，感染所有的被领导者，形成一种充满人气的凝聚力，带领团队走向成功。在不断实现各种工作目标的同时，院长还必须不时地向员工们描绘美景，鼓励大家在漫长的工作旅途中保持热情和积极的心态。虽然现实看来，院长的热心、充满活力、态度积极并不能改变工作的内容，但至少能让枯燥的工作变得更有意义。

特征之五：院长的统御力

一家医院往往人才汇聚，有各种学科专业的专家和名医，一个医院的领导班子也是学识、水平各有所长，能力各有千秋。院长不可能事事、处处比别人高明，但是如果院长没有统御力，一个医院就会内耗，就不能使大家心悦诚服，协调共事。很多院长在实际工作中总是身不由己地被具体事务缠住，陷入局部而拔不出来，这里甚至还有一个认识误区，误认为院长越忙、揽事越多，工作姿态就越高，责任心就越强。那么院长究竟做什么呢？一是能够抓住大事。当大小问题蜂拥而至时，院长们只能把注意力放在战略部署、宏观思路等重大问题上，处理了这些大问题，等时间、精力有余时再顾及小事。换言之，院长就要学会抓大放小。二是善于认识重点。在实际工作中，究竟哪些问题才是关系医院发展全局的要事，哪些又是具体琐事呢？这是院长要善于识别的。现代管理理论中的“木桶理论”，说的就是这个道理，只要找到那块关键性的木板，加高它，木桶的盛水量就可以增加，问题就可以得到圆满地解决。三是于细微处识大体。随着环境和医院各种具体工作的改变和时间的推移，轻重可易位，大小可转换，主次也会发生变化。有些看似不屑一顾的小事，其中可能就隐藏着重要的信息，这就需要院长有从细微处识大局的本领。

2. 院长领导力特质　领导者的特质是指一种特殊的品质，一方面具有智慧、能力、水平上的差异，显示不同。另一方面具有辨别、识别领导者的风格、特点和效果，显示个性。从特质角度来考察院长领导力，往往会认为领导力的差异很多方面是从领导者的个人所具备的特性和品质开始的。

特质之一：领导智慧

智慧在《辞海》中的定义有两种解释：一是对事物认识、辨析、处理和发现创造的能力，即认识客观事物并运用知识解决实际问题的能力；二是指智力。

认识力。任何事物的本质都是抽象的，把握事物本质的能力就是领导对抽象的认识能力。院长要善于对不同的复杂事物进行归纳比较，从中找出若干事物的共同点、类似点，以及最具有代表性的共同特征，从而发现事物间的本质的、内在的联系。这样才能使院长在各种错综复杂、盘根错节的客观现象中，寻找到其中的运行规律和发展变化的趋势，才能心明眼亮地组织和决策。对所出现各种复杂现象的本质有所认识，往往会使医院的发展加速，面临的各种困难化解，当许多事件尚未构成影响或变成机遇时，院长就能深刻地认知其本质的含义。具有这种能力的院长往往能够超前把握医院发展的明天和未来。

想象力。超常的想象力能使各种不可能成为可能，它是院长领导力的翅膀。院长的想象力与创造性思维有关，也与学习有关。首先要专注想象；其次要发挥联想产生新的想象空间；最后精细加工成为一种新的工作思路。每个人心中都有梦想，院长的这种想象力是一种伟大的创造期望，也是一种非凡的创新思维，更是一种宝贵的领导创新资源。作为医院领导者，要学会和保持着自己常常有一种与众不同的想象力，珍惜和尊重心中涌动的梦想和欲望，把异想天开般的梦想变为现实的另一种创新实践的能力，不断地在医院领导活动中释放它，让其成为一笔珍惜的创新财富。

分析力。分析综合能力是衡量院长分析问题、判断问题、解决问题的能力指标。这种能力是以院长的智力水平为基础的，反映了院长的目光是否敏锐、思想是否严密，能否全面、系统、准确地分析事物、判断是非、解决难题。院长的分析综合能力，主要体现在三个方面：①要能够透过现象看清本质，把医疗的和非医疗的事物、把医院内的和医院外的事物结合起来，抓住主要矛盾，找出问题的关键，并及时提出处理问题的方案。②要将各种渠道的信息资料进行综合、加工、整理，并分别放到整个医疗卫生事业的大环境和医院自身的小环境中去考虑，分清轻重缓急，区别对待。③要能够遵循医疗卫生行业发展规律，准确推测医院未来的发展趋势和各种可能出现的状况，并据此作出新的分析和判断，以提高院长领导活动的主动性和有效性。

特质之二：领导品质

品质在《辞海》中的定义为：人的行为和作风所显示的思想、品性、认识等实质东西的质量。

品质是院长领导力的基石。对于院长来讲，品质不仅涉及了伦理道德的最高准则，而且还包含了其决断力、自我约束力和判断力。品质一般与院长的心理素质、反应能力、个人韧性、工作激情、自信心等有关。重视院长的品质是医院发展人格化的一种趋势。人们对一个医院的发展状态的感觉和评价，在很大程度上是和院长的工作状态有关，是热气腾腾，还是温温吞吞，是昂扬奋进，还是聊以维持。人们习惯于从院长的形象、风貌、作为上做出客观评价，而这种评价又往往与客观状况大体相符吻合。

真诚。真诚是领导者最重要的品质。美国著名学者詹姆斯·库泽斯（James Kouzes）和巴里·波斯纳（Barry Posner）曾专门对3500名分布在六大洲有较高文化素养者进行了调查，要求他们挑选7个最重要的领导者品质，结果排在第一位的是“真诚”，其比例高达88%。院长总是希望员工对医院、对自己有一种强烈的真心和忠诚感。但真诚是相互的、一分为二的，如果院长能真诚地对待员工，就能够得到员工的真诚。在被领导者看来，真诚是他们希望对院长有更多的了解，相互坦诚共事，彼此信赖。很明显，如果人们愿意追随某个领导者，他们首先要了解这个领导者，只有认为这个人诚实、讲道德、有原则，并且值得信赖，才会忠诚地追随他。因此，院长在与员工的日常接触中，不应刻意回避个人性格，反而要与员工真诚相对，帮助他们走近自己，了解自己。值得一提的是，院长对待员工的忠诚，还体现在医院运转出现变故或不利因素时，要坦诚地告诉员工真相，同时注意不要在背后议论员工的短处，对员工的误解应及时解除。

宽容。性格的差异决定了人与人之间不可避免地存在矛盾，要解决这些矛盾，就必须具备宽容的品质。院长作为医院的当家人，就要做到能容人、容事，容得下不同意见，容得下属的错误。一要容人之短，正所谓“有高峰必有深谷”，每个人都有长处和短处，因此院长在用人时，要切忌求全责备，选人时要放大其缺点，缩小其优点，而在用人时则刚好相反，要放大其优点，忽略其缺点，这是院长用人的艺术。同时，院长还要具有用人不疑的胸怀，即选用一个人后，应该对其以诚相待，切忌猜疑，这更是容人之短的一种深层表现。二要容人之长，寸有所长，尺有所短，院长不是什么都会、什么都行的，无论是医疗、技术、财会，甚至管理方面，一些员工可能在某些方面的能力要超过院长。在现实生活中，有的领导者却对能力超过自己的人不能容纳，认为这些人会使自己相形见绌，从而影响自己的威信，对自己的权力和中心地位构成威胁。其实，影响领导威信的不在于善用能人，而在于有能人却不用，同时，对领导构成威胁的也不在于有才能高的人，而正在于没有或少有才能之人。院长要想取得良好的领导业绩，就应该容人才高，把有能力的人团结在自己周围，形成合力，共铸成功。三要容人之过，院长要容许员工犯错，对于工作中的错误，每个人都在所难免，犯了错误，不一定是坏事，因为错误常常是正确的先导，正视错误可以使人变得聪明，而且，院长容忍员工的错误，常常能够滋生员工的感激之情，从而调动起他们的积极性。

勇气。院长的勇气不仅仅是表现为一种敢冲敢闯的势头，更重要的是要有勇于承担责任的风范。责任心是一种习惯性行为，也是一种很重要的品质，更是院长必须拥有的。一般来讲，人们通常更愿意对那些运行良好的事负责，却不愿意对那些出现偏差的事情负责。很多医院领导者不怕犯错，但怕认错。在某一项对员工的问卷调查中，当问及他们喜欢何种领导时，大约60%的人回答是“富有责任感的领导”。为什么如此多的员工都倾向于在富有责任感的领导者手下工作呢？原因很简单，这些领导者从不推卸责任，值得人们信赖。对于院长们来说，失败是在所难免的，因此当直面失败时，他们不会对员工刻意隐瞒，也不会将责任推卸给其他人或客观事实，他们能够在公开场合向全体员工承认创新失败，承认自己的决策错误。当然，公开检讨之后，他们不会就此回避失败，甚至会把失败作为信息资料保存下来，分析原因、总结教训，将失败变成成功的因子，唯有了解了失败的特性，进而转化成新的知识，才能避免失败的重复发生。只有对自己的行为负责，对医院负责，对员工负责，对患者负责的院长，才是值得信赖和欢迎的领导者。

尊重。院长们经常考虑的问题是如何通过某种方法激励员工更主动、更努力地投入到工作中去。其实有一种简单易行的方法——尊重。院长作为医院的管理权威，在处理与员工之间的关系时，往往需要主动做出友好的姿态。它可以缩短人与人之间的心理距离，为深入沟通与交往创造温馨和谐的氛围，也是院长人际交往的润滑剂。如果院长一味地显示自己高高在上，不融入到员工当中，那么领导与被领导者之间的隔阂在所难免。院长对员工的尊重主要表现在三个方面：一是重视员工的地位，对每一位员工都另眼相看，让他们感觉得到领导的重视与关注。二是尊重员工的人格，以和蔼可亲和礼貌的态度对待每一名员工，尊重员工的选择，并给予一定的自主权。三是保证员工的利益。因为员工表现不理想，院长就成天把“扣钱”“下岗”放在嘴边，从而让员工整日陷入不安与恐慌之中，这当然不是明智的举动。院长最大利益的基础，必须首先是员工的利益，同时，员工的利益也是整个医院利益的基石。聪明的院长会从员工的错误中发现许多新的东西，比如医院管理的漏洞、员工技能的欠缺、工作本身存在的一些问题等，并加以改进。

当然，院长的领导品质还包括许多，比如热情、果断、以身作则等，这些都是与院长领导力息息相关的品质因素。

特质之三：行为能力

行为能力在《辞海》中的定义为：完成一定活动的本领，包括完成一定活动的具体方式，以及顺利完成一定活动所必需的心理特征。

院长在领导活动过程中的行为能力除了应当具备一般人的基本行为能力以外，还特别需要较强的思维能力、语言能力、社交能力、决策能力、指挥能力。院长的行为能力有的时候是有形的，有的时候是无形的，但它们都能使得被领导者感知。院长的行为能力溢于言，见于形，大到叱咤风云，小到润物无声，近者明其详，远者知其略。当然，院长的行为能力并不是天生具备、与生俱来的，需要不断培养和锻炼。

一般能力。一般能力是院长从事领导工作必不可少的一种能力，主要指语言文字表达能力。语言表达能力是院长每天、每时、每刻都需要使用的一种能力，较好的语言表达能力，需要院长头脑清晰、善于归纳、反应灵敏、应答迅速。同时还要言简意赅，抓住要点，使对方能够很清楚地领会其中的意图和精髓。此外，文字能力也是反映院长基本功的一种表现方式，虽然有很多的医院管理文字稿可以由秘书或其他管理人员代劳，但有思想的或创新性的，或能反映本人思想的管理文字，只能由院长本人来完成了。

组织管理能力。院长的组织管理能力与普通管理人员所说的组织管理能力不同，它不是那种细微到人和事的管理，可能更多的是倾向于对宏观的掌控。首先是要熟悉整个行业的情况，了解大环境的变化和时代背景的变迁，掌握其中的规律，了解市场、环境、政策、对手、自己，才能收放自如，运筹帷幄。其次是要有较高的分析能力。医院院长每天面临的事务不是一两件，也不可能是有规律、有次序地到来，而是纷至沓来，千头万绪，由于时间和精力有限，不可能每一件都亲力亲为、开会论证。这时就需要医院院长有一定的分析能力，把各种事务合理归类，加以梳理，分清主次缓急、难易远近，并驾轻就熟地分别处理。最后是应变能力。身为院长，面临的各种事务常常瞬息万变，不断发生着新的变化，出现新的情况。有些刚刚做好的计划、预案和设想，就已经与实际情况有所出入了，甚至还可能会被全盘否定掉，这时就需要院长临危不乱，沉着镇定，迅速抉择，灵活处理，达到预期的目标。这种能力在危机管理和机遇管理中显得格外具有价值。

决策能力。决策能力是领导的首要职能，院长如果没有决策能力，就不能成为一名合格的领导者。决策能力首先依赖于很强的预见性，即抓住问题的本质，发现要害所在，然后敢于决策，善于决策，巧于决策。更重要的是要及时发现自己决策中的疏漏，及时予以改进纠正，必要时敢于将其彻底地否定，而对于自己觉得有把握的决策就要敢于坚持，并有能力为之排除一切阻挠和干扰。

社会活动能力。医院是社会的重要窗口，医院的发展一方面需要医院内部的员工共同努力，另一方面也需要社会各界的理解、支持、帮助、推动。时代的发展对院长提出了新的要求，那种各家自扫门前雪的想法已经彻底成为过去式了，一个能够获得众人追随的领导才是真正的领导，院长的社会活动能力对于医院的发展有着关键性的作用。良好的社会活动能力，不仅能够加深交流，得到理解和信任，使合作的机会大大增加，同时，也可以提高办事的成功率，为医院争取更大的利益，取得事半功倍的效果。需要指出的是，院长的善于交际，绝不是那种庸俗的“关系学”，而是以医院的利益为交际内容的活动，是院长调动各方面有利因素，充分发挥交际能力，共同协作、互惠互利、尽可能达到双赢效果的交际。

特质之四：亲和度

亲和度在《辞海》中的定义为：两种物质结合成化合物时互相作用的程度，尤指人际交往或者协作过程中的关系亲密程度。

院长在领导活动过程中所体现出的亲和度并非简单的是人际关系亲疏、远近，或好恶。院长的亲和度是院长在医院中的向心力、凝聚力、影响力的综合表现；是公正、公平、公开办事结果的体现；是诚信力、追随度的衡量。院长的亲和度包括两个方面：一方面是沟通的能力，另一方面就是包容的能力。如果院长不知道倾听、不知道表达，始终将会与员工保持较远的距离。院长们可能会听到赞美，听到褒扬，也可能会听到抱怨和投诉，这时就要包容，如果没有沟通能力，就不能包容。反过来，如果不沟通，包容的东西就是空的。一名具有威慑力的医院领导只能做到让员工服从，而一名具有亲和力的医院领导者就好像一块磁铁，员工就像是一堆散落在沙子中的铁屑，领导者可以轻而易举地把员工紧紧地团结在自己的周围，随着自己设定的方向前进。

树立平易近人的领导形象。医院领导者在与员工的联系交往中，要做到平等待人，谦虚平和，富有同情心和正义感，要让员工觉得领导者并不都是那么“可怕”和“不近人情”，而是员工们易于接近，敢于接近的

"家长"，使员工对领导者的感觉永远存有一种"暖"的滋味。

具备良好的沟通能力。良好的沟通能力是影响力的桥梁和翅膀，在准确传达医院领导者意见、要求、决策的同时，也在医院员工中广泛传播了领导者的影响力。充分而及时的沟通能够使医院院长更加准确迅速地了解信息，预防盲目，满足员工需要。沟通还使领导行为具有良好的合作氛围和渠道，促进领导决策的实施。两者在增加领导有效性的同时，也提升了医院领导者的影响力。

将管理的触须延伸到员工的私人领域。院长可以在非工作时间走出自己的办公室，走进员工的私人生活领域。比如，与员工共进午餐，畅谈人生乐趣，共议医院发展；或是走进员工的家庭，拜访员工家人；或者在员工生日和结婚时送上鲜花及其他物质祝福等。这些举动会让医院员工深切地感受到医院领导者的亲和力，比一些空洞的说教更具震撼力，有的时候甚至会使员工终生难忘。例如在新加坡中央医院，院长每月定期邀请部分优秀员工共进午餐，相互沟通。

特质之五：知人善任

知人善任在《现代成语词典》中的定义为：善于认识人的品德和才能，最合理地使用。

很多院长常常慨叹：良才难觅。其实，问题通常不是缺乏人才，而是院长需要识别和用好人才。若依概率而论，一个医院的人才大致是均匀分布的，问题是，院长能否有机会了解下属的专长所在？然后适合的赋予适任的职务？总结而论，优秀的院长，其领导力的优劣，可视对人处置的适切程度，所谓知人善任的调度力。扬长避短用人方略的运用，重点在于充分扬长。虽然扬长与避短是院长用人过程对立统一的两个方面，但其中扬长是起决定性作用的主导方面。因为人的长处决定着一个人的价值，能够支配构成人的价值的其他因素。对于院长来说，扬人所长，不仅可以避短、抑短、补短，而且更重要的是，通过扬长能够强化人的才干和能力，使人的才干和能力朝着院长用人目的所需要的方向不断地成长和发展。

按特长领域区别任用。由于主观和客观的局限性，决定了任何人只能了解、熟悉和精通某一领域的知识或技能，因此人在知识和技能方面的特长具有明显的领域性特征。脱离了适应的环境，原先的知识或技能上的特长就可能不会显示出优势，失去特长的意义。比如让熟悉心血管疾病的专家去对付消化内科的问题，虽然也能处理问题，但其身份显然就不是专家了，效果自然也大打折扣。所谓知人善任，就是要求院长能够分析和知晓下属的长处所在。院长们在用人时必须根据下属的特长领域性，坚持区别对待、因人而用的法则。用人时应该先了解和弄清楚使用对象的特长是什么，这种特长适用于哪个领域，按照人的特长派用场，使工作与人对口，而不至于削足适履，人为地强求他人改变或放弃特长去勉强适应工作。成功的领导，总是针对人的领域特长安排适宜的工作，分派合适的任务，以发挥人的特长优势。

按特长的变化而用。人的特长也不是一成不变的。人的特长还具有转移性，可以从这一领域向另一领域发展，发展的结果往往是新领域特长超过原领域特长。现实生活中有许多这样的例子：如新闻记者休斯发明了电炉，兽医邓洛普发明了轮船，画家莫尔斯发明了电报等，这些特长转移的人，往往是难得的优秀人才。他们之所以发生特长转移是因为创造性思维的活跃，敢于冲破习惯的束缚，善于进行创新活动，具有一般人所不及的开拓精神和创造能力。院长在发现下属的特长转移之后，要及时调整对他们的使用，尽可能地把他们安排到适合新特长发挥的工作领域，为保护新特长的发展，促进新特长的发挥创造良好的环境和条件。

把握最佳状态，用得其时。人的特长可能会随着年龄的变化、精力的变化有所增长，也有可能衰退。这种特长的增长或衰退就是特长的衰变性。它的变化轨迹呈曲线，一般是开始向上增长，当增长到峰值期的时候，特长便不再增长，保持一个阶段之后，就会开始向下递减，见图 3-8。由于每个人的情况不同，各个人的特长衰变速度有快有慢，衰退期的到来有早有晚，特长峰值期的持续时间有长有短。了解特长的衰变性，院长在用人的时候就要讲究用得其时，要在人的特长上升增长阶段和峰值期予以重用，以便充分让他们的特长发挥作用，不要等进入衰退期了再用，到了那时，人的特长发展阶段和高峰保持阶段已过，再用就很难起到扬长的作用了。

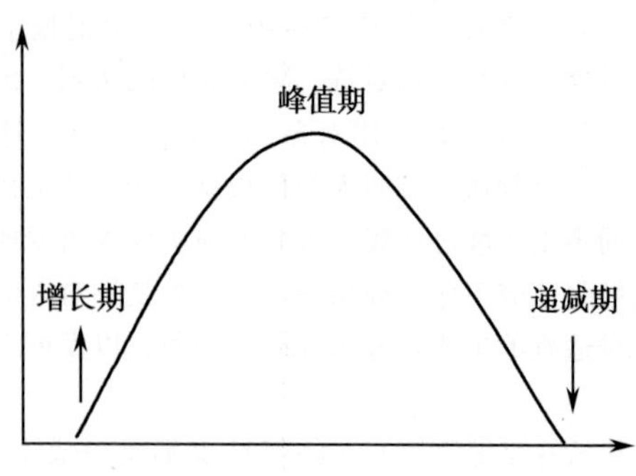

图 3-8　特长衰变性示意图

善于开发、挖掘和培养人的特长。在院长的知人善任中还有一件更重要的事情，那就是帮助下属开发、挖掘和培养他们的特长，这也是衡量领导力的高低的一个重要的方面。院长要明白人的特长有“用进废退”的特点，即越用越能发展，不用则逐渐萎缩。院长们要善于在使用中开发人的特长、挖掘人的特长、促进人的特长发展。通过使用，在实践中培植人的特长，养育人的特长，开发人的特长。发现和看到人的特长而不使用，对院长和医院来说，不仅是最大的人才浪费，而且也是对人才的一种可怕的压抑。

五、院长领导力的核心体现

1. 院长领导观念的变迁　面对环境和被领导者的变化，医院院长们同样也需要树立新的领导观念。

（1）从“重事”到“重人”：在过去，县级医院院长大多以工作为中心，重视对事的管理，重视做事的程序、方式，重视做事的效率。对事的管理越具体越好，越直接越好，对事的管理越多越好。而现在却要求院长们重视人的需求、动机，重视对人的关怀，对人的引导和辅导。一名院长管好事不一定能管好人，人可能是管理中最复杂最难把握的一项因素，但是往往能把人领导好了，则一定能把事做好。所以对于院长们来说，重视对员工的领导比重视对事务的繁杂管理更值得重视和倾注精力。

（2）从重控制到重激励：在过去，大多数院长以控制为主要管理手段，他们可以借助于严格的规章制度，借助于自己手中的权力和威望，对员工施加制约，使其按照既定的路线行动。现在对院长提出的要求则是以激励为主要方式，院长们应当更多地借助于精神和物质的手段来满足科主任和普通员工的需求，激发他们的动机，开放他们的潜能，引导他们的奋斗目标与医院愿景保持一致。控制的结果最多是服从，而激励的结果则是认同、热情、响应，是潜能变成显能和效能。控制使员工变得渺小，拉远了院长作为医院领导者与被领导者之间的距离。激励使员工变得伟大，缩短了院长与员工的距离。因此，在今天，依赖激励的院长比依赖控制的院长更受人欢迎。

（3）从重效率到重价值：从前，院长在管理中比较重视的是过程、任务、目标、指标和效率。现在的院长们则更重视结果、目的、效能和价值。院长们追求的是价值最大化，因此给员工留下了足够大的想象和发挥空间，激发了他们的创新思维。今天考核院长领导力要看他是否还在沿袭着过去那种重视目标、重视任务的压迫式管理，还是已经转化为更重视目的和价值的集约管理。

（4）从重秩序到重变革：从前，院长的领导过程中追求的是秩序性、条理性、程序性和规范性。今天的院长应该把如何追求创新、追求变革、追求突破作为提升领导力的着力点。由于管理秩序的关系，所以在医院管理的过程中，往往强调的是共性和刚性，不管什么对象、什么时候都会用相同的方式去实行标准化管理，显然这样管理的效果也是需要的。但今天，院长的领导方式更应该强调适度的个性和柔性，强调根据不同的对象、不同的情境来选择不同的领导方式。

2. 院长领导方式的变革　随着县级医院科学管理内涵及重心的调整，院长领导方式也正发生着巨大的变革。

（1）隐性领导对外显领导的取代：制度制约与规范。医院员工在医院的各种制度的约束下，自觉地遵守和执行，他们没有感觉到院长的干预和制约，但实际上他们的行为却符合院长的意志。

组织结构的调整。院长通过建立、合并、撤销医院的组织部门来影响员工的态度，改变员工的行为，许多医院实施的大部制改革即是如此，即把原先垂直的、金字塔式的医院组织结构改变成如今扁平化的组织结构。

借助文化力的作用。借助医院文化来影响员工、教育员工是大多数院长都觉得效果极佳的隐性领导的形式，这一点很容易理解。但在实际应用中，有些院长和员工也会认为医院搞文化活动较多可能是不务正业，其实适度的医院文化活力可以疏通员工上下左右的关系，凝聚人心人气，对于医院各项工作具有促进作用。

彰显人格力量。今天的院长，其自身的个性、品德、形象、魅力、能力、资历等人格因素，对被领导者将起到更为积极的作用，认同院长的人格，员工们就极容易认同院长的观点和思路，认同院长的领导方式和路径。

（2）集权领导走向分权领导：过去，人们总是把领导者与领导工作完全等同起来，领导者做领导工作，领导的权力和责任全部集中在少数人身上，大多数人只有听命和执行的份。现在人们则把领导看成是一种积极的作用，院长可以发挥领导作用，被领导者也可以发挥领导作用，把院长的权力分散化，把院长的责任分散化，把领导的机会分散化，把领导的作用分散化，这也是当前领导活动的一种新的主张。

随着医院管理制度的不断完善，医院领导权力将会出现集权越来越少，分权越来越多的现象，这种转变表现在纵向和横向两个方面。从纵向看，就是把院长的权力逐步分散到副院长、中层干部和职能部门中。从横向看，就是把院长的行政权力逐步细分为决策权、经营权、管理权和执行权等。

（3）经验领导到科学领导的交替：通常所说的经验领导，总结起来具有以下几个特性：①相对片面性，它通常是从一件或几件类似的事物中总结出来的，是“用小看大”，以偏概全；②相对僵化性，它通常认为上一次成功的东西在下一次也依然适用，这是“刻舟求剑”式的僵化思想；③相对随意性，拍脑袋决策，拍胸脯指挥，拍拍手逃避责任；④相对短视性，只看表面现象，只看眼前目标，缺少价值导向，缺少战略思维。当然经验领导也并不是一无是处，在某些特定时候它也是很有用的。每位院长都知道，领导经验是十分宝贵的，离开了领导工作的经验，几乎不可能成为一名好的院长。问题在于，院长们很容易把“领导经验”定型为“经验领导”，那样的话，领导活动注定是要遭遇失败的。

成功的领导经验是在过去特定的情境下取得的，如果领导的情境不变，那么过去的领导经验仍然是适用的。但令人遗憾的是，领导情境是随时随地都在发生着变化的，因此，经验就从适用变成了不适用。在知识经济到来之前，人们可以感觉得到领导情境虽然也在变，但变化很慢、很小。21 世纪就不同了，一切都提速了，包括领导情境的改变也在提速，这时领导经验的有效性明显地缩短了，经验领导行不通了，它必然要让位于科学领导，科学领导就是在这样的背景下应运而生的。如果说经验领导是领导的“权术”，那么科学领导就是领导的“技术”。它有如下特性：首先，科学领导是在领导科学指导下的领导活动，科学领导是从科学的领导活动中总结概括出来的规律性知识。其次，科学领导与医院制度建设是密不可分的，与定量化、模式化是不可分的。

（4）从排斥差异到重视差异：传统的医院管理排斥差异，无论是员工的着装还是行为，甚至是价值观，都在追求整齐划一的标准化，那时的差异往往是被视做“异类”“出格”看待的，是不容许存在的。但是很快，问题出现了，排斥了差异，消灭了个性，医院的管理千篇一律，员工墨守成规的现象很多，创新的动力和潜力也会被压制，发挥不出来。这样，组织中每个成员的“分力”小了，但是整体的“合力”自然也小了。

现代医院院长为了追求绩效，不是简单地去排斥差异、消灭差异，反而是有意识地在制造差异，利用差异。比如，不再简单强调员工的共同进步，而是有意识地形成一些竞争，让一些有能力的人“冒”出来，对其他人造成一种冲击，一种震撼，借以增强每一个人的创造力和动力潜能，把“分力”变大，“合力”自然也就大了。

3. 院长领导力的行为与使命　院长的领导力就是在医院管理实践中如何通过院长个人能力激励他人自愿地将理念化为行动、将愿景化为现实、将障碍化为革新、将分裂化为团结、将风险化为奖赏。

院长领导力的核心体现在五种行为和十项使命上：

（1）行为之一：以身作则

使命 1：明确自己的理念，找到自己的声音。

使命 2：使行动与共同理念一致，为他人树立榜样。

成为一名卓越的医院院长，第一步是要学会向内看。

院长首先要找到自己的价值观和信仰，这也是深刻影响着院长决策和行动的基本信念。县级医院改革和发展的走向，与院长个人的价值观和领导理念有着密不可分的关系。如果院长只会简单重复上级的思想和要求，只会照搬复制别家医院的成功经验，而没有自己独特的领导哲学和领导理念，对于医院将来的发展来讲是十分不利的。当然，身为院长，不仅代表自己说话，还必须代表整个医院和员工发声。院长领导力是一种对话，而不是唱独角戏。因此，院长必须了解和同化员工的价值观，并最终确立起医院共同的愿景。现实中，有许多看似无奈的院长，面对困境难以施展抱负，实则是一种不自信、没底气的表现。医院院长首先要坚定地维护自己的信念，并通过自身行动告诉他人，他们遵循自己宣称的价值观，同时他们也确保他人谨守达成的共同价值观。只有言行一致的院长才能建立起员工心目中的信誉。在医院管理中，院长的榜样作用怎样强调和放大都不为过，院长的身体力行对员工来说胜过千言万语。

（2）行为之二：共启愿望

使命3：展望未来，想象令人激动的各种可能。

使命4：诉诸共同愿景，感召他人为共同的愿景奋斗。

从某种意义上讲，医院院长都是梦想家、理想主义者、各种可能性的思考者。医院愿景的最大作用是聚焦全院的能量，但在现实管理中，仅仅是院长们看到愿景，并不足以产生一场全院上下共同参与的组织变革运动。员工希望自己的院长具有前瞻性，但是，他们不希望院长把自己的愿景强加在自己身上。他们不希望仅仅看到院长的愿景，他们更愿意看到自己的愿景和抱负如何被实现，自己的希望和梦想如何达成。因此，卓越的院长的关键任务是共启愿景，而不是宣扬其个人理想。这就要求院长们必须能够充满激情又无比清晰地讲述希望和梦想，获取人们的认同、理解和支持，让员工看到令人兴奋的可能的未来，让员工一起参与进来。只有共同的愿景才有使大家持之以恒地为之献身的魅力。院长要学会倾听员工的声音，了解员工的希望、梦想以及抱负。此外，院长还必须让每个员工都能参与到愿景的实现过程中来，善于把不同的对象和共同愿景中最有意义的部分联系起来，例如医院的学科带头人、中坚力量、新进员工以及行政后勤人员，每个层次的对象关注的重点都不同，院长要善于区分及识别。此外，院长还必须为愿景注入活力，让愿景在员工心目中由一句简单的口号变得立体和鲜活起来，让人们能够想象得出它是什么样子，才愿意为它独特的未来而努力。

(3) 行为之三：挑战现状

使命5：通过追求变化、成长发展、革新的道路来猎寻机会。

使命6：进行实验和冒险，不断取得小小的成功，从错误中学习。

保持现状，只能甘居平庸，也只会不断被超越甚至淘汰。医院院长们都有这样的体会：很多时候，他们都无法沿用旧的解决方案来面对新的挑战。有时候，院长必须主动引发变革；而在另一些时候，他们必须驾驭周围的不确定环境。提升院长领导力就要提升院长带领医院和员工应对重大挑战，驾驭不确定性，跨越艰难险阻，进行转换与变革的能力。从我国县级医院发展的现状来看，情况并不乐观。观念陈旧、制度僵化、管理落后、技术进步停滞等。究其根本原因，还是缺乏创新，尤其是院长缺乏改革的思维和勇气。今日，我国三甲大医院都在“居安思危”，广大的县级医院更应具备风险意识，寻求变革的方法。而一切变革的起源就是创新，就是打破旧的规则、秩序、平衡。对于院长来讲，创新应该是全方位、多层次的。制度创新增强医院的活力、技术创新增强医院的动力、服务创新塑造医院的品牌、管理创新实现医院的永续发展。提升院长领导力就是使广大县级医院院长走在变革的前列，而非在后面观望或追赶，陷入虚假的安全感中。诚然，任何尝试都会遭遇失败，院长也并非都是常胜将军，也会有面对失败的时候，此时，院长不仅要不怕犯错，更重要的是不怕认错，优秀的院长都是最善于学习的人，唯有向失败学习，才能向成功迈进。

（4）行为之四：使众人行

使命7：通过强调共同目标和建立信任来促进合作。

使命8：通过分享权力和自主权来增强他人的实力。

齐心协力的重要性自古以来就被人们所认同，协力必先齐心，只有当力的方向一致时，才有可能形成最大的合力。因此，身为院长，不仅要谋事，更需要“谋人”。医院不同于一般企业，高知人员密集使得这些具有丰富学识、特殊成就和崇高地位的员工们产生了极大的优越感和过度的自信心，特立独行、自由散漫和内耗的现象客观存在，人际关系变得十分复杂。院长领导力成长的基础条件之一，就是要善于构建和谐的医院内部的人际关系，把方方面面的积极性和创造性统一起来，为共同的目标而一致行动。归根结底，院长们只要做好两件事：一是提高与人沟通的能力，以获得他人的理解和支持；二是发现潜在的人际关系冲突预兆，及时权衡利弊制订出解决的方案加以化解。优秀的院长就像是员工关系的粘合剂，以建立信任、增进关系的方式来促进医院内部的各项协作。并善于使员工认识到自己无法独自成事，成功必须依赖于其他同事的存在，认识到一荣俱荣、一损俱损，只有合作才是互惠的，通过树立互惠原则来报偿共同的努力。当然，合理的授权也是院长建立团队协作关系的关键所在。富有领导力的院长一定是能够识人用人的伯乐，他们能够甄别人才，并根据其能力的大小、专业水平的高低提供相应的岗位，哪些人适合做学问，哪些人适合做管理，他们都观察得仔仔细细，所谓用人之长，避人之短。值得一提的是，富有领导力的院长在选人、用人的过程中，还能为后者带来强大的能力助长效应，这些院长为人才搭建了理想的表演舞台，给予其充分的自主权，并让他们参与科室或医院的一些重大决策，加上丰厚的待遇，这些激励手段都能最大限度地发挥人才的作用。

（5）行为之五：激励人心

使命9：通过表彰个人的卓越表现来认可他人的贡献。

使命10：创造一种集体主义精神来庆祝价值的实现和胜利。

美国哈佛大学教授威廉詹姆士研究发现，在缺乏科学、有效激励的情况下，人的潜能只能发挥出20%～30%，科学有效的激励机制能够让员工把另外70%～80%的潜能也发挥出来。所以团队能否建立起系统、完善、多角度的激励机制，将直接影响到其生存与发展。对于县级医院院长来讲，激励机制是打造优秀稳定的医院团队的利器。当员工完成某项任务时，如果院长觉得其结果符合医院的发展方向，符合决策的目标，符合领导意图，就会给予员工奖励，这也是一种典型的激励艺术。对员工的正确行为进行鼓励和奖励，这种行为就会再次发生、频繁发生，这种积极行为的强化有利于医院总体目标的实现，值得推广。这些看似很简单，做起来却并不容易。最常见的例子是，院长奖励有功劳的员工，但是想到“没有功劳也有苦劳，没有苦劳也有疲劳”，于是就给“有疲劳”的员工也进行奖励，导致的结果是有功劳的员工心中不平，而“有疲劳”的员工心安理得，继续着他们的“疲劳”。这是一种动态平衡，“功劳”和“疲劳”是相互转化变迁的。如果没有“功劳”也没有“疲劳”，那就是院长需要关注的被领导群体了。员工的奋斗目标往往是分散的，因此在他们的积极性被激发出来以后，院长就要引导员工树立个人的奋斗目标，使之与医院的大目标一致起来。所谓引导不只是强制命令，而是通过利益机制、通过医院文化的影响，让员工自愿地将个人利益与医院利益统一起来，将个人的奋斗目标与医院的总体目标统一起来。

4. 提升领导力的步伐

（1）融入团队：许多院长认为，团队的意义就在于医院管理一团融洽，和谐发展。因此会刻意避免与员工的冲突，同时不愿意在医院决策问题上让更多的员工参与进来，也由此产生专制、缺乏交流等一系列管理问题。在这样的领导环境下，所谓的一致性往往只是员工放弃了做决定的权力，但同时也促使他们对于医院及院长本人的认可度和忠诚度降低，甚至会朝着决策的反方向前进。因此，院长重视团队作用的第一原则就是从“以我为中心”的领导方式向“以我们为中心”的领导方式转变，在思考任何问题和做任何决定的时候，做到将医院全体员工囊括在内，而不是排除在外。为了创造这个共同努力的环境，院长应做好三件事。一是分享权利和观点，充分授权给每一级的员工，并给予充分的信任和鼓励。重视不同的思想、观点和看法的价值，尤其重视那些与自己有着不同意见的员工所处的背景。二是建立一个公平、公正的环境。特别是增加收入和奖金的透明度，使每一个员工都能清楚地认识到他们各自的表现是怎样得到认可和奖励的。三是鼓励参与。建立多种渠道让每一个员工都有机会将自己的想法和意见反映给院长，通过这些想法和意见的“被采纳”让员工知道自己对医院的价值。同时，院长要善于鼓励员工去从事一些超出其目前能力水平的工作，以取得更多的成就。

（2）更加人性化：管理的目的是发现问题并加以纠正，但这并不代表院长就应以评判和批评的眼光看待员工，甚至常常自己插手进来亲自去处理问题。这种监督所产生的最终后果往往是员工表现越来越差，积极性越来越低。院长应当懂得欣赏员工，并懂得认识到员工自我意识的重要性。一是及时分享反馈信息。院长要通过建立起一种透明的领导方式，而不是批评与惩罚，让员工清楚地意识到哪些行为会得到奖赏，哪些行为不会有奖励，通过这一类信息的反馈，员工们可以不断调整并更正自己的行为以保持与团队其他成员的一致性。二是成为员工的行为楷模。院长要使自己成为参与其中的“引领者”而不是高高在上“指挥者”，院长的身体力行往往比任何说教更具说服力，也能使员工认为医院领导者和自己有着相同的目标并共同为之努力。三是善于聆听。院长要把与员工的沟通当成工作的重要部分，不带批判目的地去悉心聆听他人的意见和建议，往往会从中获取许多对人际关系、管理活动更有深度和更具洞察力的看法。院长要乐于倾听，让员工畅所欲言，弄清楚员工重视的问题，而不是简单粗暴地予以否决。

(3) 保持激情：许多院长每天都在标准和期望值内做自己该做的，而不会去拓展一些范围更大、更有挑战性的工作。这样的结果导致包括全体员工在内的人员害怕变化、害怕犯错以及缺乏安全感。而院长恰恰应当是解开这种束缚、释放创新能量的人。一是与员工相互分享梦想。院长要善于向员工描述自己的梦想，并以此引导鼓励员工着眼于未来进行梦想，通过缔造一种以信任和安全为特征的医院文化，彼此交流各自的梦想，融合各种值得追求的梦想，从中学习、改变及重组成大家共同的梦想，即医院的共同愿景。二是建立新的思维模式。院长们习惯于根据以往的知识和经验积累，形成自己判断事物的思维习惯和固定倾向，即“思维定势”，困于这种固定的思维模式就会把新的知识和新的东西关在门外，难以进行新的探索和尝试。院长应善于提问，对自己在干什么、为什么这样干等问题作出清醒的评估，不回避眼前的问题和错误，善于从挑战和困难中获取学习的机会，不断回顾和总结创新。三是鼓励承担风险。院长应当多鼓励员工去实践新的梦想，同时勇于和员工一起承担所带来的风险，而不是简单地充当“事后诸葛亮”的角色。

(4) 不断再生：对优秀院长的要求并不是“四平八稳”，而是自身思维方式新颖，乐于采纳新的观点和做法，同时也鼓励其他人用新的方法思考和解决问题。一是分享创新思维。院长个人的创新是有限的，因此要善于借助他人的思维火花，通过营造肯定、信任、勇敢、民主的团队氛围，有效的管理和运用员工的创造力，是院长独特的管理技能。二是时刻保持对领先的追求。医院要在行业内或区域内占据主导地位，就必须时刻否定并超越自己。能否把握创新的机会是院长领导力最基本的成功要素，优秀的院长都有一种意识：与其让别人迫使自己的技术和服务被淘汰，不如自己先淘汰现有的自己，通过主动适应医疗市场的变化而获得主导权。三是在竞争中前进。医院的发展过程，就是竞争的过程，有竞争才能激发动力、增强活力，不断推进科技创新。任何行业都是在竞争的强大压力下，一步步前进。同样，如果医院院长没有危机意识，医院迟早面临被淘汰的局面。当然，竞争要通过正当的途径，常常也是考验院长人格的时刻。

六、院长领导力的新外延

在医院院长管理实践中，有一些心态和技巧对管理的结果有着不可忽视的影响，这种心态和技巧有规律地出现，称之为领导力的外延。

1. 心态——院长领导力成功的基石　心态影响着人的情绪和意志，心态决定着人的工作状态与质量。拥有什么样的心态也决定着院长领导力修炼的层次。

（1）自信积极心态：一切的成功都源于自信，日常工作中总会遇到各种各样突如而来的难题，这时候身为领导者如果对自己都没有信心，那么所带领的团队也会因为受影响而对医院失去信心。例如条件相当的两家二级医院同时创建三级医院，一家医院院长踌躇满志，在医院各种层次的大会小会上宣扬这是一件势在必行的事情，那么全体员工大多都会积极地朝着这个方向去努力争取。而另一家医院的院长则认为自身建设很不过硬，创建不过是碰运气的事，被输入了这种信号的员工自然就会消极的争取。显然，院长的信心对于员工的士气有着决定性的作用。

(2) 尊重合作心态：每一位院长都应该深刻意识到，员工是医院的根本之所在，员工的付出对医院的成就来说是必不可少的因素。因此，院长应该像尊重自己一样去尊重自己的员工。把自己和员工放在一个平等的位置，并经常跟员工进行开放式的沟通，把员工当成工作中不可缺少的合作伙伴，注意培养员工的主动性和自我管理的能力。事实证明，那些能够放下身段和员工以盟友的方式合作的院长，更有助于提高医院的整体绩效水平。

(3) 赏识授权心态：赏识是指领导者善于用欣赏的眼光看待员工，对其工作成绩和个人表现表示出由衷的赞赏，在员工失败或者受到挫折时，帮助他们树立自信和实现进步，赏识是院长必需的一种激励方式。同时，院长要帮助员工提高个人素质和能力，而授权就是促使员工成长的最快办法。院长做到有效授权，才可以空出更多的时间来做更重要的事情，考虑医院发展的战略问题，进行重要的策划思考。

2. 环境——院长领导力的复杂挑战　随着社会的变革，医院的内、外环境已经发生了很大变化。医院竞争环境、经营环境、组织系统环境、政策环境、人际关系环境的改变都在客观上对县级医院的院长们提出更高、更新的要求。

我国县级医院同时存在着自然属性和社会属性。一方面，其自然属性是医院本身的生存与发展，需要效率和效益的提升。另一方面，其社会属性则要求医院最大限度地体现社会公益性和福利性。面对激烈的竞争环境，实施调整医院未来发展与医院内部变革的协调问题，如管理机制和方法、内部运行流程等，在战略决策时要发挥群体智慧，充分听取医院内外部的意见。此外，要善于把握医疗服务需求变化的风向标，运用蓝海战略和差异化竞争手段，及时调整医院发展优势，将所在医院向区域内医疗份额比重大、强势综合性或专科实力型发展，在特定的领域形成具有自主特色、品牌知名度高的医疗发展地位。

环境是影响院长领导力发挥的最重要的外在影响因素之一。同时环境因素也是变化、挑战最大的一个因素。

3. 团队——院长领导力的创造空间　一家医院只有在几乎其所有成员对所要达到的整体目标基本一致的肯定和充分的认同时，才能表现出强大的力量并为最终共同实现目标而努力。而在现阶段，由于目标不一致、利益不一致等因素导致团队内耗、协作性下降的现象已不属于个例。为此，院长的统御力在团队建设中就显得格外重要，有时往往比制度、纪律更为重要。

统御力过去常被称为“统治、统帅、驾驭”的能力，现代院长则更多地把它理解为领导、管辖、控制的能力。不管是过去还是现在，统御力都是院长领导活动中必备的一种能力。

（1）占位着眼：指院长在领导活动中要谋全局抓大事，而不要不分轻重、胡子眉毛一把抓。很多院长在实际工作中总是身不由己地被具体事务缠住，陷入局部而拔不出来，这里甚至还有一个认识误区，误认为院长越忙、揽事越多，工作姿态就越高，责任心就越强。那么院长究竟做什么呢？这里有一种主张：别人干得了的，院长不一定要干，别人都会的，院长也不一定要学，院长要干别人替代不了的，下属职责里涉及不到的、拿不下来的、权力不及的重大事项、关键问题。具体说就是着眼大局、谋划战略、调兵遣将、把握动向。

（2）择要而行：一是能够抓住大事。当大小问题蜂拥而至时，院长们只能把注意力放在战略部署、宏观思路等重大问题上，处理了这些大问题，等时间、精力有余时再顾及小事。二是善于认识重点。在实际工作中，究竟哪些问题才是关系医院发展全局的要事，哪些又是具体琐事呢？这是院长要善于识别的。现代管理理论中的“木桶理论”，说的就是这个道理。木桶的盛水量取决于最低的那块木板，其实医院的经营与发展就像那只木桶，院长工作中的各类问题也就类似木桶的各块木板，只要找到那块关键性的木板，加高它，木桶的盛水量就可以增加，问题就可以得到圆满地解决。三是于细微处识大体。速度时代，所谓的要点、重点也不是一成不变的，随着环境和医院各种具体工作的改变和时间的推移，轻重可易位，大小可转换，主次也会发生变化。有些看似不屑一顾的小事，其中可能就隐藏着重要的信息，这就需要院长有从细微处识大局的本领。

(3) 合理分工：现代社会处在一个日趋激烈的竞争体制中，如果不进行合理分工，院长们就会忙得难以抽身。为此，不妨参照一些日本企业，他们规定领导只做三件事：一是检查工作执行的结果；二是处理突发事件；三是考虑发展战略。合理分工，可以使院长更好地履行领导职责，也无疑有助于院长更好地控制大局。

4. 特殊法则——院长领导力的特殊外延　保持“适度压力”。人们常说创新是发展的永恒动力，那么院长如何能在院长岗位上不断创新呢？其实最重要的就是院长要学会保持和创造出适度的压力和张力，压力过度显然是不益的。在现实生活中，院长普遍最感头疼的是医院管理工作千头万绪某一方面要耗费很多精力应付外部世界对医院的压力，另一方面还要用很多的精力去研究与思考医院内部的运作、管理和关系问题，又要控制得了，还要保持适度的弹性、张力和创造性。这其中的自我感觉是一种院长管理医院的领导艺术，也是院长领导科学。

寻找“二次落点”。“落点”一词，源于足球比赛的术语，足球从空中飞落之处即为“落点”。足球场上谁判断的准，跑步到位，谁就会稳稳地守在足球的“第一落点”。在现代医院管理中，“第一落点”从某种意义上说是抢快出新，是显著成效。当然，医院管理的主要成效是重要的，如医疗质量管理活动，医院效率、效益的提高，医院技术创新和人才培养工程等，但这些医院管理工作却往往很难一蹴而就。有时，院长耗费了很多精力去抓某项工作，却常常苦于无结果或少成效，而不经意地去做另一件事却会收到意外的效果，焕发出“医院管理的第二次落点”。现代医院管理过程常有这种情形出现，就是当人们都认真致力于某次能使医院管理取得成效和业绩的时候，有时会遭到宏观政策的调整、政府投入机制的限制以及其他人为因素的影响，这是作为院长如果选择了放弃或简单的服从，那么就可能会没有增长空间和发展机遇了。院长的思维敏锐性从宏观到微观的跳跃性以及捕捉危机中的“二次落点”的能力就显得尤为重要，这种能力一是要自我锻炼、培养和提高；二是可以学习、模仿、移植和交流。

学会“注意放弃”。现代医院的院长们大都感到工作辛苦，工作时间和工作强度成倍增长，但工作效率的增长却难成正比。许多院长常常会面临许多困难和问题，总想自己尽快地去做好，去改变面貌，故此常常会在一段时间内去做很多重要的事情，试图一段时间内去解决医院历史上所遗留的所有问题，但结果往往事与愿违。基于此，从医院管理科学的角度，院长们要学会“注意放弃”。

学会注意放弃可以使院长们精力专注，工作重心更加突出。学会注意放弃还可以使院长们不至于经常有失败感，而更多的会有成效感。学会注意放弃更可以使原有的工作矛盾能及时沟通解决，使自己和医院的管理工作更加和谐。

善于利用“他人的思维”。一些医院管理者和院长无论大事、小事，都要自己去想才能放心，其结果是使自己一直处于身心疲惫阶段，而办事效果却并不佳。应当看到，任何人的思维能力都是有限的，不可能什么都懂，什么都是最先进的。这种情况下，院长的领导能力和水平，事实上更加重要的是一种获取力和消化力，也就是要求院长们善于利用“他人的思维”。一是要有一种对外界同行专业管理的敏锐洞察力。院长要能及时洞察国际和国内同行的最新管理动态，要了解管理科学理论的最新进展，要有专业理论与实践的鉴赏能力，并能在此基础上产生联想、创新。二是具备对属下和员工的建议与意见的及时吸收力。院长的领导学中需要民主集中制的原则，让自己的副职、中层干部及员工能充分地表自己的主张。当然这也就需要一个前提：那就是都想努力地将自己医院管理地更好，而不是漫无边际地随便议论和评论。

勇于面对“责备和不理解”。医院的发展和壮大过程中，院长会遇到许多责难和不理解，对于一个有远见的院长来说，他绝不会只顾做眼前的完人，他总会以长远的眼光一视同仁地看待和接受一切“责备和不理解”，总是将心比心地以宽宏大量的立场尽量理解非议，避免争辩。现代医院的院长需要有一个刚强的外表、柔软而富有弹性的心。如果院长的决策和领导活动一遇到责备、非议、刁难就丧失了坚持下去的工作意志力的话，那必然将会是一事无成。这种过程有时会随着某一事物发生、发展、改变而变化着。所以，院长只能适度地解释，只要认定自己的工作目标是正确地，那就坚定不移地走下去，当事物的结果凸显时，人们必然会恍然大悟，而称赞不已。院长的思维应当具有一定的超前性，否则就不能引领医院快速地发展和前进。

善于掌控“自己的情绪”。现代医院的院长们要成功，还必须要做到的是了解自己。正确去认识自己、了解自己，很大程度就是在了解自己在做事时候的思想，掌控自己的情绪。现代医院的院长们应该一直保持巅峰的情绪，以积极的形象和正面的语言沟通来激励你的下属。换句话说，成功者控制自己的情绪，失败者被自己的情绪所控制。

学会为他们“创造空间”。作为现代医院的院长，只赋予下属职务和责任还远远不够，院长们要学会为你的下属，医院的优秀员工、临床一线的技术骨干，乃至所有的医院员工创造空间。“只有平庸的将，没有无能的兵。”优秀的领导者总能从身边发掘人才并充分发挥他们的潜能，善于授权的院长们更深谙为他人创造空间的真谛，这样，院长不会把自己弄得很疲劳，同时还可获得下属的尊重和合作。

第四章 政策法规及规章制度

第一节 院长常用的法律法规

随着医药卫生体制、医疗保险制度和卫生法制的不断健全，患者法律意识的不断增强，要求院长和医院管理者不断增强法律意识，熟悉和掌握相关法律法规，并贯彻落实。医院需要制定一套系统的、完善的管理制度来规范和约束医疗服务行为，才能确保医院正常运行和科学发展。

一、卫生法律法规概述

1. 卫生法的概念　卫生法是由国家制定或认可，并以国家强制力保证实施，旨在保护人民生命健康活动中形成的各种社会关系的法律规范的总和。

卫生法有狭义和广义两种理解。狭义的卫生法，仅指由全国人大及全国人大常委会所制定的卫生法律，如《中华人民共和国执业医师法》《中华人民共和国侵权责任法》等。广义的卫生法，在我国除包括狭义的卫生法外，还包括被授权的其他国家机关所制定的从属于卫生法律的在其所管辖范围内普遍有效的法律法规和规章，如由国务院颁布的《医疗机构管理条例》、卫生部部务会议审议通过的《医疗机构临床用血管理办法》等。

2. 卫生法的分类

（1）宪法：宪法是国家的根本大法，具有最高法的效力，是所有法律立法依据。宪法中有关医药卫生和保护公民健康的内容是所有卫生法的基础。宪法中有关卫生法的内容主要集中在第21条和第45条。

（2）法律：卫生法律是指全国人大及全国人大常委会制定的法律文件。如《中华人民共和国执业医师法》《中华人民共和国药品管理法》《中华人民共和国献血法》等。

（3）行政法规：卫生行政法规是国务院根据宪法和法律制定的、有关卫生行政方面的、具有法律效应的规范性文件。如《医疗机构管理条例》《血液制品管理条例》等。

（4）地方性法规：地方性卫生法规是指省、自治区、直辖市及经国务院批准的较大的市、经济特区市的人大及其常委会，在不与宪法、法律、行政法规及其他上位阶法规相抵触的前提下，所制定的规范性法律文件。如《上海市精神卫生条例》等。

（5）行政规章：卫生行政规章是指法定的有权机关根据法律和卫生行政法规，制定发布的具有普遍性法律效力的规范性文件，分为部门卫生行政规章和地方卫生行政规章。如《医疗机构临床用血管理办法》《大连市医疗机构管理办法》等。

（6）自治条例和单行条例：卫生自治条例和单行条例是自治区、自治州、自治县的人民代表大会依据其职权，根据当地民族的政治、经济、文化的特点，制定发布的有关卫生方面的法律文件，并且在本自治区域内有效。如青海省《玉树藏族自治州藏医药管理条例》等。

（7）国际条约：国际卫生条约是我国与外国缔结或我国加入并生效的国际规范性文件。凡是我国政府参加的国际卫生条约或与他国签订的双边条约，只要经过国家权力机关批准，对我国的组织和个人都有约束力，如《国际卫生条例》。

3. 医院院长掌握法律法规的必要性　卫生法律法规

中的规定，以强制性规范为主，在医院建设、运行、管理及发展中起着重要作用。掌握法律法规是医院院长的“必修课”，是院长的基本素质，同时也是提升医院管理能力的要求。

卫生法律法规制定出来，就必须在医疗活动中得到遵守和执行，否则将失去立法的目的，也失去了法的权威和尊严。医院和院长均是守法的主体，均有义务遵守卫生法律法规。守法的前提必须要知法、懂法，因此医院院长不管是作为个人还是医院的法人都必须要求掌握法律法规，这是院长的基本素养。

卫生法律法规是医院运行及管理的基本底线。在医院运行及管理中必须要在卫生法律法规框架内依法行政、按规办事，不得逾越法律法规的红线，否则就是违法违规。院长如果不掌握法律法规，就无从谈遵法守法，在医院管理中极易打破法律法规的底线，一方面受到法律的制裁，另一方面将对医院的健康发展不利。

卫生法律法规是以保护公民健康为根本目的，其制定的初衷就在于确立和保护公民健康权利。掌握卫生法律法规就是维护和保障公民的生命健康权益，是发扬“救死扶伤、治病救人”精神的前提和根本。当前医患矛盾中也不乏不遵守卫生法律法规所导致的案例，人命关天，公民的生命健康权不容侵犯，这些惨痛的教训时刻警醒着院长、医院管理者和医务人员必须掌握卫生法律法规。

掌握卫生法律法规是院长开展医院管理的基础。医院的各项管理工作都有章可循，均要受到各种法律法规的约束和限制，不能随心所欲、主观臆断。院长要管理好医院必须掌握法律法规，依法行政、依法办事，提高医疗质量，保障患者安全，构建有序、和谐的医疗环境，同时要推进医院法制化建设，利用法律法规来维护医院和医务人员的权益。

由于医疗卫生行业的特殊性，卫生法律法规中融入了大量医疗方法、程序、操作规范、卫生标准等技术性规范，这是医院运行及管理的规范和准绳。作为院长和医院管理者必须掌握这些规范，才能在医院管理中有据可依，减少自由裁量及人为临时决策过程，提高医院管理的合理性、规范性和科学性。

4. 医院法制化建设的意义　随着社会的进步和依法治国观念的不断深入，医院也逐步从人治过渡到法治阶段，法制化、制度化是医院发展的必然趋势。对于医院院长而言，加强医院内部管理，加强医院法制化建设在医院建设和发展中具有重要的意义。

（1）加强医院法制化建设是医院质量与患者安全的基本保证：医疗机构和医务人员只有在法律法规所规定的范畴内依法执业、依法行医，各项医疗活动、医疗行为和医疗服务符合规范，医院质量和患者安全才能有保障。因此，法制建设是医院质量与患者安全的基础和根本。

（2）加强医院法制化建设是提高医院管理水平的有效手段：医院运行和管理中应该按规章办事，通过法制化建设可以使各种事项均有章可循，有法可依，从而提高医院的科学决策水平，有效提升医院科学化管理水平，提高医院运行效率。

（3）加强医院法制化建设是医院实现可持续发展的重要保障：没有系统、完善的法律法规作保障，医院建设就无法得到真正健康的发展。医院院长只有加强法制化建设，依法治院，通过法律法规和制度规范来约束医疗机构和医务人员的行为，规范医疗服务，确保医院质量，提高服务水平，赢得患者和社会的信赖，才能保证医院的健康可持续发展。

（4）加强法制化建设是医院维权与自律的必要手段：医疗纠纷已成为当今社会的一个热点和难点问题，困扰着院长和医院管理者，影响了医院的正常运行和健康发展。在严格自律的基础上，运用法律手段维护医院和广大医务人员的合法权益已经成为依法治院的重要组成部分。

5. 医院院长需要掌握的主要法律法规 卫生法律法规种类繁多，内容广泛，部分法律法规与院长的医院管理工作息息相关，直接规范和指导医院各项工作；部分法律法规与医院有紧密联系，需要院长重视或关注。因此，众多的卫生法律、法规要分类掌握和运用，主要有以下几类：

（1）院长需要掌握并灵活运用的法律法规：如《中华人民共和国执业医师法》《中华人民共和国侵权责任法》《全国医院工作条例》《医疗机构管理条例》《医疗机构管理条例实施细则》等。

（2）院长需要掌握的法律法规：如《中华人民共和国献血法》《中华人民共和国药品管理法》《中华人民共和国精神卫生法》《护士条例》《医疗机构药事管理规定》《麻醉药品和精神药品管理条例》《医疗废物管理条例》《医疗器械监督管理条例》《医疗事故处理条例》《医院感染管理办法》等。

（3）院长需要了解的法律法规：如《中华人民共和国母婴保健法》《中华人民共和国传染病防治法》《中华人民共和国职业病防治法》《艾滋病防治条例》《医疗事故技术鉴定暂行办法》等。

6. 卫生法律法规在医院管理中的应用 院长掌握医院法律法规的目的在于要将卫生法律法规灵活应用于医院管理，用法律法规来指导、规范医院的各项管理工作，保证医院的正常运行秩序，维护医院和医务人员的权益，提高医院质量与患者安全，提升医院服务水平和管理能力，确保医院科学可持续发展。

（1）提高医院全员的法律意识，营造知法守法用法的良好氛围：院长不仅自身要掌握医院管理的相关法律法规，同时要高度重视增强全院工作人员的法律意识和法律观念，周期性举办各类法律知识讲座和培训，通过典型案例开展警示教育。院长要以身作则，率先垂范，在医院管理工作中遵法守法，遵守医院各项规章制度，不能逾越于法规和制度之外。要运用法律法规和规章制度来指导、推进、监督医院的各项管理工作。

（2）灵活运用法律法规，制定医院配套的规章制度和规范：院长要在掌握法律法规的基础上开展医院管理，明确哪些能做，哪些禁止做，哪些能尝试做，具体该怎么做，灵活运用法律法规，但又不受法律法规所束缚。在医院管理中，要依据法律法规制定医院配套的规章制度、技术规范和操作流程，切实可行，形成完善的、系统的制度体系，使医院管理工作制度化、规范化、科学化，充分发挥管理效能，提高医疗质量和技术水平，提升医疗服务能力，推进医院科学发展。

（3）运用法律法规来维护医院和医务人员的合法权益：院长只有在医院管理工作中依法办事，凡事有章可循，有据可依，才能在法律法规的保护下维护医院和广大医务人员的合法权益。不管是在卫生行政部门的行政监督下，还是在医疗纠纷和医疗事故的处理中，无论是面对卫生刑事案件，还是医疗损害赔偿，抑或是卫生行政诉讼都能运用法律法规来进行调解和维权。

二、卫生法律法规选编

结合院长的医院管理工作实际，选编了部分院长在医院管理工作中常用的法律法规并作解读和说明，供院长在开展医院管理时使用参考。

1. 院长需要掌握并灵活运用的法律法规

（1）《医疗机构管理条例》：《医疗机构管理条例》（以下简称《条例》）由国务院于 1994 年 2 月 26 日颁布，共七章五十五条。《条例》明确规定了医疗机构设置审批部门及权限，并确立了医疗机构等级、执业监督、评审制度，为医疗机构管理走上正常发展轨道提供了法律保障。《条例》对医院管理具有现实的指导意义，院长需要重点掌握并在医院管理中切实贯彻执行该条例的有关规定。

《条例》的核心内容主要体现在三大核心制度的建立：

一是医疗机构设置审批制度。《条例》规定，地方各级政府卫生行政部门应当根据本行政区域的人口、医疗资源和医疗需求及现有医疗机构的分布状况，制定区域医疗规划，并按照区域医疗规划确定医疗机构的设置规划，以此作为医疗机构设置审批的依据。据此，院长在考虑医院发展规划时，必须以区域医疗卫生规划为依据，避免规划布局不合理、重复投资设置、资源浪费等问题。

二是医疗机构登记制度。《条例》规定，医疗机构执业必须进行登记，领取《医疗机构执业许可证》。这实际上是对医疗机构进行资格认证。凡申请登记的医疗机构，经县级以上地方人民政府卫生行政部门《医疗机构基本标准》和《条例》的规定进行审核，对审核合格的，予以登记，发给《医疗机构执业许可证》。在医疗机构登记管理中，院长须掌握医疗机构登记的主要事项包括“名称、地址、主要负责人；所有制形式；诊疗科目、床位；注册资金”，如果“医疗机构改变名称、场所、主要负责人、诊疗科目、床位，必须向原登记机关办理变更登记。”

医疗机构须定期进行校验，“床位不满100张的医疗机构，其《医疗机构执业许可证》每年校验1次；床位在100张以上的医疗机构，其《医疗机构执业许可证》每3年校验1次。校验由原登记机关办理。”院长须加强《医疗机构执业许可证》的管理，“《医疗机构执业许可证》不得伪造、涂改、出卖、转让、出借。《医疗机构执业许可证》遗失的，应当及时申明，并向原登记机关申请补发。”加强依法执业管理，“任何单位或者个人，未取得《医疗机构执业许可证》，不得开展诊疗活动。”“医疗机构必须按照核准登记的诊疗科目开展诊疗活动。”

三是医疗机构评审制度。《条例》的“监督管理”一章，明确规定国家实行医疗机构评审制度，即由专家组成的医疗机构评审委员会，按照医疗机构评审办法，依据医疗机构评审标准，对医疗机构的执业活动、医疗服务质量等进行综合评价，确保医疗机构管理标准化和规范化。院长要高度重视医院评审工作，以医院评审为抓手，结合卫生行政部门制定的医院评审标准，将医院的医疗质量、技术水平、科学管理和医德医风作为重点，在提高医疗技术、医疗质量、服务能力和管理水平上下功夫。

另外，依据《条例》规定，院长应特别注意下列情况将吊销《医疗机构执业许可证》：逾期不校验《医疗机构执业许可证》仍从事诊疗活动的；出卖、转让、出借《医疗机构执业许可证》情节严重的；诊疗活动超出登记范围情节严重的；使用非卫生技术人员从事医疗卫生技术工作情节严重的。

（2）《医疗机构管理条例实施细则》：《医疗机构管理条例实施细则》（以下简称《细则》）由卫生部于1994年8月29日发布，9月1日起正式施行。2006年11月1日对《细则》进行了修订。2008年6月24日，卫生部对1994年发布的《细则》所附的部分医疗机构审批管理表格进行了增补和修订。该《细则》是依据《医疗机构管理条例》制定，对《条例》的许多条款进行了细化规定，对院长的医院管理工作而言具有更强的指导性和操作性。

首先，《细则》细化了医疗机构执业登记的事项，包括下列十项内容：类别、名称、地址、法定代表人或者主要负责人；所有制形式；注册资金（资本）；服务方式；诊疗科目；房屋建筑面积、床位（牙椅）；服务对象；职工人数；执业许可证登记号（医疗机构代码）；省、自治区、直辖市卫生行政部门规定的其他登记事项。

其次，《细则》对医疗机构变更登记作了明确规定。“医疗机构变更名称、地址、法定代表人或者主要负责人、所有制形式、服务对象、服务方式、注册资金（资本）、诊疗科目、床位（牙椅）的，必须向登记机关申请办理变更登记，并提交下列材料：医疗机构法定代表人或者主要负责人签署的《医疗机构申请变更登记注册书》；申请变更登记的原因和理由；登记机关规定提交的其他材料。”

再次，《细则》细化了医疗机构校验的有关规定。医疗机构应当于校验期满前三个月向登记机关申请办理校验手续。校验应当交验《医疗机构执业许可证》，并提交下列文件：《医疗机构校验申请书》；《医疗机构执业许可证》副本；省、自治区、直辖市卫生行政部门规定提交的其他材料。

医疗机构有下列情形之一的，登记机关可以根据情况，给予一至六个月的暂缓校验期：不符合《医疗机构基本标准》；限期改正期间；省、自治区、直辖市卫生行政部门规定的其他情形。暂缓校验期满仍不能通过校验的，由登记机关注销其《医疗机构执业许可证》。

《细则》的“执业”一章，明确指出了医院各项管理工作的原则，院长需要重点了解和掌握，以指导和推进医院的工作。

一是在医疗质量管理中“医疗机构应当按照卫生行政部门的有关规定、标准加强医疗质量管理，实施医疗质量保证方案，确保医疗安全和服务质量，不断提高服务水平。”

二是在医院感染控制中“医疗机构应当严格执行无菌消毒、隔离制度，采取科学有效的措施处理污水和废弃物，预防和减少医院感染。”

三是《细则》对病历保存的年限做出了明确规定“医疗机构的门诊病历的保存期不得少于十五年；住院病历的保存期不得少于三十年。”

四是在医务人员的“三基三严”方面“要求医疗机构应当经常对医务人员进行‘基础理论、基本知识、基本技能’的训练与考核，把‘严格要求、严密组织、严谨态度’落实到各项工作中。”

五是对于医患沟通《细则》明确规定“医疗机构在诊疗活动中，应当对患者实行保护性医疗措施，并取得患者家属和有关人员的配合。”“医疗机构应当尊重患者对自己的病情、诊断、治疗的知情权利。在实施手术、特殊检查、特殊治疗时，应当向患者作必要的解释。因实施保护性医疗措施不宜向患者说明情况的，应当将有关情况通知患者家属。”

六是在药品管理中“医疗机构不得使用假劣药品，过期和失效药品以及违禁药品。”

院长要在医院管理中要严格贯彻落实诸如上述各项规定，并根据卫生行政部门的其他有关法规及标准，规范医院的医疗活动及管理工作。

（3）《全国医院工作条例》：《全国医院工作条例》（以下简称《条例》）由卫生部于1982年1月12日颁布。该《条例》是我国第一部全国统一的医院管理法令，虽然颁布已有30余年，但其将新中国成立30余年以来医院建设和管理的主要经验教训以法令条文的形式作出了明确规定，内容全面，同时提出了医院现代化建设的方向，因此具有重要的历史意义，对院长的医院管理工作有现实的指导意义。

《条例》明确了医院的中心工作必须是医疗工作。医院必须以医疗工作为中心，在提高医疗质量的基础上，保证教学和科研任务的完成，并不断提高教学质量和科研水平。同时做好扩大预防、指导基层和计划生育的技术工作。治病救人、救死扶伤、维护人民健康是医院的责任，因此医院必须以医疗工作为中心，医疗工作必须是院长重点抓的主要工作。该条例还指出，广大医院职工是办好医院的依靠力量，必须认真贯彻党的知识分子政策，充分发挥技术骨干的作用，鼓励职工努力学习政治、钻研业务技术，培养一支专业的技术队伍。医院职工尤其是卫生专业技术人员是医院工作的主力军，院长必须充分调动广大医务人员的积极性，抓好技术队伍和管理队伍的建设与培养，制订培养本院各类人员的规划，明确要求，落实措施。在加强基础理论和基本知识的学习，搞好基本技能训练的基础上，努力跟上国内外医学科学的发展，提高医务人员从事本职工作的能力。重视对优秀人才的选拔和重点培养，努力建设又红又专的技术骨干队伍。

《条例》明确了医院的领导体制。医院实行党委领导下的院长负责制。党的领导主要是政治思想领导。院长负责全院行政、业务的领导工作。科室实行科主任负责制，科室党支部保证监督各项任务的完成。各级医院要逐步建立民主管理制度，扩大自主权，实行责任制，以加强医院管理，调动积极性，促进医院的发展。医院根据减少层次的原则实行院和科室两级领导制。医院党政分设，职责清晰，但工作中又要相互配合，互相支持。党委书记和院长都要对党委负责，贯彻执行党委的决议。党委书记要支持院长的行政管理工作，院长要接受党委的领导，重大问题要及时提交党委讨论。医院实行院科两级负责制，由科主任负责科室的行政和业务管理工作。

《条例》在“医疗预防”一章中，对门急诊管理、住院管理、护理管理、医技科室管理、院感管理及预防保健工作做出了详细的规定。

一是医院设急诊室，并要有一定数量的观察床。挂号、收费、检验、放射、药剂、手术等科室，要密切配合，为急诊提供方便。急诊科要配备技术熟练、责任心强的医务人员。抢救室常备必需的急救药品器材，制定抢救常规和抢救程序。保证抢救工作及时、准确、有效地进行。观察室要建立健全医疗、护理、查房等制度，留院观察患者应有病历、正式医嘱和观察记录。实行二十四小时开放应诊。

二是门诊各科室各部门要按规定任务配足医疗力量，有秩序地安排就诊，简化手续，方便患者，尽可能缩短候诊时间。实行预约门诊、计划门诊和门诊一贯制。门诊患者经三次门诊不能确诊者，应请上级医师复诊。

三是认真做好住院患者的诊疗工作。对住院患者应有固定的医师负责，实行住院医师、主治医师、主任医师（科主任）三级负责制，及时作出正确的诊断和治疗。严格执行值班和交接班制度。认真按时写好病历，保持病历的及时性、准确性、完整性，提高病历书写质量。组织好危急重患者的抢救、会诊及疑难病例和死亡病例的讨论。加强手术管理，建立重大手术和新开展手术的术前讨论和审批制度，明确门诊和住院手术范围。

四是医院要加强对护理工作的领导，要有一名副院长分管护理工作。护理部主任或总护士长，在副院长的领导下，负责管理全院的护理工作。科室护理工作实行护士、护士长、科护士长三级负责制或护士、护士长二级负责制。根据分级护理原则切实做好基础护理和专科护理。严格执行交接班、查对等护理制度，正确进行各项技术操作，密切观察病情变化，准确做好各项护理记录。实行护理查房、计划护理和夜间护士长总值班制。搞好病房管理，减少陪住，控制探视，建立良好的病房秩序。

五是药剂、检验、血库、病理、放射、同位素、理疗、功能检查、营养等医疗技术科室，要加强技术力量，充实必要设备，有计划地培训人员，根据临床需要，积极开展新技术，扩大业务范围，提高工作质量。检验、药剂等科室要逐步统一标准，统一方法，开展质量控制。较大医院可设医疗器械科和专职维修人员，也可以配备工程技术人员。

六是院感管理要求严格遵守隔离消毒制度及无菌操作规程，防止交叉感染。手术室、分娩室、婴儿室、监护室、血库、注射室、制剂室、检验科、供应室以及可以成为传染源的场所，均应严密消毒。对传染患者实行分类隔离治疗，传染病房或隔离病室的工作人员和患者，必须严格执行消毒隔离制度。发现传染患者，要及时登记、报告疫情。

七是医院的预防保健科，加强疫情报告，做好预防投药和预防接种工作。积极防治传染病、职业病、结核病、精神病和其他多发病、常见病。

院长和医院管理者要学习掌握上述有关规定，将条例中的交接班、三级查房、术前讨论、病例讨论、病历书写等转化为医疗质量管理核心制度，在医院管理及医疗工作中严格贯彻落实。

《条例》还对医院“教学科研”工作作出了规定，技术队伍的培训，要坚持在职教育为主，发挥高级技术人员的作用。行政管理人员应努力学习管理知识，提高管理水平。医院要在保证医疗质量、完成医疗任务的基础上，积极承担高中等医药院校学生临床教学和毕业实习以及在职人员进修培训任务。对医学生、实习生、进修生，要确定专人负责带教，制定培养计划，严格要求，定期检查考核，保证教学质量。医院要积极开展以提高临床医疗、护理水平为主的科研工作，有条件的应开展临床实验医学和基础理论的研究。对经过临床验证和鉴定，确已肯定的科研成果，应积极推广应用。要积极创造条件开展临床药学研究，使药剂工作在医疗中发挥最大效应，并不断降低毒副反应，做到安全合理用药，以提高医疗效果。院长在抓好医疗工作的同时，应高度重视科研教学工作，积极推进科研成果转化，努力提升医疗技术水平。

《条例》在“技术管理”章节中规定，医院要按上级卫生行政部门规定的任务，结合具体情况，确定业务建设目标，制定长远发展规划和具体实施的年度计划，按计划安排工作，并积极采取措施付诸实现。这是院长主要的行政管理工作之一。医院要按照国家发布的组织编制原则，配备各级各类人员。建立以岗位责任制为中心的各项规章制度，明确各级各类人员职责，严格执行医疗护理常规和各项技术操作规程，积极预防和减少医疗差错事故。医院要制定出反映医疗质量和工作效率的指标，并做好登记、收集、整理和分析工作。经常检查、总结、研究诊断符合率、治愈率、抢救成功率、病死率、无菌手术感染率、病床使用率、病床周转次数、平均住院日、门诊人次、差错事故发生率等指标的变化，及时解决存在问题，提高医疗护理质量。医院应根据现代医学科学技术发展和实际工作需要，有计划地购置新的诊疗仪器设备，并切实加强管理。大型、精密仪器确定专人负责，建立管理档案，严格执行使用、保养和定期检查维修的制度，充分发挥仪器的最大效能。

经济管理和总务工作是医院正常运行的保障。《条例》规定，经济管理是医院管理的组成部分，要与政治思想工作、行政管理和业务技术管理相结合，运用经济手段促使医院合理地使用人力、物力和财力，提高医疗和服务质量，逐步实行医疗成本核算，讲究经济效果，更好地完成医疗、教学、科研、预防等各项工作任务。医院要按照国家政策，合理组织收入，努力节约开支，财会人员要坚决执行国家的方针政策和财经制度，认真履行职责。总务工作是完成医、教、研任务的重要保障，必须重视和加强对总务工作的领导。医院总务工作要面向医疗，配合临床，为医疗工作服务，为患者生活服务，主动及时地服务到科室。总务部门的有些工作，例如清洁卫生工作，也可以和劳动服务公司签订承包合同。医院新建和改建房舍都要以有利于方便患者就诊、诊断治疗，做到合理设计、合理布局、合理使用，充分发挥医院建筑的使用效能。

（4）《中华人民共和国执业医师法》：《中华人民共和国执业医师法》是为了加强医师队伍的建设，提高医师的职业道德和业务素质，保障医师的合法权益，保护人民健康制定的法规。由中华人民共和国第九届全国人民代表大会常务委员会第三次会议于 1998 年 6 月 26 日通过，自 1999 年 5 月 1 日起施行。这是我国新中国成立以来第一部规范医师执业活动的重要法律。本法规定了各级卫生行政部门、医疗机构及医师各自的权利义务和法律责任。在医师执业活动中所产生的各种法律关系，包括医师和患者之间、医师和卫生行政部门之间、医疗机构和卫生行政部门之间的法律关系、以及医疗机构和医师之间的法律关系都由本法进行规定和调整。因此，医院院长必须掌握本法，并严格按照本法的规定进行医师的管理，规范医师执业活动，增强医师职业责任，强化医师良好的医德医风，保障执业医师和医疗机构的合法权益，并自觉履行应尽的义务。

本法对医师执业资质作出了明确规定，国家实行医师资格考试制度，医师资格考试成绩合格后，方能取得执业医师资格。国家实行医师执业注册制度。取得医师资格的，可以向所在地县级以上人民政府卫生行政部门申请注册。医师经注册后，可以在医疗、预防、保健机构中按照注册的执业地点、执业类别、执业范围执业，从事相应的医疗、预防、保健业务。未经医师注册取得执业证书，不得从事医师执业活动。这是依法行医的重要指导和依据，医师执业必须具有《医师资格证书》和《医师执业证书》，缺一不可。如医师变更执业地点、执业类别、执业范围等注册事项的，应当到准予注册的卫生行政部门办理变更注册手续。出现下列情形的，医疗机构应当在三十日内报告准予注册的卫生行政部门，卫生行政部门应当注销注册，收回医师执业证书："死亡或者被宣告失踪的；受刑事处罚的；受吊销医师执业证书行政处罚的；暂停执业活动期满，再次考核仍不合格的；中止医师执业活动满二年的；有国务院卫生行政部门规定不宜从事医疗、预防、保健业务的其他情形的。"

在保障医师实现权利义务和履行执业方面，本法在规定医师的权利义务和执业规则时，间接地规定了医师所在的医疗、预防、保健机构应为医师的执业活动提供保障。例如"医师在执业活动中享有下列权利：在注册的执业范围内，进行医学诊查、疾病调查、医学处置、出具相应的医学证明文件，选择合理的医疗、预防、保健方案；按照国务院卫生行政部门规定的标准，获得与本人执业活动相当的医疗设备基本条件；从事医学研究、学术交流，参加专业学术团体；参加专业培训，接受继续医学教育；在执业活动中，人格尊严、人身安全不受侵犯；获取工资报酬和津贴，享受国家规定的福利待遇；对所在机构的医疗、预防、保健工作和卫生行政部门的工作提出意见和建议，依法参与所在机构的民主管理。”根据这一规定，医师执业所在的医疗机构，应为医师提供相当的医疗设备基本条件，提供工资报酬、津贴和国家规定的福利待遇，允许或在必要时接纳医师对本单位的医疗、预防、保健工作提出意见和建议，并鼓励医师依法参与本机构的民主管理。

在医师的考核和培训方面，《执业医师法》第三十一条规定：“受县级以上人民政府卫生行政部门委托的机构或者组织应当按照医师执业标准，对医师的业务水平、工作成绩和职业道德状况进行定期考核。对医师的考核结果，考核机构应当报告准予注册的卫生行政部门备案。”在《执业医师法》实施的过程中，某些具备条件的医疗机构可能会受县级以上卫生行政部门委托，负责对一定范围内的执业医师进行考核。这些医疗机构应承担对有关医师进行定期考核的义务，并负有向准予注册的卫生行政部门报告考核结果的责任。关于对医师的培训教育，根据《执业医师法》的规定，医疗、预防、保健机构应当按照规定和计划保证本机构医师的培训和继续医学教育。县级以上人民政府卫生行政部门委托承担医师考核任务的医疗卫生机构，应当为医师的培训和接受继续医学教育提供和创造条件。

在保障医师人身安全上，本法第四十条规定“阻碍医师依法执业，侮辱、诽谤、威胁、殴打医师或者侵犯医师人身自由、干扰医师正常工作、生活的，依照治安管理处罚条例的规定处罚；构成犯罪的，依法追究刑事责任。”

医疗机构和医师可能承担的法律责任包括本法第十六条中规定的医疗、预防、保健机构对于在本机构中执业的医师所出现的应当注销注册的情况，有向准予注册的卫生行政部门报告的义务。在“法律责任”中规定：“医疗、预防、保健机构未依照本法第十六条的规定履行报告职责，导致严重后果的，由县级以上人民政府卫生行政部门给予警告；并对该机构的行政负责人依法给予行政处分。”

医师在执业活动中，违反本法规定，有下列行为之一的，由县级以上人民政府卫生行政部门给予警告或者责令暂停六个月以上一年以下执业活动，情节严重的，吊销其执业证书，构成犯罪的，依法追究刑事责任。“违反卫生行政规章制度或者技术操作规范，造成严重后果的；由于不负责任延误急危病重患者的抢救和诊治，造成严重后果的；造成医疗责任事故的；未经亲自诊查、调查，签署诊断、治疗、流行病学等证明文件或者有关出生、死亡等证明文件的；隐匿、伪造或者擅自销毁医学文书及有关资料的；使用未经批准使用的药品、消毒药剂和医疗器械的；不按照规定使用麻醉药品、医疗用毒性药品、精神药品和放射性药品的；未经患者或者其家属同意，对患者进行实验性临床医疗的；泄露患者隐私，造成严重后果的；利用职务之便，索取、非法收受患者财物或者牟取其他不正当利益的；发生自然灾害、传染病流行、突发重大伤亡事故以及其他严重威胁人民生命健康的紧急情况时，不服从卫生行政部门调遣的；发生医疗事故或者发现传染病疫情，患者涉嫌伤害事件或者非正常死亡，不按照规定报告的。”

另外，卫生行政部门工作人员或者医疗、预防、保健机构的工作人员违反《执业医师法》有关规定，弄虚作假、玩忽职守、滥用职权、徇私舞弊，尚不构成犯罪的，依法给予行政处分，构成犯罪的，依法追究刑事责任。

在本法的约束下，院长作为医疗机构的主要负责人要处理好下列几种权利义务关系：

一是医师与医疗机构之间的权利义务关系。在医疗、预防、保健机构中执业，是医师取得执业注册的前提条件。因此，医疗机构与具备执业资格的医师应先建立聘任、聘用等关系，否则医师不能注册行医。既有聘任、聘用关系，医疗机构应有对在该机构执业的医师实施管理的权利和义务，而这种管理，必须是依法进行的，一切违反本法的所谓“管理行为”都是不允许的。

二是医疗机构与卫生行政部门之间的权利义务关系。医疗机构应主动协调与卫生行政部门之间的关系，配合他们做好医师执业的管理工作。本法实施后，医师已不再单纯接受医疗机构的管理。医师经卫生行政部门考试或认定，取得医师资格，并在卫生行政部门注册，受卫生行政部门的管理，这是医院院长和医院管理者应深刻理解的重大变化。医疗机构对医师的管理，不能仅仅考虑本机构的利益，而应服从国家对医师执业活动进行管理的大局。本法中对各级人民政府卫生行政部门、医师执业所在的医疗机构各自的权利义务规定的比较具体和详细，院长和医院管理者必须熟悉这些规定，明确什么是医院应该做的，什么是不应该做的，应该按照什么样的法定程序去做，只有严格依法办事，才能维护医师和本机构的合法权益，也维护医院管理者的合法权益。

三是医疗机构、医师与患者之间的医患法律关系。患者到医院就医时与医疗机构之间建立医患法律关系。医患之间一旦发生纠纷，如果医方存在责任，由医疗机构承担民事法律责任。本法实施后，由于该法中规定了医师的各项权利、义务和执业规则，如果医师在执业过程中有滥用权利、不履行义务或者违反执业规则的行为，所产生的法律责任，医师本人也有义务承担。也就是说，应由医疗机构和医师共同承担医疗过错责任。但是，由于现代医疗工作既有医师个人临床思维和技术操作的特点，又有群体性的特征，一旦出现医疗责任，除直接责任之外，可能涉及其他科室、部门及其他医务人员，或者与医院管理方面存在漏洞有关。这时，医疗机构和医疗责任当事人之间会因为责任的划分问题发生利益冲突。有时，还会发生个别医师利用医疗机构的场所、设备和其他条件为个人谋私利，或者实施非职务行为时造成患者损害，患方以医疗机构为诉讼对象要求赔偿，医疗机构和医师之间的矛盾可能会非常严重。目前很多地区的医疗事故处理办法实施细则中都规定了发生医疗责任事故后，由直接责任人负担一定比例的补偿费，很多医疗机构也制定了有关的规章制度。本法实施后，由于医师的权利义务和执业规则已有了明确的法律规定，院长应加强这方面的管理力度，以便强化医师的法律意识和责任意识，依法执业，保护人民健康。

在当前医院管理改革与创新过程中，如医师多点执业、人才流动、对口支援等工作均受本法的限制和约束。如何大胆开拓创新，又不违反本法的有关规定，需要院长在充分理解和掌握本法的基础上，在医院管理实践中去不断探索。

（5）《中华人民共和国侵权责任法》：《中华人民共和国侵权责任法》是为保护民事主体的合法权益，明确侵权责任，预防并制裁侵权行为，促进社会和谐稳定而制定的法律。由第十一届全国人民代表大会常务委员会第十二次会议审议于 2009 年 12 月 26 日通过，自 2010 年 7 月 1 日起实施。该法在我国历史上第一次把医疗损害赔偿责任设立专章进行规范，在明确医疗损害赔偿责任的同时，也对医患双方的行为进行了规范。正确理解和使用《侵权责任法》，能够最大程度地维护医患双方利益，同时也将促进医学发展、医患和谐和社会稳定。

当前，医患关系日益紧张，已严重影响了医院的正常工作秩序，损害了医院的合法权益，造成了医务人员的心理压力，甚至威胁到了医务人员的人身自由和安全。医患纠纷的处理已成为院长医院管理中最为棘手的工作之一。因此，院长有必要掌握和运用《侵权责任法》，在规范医务人员医疗行为的同时，妥善处理医疗纠纷，维护医院和医务人员的合法权益。

《侵权责任法》明确规定了医疗行为适用过错责任。该法第五十四条明确规定，“患者在诊疗活动中受到损害，医疗机构及其医务人员有过错的，由医疗机构承担赔偿责任。”此前，我国是遵循国务院制订的《医疗事故处理条例》来处理医疗纠纷，最高人民法院出台审理医疗纠纷案件的相关规定，实行的是部分举证责任倒置，即由医院对医疗行为没有过错或医疗过错与损害后果不存在因果关系承担举证责任。《侵权责任法》规定，医疗损害医疗机构承担过错责任而不是过错推定责任，医疗机构医务人员不再需要承担无法举证复杂疾病的因果关系证明。患者可以通过申请医疗过错鉴定的方式完成举证责任。该法关于医疗损害责任的过错责任规定，医疗机构医务人员只有在有过错，并导致患者有损害，损害与过错之间存在因果关系方承担赔偿责任。

《侵权责任法》明确规定了特殊情况下推定医疗机构有过错。该法第五十八条明确规定，“患者有损害，因下列情形之一的，推定医疗机构有过错：违反法律、行政法规、规章以及其他有关诊疗规范的规定；隐匿或者拒绝提供与纠纷有关的病历资料；伪造、篡改或者销毁病历资料。”即如果患者能够证明医疗机构存在上述行为，即说明医疗机构存在过错，不再需要患者另行举证证明医疗机构存在过错。但仍然需要就医疗过错与患者损害后果存在因果关系承担证明责任，患者可以通过申请医疗过错鉴定的形式由临床医学专家帮助完成因果关系的举证，只有在同时证明了因果关系，医疗机构方承担赔偿责任。如果患者不能证明推定的过错与其损害后果存在因果关系，或者医疗机构能够证明推定的过错不存在，或者推定的过错与患者损害后果不存在因果关系，医疗机构的行为仍然不能构成侵权，而不需要承担医疗损害责任。

《侵权责任法》明确规定了医疗机构免于承担责任的条件。该法第六十条规定，“患者有损害，因下列情形之一的，医疗机构不承担赔偿责任：患者或者其近亲属不配合医疗机构进行符合诊疗规范的诊疗；医务人员在抢救生命垂危的患者等紧急情况下已经尽到合理诊疗义务；限于当时的医疗水平难以诊疗。”这一规定充分考虑到了医学的特殊性即医疗行为需要医患双方的配合，如患者需要如实告知病情、配合诊疗活动、检查治疗的进行，如果在患者不配合的情况下仍然要求医疗机构承担损害赔偿责任，对医疗机构有失公平；紧急情况抢救垂危患者时，只能要求医疗机构尽到合理诊疗义务；要求医疗机构提供超越当时诊疗水平的诊疗服务也不现实。因此，该法明确规定满足这三个条件之一且医疗机构无过错时，医疗机构不承担侵权责任；如果是满足这三个条件之一同时医疗机构也存在过错且医疗机构的过错与损害后果存在因果关系，医疗机构仍然要承担相应的赔偿责任。

《侵权责任法》明确规定了医疗机构告知义务的对象、内容和范围。该法以法律的形式明确了医务人员应当向谁告知、如何告知，明确接受医务人员告知的对象是患者本人，在本人不能理解告知如患者年幼、神志不清或不宜接受告知需要的保护性医疗时，应当向近亲属告知；另外在此法律中明确将医务人员的告知义务分为口头和书面两种形式。口头告知患者病情和医疗措施，需要实施手术、特殊检查、特殊治疗的，应当向患者说明医疗风险、替代方案等情况，并取得书面同意并签字。同时，对医务人员告知的内容作了限定。在规定医务人员限制告知义务的同时，也强调患者自主就医权利，主动向医生询问与治疗相关的问题，积极参与治疗，有利于医患配合，改善医患关系。

《侵权责任法》对医疗机构医务人员的行为进行了规范。该法第五十六条规定，“因抢救生命垂危的患者等紧急情况，不能取得患者或者其近亲属意见的，经医疗机构负责人或者授权的负责人批准，可以立即实施相应的医疗措施。”这有利于患者生命权、健康权等根本权利的维护，有利于医疗机构正常履行救死扶伤的法定义务。

第六十一条以法律的形式规定，医疗机构书写保管病历义务的同时，也赋予了患者查阅复制病历的权利，明确患者可以复印的病历资料包括：住院志、医嘱单、检验报告、手术及麻醉记录、病理资料、护理记录、医疗费用等。

第六十二条特别规定了医疗机构和医务人员要保护患者隐私义务。将保护患者隐私上升到法律层面，是因为医疗行业执业特点决定了医疗机构和医务人员能够掌握患者的大量隐私信息，如家庭地址、电话号码、身体缺陷、所患疾病等，医务人员应当有这种法律意识，尊重患者的权利，注意对患者隐私的全面保护。

第六十三条规定，医疗机构及其医务人员不得违反诊疗规范实施不必要的检查。这实质是对现实诊疗中过度检查进行的法律倡导性禁止规定。这一条明确指出医务人员为患者实施不必要检查，即是违反诊疗规范。根据这条规定，按照诊疗常规应当进行的检查不属于不必要的检查。医务人员要站在患者的立场，约束医疗行为，严格按照诊疗常规和循证医学的要求为患者进行检查和治疗，客观地实施必要的检查，防范利益驱动出现的不必要的检查。患者要正确理解医疗医务人员的诊疗行为，不能以检查后没有阳性结果为由指责医务人员过度检查。

《侵权责任法》通过对医疗损害赔偿责任和医疗机构行为的规范，明确了医疗机构、患者的权利义务和医疗机构的责任，对于维护医患双方的合法权益、和谐医患关系必将产生深远的影响。作为院长，应当正确理解和使用该法，并在全院开展该法的学习、培训及普及，并在医疗实践过程中向患者及家属进行宣教，医疗机构和医务人员依法行医，患者依法维权，从而最终实现医疗行业的持续健康发展。

2. 需要院长掌握的法律法规

（1）《中华人民共和国献血法》：《中华人民共和国献血法》（以下简称《献血法》）是为保证医疗临床用血需要和安全，保障献血者和用血者身体健康，发扬人道主义精神，促进社会主义物质文明和精神文明建设而制定的法规。由第八届全国人民代表大会常务委员会第二十九次会议于 1997 年 12 月 29 日通过，自 1998 年 10 月 1 日起施行。

《献血法》的立法宗旨和目的是为了从“质”与“量”这两个方面保障临床用血，保证供血者和用血者双方的身体健康。开源节流是实现这个目的和宗旨的根本。对于医院而言，重在“节流”。输血是现代临床医疗的一项重要甚或必要手段，但输血又始终存在一定的风险，乃至可能对患者造成严重的危害。现代输血的理念是提倡“科学、合理用血”，因此医院院长要加强医院血液管理，积极推进临床合理用血，减少非必要性输血，节约用血，最大限度地降低患者除自身疾病以外的风险，保障受血者的医疗安全。

《献血法》明确规定，国家实行无偿献血制度，为保障公民临床急救用血的需要，国家提倡并指导择期手术的患者自身储血，动员家庭、亲友、所在单位以及社会互助献血。为保证临床用血，尤其是外科择期手术和临床反复用血的患者，应积极鼓励、动员患者家属、亲友“互助献血”。

《献血法》规定，“无偿献血的血液必须用于临床，不得买卖。血站、医疗机构不得将无偿献血的血液出售给单采血浆站或者血液制品生产单位。”院长必须严格依法管理血液，血液必须用于临床，不得出售。“有下列行为之一的，由县级以上地方人民政府卫生行政部门予以取缔，没收违法所得，可以并处十万元以下的罚款；构成犯罪的，依法追究刑事责任：非法采集血液的；血站、医疗机构出售无偿献血的血液的；非法组织他人出卖血液的。”

《献血法》第十六条规定，“医疗机构临床用血应当制定用血计划，遵循合理、科学的原则，不得浪费和滥用血液。医疗机构应当积极推行按血液成份针对医疗实际需要输血，具体管理办法由国务院卫生行政部门制定。国家鼓励临床用血新技术的研究和推广。”

院长要高度重视医院用血管理，医院内成立“临床用血管理委员会”，加强输血科建设，按规定制定用血计划，严格按计划用血。改变目前输血科仅以取血、储血、配发血为主的单一功能，逐步承担起本院临床合理用血的指导、培训、用血把关及输血科研等工作，积极主动参与临床科室输血方案的制定、血液成分和量的选择等工作，发挥输血科在医院临床输血工作中应有的主导作用。

医院要建立健全输血管理制度、技术操作规程和规范。加强医务人员培训，推动医务人员掌握科学输血、安全输血的知识和技术，要严格掌握输血的适应证，积极推进成分输血，推广临床用血新技术如自体输血，杜绝“安慰血”“人情血”，树立科学用血、合理用血的观念，使广大临床医生、护士、麻醉师、检验师等人员对输血工作树立严谨的科学态度。

（2）《中华人民共和国药品管理法》：《中华人民共和国药品管理法》是为加强药品监督管理，保证药品质量，保障人体用药安全，维护人民身体健康和用药的合法权益而制定的法规。于 1984 年 9 月 20 日第六届全国人民代表大会常务委员会第七次会议通过，2001 年 2 月 28 日第九届全国人民代表大会常务委员会第二十次会议修订。根据 2015 年 4 月 24 日第十二届全国人民代表大会常务委员会第十四次会议《关于修改〈中华人民共和国药品管理法〉的决定》修正，共十章一百零五条。

该法以药品监督管理为中心内容，深入论述了药品评审与质量检验、医疗器械监督管理、药品生产经营管理、药品使用与安全监督管理、医院药学标准化管理、药品稽查管理、药品集中招投标采购管理，对医药卫生事业和发展具有科学的指导意义。

该法规定，医疗机构的药剂管理“必须配备依法经过资格认定的药学技术人员。非药学技术人员不得直接从事药剂技术工作。医疗机构购进药品，必须建立并执行进货检查验收制度，验明药品合格证明和其他标识；不符合规定要求的，不得购进和使用。”医院应选择合法的购药渠道，企业必须提供《药品生产许可证》和《药品经营许可证》，并提供每批药品的生产企业质检合格报告书或合格证，进口药品要提供进口药品注册证和口岸检验报告书。在验收过程中，对药品的包装、说明书和外观性状、进口药品的中文包装和说明书、特殊药品的标识等进行检查。

该法对医院配制制剂提出了明确的要求，“医疗机构配制制剂，须经所在地省、自治区、直辖市人民政府卫生行政部门审核同意，由省、自治区、直辖市人民政府药品监督管理部门批准，发给《医疗机构制剂许可证》。无《医疗机构制剂许可证》的，不得配制制剂。《医疗机构制剂许可证》应当标明有效期，到期重新审查发证。医疗机构配制制剂，必须具有能够保证制剂质量的设施、管理制度、检验仪器和卫生条件。医疗机构配制的制剂，应当是本单位临床需要而市场上没有供应的品种，并须经所在地省、自治区、直辖市人民政府药品监督管理部门批准后方可配制。配制的制剂必须按照规定进行质量检验；合格的，凭医师处方在本医疗机构使用。特殊情况下，经国务院或者省、自治区、直辖市人民政府的药品监督管理部门批准，医疗机构配制的制剂可以在指定的医疗机构之间调剂使用。医疗机构配制的制剂，不得在市场销售。”如违法此规定，“医疗机构将其配制的制剂在市场销售的，责令改正，没收违法销售的制剂，并处违法销售制剂货值金额一倍以上三倍以下的罚款；有违法所得的，没收违法所得。”

该法新增了“国家实行药品不良反应报告制度”，医疗机构必须经常考察本单位所生产、经营、使用的药品质量、疗效和反应。发现可能与用药有关的严重不良反应，必须及时向当地省、自治区、直辖市人民政府药品监督管理部门和卫生行政部门报告。医院应根据此规定，制定医院的《药品不良反应报告及管理制度》，切实加强药品不良反应的监测及报告。

对该法所规定的国家对药品实行处方药与非处方药分类管理制度；国家实行药品储备制度；药品包装必须按照规定印有或者贴有标签并附有说明书；标签或者说

明书上必须注明药品的通用名称、成分、规格、生产企业、批准文号、产品批号、生产日期、有效期、适应证或者功能主治、用法、用量、禁忌、不良反应和注意事项；麻醉药品、精神药品、医疗用毒性药品、放射性药品、外用药品和非处方药的标签，必须印有规定的标志。院长和医院药事管理者应掌握相关要求。

（3）《中华人民共和国精神卫生法》：《中华人民共和国精神卫生法》（以下简称《精神卫生法》）是为提高心理健康水平、规范精神障碍患者治疗、保障精神障碍患者权益和促进精神障碍者康复制定的法律，于2012年10月26日第十一届全国人民代表大会常务委员会第二十九次会议通过，自2013年5月1日起施行。

《精神卫生法》共七章八十五条，分别为：总则、心理健康促进和精神障碍预防、精神障碍的诊断和治疗、精神障碍的康复、保障措施、法律责任和附则。主要解决了当前精神卫生突出问题、坚持预防治疗和康复相结合、诊断由精神科执业医师作出、设专章规定精神障碍的康复、保障促进精神卫生事业发展、不得非法限制患者人身自由等六大问题。

《精神卫生法》规定了预防为主的工作方针，坚持预防、治疗和康复相结合的原则，并设专章规定了政府及有关部门、用人单位、学校、医务人员、监狱等场所，社区、家庭、新闻媒体、心理咨询人员等在心理健康促进和精神障碍预防方面的责任。同时，《精神卫生法》还坚持服务与管理相结合的原则，提出既要建立健全精神卫生服务体系和医疗保险、社会救助体系，为患者提供有效的救治救助服务，又要建立有序管理的制度，防止严重精神障碍患者肇事肇祸，努力实现保护个人权利与维护公共利益之间的平衡。

《精神卫生法》规定，精神障碍患者的人格尊严、人身和财产安全不受侵犯。精神障碍患者的教育、劳动、医疗以及从国家和社会获得物质帮助等方面的合法权益受法律保护。有关单位和个人应当对精神障碍患者的姓名、肖像、住址、工作单位、病历资料以及其他可能推断出其身份的信息予以保密。

根据《精神卫生法》，精神障碍的鉴定为医学鉴定，而非司法鉴定。法律规定，精神障碍分类、诊断标准和治疗规范，由国务院卫生行政部门组织制定。精神障碍的诊断应当以精神健康状况为依据，由精神科执业医师作出。

《精神卫生法》规定，精神障碍的住院治疗实行自愿原则。自愿住院治疗的精神障碍患者可以随时要求出院，医疗机构应当同意。法律同时规定，诊断结论、病情评估表明，就诊者为严重精神障碍患者并已经发生伤害自身、危害他人安全的行为，或者有伤害自身、危害他人安全的危险的，应当对其实施住院治疗。

《精神卫生法》明确了各级政府和相关机构发展精神卫生事业的责任。法律规定，各级人民政府应当将精神卫生工作经费列入本级财政预算；国家加强基层精神卫生服务体系建设，保障城市社区、农村基层精神卫生工作所需经费；综合性医疗机构应当按照国务院卫生行政部门的规定开设精神科门诊或者心理治疗门诊，提高精神障碍预防、诊断、治疗能力。

《精神卫生法》还提出，加强对精神卫生工作人员的职业保护，提高精神卫生工作人员的待遇水平，并按照规定给予适当的津贴。

《精神卫生法》的颁布实施，有利于营造尊重、理解、关爱精神障碍患者的社会氛围，改变歧视患者的社会现象，对维护患者合法权益具有重要意义；对解决目前精神障碍预防不力、医疗机构不足、专业人员缺乏，患者得不到及时诊断、治疗、康复等突出问题，保障、促进精神卫生事业发展具有重要意义；将有利于提高公众关注心理健康水平，对加强心理健康促进和精神障碍预防工作，引导公众关注心理健康，增强心理健康意识，普及精神卫生知识，提高全民心理健康水平，减少精神障碍的发生，将产生重要的推进作用。

（4）《护士条例》：《护士条例》（以下简称《条例》）是为维护护士的合法权益，规范护理行为，促进护理事业发展，保障医疗安全和人体健康制定的法规。由国务院于2008年1月23日公布，自2008年5月12日起施行。此条例共六章三十五条。

护理是一项涉及维护和促进人类健康的医疗活动，具有专业性、服务性的特点。护士是医院医疗活动的主力军。近年来，随着医疗卫生事业的发展，我国护理事业发展比较迅速。护理工作为维护和促进人民群众的健康发挥了积极作用。《条例》是当今关于我国护士的最高立法。深入贯彻《条例》是新时期医疗卫生机构依法治院、规范管理、和谐发展的重要内容，对保障护士权益、规范护士执业行为、保障医疗安全具有非常重要的意义。

《条例》对护士执业注册作了明确规定，护士执业，应当经执业注册取得护士执业证书。护士执业注册申请，应当自通过护士执业资格考试之日起3年内提出。护士执业注册有效期为5年。护士在其执业注册有效期内变更执业地点的，应当向拟执业地省、自治区、直辖市人民政府卫生主管部门报告。护士执业注册有效期届满需要继续执业的，应当在护士执业注册有效期届满前30日向执业地省、自治区、直辖市人民政府卫生主管部门申请延续注册。

关于护士的合法权利，《条例》作了四个方面的规定：一是有获取工资报酬、享受福利待遇、参加社会保险的权利。二是有获得与其所从事的护理工作相适应的卫生防护、医疗保健服务的权利。从事直接接触有毒有害物质、有感染传染病危险工作的护士，有依照有关法律、行政法规的规定接受职业健康监护的权利；患职业病时，有依照法律、行政法规的规定获得赔偿的权利。三是有按照国家有关规定获得与本人业务能力和学术水平相应的专业技术职务、职称的权利；有参加专业培训、从事学术研究和交流、参加行业协会和专业学术团体的权利。四是有获得疾病诊疗、护理相关信息的权利和其他与履行护理职责相关的权利，可以对医疗卫生机构和卫生主管部门的工作提出意见和建议。

为规范护士执业行为，提高护理质量，改善护患关系，《条例》明确规定护士应当承担以下五个方面的义务：一是应当遵守法律、法规、规章和诊疗技术规范的规定。通过法律、法规、规章和诊疗技术规范的约束，护士履行对患者、患者家属以及社会的义务。二是在执业活动中，发现患者病情危急，应当立即通知医师；在紧急情况下为抢救垂危患者生命，应当先行实施必要的紧急救护。三是发现医嘱违反法律、法规、规章或者诊疗技术规范规定的，应当及时向开具医嘱的医师提出；必要时，应当向该医师所在科室的负责人或者医疗卫生机构负责医疗服务管理的人员报告。四是应当尊重、关心、爱护患者，保护患者的隐私。尊重患者的人格和权利，有利于与患者建立相互信任，以诚相待的护患关系。五是有义务参与公共卫生和疾病预防控制工作，发生自然灾害、公共卫生事件等严重威胁公众生命健康的突发事件，护士应当服从县级以上人民政府卫生主管部门或者所在医疗卫生机构的安排，参加医疗救护。

依据《条例》规定，医疗机构在规范护理行为、保障护士合法权益，促进护理事业发展方面应履行以下责任：一是按照卫生部的要求配备护士。护士配备是否合理，直接关系到医院的工作质量，更直接影响到护理质量、患者安全。因此，《条例》规定，医疗卫生机构配备护士的数量不得低于国家卫计委规定的护士配备标准。二是保障护士合法权益。应当为护士提供卫生防护用品，并采取有效的卫生防护措施和医疗保健措施；应当执行国家有关工资、福利待遇等规定，按照国家有关规定为在本机构从事护理工作的护士足额缴纳社会保险费用；对在艰苦边远地区工作，或者从事直接接触有毒有害物质、有感染、传染病危险工作的护士，所在医疗卫生机构应当按照国家有关规定给予津贴；应当制定、实施本机构护士在职培训计划，并保证护士接受培训，根据临床专科护理发展和专科护理岗位的需要，开展对护士的专科护理培训。三是加强护士管理。应当按照相关规定，设置专门机构或者配备专（兼）职人员负责护理管理工作；不得允许未取得护士执业证书的人员、未依照条例规定办理执业地点变更手续的护士以及护士执业注册有效期届满未延续执业注册的护士在本机构从事诊疗技术规范规定的护理活动；在教学、综合医院进行护理临床实习的人员应当在护士指导下开展有关工作；应当建立护士岗位责任制并进行监督检查；护士因不履行职责或者违反职业道德受到投诉的，其所在医疗卫生机构应当进行调查，经查证属实的，医疗卫生机构应当对护士做出处理，并将调查处理情况告知投诉人。

(5)《医疗机构药事管理规定》：《医疗机构药事管理规定》（以下简称《规定》）是为加强医疗机构药事管理，促进药物合理应用，保障公众身体健康，根据《中华人民共和国药品管理法》《医疗机构管理条例》和《麻醉药品和精神药品管理条例》制定，由卫生部、国家中医药管理局、总后勤部卫生部联合发布，于 2011 年 3 月 1 日正式施行。

药事管理是医院管理工作的重要内容。该《规定》的出台，对深化医药机制改革有一定的现实意义。国家基本药物的执行，国家处方集的落实，对解决“看病难、看病贵”有一定作用。《规定》中强调指出“开展以患者为中心，以合理用药为核心的临床药学工作，组织药师参与临床药物治疗，提供药学专业技术服务”，从某种意义上来说，对医药机制改革有一定推动作用。《规定》进一步落实了抗菌药物的临床合理应用，根据《抗菌药物临床应用指导原则》建立并落实抗菌药物临床应用分级管理制度，开展抗菌药物临床应用监测，实施处方点评与超常预警，促进药物合理使用。《规定》对保障医疗质量和医疗安全有重要作用。《规定》建立药品不良反应、用药错误和药品损害事件监测报告制度，从而对用药所有环节进行监测，确保了医疗质量和用药安全。院长和医院药事管理者应掌握《规定》，按照《规定》要求开展医院药事管理。

根据《规定》要求，医院应建立、健全药事管理组织机构。二级以上医院应当设立药事管理与药物治疗学委员会。二级以上医院药事管理与药物治疗学委员会委员由具有高级技术职务任职资格的药学、临床医学、护理和医院感染管理、医疗行政管理等人员组成。医疗机构负责人任药事管理与药物治疗学委员会主任委员，药学和医务部门负责人任药事管理与药物治疗学委员会（组）副主任委员。药事管理与药物治疗学委员会应当建立健全相应工作制度，日常工作由药学部门负责。医疗机构医务部门应当指定专人，负责与医疗机构药物治疗相关的行政事务管理工作。医疗机构应当根据本机构功能、任务、规模设置相应的药学部门，配备和提供与药学部门工作任务相适应的专业技术人员、设备和设施。三级医院设置药学部，并可根据实际情况设置二级科室；二级医院设置药剂科；其他医疗机构设置药房。并明确了医院药事管理与药物治疗学委员会及药事管理部门的工作职责。

《规定》明确，医疗机构应当遵循安全、有效、经济的合理用药原则。应当依据国家基本药物制度，抗菌药物临床应用指导原则和中成药临床应用指导原则，制定本机构基本药物临床应用管理办法，建立并落实抗菌药物临床应用分级管理制度。医疗机构应当建立由医师、临床药师和护士组成的临床治疗团队，开展临床合理用药工作。医疗机构应当遵循有关药物临床应用指导原则、临床路径、临床诊疗指南和药品说明书等合理使用药物；对医师处方、用药医嘱的适宜性进行审核。医疗机构应当配备临床药师。临床药师应当全职参与临床药物治疗工作，对患者进行用药教育，指导患者安全用药。医疗机构应当建立临床用药监测、评价和超常预警制度，对药物临床使用安全性、有效性和经济性进行监测、分析、评估，实施处方和用药医嘱点评与干预。医疗机构应当建立药品不良反应、用药错误和药品损害事件监测报告制度。医疗机构临床科室发现药品不良反应、用药错误和药品损害事件后，应当积极救治患者，立即向药学部门报告，并做好观察与记录。医疗机构应当按照国家有关规定向相关部门报告药品不良反应，用药错误和药品损害事件应当立即向所在地县级卫生行政部门报告。

《规定》在“药剂管理”章节中要求，医疗机构应当根据《国家基本药物目录》《处方管理办法》《国家处方集》《药品采购供应质量管理规范》等制订本机构《药品处方集》和《基本用药供应目录》，编制药品采购计划，按规定购入药品。医疗机构应当制订本机构药品采购工作流程；建立健全药品成本核算和账务管理制度；严格执行药品购入检查、验收制度；不得购入和使用不符合规定的药品。医疗机构临床使用的药品应当由药学部门统一采购供应。医疗机构应当制订和执行药品保管制度，药品库的仓储条件和管理应当符合药品采购供应质量管理规范的有关规定。易燃、易爆、强腐蚀性等危险性药品应当另设仓库单独储存，并设置必要的安全设施，制订相关的工作制度和应急预案。药学专业技术人员应当严格按照《药品管理法》《处方管理办法》《药品调剂质量管理规范》等法律、法规、规章制度和技术操作规程，认真审核处方或者用药医嘱，经适宜性审核后调剂配发药品。发出药品时应当告知患者用法、用量和注意事项，指导患者合理用药。肠外营养液、危害药品静脉用药应当实行集中调配供应。医疗机构根据临床需要建立静脉用药调配中心（室），实行集中调配供应。

(6)《麻醉药品和精神药品管理条例》：《麻醉药品和精神药品管理条例》（以下简称《条例》）是为加强麻醉药品和精神药品的管理，保证麻醉药品和精神药品的合法、安全、合理使用，防止流入非法渠道，根据《中华人民共和国药品管理法》和其他有关法律的规定而制定的法规。由国务院于 2005 年 8 月 3 日公布，自 2005 年 11 月 1 日起施行。2013 年 12 月《国务院令》（第 645

号）部分修改。

《条例》对麻醉药品和精神药品（以下简称“麻精药品”）的试验研究和生产（包括对麻醉药品原植物种植）、经营、使用、储存、运输、审批程序和监督管理、法律责任、管理目的等方面进行了规定，是当前管理麻精药品的重要依据。

《条例》第三十六条第一款规定，“医疗机构需要使用麻醉药品和第一类精神药品的，应当经所在地设区的市级人民政府卫生主管部门批准，取得麻醉药品、第一类精神药品购用印鉴卡（以下简称‘印鉴卡’）。医疗机构应当凭印鉴卡向本省、自治区、直辖市行政区域内的定点批发企业购买麻醉药品和第一类精神药品。”这一规定的出台，废除了以往同时凭印鉴卡和购买计划购买麻醉药品和第一类精神药品的规定，简化了麻精药品的购买流程，确保了医院麻精药品的及时供应。同时明确了医疗机构获得印鉴卡的条件，“医疗机构取得印鉴卡应当具备下列条件：有专职的麻醉药品和第一类精神药品管理人员；有获得麻醉药品和第一类精神药品处方资格的执业医师；有保证麻醉药品和第一类精神药品安全储存的设施和管理制度。”

《条例》在“使用”和“储存”章节，对医院麻精药品的管理提出了明确的要求。“医疗机构应当按照国务院卫生主管部门的规定，对本单位执业医师进行有关麻醉药品和精神药品使用知识的培训、考核，经考核合格的，授予麻醉药品和第一类精神药品处方资格。执业医师取得麻醉药品和第一类精神药品的处方资格后，方可在本医疗机构开具麻醉药品和第一类精神药品处方，但不得为自己开具该种处方。”医院必须对具有麻精药品处方资质的医生进行授权。“医务人员应当根据国务院卫生主管部门制定的临床应用指导原则，使用麻醉药品和精神药品。具有麻醉药品和第一类精神药品处方资格的执业医师，根据临床应用指导原则，对确需使用麻醉药品或者第一类精神药品的患者，应当满足其合理用药需求。”医院应加强麻精药品处方医师业务能力的培训，严格按照《麻醉药品临床应用指导原则》开具处方。《条例》第四十条对麻精药品的处方和调配进行了规定，医务人员应严格按照规定执行。

《条例》中对麻精药品的储存也有明确规定，麻醉药品和第一类精神药品的使用单位应当设立专库或者专柜储存麻醉药品和第一类精神药品。专库应当设有防盗设施并安装报警装置；专柜应当使用保险柜。专库和专柜应当实行双人双锁管理。第二类精神药品经营企业应当在药品库房中设立独立的专库或者专柜储存第二类精神药品，并建立专用账册，实行专人管理。专用账册的保存期限应当自药品有效期期满之日起不少于5年。

违反本条例有关规定的需承担相应法律责任。具有麻醉药品和第一类精神药品处方资格的执业医师，违反本条例的规定开具麻醉药品和第一类精神药品处方，或者未按照临床应用指导原则的要求使用麻醉药品和第一类精神药品的，由其所在医疗机构取消其麻醉药品和第一类精神药品处方资格；造成严重后果的，由原发证部门吊销其执业证书。执业医师未按照临床应用指导原则的要求使用第二类精神药品或者未使用专用处方开具第二类精神药品，造成严重后果的，由原发证部门吊销其执业证书。未取得麻醉药品和第一类精神药品处方资格的执业医师擅自开具麻醉药品和第一类精神药品处方，由县级以上人民政府卫生主管部门给予警告，暂停其执业活动；造成严重后果的，吊销其执业证书；构成犯罪的，依法追究刑事责任。处方的调配人、核对人违反本条例的规定未对麻醉药品和第一类精神药品处方进行核对，造成严重后果的，由原发证部门吊销其执业证书。

（7）《医疗废物管理条例》：《医疗废物管理条例》（以下简称《条例》）根据《中华人民共和国传染病防治法》和《中华人民共和国固体废物污染环境防治法》制定，目的是加强医疗废物的安全管理，防止疾病传播，保护环境，保障人体健康。由国务院于2003年6月16

日发布，自公布之日起施行。共计七章五十七条。

根据本条例医疗废物的定义，“是指医疗卫生机构在医疗、预防、保健以及其他相关活动中产生的具有直接或者间接感染性、毒性以及其他危害性的废物。”医疗废物绝大部分产生于医疗卫生机构，在医疗卫生机构中产生的废弃物中约80%属一般性的生活垃圾，20%属对人体健康具有危害性的医疗废物。医疗废物既污染环境又危害人体健康，必须对其实行从产生到无害化处理的全过程管理。医院作为医疗废物的主要产生单位，应该严格按照《条例》有关要求加强医疗废物的管理。

《条例》基本原则和思路：一是全程化管理。医疗废物从产生、分类收集、密闭包装到收集转运、贮存、处置的整个流程应当处于严格的控制之下。因此，本《条例》对涉及医疗废物的各环节均提出了明确要求。二是实施集中处置。根据国家规定，20万人口以上的城市医疗废物必须全部实现安全处置，鼓励医疗废物集中处置。三是分工负责。医疗卫生机构作为医疗废物的产生单位负责医疗废物产生后的分类收集管理；医疗废物集中处置单位负责从医疗废物产生单位收集转运到医疗废物集中处置地的贮存和处置的管理，其他任何单位和个人不得从事上述活动。这样，能够减少中间管理环节和医疗废物流失的机会，有利于监控和管理，责任明确。另外，本《条例》对医疗废物产生到处置的各个环节均提出了具体规定，并对违反规定的行为设定较为严厉的处罚。

该条例中“医疗废物管理的一般规定”主要规定了医院和从事医疗废物收集、转运、贮存、处置活动的医疗废物集中处置单位应当共同遵照的管理原则。包括医院和医疗废物集中处置单位应当建立的岗位责任制度，负责对相关人员进行培训、对相关人员采取有效的职业卫生防护措施、执行危险废物转移联单管理制度和内部环节的登记制度，以确保医疗废物的全程控制。

该条例中“医疗卫生机构对医疗废物的管理”主要

规定了医疗废物产生单位必须对医疗废物实施分类收集，集中交由获得医疗废物集中处置许可的单位处置。由于病原体的培养基、菌种、毒种保存液等为高危废物，所以提出了特殊要求。在不具备医疗废物集中处置条件的农村地区，医疗卫生机构应当按照《条例》第二十一条的规定自行处置医疗废物。

《条例》“监督管理”章节主要明确了对医疗卫生机构和医疗废物集中处置单位实施的监督管理工作和接受监督检查的单位应当予以配合的要求。“法律责任”中对涉及违反《条例》的行为均设定了警告、罚款、责令限期停业整顿、吊销许可证等行政处罚，对涉及触犯刑律的，依照刑法追究刑事责任。

（8）《医疗器械监督管理条例》：《医疗器械监督管理条例》（以下简称《条例》）是为保证医疗器械的安全、有效，保障人体健康和生命安全而制定的条例。《条例》于2000年1月4日以中华人民共和国国务院令第276号公布，2014年2月12日国务院第39次常务会议修订通过，2014年3月7日中华人民共和国国务院令第650号公布。

《条例》分总则、医疗器械产品注册与备案、医疗器械生产、医疗器械经营与使用、不良事件的处理与医疗器械的召回、监督检查、法律责任、附则八章共八十条，自2014年6月1日起施行。

作为与社会公众身体健康和生命安全密切相关的一个产业领域，医疗器械涉及的范围非常广，既包含压舌板、纱布等低值易耗产品，也包含多排CT、PET-CT、磁共振等高技术、高价格的设备。随着医疗器械行业的快速发展，以及人民群众对自身健康的重视程度日益提高，对医疗器械的关注程度越来越高。医疗器械是一种特殊的商品，我国依据《医疗器械监督管理条例》对它进行全程监管，作为医疗器械的使用部门，医院院长和医院管理者应精确把握该条例，合理合法解决医疗器械管理和使用监管中出现的各种情况，对确保医疗质量和患者安全有非常重要的意义。

《条例》规定，“国家对医疗器械按照风险程度实行分类管理。第一类是风险程度低，实行常规管理可以保证其安全、有效的医疗器械。第二类是具有中度风险，需要严格控制管理以保证其安全、有效的医疗器械。第三类是具有较高风险，需要采取特别措施严格控制管理以保证其安全、有效的医疗器械。”医疗器械以分类管理为基础，对医疗器械的分类要求细化、严谨、明确，具有可操作性，贯穿了医疗器械风险管理理念，突出了风险管理的科学性。合理设计并完善审批机制，进一步规范了医疗器械上市前备案和许可制度，体现了“建立最严格的覆盖全过程的监管制度”的精神。院长和医院管理者要了解医疗器械最基本的分类原则。

《条例》还规定“一次性使用的医疗器械目录由国务院食品药品监督管理部门会同国务院卫生计生主管部门制定、调整并公布。重复使用可以保证安全、有效的医疗器械，不列入一次性使用的医疗器械目录。对因设计、生产工艺、消毒灭菌技术等改进后重复使用可以保证安全、有效的医疗器械，应当调整出一次性使用的医疗器械目录。”一次性使用的医疗器械是医院管理的重点，医院应根据卫生行政主管部门公布的一次性使用的医疗器械目录，结合医院实际情况，制定医院的一次性使用的医疗器械目录并严格管理。对重复使用的医疗器械，应当按照卫生行政部门制定的消毒和管理的规定进行处理。

《条例》对医疗器械生产企业和经营企业的资质作了明确规定，“第一类医疗器械实行产品备案管理，第二类、第三类医疗器械实行产品注册管理。”从事医疗器械生产的企业必须具有医疗器械生产许可证，从事医疗器械经营的企业必须具有医疗器械经营许可证，医院购进医疗器械，应当查验供货者的资质和医疗器械的合格证明文件。在采购过程中还应注意“应当妥善保存购入第三类医疗器械的原始资料，并确保信息具有可追溯性。”

根据本条例第三十六条“医疗器械使用单位对需要定期检查、检验、校准、保养、维护的医疗器械，应当按照产品说明书的要求进行检查、检验、校准、保养、维护并予以记录，及时进行分析、评估，确保医疗器械处于良好状态，保障使用质量；对使用期限长的大型医疗器械，应当逐台建立使用档案，记录其使用、维护、转让、实际使用时间等事项。记录保存期限不得少于医疗器械规定使用期限终止后5年。”和第四十条“医疗器械经营企业、使用单位不得经营、使用未依法注册、无合格证明文件以及过期、失效、淘汰的医疗器械。”的有关规定，医院应建立医疗器械的维护保养制度，定期对医疗器械进行保养，确保医疗器械的完好率和正常使用。

《条例》规定了“国家建立医疗器械不良事件监测制度，对医疗器械不良事件及时进行收集、分析、评价、控制。医疗器械生产经营企业、使用单位应当对所生产经营或者使用的医疗器械开展不良事件监测；发现医疗器械不良事件或者可疑不良事件，应当按照国务院食品药品监督管理部门的规定，向医疗器械不良事件监测技术机构报告。任何单位和个人发现医疗器械不良事件或者可疑不良事件，有权向食品药品监督管理部门或者医疗器械不良事件监测技术机构报告。”医院应建立不良事件报告制度，医疗器械的不良事件应作为重要的组成部分和报告内容。医疗器械管理部门应对医疗器械不良事件进行分析、评价，按规定向有关部门报告医院医疗器械相关不良事件，确保医疗器械安全使用。

同时，国家建立医疗器械召回制度。召回制度是针对已经流入市场的缺陷产品而建立的。由于缺陷产品往往具有批量性的特点，当这些产品投放到市场后，如不加以干预，其潜在的危害是很大的，可能会对患者的生命、财产安全或环境造成损害，对社会和公众带来安全隐患。因此，医院应配合做好医疗器械的召回。

（9）《医疗事故处理条例》：《医疗事故处理条例》（以下简称《条例》）是为了正确处埋医疗事故，保护患者和医疗机构及其医务人员的合法权益，维护医疗秩序，保障医疗安全，促进医学科学的发展制定的。于2002年2月20日国务院第55次常务会议通过，于2002年9月1日起公布施行。共七章六十三条。

该《条例》的出台，对医院医疗纠纷及医疗事故的处理及防范有了明确的规定和指导性意见，对院长和医院管理者而言意义重大，应认真学习和掌握，透彻理解该《条例》的有关精神，指导医院医疗纠纷和医疗事故的防范与处理。

《条例》第二条对医疗事故的定义为“是指医疗机构及其医务人员在医疗活动中，违反医疗卫生管理法律、行政法规、部门规章和诊疗护理规范、常规，过失造成患者人身损害的事故。”

《条例》关于“医疗事故”概念的规定与《医疗事故处理办法》关于“医疗事故”的规定有较大不同，主要体现在：

一是扩大并明确了医疗事故的主体。医疗事故的主体除医务人员外，明确了医疗机构也是医疗事故的主体。事实上发生医疗事故的医务人员是代表医疗机构执行诊疗活动，因而医疗机构实际上是医疗事故民事责任的承担者，所以在法律上加以明确，有利于责任问题的解决、损害赔偿的落实。

二是明确了过失的范围。《条例》明确规定过失的范围是医疗机构及其工作人员违反了卫生管理法律、行政法规、部门规章和诊疗护理常规。《条例》具体指明违反什么，就应当承担由此引起的法律后果。使医疗机构及其医务人员有了明确的概念，清楚应当怎么做，不应当怎么做，尽可能避免或减少医疗事故的发生。

三是扩大了医疗事故的范围。《条例》将损害后果的外延扩大，明确医疗差错同样属于医疗事故，可操作性更强，医疗差错不属于医疗事故的历史已经过去。同时《条例》规定，造成患者明显的人身损害的为四级医疗事故。四是取消了对医疗事故的分类。责任事故和技术事故本身很难以区别，两者经常相互交织在一起，不管是医疗责任事故还是医疗技术事故，对患者的损害都是一样的。既然损害是一样的，那么赔偿的标准也就应该一样。因此《条例》果断地取消人们争议较大的医疗技术事故和责任事故的分类。

《条例》中对于医疗事故预防处置的有关规定对医院管理有很强的指导意义。“医疗机构及其医务人员在医疗活动中，必须严格遵守医疗卫生管理法律、行政法规、部门规章和诊疗护理规范、常规，恪守医疗服务职业道德。”医院应建立、健全、完善各项规范、规章，切实可行，在落实中要注重执行力、督查力及成效，要与时俱进地进行修订。“医疗机构应当对其医务人员进行医疗卫生管理法律、行政法规、部门规章和诊疗护理规范、常规的培训和医疗服务职业道德教育。医疗机构应当设置医疗服务质量监控部门或者配备专（兼）职人员，具体负责监督本医疗机构的医务人员的医疗服务工作，检查医务人员执业情况，接受患者对医疗服务的投诉，向其提供咨询服务。”医院在采取各种有效措施提高诊疗护理技术水平的同时，还应充分发挥质量管理部门的作用，加强对医务人员的医疗服务工作日常监督管理，及时发现问题，妥善作出处理，使问题消失在萌芽状态。

《条例》第八、九、十、十六条是对病历的规定，病历是依法维权的证据，在医疗事故技术鉴定和民事诉讼中的作用尤为突出。现实中常出现在发生医疗事故争议后，才发现病历上“出问题”的地方越来越多，让医方处于不利境地，甚至承担严重的法律后果。病历质量将面对来自患者和社会的挑剔及法律的约束。故要重视病历书写的基本功训练，加强病历质量管理，提高对病历在医疗纠纷处理中重要性的认识。

《条例》第十一条是认真履行告知义务。告知是一种法定义务，只有充分尊重患方知情同意权，才会有“知情同意书”上合法的签名。如无视知情同意原则，既不道德，还会触犯法律。医方与患方保持良好的沟通，及时告知是转移医疗风险的有效手段之一，是依法维权的灵魂。医疗知情同意权是法律赋予患者的权利，它有赖于医方对告知义务的履行。它既能保障患者权益，也能促进医院管理和医疗决策的系统化、科学化，从而为社会提供更高质量的医疗服务。

《条例》规定了医疗事故技术鉴定由医学会组织，明确规定了鉴定专家的回避制度，取消了医疗机构对医疗事故享有的调查权、处理权和鉴定权等特权，医疗机构必须承担妥善保管双方当事人认可的病历资料的义务。这些规定有利于对医疗事故鉴定资料的真实性，增加鉴定的透明度。《条例》明确了医疗事故的赔偿制度，提出了精神损害赔偿的概念。这些规定院长和医院管理者应熟悉了解，以指导医疗事故鉴定及赔偿工作的开展。

（10）《医院感染管理办法》：《医院感染管理办法》（以下简称《办法》）是为加强医院感染管理，有效预防和控制医院感染，提高医疗质量，保证医疗安全，根据《传染病防治法》、《医疗机构管理条例》和《突发公共卫生事件应急条例》等法律、行政法规的规定制定。于2006年9月1日实施，共七章三十九条。这是各级各类医院感染管理工作的重要指导文件。

《办法》规定，医院应当建立医院感染管理责任制，制定并落实医院感染管理的规章制度和工作规范，严格执行有关技术操作规范和工作标准，有效预防和控制医院感染。医院应当设立医院感染管理委员会和独立的医院感染管理部门，应当有医院感染管理专（兼）职人员。医院院长应高度重视医院感染管理工作，如处理不当容易导致群体性事件发生，严重威胁人民生命健康。院长应根据本《办法》加强医院感染管理体系建设，成立医院感染管理委员会，由医院感染管理部门、医务部门、护理部门、临床科室、消毒供应室、手术室、临床检验部门、药事管理部门、设备管理部门、后勤管理部门及其他有关部门的主要负责人组成，主任委员由医院院长或者主管医疗工作的副院长担任。《办法》第七条和第八条明确了医院感染管理委员会、感染管理部门及医院感染管理专（兼）职人员的主要工作职责，各级各类组织和人员应按照《办法》的规定开展医院感染预防与控制方面的管理和业务工作。

如违反本《办法》，“有下列行为之一的，由县级以上地方人民政府卫生行政部门责令改正，逾期不改的，给予警告并通报批评；情节严重的，对主要负责人和直接责任人给予降级或者撤职的行政处分：未建立或者未落实医院感染管理的规章制度、工作规范；未设立医院感染管理部门、分管部门以及指定专（兼）职人员负责医院感染预防与控制工作；违反对医疗器械、器具的消毒工作技术规范；违反无菌操作技术规范和隔离技术规范；未对消毒药械和一次性医疗器械、器具的相关证明进行审核；未对医务人员职业暴露提供职业卫生防护。”

《办法》在“预防与控制”章节明确规定了“医疗机构应当按照有关医院感染管理的规章制度和技术规范，加强医院感染的预防与控制工作。”院长应指导医院感染管理部门根据医院感染管理的规章制度和技术规范，制定医院相关感染控制及管理制度。

《办法》第十二条规定，“医疗机构应当按照《消毒管理办法》，严格执行医疗器械、器具的消毒工作技术规范，并达到以下要求：进入人体组织、无菌器官的医疗器械、器具和物品必须达到灭菌水平；接触皮肤、粘膜的医疗器械、器具和物品必须达到消毒水平；各种用于注射、穿刺、采血等有创操作的医疗器具必须一用一灭菌。医疗机构使用的消毒药械、一次性医疗器械和器具应当符合国家有关规定。一次性使用的医疗器械、器具不得重复使用。”医院感染管理部门应根据要求制定《医院消毒管理制度》及《一次性使用医疗器械管理规定》，规范医院医疗用品的消毒和使用。同时，医院要根据本《办法》加强对医院手卫生、医疗操作环境、无菌技术、隔离技术、抗菌药物临床应用管理、医院感染监测的管理，采取感染预防及控制措施，规范、科学开展医院感染管理工作。

如医疗机构违反本《办法》规定，“未采取预防和控制措施或者发生医院感染未及时采取控制措施，造成医院感染暴发、传染病传播或者其他严重后果的，对负有责任的主管人员和直接责任人员给予降级、撤职、开除的行政处分；情节严重的，依照《传染病防治法》第六十九条规定，可以依法吊销有关责任人员的执业证书；构成犯罪的，依法追究刑事责任。”

根据《办法》要求，医院要加强医院感染管理人员和临床医务人员的培训，建立专业人才培养制度，充分发挥医院感染专业技术人员在预防和控制医院感染工作中的作用。应当建立医院感染专业人员岗位规范化培训和考核制度，加强继续教育，提高医院感染专业人员的业务技术水平。医疗机构应当制定对本机构工作人员的培训计划，对全体工作人员进行医院感染相关法律法规、医院感染管理相关工作规范和标准、专业技术知识的培训。医务人员应当掌握与本职工作相关的医院感染预防与控制方面的知识，落实医院感染管理规章制度、工作规范和要求。工勤人员应当掌握有关预防和控制医院感染的基础卫生学和消毒隔离知识，并在工作中正确运用。

《办法》还明确了医院感染的报告程序。“医疗机构经调查证实发生以下情形时，应当于12小时内向所在地的县级地方人民政府卫生行政部门报告，并同时向所在地疾病预防控制机构报告。所在地的县级地方人民政府卫生行政部门确认后，应当于24小时内逐级上报至省级人民政府卫生行政部门。省级人民政府卫生行政部门审核后，应当在24小时内上报至卫生部：5例以上医院感染暴发；由于医院感染暴发直接导致患者死亡；由于医院感染暴发导致3人以上人身损害后果。”“医疗机构发生以下情形时，应当按照《国家突发公共卫生事件相关信息报告管理工作规范（试行）》的要求进行报告：10例以上的医院感染暴发事件；发生特殊病原体或者新发病原体的医院感染；可能造成重大公共影响或者严重后果的医院感染。”医院应严格执行上述报告的有关规定，“医疗机构发生医院感染暴发事件未按本办法规定报告的，由县级以上地方人民政府卫生行政部门通报批评；造成严重后果的，对负有责任的主管人员和其他直接责任人员给予降级、撤职、开除的处分。”

3. 需要院长一般了解的法律法规

（1）《中华人民共和国母婴保健法》：《中华人民共和国母婴保健法》是为了保障母亲和婴儿健康，提高出生人口素质，根据宪法制订的法规。由中华人民共和国第八届全国人民代表大会常务委员会第十次会议通过，自1995年6月1日起施行。根据《中华人民共和国母婴保健法》，中华人民共和国国务院颁布了《中华人民共和国母婴保健法实施办法》，于2001年6月20日正式实施。

《中华人民共和国母婴保健法》全文共七章三十九条，对婚前保健、孕产期保健服务及医疗技术鉴定等内容做出了明确规定，妇幼保健专科医院及开设相关专业的综合性医院院长需要作重点了解。

其中特别要强调两点：一是“严禁采用技术手段对胎儿进行性别鉴定，但医学上确有需要的除外”，如违反规定，根据第三十七条有关规定“由医疗保健机构或者卫生行政部门根据情节给予行政处分；情节严重的，依法取消执业资格”。二是根据第二十四条“医疗保健机构为产妇提供科学育儿、合理营养和母乳喂养的指导”，结合当前开展的“爱婴医院”创建活动，所有医院应认真做好母乳喂养的各项工作，积极包含、促进和支持母乳喂养，禁止接受母乳代用品厂商的馈赠、赞助，严禁各类母乳代用品广告宣传和各类推销活动，各类妇幼卫生刊物禁止刊登母乳代用品的广告和产品样品。

（2）《中华人民共和国传染病防治法》：《中华人民

共和国传染病防治法》最早于1989年2月21日第七届全国人民代表大会常务委员会第六次会议通过，2004年8月28日第十届全国人民代表大会常务委员会第十一次会议进行了修订，2013年6月29日第十二届全国人民代表大会常务委员会第三次会议通过了对《中华人民共和国传染病防治法》的修改，一是将第三条第五款修改为“国务院卫生行政部门根据传染病暴发、流行情况和危害程度，可以决定增加、减少或者调整乙类、丙类传染病病种并予以公布。”二是第四条增加一款，作为第二款“需要解除依照前款规定采取的甲类传染病预防、控制措施的，由国务院卫生行政部门报经国务院批准后予以公布。”医院院长需要了解传染病的分类管理、传染病报告原则、预防及控制方法，并根据本法要求制定医院应急预案，组织好院内预检分诊、医疗救治、消毒隔离，并定期对工作人员进行传染病防治知识、技能的培训。

（3）《中华人民共和国职业病防治法》：《中华人民共和国职业病防治法》是为预防、控制和消除职业病危害，防治职业病，保护劳动者健康及其相关权益，促进经济发展，根据宪法制定的。经2001年10月27日第九届全国人民代表大会常务委员会第二十四次会议通过；根据2011年12月31日第十一届全国人民代表大会常务委员会第二十四次会议《关于修改〈中华人民共和国职业病防治法〉的决定》修正。

《职业病防治法》分总则、前期预防、劳动过程中的防护与管理、职业病诊断与职业病病人保障、监督检查、法律责任、附则共七章九十条，自2011年12月31日起施行。

医院因有放射线、化学制剂、有毒有害物质，因此是职业病的重点防护部门，尤其是医院放射科、检验科、病理科等高危科室。医院要严格执行本法的有关规定，做好职业病的防护工作，配备专职或者兼职的职业卫生管理人员，负责本单位的职业病防治工作；制定职业病防治计划和实施方案，建立、健全管理制度和操作规程，建立、健全卫生档案和劳动者健康监护档案，建立、健全工作场所职业病危害因素监测及评价制度，建立、健全职业病危害事故应急救援预案。采用有效的职业病防护设施，并为劳动者提供个人使用的职业病防护用品。对可能发生急性职业损伤的有毒、有害工作场所，应当设置报警装置，配置现场急救用品、冲洗设备、应急撤离通道和必要的泄险区。对放射工作场所和放射性同位素的运输、贮存，必须配置防护设备和报警装置，保证接触放射线的工作人员佩戴个人剂量计。对职业病防护设备、应急救援设施和个人使用的职业病防护用品，应当进行经常性的维护、检修，定期检测其性能和效果，确保其处于正常状态，不得擅自拆除或者停止使用。对从事接触职业病危害的作业的劳动者，应当按照国务院安全生产监督管理部门、卫生行政部门的规定组织上岗前、在岗期间和离岗时的职业健康检查，并将检查结果书面告知劳动者。不得安排未经上岗前职业健康检查的劳动者从事接触职业病危害的作业；不得安排有职业禁忌的劳动者从事其所禁忌的作业；对在职业健康检查中发现有与所从事的职业相关的健康损害的劳动者，应当调离原工作岗位，并妥善安置；对未进行离岗前职业健康检查的劳动者不得解除或者终止与其订立的劳动合同。

（4）《艾滋病防治条例》：《艾滋病防治条例》是为了预防、控制艾滋病的发生与流行，保障人体健康和公共卫生，根据《传染病防治法》制定的条例。该条例经2006年1月18日国务院第122次常务会议通过，自2006年3月1日起施行。

医院作为艾滋病的医疗救治场所，应严格遵守本条例的有关规定，做好艾滋病的医疗救治工作，防止艾滋病的医源性感染。医疗卫生机构应当按照国务院卫生主管部门的规定，遵守标准防护原则，严格执行操作规程和消毒管理制度，防止发生艾滋病医院感染和医源性感染。

医疗机构应当对因应急用血而临时采集的血液进行艾滋病检测，对临床用血艾滋病检测结果进行核查；对未经艾滋病检测、核查或者艾滋病检测阳性的血液，不得采集或者使用。采集或者使用人体组织、器官、细胞、骨髓等的，应当进行艾滋病检测；未经艾滋病检测或者艾滋病检测阳性的，不得采集或者使用。但是，用于艾滋病防治科研、教学的除外。

医疗机构应当为艾滋病病毒感染者和艾滋病患者提供艾滋病防治咨询、诊断和治疗服务。医疗机构不得因就诊的患者是艾滋病病毒感染者或者艾滋病患者，推诿或者拒绝对其其他疾病进行治疗。对确诊的艾滋病病毒感染者和艾滋病患者，医疗卫生机构的工作人员应当将其感染或者发病的事实告知本人；本人为无行为能力人或者限制行为能力人的，应当告知其监护人。

医疗卫生机构应当按照国务院卫生主管部门制定的预防艾滋病母婴传播技术指导方案的规定，对孕产妇提供艾滋病防治咨询和检测，对感染艾滋病病毒的孕产妇及其婴儿，提供预防艾滋病母婴传播的咨询、产前指导、阻断、治疗、产后访视、婴儿随访和检测等服务。

对违反上述规定的，“由县级以上人民政府卫生主管部门责令限期改正，通报批评，给予警告；造成艾滋病传播、流行或者其他严重后果的，对负有责任的主管人员和其他直接责任人员依法给予降级、撤职、开除的处分，并可以依法吊销有关机构或者责任人员的执业许可证件；构成犯罪的，依法追究刑事责任。”

（5）《医疗事故技术鉴定暂行办法》：《医疗事故技术鉴定暂行办法》是为规范医疗事故技术鉴定工作，确保医疗事故技术鉴定工作有序进行，依据《医疗事故处理条例》制定的。于 2002 年 7 月 19 日由卫生部发布，自 2002 年 9 月 1 日起施行。

为指导医院医疗事故技术鉴定工作，院长和医院管理者要了解以下主要内容：

一是医疗事故技术鉴定的受理及启动。卫生行政部门或医调委接到医疗机构关于重大医疗过失行为的报告或者医疗事故争议当事人要求处理医疗事故争议的申请后，对需要进行医疗事故技术鉴定的，由卫生行政部门委托负责医疗事故技术鉴定工作的医学会组织鉴定；医患双方协商解决医疗事故争议，需要进行医疗事故技术鉴定的，由双方当事人共同委托负责医疗事故技术鉴定工作的医学会组织鉴定；公检法机关在办理涉医案件时，需要进行医疗事故技术鉴定的，由公检法机关委托负责医疗事故技术鉴定工作的医学会组织鉴定。

二是不予受理医疗事故技术鉴定的规定。当事人一方直接向医学会提出鉴定申请的；医疗事故争议涉及多个医疗机构，其中一所医疗机构所在地的医学会已经受理的；医疗事故争议已经由人民法院调解达成协议或判决的；当事人已向人民法院提起民事诉讼的（司法机关委托的除外）；非法行医造成患者身体健康损害的；卫生部规定的其他情形。

三是医疗事故技术鉴定的主要流程。医患双方协商一致共同向市医学会提起鉴定申请，或患方向医疗行政部门、医调委投诉由医疗行政部门委托医学会鉴定，或由人民法院根据当事人申请委托医学会鉴定；医学会受理鉴定委托；由申请一方或双方交纳鉴定费；医学会通知双方提交陈述书、答辩书及鉴定所需材料；查看相关专科专家名录并选出需回避的专家；对双方认可的专家随机编号，由医患双方及医学会随机抽号组成专家鉴定组；召开鉴定会，医患双方按先患方后医方的顺序各陈述（答辩）、专家提问并检查患者、退庭；专家讨论，出具医鉴结论报告；若不服鉴定报告，接到报告后15日内可向省医鉴会提起再次鉴定。

第二节　岗位职责

“质量与安全”是医院的立院之本。在完成医院管理组织架构及部门职责设计后就需要将各部门职责具体落实到该部门的岗位上。标准化、制度化和规范化的岗位职责是提高医院质量管理、保障医疗安全、防范医疗风险的重要保障。医院只有完善岗位职责并有效执行管理程序，才能实现医院科学管理、制度管理和人文管理规范化。作为院长应在医院管理中强调并抓好全院各岗位职责的实施。

岗位职责是指岗位所要求需要去完成的工作内容及应当承担的责任范围。岗位，是医院组织为完成某项任务而确立的；职责，是职能与责任的统一，由授权范围和相应的责任两部分组成。医院岗位职责根据个人、组织分类划分为个体岗位职责与群体岗位职责。

一、医院工作人员岗位职责

工作人员岗位职责又称为个体岗位职责。其确定应根据工作任务的需要确立工作岗位名称及数量；根据不同岗位工种确定岗位职务范围；根据工种性质确定岗位使用的设备、工具、工作质量和效率。

工作人员岗位职责应明确岗位环境和确定岗位任职资格，并确定各个岗位之间的相互关系，根据岗位的性质明确实现岗位目标的责任。任何个体岗位职责都是责任、权力与义务的综合体，有多大的权力就应该承担多大的责任，任何割裂开来的做法都会发生问题。

每一员工都需要充分认识自己岗位职责的内涵，知道应该干什么、怎么干，就有了明确的目标和义务才能保质、保量、高效地完成工作。对医院来说，也有了绩效考核的依据，明确应为员工所做的工作支付工资、福利、培训教育等。医院和员工在岗位职责的责任、权利统一过程中实现双赢。

医院工作人员岗位职责应包含：工作职责、岗位关系、工作内容、工作要求及工作权限。通过岗位职责设置达到最大限度地实现劳动用工的科学配置；有效防止因职务重叠而发生的工作扯皮现象；提高医院内各部门及员工的竞争活力，更好地发现和使用人才。个体岗位职责也是组织考核员工的依据，能积极有效提高员工的工作效率和工作质量，进一步规范操作行为减少违章行为和违章事故的发生。

1. 医院工作人员岗位职责的制定原则

（1）制订书面文件：个体岗位职责通常是将组织内各项有关工作性质、内容、任务、责任与处理方法等工作本身的因素；以及担任此项工作的人员所具备的资格或条件等工作人员的因素，形成书面记录的文件。对于员工个人来说，清楚自己的岗位职责就有了明确的目标和义务，就可以主动去做好一些与岗位有关的事情，并明确不可独立承担的工作内容。对于医院而言，岗位职责可以作为确定员工聘用条件、分配工作任务、制定培训计划和工作评价的依据。

（2）岗位分析：医院在编写岗位职责前应合理设置岗位，设置岗位前应先进行岗位分析。岗位分析是指在全面了解、获取与工作有关信息的过程中，对某个特定岗位的工作内容、岗位属性、任职资格的描述和研究过程。该分析由医院领导牵头，人事科统筹协调。将在院人员按照工作性质、组织管理不同划分为：医生、医技、护理、行政、后勤、外包、实习、志愿者等几大类，根据日常工作管理情况分别确定其主管职能部门作为岗位分析与岗位职责制定的责任部门。

（3）明确内容：主管职能部门根据医院的组织结构、所分管各部门的工作职责，设计各部门的岗位类别、数量及名称，并征求部门负责人意见。人事科协助各主管职能部门分析岗位设置的有效性和合理性，必要时，可以调整岗位定位、职责和权限，进行合理配置。主管职能部门与各部门负责人沟通，收集各部门工作内容及岗位工作规范、流程，初步拟定岗位职责模板。各部门负责人根据拟定的岗位工作内容分析确定从事岗位所需的任职资格和基本条件。

（4）符合流程：主管职能部门负责所分管各类岗位

职责初稿的编写，具体组织形式和流程由职能部门根据实际情况决定，所分管的各部门负责人与各类岗位员工应予以协助配合。人事科收集各主管职能部门完成的岗位职责初稿并进行初审后交由分管院长复审，通过后由院长最终审批、发布。岗位职责发布半个月后，部门负责人需主导安排在岗人员的培训，要求在岗人员熟悉并履行岗位职责。审批后的岗位职责，岗位任职人须与其主管领导双方签字确认，经签订的岗位职责一式三份，由人事科、科室、个人分别保存。全院岗位职责由人事科统一编印成册各科室备存一套。以后每三年或在必要时，人事科应会同各主管职能部门组织全院范围内岗位职责的评估、修订，修订后的职责需及时告知部门和员工。

（5）适时更新：如遇部门职责调整，岗位新增或异动等情况，由人事科协助各主管职能部门及时完成岗位职责的更新、发布等程序，避免因岗位职责延迟更新，造成员工权责不清的情况。

2. 院领导岗位职责

（1）院长工作职责：在卫生主管部门领导下，认真贯彻党的路线、方针、政策，法律法规和上级指示精神，全面领导医院的各项工作。

制定医院发展规划、改革方案和工作计划，按期布置、检查、总结工作，并定期或不定期向上级领导汇报。

经常深入科室，了解患者的就诊情况，征求患者的意见，了解和检查有关诊断、治疗、护理、院感等情况，定期分析医疗与安全指标完成情况，发现和纠正医疗护理工作中出现的偏差，并采取积极有效措施，不断提高医疗质量。及时研究处理职工及群众对医院工作的意见与建议。

负责领导、检查医院重要科研计划的拟定和开展情况，采取积极措施，支持新技术新项目的引进和应用。定期检查临床教学、人才培养和学科建设情况。

教育职工树立“以患者为中心”的服务思想和良好

的医德，加强职工思想政治工作，改进医疗作风和工作作风，改善服务态度，开展优质服务，促进医院精神文明建设。

督促检查以核心制度为中心的规章制度和诊疗操作规范的执行情况，严防医疗差错事故的发生。

根据国家人事制度，组织领导对医院工作人员的考核、任免、奖惩、调配及提升等工作。

加强对后勤工作的领导，检查督促财务收支，审查预决算，对开支较大的物资采购计划要严格审查把关，关心员工工作生活，创造条件，改善生活设施和福利待遇。

因事外出或缺勤时，须指定一名副院长代行院长职权。

（2）行政副院长工作职责：在院长领导下，分管全院的行政、财务、基建、总务、物资供应及安保工作。

负责组织拟定医院各项行政工作制度，并经常督促检查执行情况。督促财务、总务、物资供应等部门保证医疗护理所需物资供应。

负责审查与决算、掌握财务收入开支、基建、维修以及医院财产物资的管理工作，检查全院的经济管理工作。

督促、检查医院的基建、维修工程项目的进度、质量及管理工作，检查本院治安、保卫工作。

负责督促全院的清洁卫生和环境绿化工作。

（3）业务副院长职责：协助院长组织协调开展院内各项业务技术工作。

督促检查医疗制度，尤其是核心制度落实、医护常规和技术操作规程的执行情况。

经常深入科室，尤其是重点科室、重点部门、重点环节，了解医疗服务情况、诊断治疗情况，参与重大突发公共卫生事件等应急事件的组织协调工作、急危重患者的会诊及抢救工作，定期分析医疗各项质量监控指标，采取积极措施，不断提高医疗质量。

领导制定临床教学计划和人才培养计划，组织全院医务人员的业务技术学习与培训。定期检查教学工作的完成情况及医疗业务指导工作。

对分管科室进行督导和协调，检查业务工作任务的完成情况。

组织检查本院门诊和住院患者的转诊、会诊、讨论及院内感染预防、卫生宣教工作。

负责组织检查门诊、急诊工作，以及危重患者收治情况。

协助院长，对全院重要问题决策提出建议和意见。协调医、药、护、技之间的关系，保证医院各项业务技术工作的开展。

（4）党委书记职责：在上级党委和医院党委的领导下，负责医院党委的全面工作，加强工、青、妇、团等群团组织的领导。

认真贯彻党中央、上级党组织和医院党委的决定、指示，保证医院医疗、教学、科研任务的完成。

支持院长的工作，尊重院长的意见，主动协调医院党政领导的关系。认真贯彻民主集中制原则，重大问题及时提交党委集体讨论决定。

抓好党风廉政建设、干部队伍建设等，做好人力资源、经济运行、医院发展规划等重要问题的调研、协调和决策。

深入实际、调查研究，认真听取各方面的意见，搞好干部的推荐、选拔、考察和管理工作。

制定党委的年度、季度和每月工作计划，并经常检查计划执行情况，健全党委会议制度，定期召开党委会议，加强党委领导班子建设。

（5）党委副书记职责：协助党委书记完成党委的日常工作，并完成党委指令分管的部门/科室的日常管理工作。

按照党委工作分工，协助抓好党的建设、精神文明建设、医院文化建设、信访工作、纪检监察、党委中心组学习和医院医德医风舆论宣传等工作。

领导分管部门制定年度工作计划、总结及医院各项制度。督促检查分管部门贯彻党委决定及上级有关部门决定的执行情况。

协助党委抓好党风廉政建设和党风廉政责任制的落实，协助党委开好民主生活会。

抓好干部教育、管理、选拔、推荐、民主监督工作。

负责对党费收缴情况进行检查、审核并上报。

参与重大问题的决策，支持书记、院长行使职权，做好领导班子的团结、协调等工作。

负责审核以党委名义起草的各类文稿签发。

承办上级党委、纪委交办的事宜。

3. 医院主要管理岗位工作人员岗位职责

（1）医院办公室主任岗位职责：在院长领导下，负责拟定医院发展规划和制订年度工作计划草案，起草工作总结，组织大事记的记载和有关文字材料，完成院长交办的其他文件处理工作落实；协助院长、副院长处理全院日常院务行政工作；组织院长行政查房，了解科室工作情况，发挥联系纽带作用，为领导当好参谋；安排好各种行政会议（包括院长办公会、院务委员会、院周会、全院职工大会等），做好院务会和全院性会议的记录并保存，根据会议纪要组织落实；负责全院行政文秘工作和院内行政公文的拟稿及其他科室拟稿的审核、上报工作；负责医院印章的使用、管理和全院保密工作；负责上级领导和其他来宾的工作协调与接待，保持好与其他科室良好工作联系，协调各分管院长与各职能科室、临床科室之间的有效沟通；负责安排、检查全院总值班工作，组织院长查房并进行有关的协调工作；负责监督检查司机班、档案室、文印室工作，负责批准全院各类文字材料的打字、印刷、复印工作。制定院办各岗位职责并落实具体工作安排；完成院领导临时交办的其他工作，医院办公室副主任协助主任做好上述工作。

（2）党委办公室主任岗位职责：在党委书记领导下，主持党委办公室工作；负责组织学习、传达上级和医院党委的文件、决议，督导和检查执行情况；负责党委的组织、宣传、统战、文秘等方面的工作，协调办公室各部门之间的关系，做好办公室人员的思想政治工作；召集、主持党委办公室工作会议，及时安排、督促检查、总结本科室的工作；起草、签发、处理医院党委的文件、领导讲话、工作总结、简报及会议纪要，做好材料归档工作；协助党委书记、副书记处理有关事务，做好协调督办等日常工作，围绕党委的中心工作和领导意向，搞好调查研究，为领导决策提供参考意见；协助党委积极推动医院文化建设。协助党委做好党员的思想教育、评优推先、党纪党风、医德医风等；协调、平衡领导之间、领导与科室之间、支部科室之间的关系。负责党委印章、党办公章和介绍信的管理。党委办公室副主任协助主任做好上述工作。

（3）人事科主任岗位职责：在院长领导下，负责人事科全面工作，做好全院的人力资源管理，根据上级有关部门下达的编制做好全院岗位编制工作，并根据编制合理调配人员；熟悉本院人力资源情况，及时向领导提出相应建议，配合组织部门做好干部的选拔、考核及调动工作。按照政策做好专业技术职务晋升、聘任、人事代理工作；根据医院需求，做好急需人才及学科带头人引进工作；负责本院工作人员的劳动纪律、年度考核和相关奖惩的管理工作；负责编写科室工作计划、总结和人力资源方面的相关文件，负责本院员工人事档案管理工作，对在职人员学历教育工作进行监控，协调有关职能部门做好专业技术人员岗位培训、新职工岗前培训教育工作。负责临时用工的计划管理及清退工作。

（4）财务科科长岗位职责：在院长及分管院长的领导下，做好医院的财务管理工作，教育本科人员树立为医疗第一线服务的思想，保证医疗任务的完成；根据新

《会计法》《医院财务制度》《医院会计制度》等法律法规和制度的要求，建立相应的医院管理制度和岗位职责，按照《会计法》的有关规定，认真贯彻有关财经政策、法令、制度，遵守和维护国家财政纪律；根据医院业务发展规划，在院长领导下，会同有关部门，按照规定的统一收费标准，合理的组织收入，做到不漏收、不多收。做好财会人员安全教育，并定期或不定期地对库存现金等进行检查，防止意外情况发生；做好医院成本核算管理，对收入中出现的问题，及时研究解决；根据医院特点、业务需要，全面掌握和调配资金，精打细算，节约行政开支，监督预算资金正确支用，使有限的资金发挥最大的效益；及时编制各项财务收支预算，会同有关科室做好预算计划并认真组织实施，并定期检查预算执行情况；经常检查各项财务制度的执行情况，组织相关人员随时抽查库存现金，检查记账凭证的编制、账簿的登记、报表的编制等有关会计核算的内容及医院的一切收支和有关财产账务情况，并提出改进意见；根据会计记录、会计报表及有关资料，经常检查分析医院的经济活动，提供数据资料，提出增收节支的具体措施；根据工作需要，设置有关会计岗位，推行岗位责任制，合理调配会计人员。按规定管好会计档案，监督会计人员的交接。解释和宣传有关财务规章制度，通报会计工作情况；按时清理债权和债务，防止拖欠，严格控制呆账。监督物资采购管理，进行必要的检查并经常清查库存，杜绝浪费和物资积压，对医院财产、物资管理定期进行监督、检查和指导，协助有关科室建立健全各项管理核算制度。

（5）医务科科长岗位职责：在院长、分管院长领导下，具体组织实施全院的医疗管理工作，负责组织完成医院医疗质量管理委员会等交办的各项事务性工作；根据医院整体发展规划，拟订全院业务发展计划，经院长、分管院长批准后，组织实施，经常督促检查，及时总结汇报；根据国家颁布的法律、法规、制度、标准，结合医院实际情况、督促全院医务人员认真贯彻执行，保证医疗工作正常运行，积极防范医疗纠纷；深入各科室监控各项制度、诊疗常规和操作流程的执行情况，发现问题，及时采取措施，提高医疗质量，严防差错事故；组织协调重大抢救以及院内外会诊、学术活动、突发性医疗事件的处置；做好医疗纠纷及投诉的调查；协调、支持、检查和管理各科室开展新技术、新业务，做好医务人员的调配、协调患者收治工作，监督、检查药品、医疗器械的供应、管理和使用；负责组织对医疗、医技科室人员定期培训、业务管理及考核工作，协助人事科做好卫生技术人员的晋升、奖惩工作。做好医务人员的资质认定、授权及再授权管理，负责组织实施临时性院外医疗救援任务和对基层医院的技术指导，做好病案管理的监督工作。

（6）护理部主任岗位职责：执行院长办公会决议和院长的决定，根据医院发展情况，对医院的各项护理工作制定系统化、规范化的工作计划与总体目标，并督促检查落实；负责拟定和组织修订全院护理规章制度、护理常规、护理技术操作规程、护理质量标准，严格督促检查，指导各科室做好责任制护理工作，积极落实基础护理和分级护理制度与规范，防止护理事故、减少护理差错。积极做好院内感染控制工作，及时发现问题及时解决，指导危重患者的抢救工作；主持召开全院护士长会议，定期组织护士长相互检查、学习和交流经验，分析护理质量中存在问题，利用质量改进工具持续提高护理质量，严防差错事故发生。定期做好特殊部门的质量监控，加强门诊、急诊、病房、手术室、供应室管理，使之逐步达到制度化、科学化、规范化。建立全院护理人员业务技术档案，并定期进行技术考核与评价工作；承担院内护理人员的调配，积极做好护理人员的考核、晋升、奖惩工作。

（7）医院感染管理科科长岗位职责：在分管院长领导下负责本科的业务和行政工作，贯彻执行医院感染的各项法令和制度；负责制定全院医院感染管理制度、感控实施方案并提交医院感染管理委员会审定，并制定医院感染监控计划，积极落实监控措施。全面掌握医院院内感染信息，组织医院感染监测结果的分析、总结及反馈。负责科内人员专科业务知识的培训，努力提高科室各级人员有关医院感染管理的业务水平，定期对全院职工进行预防医院感染的宣传与教育；定期做好全院医务人员的消毒、隔离技术操作考核，对各科医院感染管理指标完成情况进行全面监控，并将该项考核纳入医疗质量定期管理与考核范围内，并定期向医务人员与管理部门通报。负责准备医院感染控制委员会会议资料及其议题，对决策积极贯彻落实。积极开展医院感染预防与控制方面的科研工作，参与医院新建、改建设施的院感风险评估，提前干预并采取有效措施防范院感风险。对出现或高度疑似医院感染暴发流行时，应及时向分管院长汇报情况，必要时提请启动医院感染管理应急预案，及时组织流行病学调查及制定控制措施；参与消毒药械、一次性医疗用品相关证件审核工作，参与医院抗生素的使用管理。

（8）科教科科长岗位职责：在院长、分管院长领导下，具体组织实施全院的科研、教学、继续医学教育和住院医师规范化培训等工作，制定医院有关科研、教学、继续医学教育、住院医师规范化培训和重点学科建设等方面的管理制度，按时督查各教研室的教学工作，负责学生的理论课教学、临床实习、见习和进修人员的组织管理，检查、督导教学的进展情况。根据医院整体发展规划，拟订有关工作发展计划，经院长、分管院长批准后，组织实施，经常督促检查，及时总结汇报。做好科研计划、科技成果的管理工作，定期组织科研项目计划执行情况的检查，协助课题组解决有关实际问题；掌握实习、见习学生及进修人员的思想、学习与工作情况等；负责全院医务人员的业务培训和继续医学教育管理工作，协助人事科做好卫生技术人员的准入、晋升和奖惩工作；

协助药物临床试验基地的申报和管理，指导各种文书档案的收集、整理及归档工作。认真完成领导交办的各项临时性工作任务。

(9) 药剂科主任岗位职责：负责制订本科室的发展规划、工作目标、工作计划和质量监控方案，并组织实施，定期或不定期检查、总结和汇报持续改进质量。负责组织学习行业技术规范、医院各项工作制度、工作程序、操作程序和服务规范。负责医院药品引进工作，负责药品采购、供应及保管工作，并进行监督检查。组织编写《医院基本用药目录》《处方集》及《药讯》的出刊；掌握药学专业国内外发展趋势，跟踪最新技术动态，监测、分析、评估与药学相关的政策、经济、技术、管理等的变化，并依据科室的具体情况提出新的战略或对策；负责本科室人才培养与梯队建设计划，根据本学科的发展，有计划地培养和调配岗位工作人员；负责制订科室各类人员岗位职责，组织实施年度人员考核及绩效分配工作；负责全院新药知识的培训，指导药物经济学、临床药学、药物不良反应等工作，组织实施药物遴选和用药目录确定工作，指导开展药物咨询工作，监督临床合理用药；负责药事管理委员会的日常工作，贯彻相关的药政法规并组织实施。负责拟定药品经费预算，承担药品账务管理工作。

(10) 信息科科长岗位职责：在分管院长领导下，负责医院信息科的日常管理工作，确保信息网络的安全、稳定、高效运行；负责制定医院信息化建设战略规划、年度工作计划并认真组织实施，定期检查执行情况，做好年度工作总结；负责组织全院各类应用系统的管理；负责组织与外部有关部门的计算机联网和信息交换工作；负责组织全院网络和综合数据的安全管理；不定期检查医院各信息系统设备运行情况和信息安全情况，发现问题，及时解决。

(11) 设备科科长岗位职责：在分管院长领导下，负责设备科的日常工作；负责组织医院医疗器械的采购、供应、培训、维修保养等管理工作；审查医院医疗器械的装备规划、年度计划、采购计划、经医院医疗装备管理委员会和主管院长、院长批准后组织实施；负责医院医疗器械的申请、论证、招标、采购、免税、商检、验收、安装、培训、建档、维护、账务、使用、调拨、更新、应用分析、报废的全程管理；了解、核查各科室对医疗器械的需求、使用和管理情况，做好合理供应和调配，发现问题，及时处理；负责强检计量仪器、压力容器的定期检测、校验及管理；负责医疗器械质量管理和可追溯及不良事件的收集、上报工作；负责本科室业务培训及科研工作，掌握本科室人员思想情况，做好本科室员工的年终考评及月绩效考核工作；严格洁身自律，不以权谋私或收受贿赂。

（12）总务科科长岗位职责：负责全院总务工作的统一管理，教育职工树立后勤工作为临床一线服务的思想，不断改善服务态度，提高服务质量；负责组织实施水、电、暖、蒸汽的供应，做好物资供应、设备维修、病员膳食、职工食堂、房屋修建、保洁等工作，保障医疗、科研、教学、预防等工作的顺利进行；经常深入科室了解医疗及有关部门的需要，根据人力、物力和财力的可能，制定工作计划，并检查、督促计划的执行情况；研究工作中存在的问题，改进工作，总结经验；定期组织科室人员学习业务知识，不断提高业务水平。不断采用新的管理模式，把后勤服务逐渐社会化；及时完成领导交办的其他工作。

（13）保卫科科长岗位职责：在分管院长和上级公安机关的业务指导下，全面负责医院的治安保卫、消防安全工作，维护医院的正常工作和生活秩序。负责制定各项安全制度及应急预案，严格科室管理；定期对本部门人员进行培训，依法正确行使权力，积极同刑事犯罪活动和危害医院治安管理的行为作坚决斗争，深入科室了解医院的治安、消防状况，及时发现隐患，及时整改；根据医院治安形势，适时制定各项治安管理的制度、规定并负责监督、检查、落实和考核；对重点部门实行特殊安全管理措施；经常深入科室检查治安工作，每月检查消防设施一次，对查出的安全隐患及时处理到位；完成院领导及上级有关部门交给的其他工作。

（14）门诊部主任岗位职责：组织制定门诊部的工作计划，经院领导批准后组织实施，经常督促检查，按期总结汇报；负责领导、组织、检查门诊患者的诊治；接收大批外伤、中毒、传染患者时，要及时上报，并采取相应措施；定期召开门诊系统会议，协调各科室关系，督促检查医务人员贯彻各项规章制度、医护常规、技术操作规程；整顿门诊秩序，改进医疗作风，改善服务态度，简化各种手续，方便患者就医；做好门诊质量控制工作；负责安排做好患者假条盖章、医保咨询、健康咨询、电话咨询等工作；组织门诊工作人员做好卫生宣教、清洁卫生、消毒隔离、疫情报告工作；经常征求、了解患者对就诊过程中的医疗质量及服务、程序的意见和建议，及时反馈给有关部门，对存在的问题和缺陷提出整改措施，经有关部门确认后组织实施。

（15）临床科室主任职责：在院长及分管院长的领导下，负责本科室的医疗、教学、科研、预防、继续医学教育及行政管理工作。科主任是科室医疗质量与安全管理和持续改进第一责任人，应对院长负责。确保科室为患者提供优质、安全及合理的治疗，参与医院医疗质量与患者安全管理工作；按医院规定完成门诊、急诊、病房的诊治工作及院内外会诊工作；定时查房，负责组织解决疑难危重患者的诊疗问题；根据医院指示参加院内外各类突发事件的应急救治工作，并接受各种临时指令性任务；根据医院医疗质量检查要求建立完善本科室医疗质量管理体系；合理安排科室人力资源，加强劳动纪律管理，督导本科人员认真执行各项规章制度和各项工作规范，减少医疗纠纷，防止医疗差错及医疗事故的发生；妥善安排进修、实习人员及轮转医师的培训工作，组织并承担临床教学工作；做好科室人员进修学习计划，决定各级医师的手术权限，并监督实施；按时参加每周的科主任例会，做好上传下达、沟通交流工作，及时反馈科室意见和建议；带头领导本科人员进行科学研究，结合临床实际争取多产出科研成果及高质量的论文。

（16）护士长岗位职责：根据护理部护理工作的质量标准、工作计划，结合本病房情况制定科室具体护理工作计划，并组织实施；负责检查、了解科室的护理工作，参加并指导危重、大手术及抢救患者的护理工作，对复杂的护理技术或新开展的护理业务亲自参加实践；督促护理人员严格执行各项规章制度和技术操作规程，有计划地检查医嘱执行情况，加强医护配合，严防差错事故，一旦发生差错事故，及时采取补救措施，并逐级及时上报；随同科主任和主治医师查房，了解护理工作中存在的问题，及时予以解决。加强医护联系，参加科内会诊及大手术或新开展的手术前、疑难病例、死亡病例的讨论；负责本科室护理人员的政治思想工作，教育护理人员加强责任心，改善服务态度，遵守劳动纪律；组织病房的护理查房和护理会诊，积极开展新技术、新业务及护理科研工作。了解科内患者的病情、思想及生活情况，督促、检查护理工作，提出改进措施和具体意见；组织、领导护理人员认真学习业务及技术训练，注意护士素质的培养；指导和管理学习、进修人员，并指导护师或有经验、有教学能力的护士担任教学工作；督促、检查卫生员、配膳员做好清洁卫生和消毒隔离工作，预防院内感染；负责科室的人员分工、病房环境的整洁、安静、安全、患者和陪住、探视人员的组织管理以及各类仪器、设备、药品等管理工作；组织拟定护理科研计划，督促、检查计划执行情况，及时总结；定期召开工作人员、患者及陪护人员座谈会，听取对医疗、护理及膳食等方面的意见，研究改进病房管理工作。

二、医院委员会岗位职责

“委员会工作职责”又称为群体岗位职责。它是现代医院在发展中，为使管理载体与管理职能朝着精细化发展，在医院内部下设管理委员会来履行院级管理组织的管理职能，明确各自领域管理的常态化的工作。标准化管理委员会管理能直接反映医院领导管理水平的高效与科学性。医院管理委员会设立应涵盖医疗质量、护理、伦理、医学教育、设施安全、医院感染、药品管理等众多领域。医院管理最高级为“院务会”，下设“医院质量与安全管理委员会”，然后根据医院业务与服务需求下设二级委员会（各专业委员会），二级委员会需定期向一级委员会汇报，服从一级委员会的统一管理。

医院委员会的成立应包含名称、工作职责、主任委员组成人员，有相关部门提交委员会成立报告至院务会通过后，由医院正式发文公布成立。各专业委员会应具备以下几项共同职责：

负责督导并推动全院管理工作，制定全院管理计划与政策，督促落实并做好年度评估与计划。

每季度召开工作会议，听取相关委员会及各部门工作汇报，确定目标，分配人、财、物、技术等资源，组织改进项目的实施。

定期对医院监测指标、风险数据、重大问题缺陷等资料进行分析，并批准改进方案。

制定并组织实施相关员工培训计划。

建立医院相关信息的有效传递机制，促进医院建设。

主任委员全面负责并主持委员会工作，委员会委员认真履行相关职责，相关职能科室负责委员会的日常事务，各部门负责本职范围内的相关管理工作。

1. 医院委员会管理要求　医院委员会管理要求包括：

各委员会至少每季度召开一次会议。

会议管理：各委员会秘书负责收集各委员的工作报告及重要讨论事宜，拟定会议议程、准备会议资料，经主任委员确定后，提前发至委员会成员，使其熟悉相关内容，提高会议效率，保障会议顺利进行。详细记录会议纪要，对每项任务的负责人、各委员会成员及相关责任部门按照委员会会议纪要内容落实相关工作。

会议纪要经主任委员审核交院务会，由院长签发，办公室备案存档。

各委员会的重要职责还需对会议讨论形成的决策进行督促落实，每次会议需追踪前期改进措施的执行情况及有效性，对已经落实的措施，负责部门要汇报措施落实后的效果；对尚未完全落实的改进措施，负责部门要在委员会上说明情况并提出进一步的落实方案。

2. 医院主要委员会工作职责

（1）医院质量与安全管理委员会工作职责：医院质量与安全管理委员会是医院质量和安全管理的专门机构，负责全院质量和安全管理工作的指导、检查、协调。

在委员会主任的领导下，负责制定医院质量与安全管理的工作目标、工作计划、考核方案、考核细则。

医院质量和安全管理委员会统一领导和协调医院各相关委员会的工作。包括：医疗质量与安全管理委员会、伦理委员会、药事管理与药物治疗学委员会、医院感染管理委员会、病案管理委员会、输血管理委员会、护理质量与安全管理委员会等。

督促各管理委员会及有关部门，按照医院总体质量和安全管理目标，做好有关质量的检查、考核工作，认真研讨本领域内质量相关问题，提出改进方案，推动相关领域的质量与安全工作，实现质量持续改进。

听取各委员会工作报告，审定医院年度质量与安全管理目标和工作计划，及时研究解决医院质量与安全管理存在的问题，推进医院质量与安全管理持续改进。

（2）医院学术管理委员会职责：在院长领导下，讨论并研究医院业务的发展规划，医疗、教学、科研、人才培养、技术革新、图书资料及病案管理等工作中的重大问题。

研究制定医院的科研计划、业务培训计划和新业务开展。审查各科上报科研、新业务、新技术的计划。

制定医院科技成果奖励规定细则和办法，审查、研究医院的科学研究成果和学术论文。

支持医院大型中外学术讨论会，发扬学术民主，抓好院内外学术交流。

为医院职称评定委员会提供咨询意见，推荐优秀医务人员。

为购置大型医疗器械提供咨询意见和论证意见。

学术委员会每年1～2次，必要时随时召开。

会议由主任委员（或委托副主任委员）召集并主持。会议讨论事项要记录在案，并写出会议纪要。

（3）医院伦理委员会职责：医院伦理委员会遵守赫尔辛基宣言的规定，遵循国际公认的不伤害、有利、公正、尊重人的原则以及合法、独立、称职、及时和有效的工作原则开展工作。

医院伦理委员会在院长领导下，为发展在本医院内的医学伦理问题进行医学伦理决策的咨询机构。由一定数量的医、护、药、医技人员、医院管理工作者、法律工作者、医学心理工作者及社会工作者组成，设正、副主任委员各一人，委员若干人。

医院伦理委员会主任委员由院长任命。副主任委员由委员会推举产生。主任委员不在时，由副主任委员代行主任委员职权。

医院伦理委员会成员应接受有关生命伦理学和卫生法的教育和培训，以不断提升委员的素质和能力。

维护患者及医务工作者的权益，论证本院的医学伦理及生命伦理问题，开展生命伦理学普及教育活动，对涉及人体或人体标本的项目进行伦理审查和批准，并提供咨询服务。

评价、论证本院开展的涉及人体试验的科学研究课题的伦理依据，贯彻知情同意原则，审查知情同意文件，对研究课题提出伦理决策的指导性建议。

讨论、论证本院临床实践中遇到的生命伦理难题，提出伦理咨询意见。

对本院已经实施或即将引进的医学创新技术；对已经开展或即将开展的重大医疗技术；对医务人员或患者（包括患者亲属）的咨询与请求；对院长提出委托的事件，进行生命伦理的讨论、论证。

审查受试者入选方法，包括招募办法或广告，接受严重不良事件报告，及时召开会议审核或修改临床试验方案。

所有会议及决议均应有书面记录并经所有参加会议的委员签名，书面记录应保存至临床试验结束后至少5年。

（4）医院药事安全管理委员会职责：认真贯彻执行《中华人民共和国药品管理法》及其实施细则，并组织制订本院相应的规章制度，经常检查《中华人民共和国药品管理法》的执行情况，对违反事件要及时纠正，严肃处理。

根据医院用药品种目录，检查审定各科用药计划，制订调整本院基本用药目录和处方手册，定期审定需要增加或淘汰的药品品种。

审核各种申购的新药和新制剂，并按有关规定报上级备案或批准。

审查药品采购计划及实际执行情况，决定特殊紧缺药品分配使用方案。

定期组织检查各科药品使用、管理情况。指导监督临床各科合理用药，分析药物不良反应，研究防止用药事故和药源性疾病的措施，确保安全有效用药。及时处理用药重大问题。

定期组织检查各科毒、麻、精神及放射性等药品使用和管理情况，发现问题及时纠正。对违法者，要严肃处理，并及时上报。

支持医院药学工作，指导和协助中西药物和制剂的开发。

定期与不定期召开工作会议，至少每季度一次会议，有完整的会议记录。

药剂科为管理委员会的常设机构，负责委员会的日常工作。

（5）医院医疗质量管理委员会工作职责：在院长和分管院长领导下，负责医院的医疗质量管理。

审核医院医疗方面的各项规章制度，制定医疗质量评审标准和奖惩制度。

管理及控制各科室诊疗医疗质量情况，对存在的薄弱环节，及时制定整改措施，不断提高医疗护理质量。

对重大医疗事故争议应及时进行讨论和处理，并及时总结经验教训。

对医院有关质量管理的体制变动、质量标准的制订和修改进行讨论并形成初步意见，提交院长办公会议审议。

定期组织专家检查各科医疗质量情况，重点检查病历书写质量，处方质量，合理检查、合理用药情况，医护人员技术操作规范等，定期进行三基知识考核。

定期检查考核全院医务人员对《中华人民共和国执业医师法》《中华人民共和国传染病防治法》《医疗事故处理条例》《医疗机构管理条例》《诊疗护理技术操作规范》等法律法规的掌握程度。

（6）医院护理质量管理委员会职责：协助院领导进行护理质量和安全管理，根据上级部门的要求制订和完善医院临床护理质量标准和指标体系修订，建立科学、有效的护理质量评价体系。

定期对全院或重点科室护理质量及护理安全进行全面或单项检查，正确、客观评价护理工作，监测并分析护理质量数据，对存在的问题进行分析研究，提出及落实针对性的改进措施。

根据护理质量及护理安全分析数据，解决护理质量及安全问题，并对有关护理质量和护理安全方面的难点问题进行会诊和指导。

建立前瞻性护理质量和安全的管理思路。把工作重点放在质量建设上，保障护理安全。

采用科学的质量管理办法，如品管圈、PDCA、目标管理、风险管理等模式及时发现不良事件的可能性、严重度，建立高危监测指标，及时发现和报告不良事件，有效采取防范措施，保证护理质量和护理安全。

督促医院及科室建立患者安全文化和不良事件报告制度，把问责制和非惩罚制度有机结合，并督察落实。

将各护理单元的护理质量作出客观评价，反馈到护理部，为护理部制定工作计划、安排任务，以及实施中及时调整改进措施可靠的第一手资料。

定期对护士长和护理骨干进行各类护理质量标准的培训，定期对全院护士进行质量意识和安全意识教育，保证质量的惯性运作和常态化保持。

对护理工作中出现的差错和严重问题进行审定。

（7）医院感染管理委员会职责：认真贯彻医院感染管理方面的法律法规及技术规范、标准，制定医院预防和控制医院感染的规章制度、医院感染诊断标准并监督实施。

根据预防医院感染和卫生学要求，对医院的建筑设计、重点科室建设的基本标准、基本设施和工作流程进行审查并提出意见。

研究并确定医院的医院感染管理工作计划，并对计划的实施进行考核和评价。

研究确定医院的医院感染重点部门、重点环节、重点流程、危险因素以及采取的干预措施，明确各有关部门、人员在预防和控制医院感染工作中的责任。

研究制定医院发生医院感染暴发及出现不明原因传染性疾病或者特殊病原体感染病例等事件时的控制预案。

建立会议制度，定期研究、协调和解决有关医院感染管理方面的问题。

根据医院病原体特点和耐药现状，配合药事管理委员会提出合理使用抗菌药物的指导意见。

(8) 医院献血与输血管理委员会工作职责：医院输血管理委员会作为医院输血质量管理的最高组织，全面负责医院输血质量管理工作。由医院医务科、护理部、输血科、临床各科主任及相关专家组成。

根据《中华人民共和国献血法》《临床输血技术规范》制定医院输血工作的各项规章制度和技术规程。

坚持“依法用血，合理用血，安全用血”原则，制定质量教育、培训计划。负责医护人员的业务培训；提供有关专业技术咨询和指导。

负责质量监督，定期或不定期检查全院输血工作情况，对质量情况进行分析评估，研究改进措施，并督促落实。

调查分析输血工作中出现缺陷的原因，判定输血缺陷性质，对重大输血质量问题进行鉴定，对输血工作中存在的问题提出整改要求并制定防范措施。

制定各类自体输血技术的考核细则，确保自体输血技术的推广应用。

每月公布医院用血公报，对全院各科全血或成分血的使用情况及各科用血考核情况内网公示。

协调沟通输血科（血库）与各科室间有关输血工作的事宜。

(9) 医院医疗装备管理委员工作职责：医疗装备管理委员会由分管院长负责，设备科为委员会执行机构，委员由各临床大科主任，放射、检验、特检等医技科室主任以及财务、监察、医务等职能部门科长组成，具体负责落实委员会的决议。

根据国家有关规定，制定医院专业设备的管理政策，并监督执行。

审议设备科根据各科提交的年度预算计划而制订的医学装备发展规划和年度计划，确定项目建议书报院委会通过。

收集相关政策、法规和医学装备信息，提供决策参考依据，组织本机构医学装备管理人员专业培训。

对医院其他涉及设备管理的问题作出意见和建议并提交院委会。

医疗装备管理委员会的换届与医院中层干部换届同步。委员会组成人员名单由委员会主任拟定并报院委会审议通过。

医疗装备管理委员会在进行决策时应发扬民主，充分听取各方面专家意见，在进行预算等重大问题决策时执行票决制，实行一人一票，投票决定，多数通过原则。

设备管理委员会成员应严格遵守国家法律和医院工作纪律，不以权谋私，不损害医院和公众利益。违反上述原则，将提交医院有关部门依法处理。

完成卫生行政部门和机构领导交办的其他工作。

（10）医院设施设备安全管理委员会工作职责：在医院法人领导下，对设施设备安全管理具体负责，并严格执行国家设施设备安全管理的有关法规、规范及标准的要求。

落实设施设备安全的措施，制定、发布设施设备安全管理的各项制度和操作规程，并检查执行情况。

定期组织设施设备安全检查，发现问题立即督促整改。

负责设施设备事故的调查、处理、统计、上报等工作。

明确设施设备的安全管理（使用、维保、检验等）的各个环节及责任人员、操作人员的安全技术培训、考核及管理。

具体负责设施设备应急预案的制订、修订和演练，具体负责突发事件或事故的响应、处理、调查和报告等。

（11）医院病历质量管理委员会职责：在院长领导下，全面负责医院门诊、住院病案资料的管理工作，密切配合临床教学和科研。

定期对病案管理工作进行督促、检查和指导，及时收集科室对病案管理工作的意见和建议。

根据国际疾病分类（ICD-10）确定疾病诊断和手术名称（ICD-9）的统一命名，制订病案书写标准，及时提出对临床医师、护理人员写好、用好病案的要求。

组织各种形式的病案书写质量检查，评选优秀病案，交流书写和管理经验。

制订本院病案管理制度，并监督实施。

在临床医师和病案管理人员之间发挥桥梁作用，推进相互间的密切协作，促进病案书写和管理质量的不断提高。

定期听取病案管理工作情况的汇报，每年向院长提出病案管理工作报告。

第三节　医院管理制度

医院管理制度是医院针对医疗技术、医疗服务、医院管理等活动所制订的各种规则、标准、办法、岗位职责、诊疗常规和操作规程等的总称。管理制度是现代医院管理的基础，也是医院文化的基础，对医院加强管理，提高医疗质量，确保医疗安全有着举足轻重的作用。医院要创品牌，实现可持续发展，就必须以科学规范的制度管理作为基础支撑。

医院作为社会服务性机构，其制度制定必须在国家法律法规的框架下进行，唯有如此，医院的各项制度才能受到国家法律的保护。其次，制度制定还应与医院的战略目标相一致，要把医院的核心价值观融入各项规章制度，激励大家自觉将医院的长远发展目标作为自己的理想追求；把服务理念渗透到管理流程和管理制度中，提升全过程服务质量和水平。制定的制度不仅要让医院管理者便于操作，同时还要能够调动被管理者的积极性，制度既要科学、完整、规范，又要体现宽严适度、合理可行，具有可操作性。

制度制定后仍需持续改进。其持续改进的目的和标准是患者满意、也是医院的可持续发展。制度是给员工一个可参照的行为标准，它更多地强调一种管理理念，制度不是一成不变的，某一阶段的制度只能解决这一阶段的问题。这就是说，只要医院存在，制度的制定、修改、完善就会周而复始地进行，《医院管理评价指南》《三级综合医院评审标准》《JCI 医院评审标准》均明确要求，医院要有完整的规章制度和岗位职责，并能及时修订完善。

医院管理制度根据管理范畴的不同分为：行政管理制度、党务管理制度、医疗质量管理制度、人事管理制度、财务管理制度、后勤管理制度等类别。通过对医院内部人、财、物、技术、信息、管理架构等的规则和章程制定，从而推进医疗质量与安全管理、医技与医学装备管理、医院人力资源管理等的建设和完善。院长应当主要依据医院工作制度来实施医院管理工作。

一、行政工作制度

1. 院长办公会议事制度　院长办公会是全院行政议事和决策机构，由院长、院党委书记、副院长、党委委员、主要职能科室负责人等人员组成，根据会议内容邀请相关人员参加，院长办公会由院长召集并主持。

院长办公会的主要内容有：传达上级精神，制定本院学习、贯彻执行的意见和方案；讨论制定全院建设和发展规划、实施计划和措施，重大改革方案等；讨论通过年度工作计划、工作总结、经费预算、决算及其他重要文件；讨论制定全院各项规章制度，研究执行措施；听取各分管院长的工作汇报，研究处理各部门存在的问题；研究和部署全院近期工作；对全院的医疗、教学、科研、行风建设、劳务分配、职工福利、行政管理、人事、外事、财务、奖惩、经济核算、仪器设备、后勤、保卫、基本建设等重大问题进行研究，并做出决策；研究处理重大突发事件。

院长办公会议在议事和决策时充分发扬民主，通过广泛听取各方面的意见，经过充分的调研和反复的论证做出科学决策。

院办做好会议记录，将会议决策和决定通过行政办公会、院周会传达。涉及全院性、多部门参与的工作，由院办负责协调、组织实施，各分管领导要抓好所分管部门对会议决定的贯彻、执行，做好检查和督促工作。

院长办公会一般每周或定期召开一次，特殊情况时，由院长临时决定。

2. 党政办公会制度 院党政领导、职能科室负责人和党（总）支书记等人参会，一般每季度召开一次，如遇重大问题或急需商议的问题，可结合医院实际适时召开。会议内容包括：沟通信息、协调关系、统一思想；研究处理医院党政日常工作中的问题；布置、督促检查、协调工作等其他事项。

医院办公室负责对会议精神进行督办，确保工作顺利完成，同时做好会议考勤、记录。

3. 医院部门联席会议制度 根据具体工作需要，由院领导或牵头部门负责人召集院部、职能部门、临床科室、护理和医技科室等跨部门之间的协调会，原则上每季度至少召开一次，也可根据实际工作需要临时召开。会议内容包括：共同探讨、解决医院管理中的实际、具体问题；协调各部门之间相互交叉的工作等其他事项。

会议的重要内容、方案要事先由牵头部门或院办发至各参会部门参考。

医院办公室负责会议前的准备、签到、会议记录及督办。

4. 院晨会交班制度 由院长主持，全体院领导、职能科室负责人和行政、医疗、护理总值班人员参加。

每天早上举行。会议内容包括：护理总值班报告全院前一日门急诊及住院患者的基本情况、重危患者抢救等情况；医疗总值班汇报医疗质量抽查情况及前一日全院急、危重患者的诊治情况；行政总值班人员汇报前一日非办公时间的全院医疗、行政管理工作中协调、解决的重点问题。

由院长对晨会进行小结，通报当日全院重点工作并布置近期重点工作。

职能科室对总值班报告的问题负责处理，并在下次晨会上反馈处理情况及结果。

医院办公室负责晨会考勤、记录和督办。

5. 院周会制度　由正、副院长主持。院领导、支部书记、职能科长、科主任、护士长和班组长以上人员参加。一般每周一次。会议内容包括：传达上级文件、指示；传达院长办公会的决定；通报全院有关行政、业务工作情况；布置需要及时解决和完成的各项工作；通报医院经济运行情况；传达全院性通知、计划及医院新制度颁布与执行等其他事项。

到会人员须认真做好记录，及时向职工传达会议内容，并组织落实相关的工作任务。

医院办公室负责会议考勤，并负责督查、考核各科室工作任务的完成情况。

6. 医院行政查房制度　医院行政查房由院长或副院长主持，院办公室负责召集，并通知查房地点和内容。参加人员有：院领导及相关职能部门负责人、被查科室主任、护士长及有关医务人员。

医院行政查房由院长根据医院工作的实际情况随时指定院办公室对查房的内容进行安排；或依据前一周医疗、护理、党务、后勤等部门业务查房的反馈情况，由院办公室对急需解决的问题进行归纳整理，提交院长审阅后，按照缓急程度来安排行政查房的科室、地点和内容。

被查科室主任、护士长要针对医疗、护理、科研、教学、后勤保障、安全保卫工作以及科室业务的开展情况、当前所面临的困难等内容进行汇报，相关职能部门和主管院长听取汇报后对科室工作进行点评，并提出合理化建议以及具体要求。对科室提出需要医院协调解决的问题，由院长当场做出决定，所属职能部门落实办理，需要研究解决的事项，提交院长办公会，讨论决定后由主管部门执行。

院办公室要做好行政查房的记录，并妥善保管和存档。对行政查房决定的事项，由院办公室向有关职能部门下发督办书，负责督促、催办决定事项的执行和落实情况，并将处理结果及时向院长汇报。

职能科室应在规定时间内迅速完成应解决的事项，不得以任何原因推诿或延误事项的执行；在指定时间内未完成决定事项所要求的内容，将视情节追究相关部门和人员责任，并根据情况与科室考核挂钩。

参加行政查房的人员应遵守纪律，中途不得擅自离开；因故不能参加查房者，应向院办公室主任请假，同时安排科室副职或其他人员参加。

7. 医院总值班制度 院总值班由院领导、职能科长、科主任、护士长等有关人员参加，负责处理非行政办公时间的医务、行政和临时需要协调的事宜，及时传达、处理上级指示和紧急通知，签收机密文件，承接有关事宜。

行政总值班负责组织医疗、护理总值班于值班当晚对医院进行全面巡视，并做好书面记录。

总值班负责检查督促非行政办公时间工作人员的工作情况。

值班期间发生重要问题或突发性事件，要立即向带班院领导、分管领导汇报，必要时同时向上级主管部门汇报，节假日做好安全信息报告。

做好总值班记录，发现问题，及时落实处理。

值班人员遇到有特殊情况不能值班时，应自行与其他相同资历值班人员调换，并报告医院办公室，值班人员不得脱岗。

对值班时间内未能处理好的事件第二天进行晨会交班时转交相关职部门进一步落实。

8. 医院工休座谈会制度 医院每季度召开一次工休

座谈会，监察科负责人进行召集并主持，参加人员有院领导、监察科人员、各职能科室科长、有行动行为能力的患者或陪护人员代表参加。

座谈会内容：介绍医院概况、病区管理、专科特色，宣传保健知识，共同探讨防病治病的方法和卫生保健措施；征求患者或家属对医护质量、服务态度、饮食、医院环境等方面的意见。

每次工休座谈会均做好记录，对提出的意见应及时做出答复及处理，有错就究，树立良好的医院形象。

9. 医院文件收发登记制度　凡文件资料应在收文当天，使用专用登记本进行登记。

文件登记后，院办公室主任阅签后按照签批意见，分送有关领导阅示。

行政三级文件，由院长或主持工作的副院长批准后，有关科室领导或负责人方可阅读。

各级各类机要文件的阅读贯彻，要严格按照文件所规定的范围，不得随意扩大范围。

各级领导阅完文件后，应在传阅笺上签上姓名、时间或“已阅”字样。领导批阅后的文件，根据领导批示，送有关人员传阅或送有关科室，医院办公室负责向有关领导汇报办理情况。

需限期办理的文件，承办人应及时办理，院办公室负责公文处理人员应做到心中有数，主动催办，限期完成。

文书处理人员必须严格遵守保密制度，对确需借出的文件，可办理借出手续，但需要定期归还；对借出文件，应妥善保管，不得丢失泄密。

文件传阅和承办后，按文件内容分类整理归档，应保证文件完整无损、查阅方便，于次年底以前移交档案室保管。

二、党务工作制度

1. 党委会议事制度

（1）医院党委会议包括：党委会和党委扩大会议。

党委会议事范围：根据上级党委的指示研究贯彻落实的意见；研究医院党组织的建设、思想政治工作和精神文明建设方面的重大问题；研究医院经营工作的重大问题；研究领导班子建设和干部任免工作的重大问题；研究决定对重大突发事件和紧急情况的应急处置办法；研究决定其他需医院党委会讨论的事项及医院领导规定应由党委集体决定的问题。

（2）议事原则：坚持维护党和全局利益原则；坚持解放思想、实事求是的原则；坚持民主集中制的原则；党委会实行集体领导和个人分工负责相结合的制度；会议通过的决议和文件，经会议批准后及时公布。

（3）会议纪律要求：对医院党委会议做出的决定，必须坚决执行，不允许擅自改变，如有不同意见或在执行过程出现新情况确需改变原决定的，应提请院党委会再做研究。但在集体没有做出新的决定之前，应坚决执行党委的决议，在言论和行动上不得有任何公开反对的表示。

与会人员均须严守秘密，未经会议批准传达或公布的文件内容及会议情况不得向外泄密。

2. 党委中心组理论学习制度 每季一次，由党委书记主持，学习组成员有：党委委员、院领导、支部书记。主要学习上级有关文件、时事政治；正确贯彻执行党的路线、方针、政策，提高领导干部运用理论，解决实际问题的能力。

学习党在各个阶段制定的方针政策，以及关于卫生改革与发展的各项决定。

采取自学和集中学习相结合的方式，坚持理论联系实际的学习方法，以自学和阅读原著为主，适当集中学习研讨。

3. 党务会议制度

（1）党委会：每月一次。特殊情况也可临时召开，由党委书记或副书记主持。主要根据党的路线、方针、政策和上级的决议，讨论贯彻计划、措施，总结或报告工作，研究决定医院的重大问题。

(2) 党政联席会议：每季召开一次，由党委书记或院长主持。参加人员主要有党委委员、行政科室负责人等，讨论决定有关重要工作。若遇重大事项，可由党委书记临时召集举行会议。

(3) 纪委会：每季一次，由纪委书记或党委书记主持。主要进行党规、党纪学习，研究讨论医院党风、行风建设情况，向党委提出纪检工作建议、报告。

(4) 党委民主生活会：一年两次。主要汇报工作、学习、思想情况，交心通气，开展批评与自我批评，增进团结，协调工作。

(5) 支委会：至少每季度一次，由支部书记主持。根据院党委的决议和工作意见，结合本支部的实际情况，研究贯彻计划、措施以及党支部的思想和组织建设问题，以保证和监督行政工作的正确方向和各项任务的完成。

(6) 支部大会：每季度一次，由支部书记主持。主要研究贯彻院党委的决议和工作意见、总结和报告工作，听取党员意见，决定支部的重大问题。

(7) 党小组会：每月一次，由党小组长主持。主要内容：开展组织生活；学习政治理论或党的基本知识。

(8) 党课：每半年一次，必要时增加，全体党员参加。党课内容：学习党的方针政策、贯彻落实科学发展观，努力提高党员政治思想理论水平。

4. 党委廉政建设制度 在医院党委领导下，医院廉政建设工作由医院党群部具体负责。把廉洁与否作为考察、评议、提拔干部的一项重要内容。

医院任何人不得到院外兼职或业余行医，任何人(除离退休人员外) 不得在院外开设私人诊所。

医院职工不得以各种名义或借口直接或间接向患者家属索取财物；不准非法私下推销药品，不准利用职权“吃、拿、卡、要”。

医院工作人员对患者要热情耐心，不得推诿患者，不能开人情方、人情假单、人情检验报告单或采用其他弄虚作假手段，从中谋取私利。

严格执行国家物价政策，按收费标准收费，实行明码标价，一切收费凭证必须按医院规定，执行医院财务部出具的统一收据单，不准任何科室和个人巧立名目乱收费。

医院护士长以上的干部任免、岗位的变动以及工作人员的调进、调出和招聘，均由院办公会议集体决定。

医院 5 万元以上的基建项目的招标、议标及 2 万元以上贵重医疗仪器的购进，均由院领导集体讨论决定。

在医院的基建、药品、医疗设备购进中所得的“回扣费”“手续费”和贵重礼品要全部交出，隐瞒不报者，视情节轻重给予党纪、政纪处分。对于积极举报者给予适当奖励及保护。

5. 医院院务公开制度　实行院务公开是加强基层民主建设，保证职工直接行使民主权利的重要举措；是坚持和完善职工代表大会为基本形式的民主管理、民主监督制度的前提；是加强医患沟通，构建和谐医患关系的有效手段。

院务公开的主要内容包括：各窗口科室服务规范、便民措施及行风建设有关规定、收费项目及标准、患者投诉电话通过上墙公示、电子信箱、意见簿及定期召开院外行风监督员会议向社会直接公示；党支部民主生活会情况、党费缴纳情况、党组织建设情况、机构设置、人员配备、任期、改选等均要在一定场合向党员或职工做说明或公开；医院年度工作计划完成情况及重要工作通过院周会进行公布；通过院周会和院公开栏每月公布医疗质量、护理质量、医德医风检查、业务工作量完成情况；通过院务公开栏、网络适时公开引进人才计划、年度考核与评优工作、民主评议院领导干部、中层干部任免情况；适时公开基建项目的招标情况、院内基建维修、大型医疗设备的招标、议标情况；办公用品、低值易耗品的招标、议标情况；药品、试剂、器械的集中招标、投标采购情况等。

院务公开的主要形式：设置院务公开栏，把确定公开的内容以文字、图表、照片等方法向职工公开，增加透明度。院务公开采取定期和随时公开相结合的办法。

6. 职工代表大会制度　职工代表大会每届任期五年。

每年召开一次会议（特殊情况可临时召开），每次大会必须有三分之二以上代表出席，大会决议或选举应有半数以上代表通过方为有效。召开职代会时，选举大会主席团主持会议，主席团不实行常任制。

职工代表大会的主要职责：听取、审议院长的工作报告；讨论和通过医院改革方案，职工奖惩条例、奖金分配方案、集体福利等有关医院管理和发展的重大问题；审议通过医院财务预算、决算，或重大经济决策和医院重大基建投资，大型设备仪器购置等重大活动，其他需要职代会讨论的重大活动。

职代会闭会期间，遇有需临时讨论的重要问题，可由工会建议召开职代会联席会议，并向下一次职代会报告，予以确认。

7. 医院党委信访工作制度　医院信访工作由纪检书记负责。

各科室对群众的来信、来访要有专人负责，逐件进行登记，并签署承办人的姓名。

对群众来信、来访提出的问题的答复和处理均要按各部门的职责权限办理。

医院领导批办的问题，应交有关部门进行处理。

对重要事件的处理结果，要按有关要求将情况整理并归档备查。

三、医疗工作制度

1. 十五项医疗核心制度　首诊负责制度；三级查房制度；疑难病例讨论制度；会诊制度；危重患者抢救制度；手术分级管理制度；术前讨论制度；死亡病例讨论制度；分级护理制度；查对制度；病历书写基本规范与

管理制度；交接班制度；技术准入制度；临床用血审核制度；手术安全核查制度。

附助记口诀：

首诊三级三讨论（首诊、三级查房、疑难、术前、死亡讨论制度共5个）。

会诊手术要分级（会诊制度、手术分级管理、分级护理共3个）。

查对病历要交接（查对制度、病历书写、交接班制度共3个）。

抢救技术要用血（危重患者抢救、技术准入、临床用血制度共3个）。

手术操作要核查（手术安全核查制度1个）。

（1）首诊负责制度：第一次接诊的医师或科室为首诊医师和首诊科室，首诊医师对患者的检查、诊断、治疗、抢救、转院和转科等工作负责。

首诊医师必须详细询问病史，进行体格检查、必要的辅助检查和处理，并认真记录病历。对诊断明确的患者应积极治疗或提出处理意见；对诊断尚未明确的患者应在对症治疗的同时，应及时请上级医师或有关科室医师会诊。

首诊医师下班前，应将患者移交接班医师，把患者的病情及需注意的事项交待清楚，并认真做好交接班记录。

对急、危、重患者，首诊医师应采取积极措施负责实施抢救。如为非所属专业疾病或多科疾病，应组织相关科室会诊或报告医务部组织会诊。危重症患者如需检查、住院或转院者，首诊医师应陪同或安排其他医务人员陪同护送；如接诊医院条件所限，需转院者，首诊医师应与所转医院联系，安排妥当后再予转院。

首诊医师在处理患者，特别是急、危、重患者，有组织相关人员会诊、决定患者收住科室等医疗行为的决定权，任何科室、任何个人不得以任何理由推诿或拒绝。

（2）三级查房制度：医疗机构应建立三级医师治疗

体系，实行主任医师（或副主任医师）/科室主任、主治医师和住院医师三级医师查房制度。

主任医师（或副主任医师）/科室主任或主治医师查房，应有住院医师和相关人员参加。主任医师（副主任医师）/科室主任查房每周2次；主治医师查房每日1次。住院医师对所管患者实行24小时负责制，实行早晚查房。

对急危重患者，住院医师应随时观察病情变化并及时处理，必要时可请主治医师、主任医师（副主任医师）/科室主任临时检查患者。

对新入院患者，住院医师应在入院8小时内查看患者，主治医师应在48小时内查看患者并提出处理意见，副主任医师（主任医师）/科室主任应在72小时内查看患者并对患者的诊断、治疗、处理提出指导意见。

查房前要做好充分的准备工作，如病历、X线片、各项有关检查报告及所需要的检查器材等。查房时，住院医师要报告病历摘要、目前病情、检查化验结果及提出需要解决的问题。上级医师可根据情况做必要的检查，提出诊治意见，并做出明确的指示。

查房内容：

住院医师查房：要求重点巡视急危重、疑难、待诊断、新入院、手术后的患者，同时巡视一般患者；检查化验报告单，分析检查结果，提出进一步检查或治疗意见；核查当天医嘱执行情况，给予必要的临时医嘱、次晨特殊检查的医嘱；询问、检查患者饮食情况；主动征求患者对医疗、饮食等方面的意见。

主治医师查房：要求对所管患者进行系统查房。尤其对新入院、急危重、诊断未明及治疗效果不佳的患者进行重点检查与讨论；听取住院医师和护士的意见；倾听患者的陈述，检查病历，了解患者病情变化并征求对医疗、护理、饮食等的意见；核查医嘱执行情况及治疗效果。

副主任医师（主任医师）/科室主任查房：要解决疑

难病例及问题；审查对新入院、重危患者的诊断、诊疗计划，决定重大手术及特殊检查治疗，抽查医嘱、病历、医疗、护理质量，听取医师、护士对诊疗护理的意见，进行主要的教学工作，决定患者出院、转院等。

（3）疑难病例讨论制度：凡遇疑难病例、入院三天内未明确诊断、治疗效果不佳、病情严重等均应在完善相关检查后组织会诊讨论。

讨论由科主任或主任医师（副主任医师）主持讨论，并召集有关人员参加，认真进行讨论，尽早明确诊断，提出治疗方案。

管床医师须事先做好准备，将有关材料整理完善，写出病历摘要，做好发言准备。

管床医师应做好书面记录，并将讨论结果记录于疑难病例讨论记录本。记录内容包括：讨论日期、主持人、参加人员姓名及专业技术职务、具体讨论意见及主持人小结意见等。

（4）会诊制度：会诊包括：急会诊、科间会诊、全院会诊、院外会诊等。

具体要求如下：

急会诊：可以电话或书面形式通知相关科室，会诊医师应在10分钟内到位，并在会诊结束后即刻完成会诊记录，会诊记录应注明时间（具体到分钟）。

科间会诊：由经治医师提出，上级医师同意，填写会诊单，送交被邀请科室。送会诊单时注明送到时间，应邀科室应于24小时内派主治医师以上人员进行会诊，会诊后填写会诊记录，注明完成会诊时间。

院内会诊：由科主任提出，经医务部同意。由提出会诊科室将会诊时间、地点通知有关人员。会诊时申请科主任主持，医务部派人参加。

院外会诊：邀请外院医师会诊或派本院医师到外院会诊，须按照《医师外出会诊管理暂行规定》（卫生部令第42号）执行，医务部同时填写表格备案。

（5）危重患者抢救制度：制定医院突发公共卫生事

件应急预案和各专业常见危重患者抢救技术规范，并建立定期培训考核制度。

对危重患者应积极进行救治，正常上班时间由主管患者的三级医师医疗组负责，非正常上班时间或特殊情况（如主管医师手术、门诊值班或请假等）由值班医师负责，重大抢救事件应由科主任、医务部或院领导参加组织。

主管医师应根据患者病情适时与患者家属（或随从人员）进行沟通，口头（抢救时）或书面告知病危并签字。

在抢救危重症时，必须严格执行抢救规程和预案，确保抢救工作及时、快速、准确、无误。医护人员要密切配合，口头医嘱要求准确、清楚，护士在执行口头医嘱时应先记下后复读一遍确认无误后执行。在抢救过程中要做到边抢救边记录，记录时间应具体到分钟。未能及时记录的，有关医务人员应当在抢救结束后 6 小时内据实补记，并加以说明。

抢救室应制度完善，设备齐全，性能良好。急救用品必须实行“五定”，即定数量、定地点、定人员管理、定期消毒灭菌、定期检查维修。

（6）手术（有创操作）分级管理制度：医院对各科手术按照其技术难度、风险程度等划分为一级、二级以及三级，三个等级与医院等级相对应，此等级分类与医师职称无关。

分级管理范围应当包括各类手术、麻醉、介入诊疗等有创操作项目。

医院实行手术分级管理范围应与其医院的等级、功能、任务、技术能力相匹配，具备卫生行政部门核准的相应诊疗科目。三级医院可以实施三级及以下等级手术；二级医院可以实施二级及以下等级手术，禁止实施三级手术；一级医院仅可实施一级手术，禁止实施二级及以上等级手术。

医院应当设立由院领导、医疗职能部门和专家组成的医院手术管理组织。负责制定和定期更新本单位的手术权限目录，各级医师的授权、定期技能评价及资格变更，审定新技术的疗效、安全性、可行性等。

医院应当根据外科手术技术操作常规确定出手术级别，建立手术准入管理、执业医师手术授权管理及手术分类细则，并且对重大、疑难、毁容致残、特殊身份患者等特殊手术建立起相应审批和申报程序，各类探查性（如腹部、胸部等）手术原则上应当由副主任医师承担。

各级医师的授权必须在遵循《中华人民共和国执业医师法》的前提下，根据医师的技术资质（医师、主治医师、主任医师）及其实际能力水平，确定该医师所能实施和承担的相应手术的范围与类别。至少每 3 年对医师进行一次技术能力再评价与再授权，再授权是依照实际能力提升而变。对外聘及脱离本专业临床工作 1 年以上的外科医师，应当由医务科对其技术能力和资质进行再评价与再授权后，方可从事临床诊疗活动。对于开展如人体器官移植等类的重大/特殊手术（诊疗技术）；必须获得省级卫生行政部门批准的资格后方可开展。

严格执行中等以上手术（医院规定须由主治医师执行的手术）必须进行术前讨论的管理规定，手术者及麻醉师须参加讨论。术前讨论应包括：诊断、手术适应证、手术方案及麻醉的选择、术中医疗风险以及手术后并发症的防范措施等内容。

各级手术医师应当尊重患者的知情权和选择权，对患者实施新开展的手术技术必须征得患者（或委托授权人）及其家属同意。

手术或有创操作记录应当由手术者（或第一助手）负责在术后 24 小时内完成书写，详细记述手术过程、术中病理大体所见、术中出血量、病理标本的采集与送检等情况，附有必要的图示说明，必要时可有影像记录；术后首次病程记录应当由手术者（或第一助手）负责在术后 8 小时内完成书写，除记述手术的重点内容外，还应当记录对术后并发症预防、标本去向等项内容。

（7）术前讨论制度：对患者病情较重或手术难度较大的手术，必须进行术前讨论。

术前讨论会由上级医师主持，相关人员参加。

讨论内容包括：术前准备情况、手术指征、手术方案、可能出现的意外及防范措施、参加讨论者的姓名及专业技术职务、具体讨论意见及主持人小结意见、讨论日期、记录者的签名等，并讨论情况记入病历。

（8）死亡病例讨论制度：死亡病例一般情况下应在1周内组织讨论，特殊病例（存在医疗纠纷的病例）应在24小时内进行讨论，尸检病例，待病理报告发出后1周内进行讨论。

死亡病例讨论，由科主任或具有副主任医师职称及以上人员主持，本科医护人员和相关人员参加，必要时请医务科派人参加。

死亡病例讨论由主管医师汇报病情、诊治及抢救经过、死亡原因初步分析及死亡初步诊断等。死亡讨论内容：包括讨论日期、主持人及参加人员姓名、专业技术职务、具体讨论意见及主持人小结意见、记录者的签名等。

讨论记录应详细记录在死亡讨论专用记录本中，包括讨论日期、主持人及参加人员姓名、专业技术职务、讨论意见等，并将形成一致的结论性意见摘要记入病历中。

（9）分级护理制度：确定患者的护理级别，根据患者病情和生活自理能力为依据进行动态调整。

护士应遵守临床护理技术规范和疾病护理常规，并根据患者的护理级别和医师制订的诊疗计划，按照护理程序开展护理工作。

护士实施的护理工作包括：密切观察患者的生命体征和病情变化；正确实施治疗、给药及护理措施，并观察、了解患者的反应；根据患者病情和生活自理能力提供照顾和帮助；提供护理相关的健康指导。

对特级护理患者的护理包括以下要点：严密观察患

者病情变化，监测生命体征；根据患者病情，正确实施基础护理和专科护理，如口腔护理、压疮护理、气道护理及管路护理等，实施安全措施；保持患者的舒适和功能体位；根据医嘱，正确实施治疗、给药措施；根据医嘱，准确测量出入量，实施床旁交接班。

对一级护理患者的护理包括以下要点：每小时巡视患者，观察患者病情变化；根据患者病情，测量生命体征；正确实施基础护理和专科护理，如口腔护理、压疮护理、气道护理及管路护理等，实施安全措施；正确实施治疗、给药措施；提供护理相关的健康指导。

对二级护理患者的护理包括以下要点：每 2 小时巡视患者，观察患者病情变化；测量生命体征，正确实施护理措施和安全措施；根据医嘱，正确实施治疗、给药措施；提供护理相关的健康指导。

对三级护理患者的护理包括以下要点：每 3 小时巡视患者，观察患者病情变化，测量生命体征；正确实施治疗、给药措施；提供护理相关的健康指导。

护士在工作中应当关心和爱护患者，发现患者病情变化，应当及时与医师沟通。

（10）查对制度

1）临床科室查对制度：开医嘱、处方或进行治疗时，应查对病员姓名、性别、床号、住院号（门诊号）。

执行医嘱时要进行“三查七对”：摆药后查，服药注射处置前查，服药、注射处置后查。对床号、姓名和服用药的药名、剂量、浓度、时间、用法。

清点药品和使用药品前，要检查质量、标签，失效期和批号，如不符合要求，不得使用。

给药前，注意询问有无过敏史，使用毒、麻、限、剧药时要经过反复核对，药品要注意有无变质，瓶口有无松动裂缝，给多种药物时，要注意配伍禁忌。

血型鉴定及配血标本采集，双人床边核对患者姓名、性别、年龄、住院号、病区、床号，临床诊断，核对无误后采集非输液侧血液 5ml（EDTA 抗凝），双签字并由专人及时送检。输血前，需双人核对血型（含ABO及Rh）、血液品种及血量、血袋号、交叉配血试验结果、血袋有无破损及患者信息，无误后双签字（护士一人值班时应和值班医生共同核对）。输血时应再次核对。输血应先慢后快并密切观察10～15分钟，无不适后方可离开，以确保输血安全。

2）手术室查对制度

病员核对：要查对科别、住院号、姓名、性别、诊断、手术名称、术前用药。

手术前核对：查患者姓名、住院号、诊断、手术部位、麻醉方法及麻醉用药。

敷料、器械数目核对：凡进行体腔或深部组织手术均要在术前与缝合前清点所有敷料和器械数。

3）药房查对制度

审方时，查对处方的内容、药物剂量、配伍禁忌。

发药时，查对药名、规格、剂量、用法与处方内容是否相符，查对标签（药袋）与处方内容是否相符，查对药品有无变质，是否超过有效期，查对姓名、住院号/门诊号、年龄，并交代用法及注意事项。

4）输血科查对制度：收标本时，核对患者姓名、门急诊/住院号、病区、床号、条码号、申请项目、临床诊断，标本是否合格，核对无误后及时签收。

血液入库时，核对运输条件、物理外观、血袋封闭及包装是否合格、标签内容是否清楚齐全、有无脱落，核对血袋条码号、血液品种、血型血量、采血日期与有效期、核对无误后签收入库并分型分类存放，不合格血液拒绝签收入库。

血型鉴定和交叉配血试验，两人工作时要核对标本信息，正、反血型鉴定及不规则抗体筛查与交叉配血试验结果，做到“双核双签”，一人值班时自己再复核一次并双签字确认。

发血时，取血人凭提血单与发血人共同核对科别、病区、床号、门急诊/住院号、姓名、性别、年龄、血型

(含 Rh)、血量、血液品种、血袋号、交叉配血试验结果、血液有效期及血液质量，核对无误后双方签字。过期等不合格血液不得发出，发出的血液不得退回。

5）检验科查对制度

取标本时，查对科别、住院号/门诊号、姓名、检验项目。

收标本时，查对科别、姓名、住院号/门诊号、联号、标本数量和质量。

检验时，查对试剂、项目，化验单与标本是否相符。

检验后，查对项目、结果。

发报告时，查对科别、姓名、住院号/门诊号。

6）病理科查对制度

收集标本时，查对科室、姓名、住院号/门诊号、联号、标本、固定液。

制片时，查对编号、标本种类、切片数量和质量。

诊断时，查对编号、标本种类、临床诊断、病理诊断。

发报告时，查对科室、姓名、住院号/门诊号。

7）放射科查对制度

检查前，查对科别、姓名、住院号/门诊号、年龄、片号、部位、项目。

检查时，查对科别、住院号/门诊号、姓名、部位、条件、时间、角度。

发报告时，查对科别、病房。

8）理疗科及针灸科查对制度

做各种治疗时，查对科别、姓名、住院号/门诊号、部位、种类、剂量时间、皮肤情况。

低频治疗时，同时查对极性、电流量、次数。

高频治疗时，同时检查体表、体内有无异常。

针刺治疗前，检查针的数量和质量。

取针时，检查针数和有无断针。

9）供应室查对制度

准备器械包时，查对品名、数量、质量、清洁度。

发器械包时，查对名称、消毒日期。

收器械包时，查对数量、质量、清洁处理情况。

10）特殊检查室（心电图、脑电图、超声波等）查对制度

检查时，查对科别、住院号/门诊号、姓名、性别、检查项目。

诊断时，查对姓名、住院号/门诊号、临床诊断、检查结果。

发报告时查对科别、住院号/门诊号、姓名。

（11）病历书写规范：医师应当严格按照《病历书写基本规范》要求书写病历，力求通顺、完整、简练、准确，字迹清楚、整洁，不得删改、倒填、剪贴。医师应当签全名。

病历一律用中文书写，无正式译名的病名以及药名等可以例外。诊断、手术应当按照疾病和手术分类名称填写。

门诊病历书写要求简明扼要，对间隔时间过久或与前次不同病种的复诊患者应与初诊患者一样记录检查所见及诊断，每次诊查均应当填写日期、时间。请求他科会诊，应当将请求会诊目的及本科初步意见在病历上填写清楚，被邀请的会诊医师应当在请求会诊的病历上填写检查所见、诊断和处理意见并签字。门诊患者需要住院检查和治疗时，由医师签写住院证，并在病历上写明住院的原因和初步印象诊断。对转诊患者应当负责填写转诊病历摘要。

住院病历书写的基本要求：住院医师要为每一位新入院患者书写一份完整病历，书写时力求详尽、整齐、准确，要求入院后24小时内完成，急诊应当即刻检查填写。住院医师书写病历，主治医师应当审查修正并签字。若病房设有实习医师，亦可由实习医师书写，但需由带教的住院医师审查签字认可，并做必要补充修改，住院医师则须书写首次病程记录。患者入院后，必须于24小时内进行拟诊分析，提出诊疗措施，并记于病程记录内。

病程记录（病程日志）包括病情变化、检查所见、鉴别诊断、上级医师对病情的分析及诊疗意见、治疗过程和效果。凡实行特殊处理时要记明施行方法和时间；病程记录由经治医师负责记录，上级医师应当及时进行检查，提出同意或修改意见并签字。

科内或全院性会诊及疑难病症的讨论，应当做详细记录。请其他科室医师会诊者，由会诊医师填写记录并签字。

手术患者的术前准备、术前讨论、手术记录、麻醉记录、术后总结，均应当详细地记录于病程记录内或另附手术记录单。凡移交患者均需由交班医师写出交班小结于病程记录内。阶段小结由经治医师负责填入病程记录内。

凡决定转诊、转科或转院的患者，经治医师必须书写较为详细的转诊、转科或出院记录，主治医师审查签字。转院记录最后由科主任审查签字。各种检查回报单应当按顺序粘贴，出院记录和死亡记录应当在当日完成。

出院记录内容包括病历摘要及各项检查要点、住院期间的病情转变及治疗过程、效果、出院时情况、出院计划和随诊计划，由经治医师书写，主治医师审查签字。

中医、中西医结合病历应当包括中医、中西医结合诊断和治疗内容。对医院自行编制的表格病历，需报经省级以上医政管理部门批准方能使用。

（12）交接班制度：科室值班需有一线和二线值班人员。一线值班人员为取得执业医师资格的住院医师，二线值班人员为主治医师或副主任医师，本院见习期医师、进修医师、实习医师参加值班时应在本院有执业资格医师指导下进行医疗工作，不得单独值班。

科室病区均实行24小时值班制。值班医师应按时接班，听取交班医师关于值班情况的介绍，接受交班医师交办的医疗工作。

对于急、危、重病患者，必须做好床前交接班。值班医师应将急、危、重患者的病情和所有应处理事项，向接班医师交待清楚，双方进行责任交接班签字。

值班医师负责科室病区各项临时性医疗工作和患者临时情况的处理，并作好急、危、重患者病情观察及医疗措施的记录。一线值班人员在诊疗活动中遇到困难或疑问时应及时请示二线值班医师，二线值班医师应及时指导处理。二线值班医师不能解决的困难，需经主管医师协同处理的特殊问题时，主管医师必须积极配合。遇有需要行政领导解决的问题时，应及时报告医院总值班或医务部。

一线、二线值班医师夜间必须在值班室留宿，不得擅自离开工作岗位，遇到需要处理的情况时应立即前往诊治。如有急诊抢救、会诊等需要离开科室病区时，必须向值班护士说明去向及联系方法。

值班医师不能“一岗双责”，如既值班又坐门诊、做手术等（急诊手术除外），但在病区有急诊处理事项时，应由备班进行及时处理。

每日晨会，值班医师应将重点患者情况向病区医护人员报告，并向主管医师告知危重患者情况及尚待处理的问题。

（13）技术准入制度：为了加强医疗新技术的准入管理，保障医疗安全，提高医疗质量，促进医学科学的发展，制定本制度。

本制度所指的医疗新技术，分为探索性技术、限制性技术和一般技术三类。

医院鼓励研究、开发和应用医疗新技术，鼓励引进国内外先进医疗技术；禁止使用已明显落后或不再适用，需要淘汰或技术性、安全性、有效性、经济性和社会伦理及法律等方面与保障公民健康不相适应的技术。

科室开展医疗新技术应向医院提交相应申报资料：新技术项目负责人资质证明材料、新技术项目组人员资质证明材料、国内外有关该项技术研究和使用情况的检索报告及技术资料、新技术开展的必要性和可行性、新技术开展的实施方案和风险预案、如涉及医疗器械、药品的，提供相应的批准文件等其他相关资料。

开展医疗新技术必须履行下列程序：开展一般性新技术由科室向医务部申报，医务部组织专家论证，经医院专家委员会批准后实施；开展限制性新技术由科室向医务部提交申请资料，医务部审核该申请符合国家或者卫生行政部门规定的准入条件后，经医院专家委员会同意，医务部根据规定向卫生行政部门指定的机构申报，批准后实施；开展探索性新技术，由科室向医务部提交可行性报告，经医院专家委员会充分论证同意后，医务部根据规定向卫生行政部门指定的机构申报，批准后实施。

新技术临床试用期间，医务部应当加强对医疗新技术临床应用的质量控制，组织专家进行跟踪评估，建立技术档案，并根据评估结果，逐步建立准入标准和应用规范。

新技术临床试用期间，如发生重大医疗意外事件、引起严重不良后果；技术支撑条件发生变化或者消失的，应当立即暂停临床应（试）用，由医务科组织专家进行调查，并调查情况报批准部门讨论，以决定是否继续恢复临床试用或者应用。

开展新技术的科室和人员不得将获准试用的新技术在其他医疗机构应用，经过相关部门批准或者紧急救援、急诊抢救的情形除外。

（14）临床用血审核制度：医院临床输血管理委员会对输血进行质量管理和监控，制定用血计划，指导临床用血，定期对临床用血和血液储存情况进行检查、监督和考核。

临床用血须由管床医生提出申请并由主治医生审核签字后，申请单连同患者标本送输血科备血（急诊用血除外），用血科室要指定经培训过的专人负责到输血科领取血液，不得由患者家属领取。

临床医生应严格掌握输血指征和用血量，切实做到科学、合理用血，避免滥用和浪费血液，大力推广成分输血和自身输血，成分用血率达90%以上。

同一患者一天申请备血量少于800ml的，由具有中级以上专业技术职务任职资格的医师提出申请，上级医师核准签发后，方可备血。

同一患者一天申请备血量在800～1600ml的，由具有中级以上专业技术职务任职资格的医师提出申请，经上级医师审核，科室主任核准签发后，方可备血。

同一患者一天申请备血量达到或超过1600ml的，由具有中级以上专业技术职务任职资格的医师提出申请，填写《大量用血审批单》，科室主任核准签发后，报医务部门批准，方可备血。

凡输注任何血液及血液成分制品，临床医生均须在输血前与患者或患者家属沟通，说明输血目的及输血可能引起的经血传播疾病与不良反应，同意后由患者本人或由有“授权委托书”的被授权人签署“输血治疗同意书”。输血前必须进行肝功能、乙肝二对半、输血前四项等相关传染性指标检测。否则由此引起的后果由主管医生负责。

其他规定按照《临床输血技术规范》执行。

（15）手术安全核查制度：择期手术，在手术前的各项准备工作、患者的知情同意与手术切口标志皆已完成后方可手术。

手术患者进手术室前都应当佩带“腕带”作为标识。“腕带”填入的识别信息必须经两人核对后方可使用，若损坏需更新时同样需要经两人核对。

建立病房与手术室之间的交接程序，麻醉科医师、手术室护士与病房医师、护士应当严格按照查对制度的要求进行逐项交接，核对无误后双方签字确认。

手术安全核查是由手术医师、麻醉医师和巡回护士三方，在麻醉手术前、手术开始前和患者离开手术室前，共同对患者身份和手术部位、手术方式等内容进行核对的工作。

实施手术安全核查前，参加手术的手术医师、麻醉医师、巡回与手术台上护士等全体人员必须全部到齐。

实施手术安全核查内容及流程。麻醉实施前：由麻醉医师按《手术安全核查表》中内容依次提问患者身份(姓名、住院号、性别、年龄)、手术方式、知情同意、手术部位、麻醉安全检查、患者过敏史、术前备血等内容，手术医师逐一回答，同时巡回护士对照病历逐项核对并回答。手术开始前：由手术医师、麻醉医师和巡回护士按上述方式，再次核对患者身份、手术部位，并确认风险预警等内容。患者离开手术室前：由手术医师、麻醉医师和巡回护士按上述方式共同核对实际手术名称、清点手术用物、确认手术标本、检查皮肤完整性、动静脉通路、引流管、患者去向等内容。三方核对人确认后签字，当核对人为非本院医师时，应当由上级医师复核后签字确认。

手术安全核对必须按照步骤进行，核对无误后方可进行下一步操作。

手术前预防性抗生素使用应由病房医师下达医嘱，手术室护士负责核对实施。

4 医务处、护理部、质量管理办公室应根据各自的职责，认真履行对手术安全与核查制度实施情况的监管与督查，并提出与持续改进措施的方案并做好相应记录。《手术安全核查表》完成后须归入病案中保存。

2. 其他医疗制度

(1) 不良事件报告制度：不良事件是指在医院内正常诊断与治疗过程中，发生一切本可避免的涉及安全的不良事件/缺陷。

医院要建立不良事件报告制度，积极倡导医护人员主动报告医疗安全（不良）事件，有鼓励医务人员主动报告的机制。

医院质量管理办公室负责整个医院不良事件的管理，医院各职能部门负责所属不良事件的调查、分析、处理、上报、持续改进等工作。

对主动发现与及时报告重要医疗安全（不良）事件

和隐患，避免严重不良后果发生的医护人员要有奖励的政策和报告人保护的具体措施。

医院要有专门部门、专人负责，最大限度地收集、分析、交流、共享安全信息。每年对典型案例进行医院层面的医疗安全改进分析并制定具体实施方案。将医院与科室的安全信息与医院实际情况相结合，从医院管理体系、运行机制与规章制度上进行有针对性分析，对不合理的制度与流程进行修订，持续改进质量。

（2）危急值报告制度："危急值"是指当检验、检查结果高度异常，一旦出现将表明患者可能正处于有生命危险的边缘状态，临床医生需要及时得到检验信息，迅速给予患者有效的干预措施或治疗，就可挽救患者生命，否则就有可能出现严重后果，失去最佳抢救机会。

由多部门共同制定本院临床检查、检验危急项目表与确定危急界限值。

建立检查、检验科室人员处理、复核、确认和报告危急值程序，并在《危急值结果登记本》上详细记录[记录检验/检查日期、时间、患者姓名、住院号、科室床号、检验项目、检验/检查结果、复查结果（必要时）、临床联系人、联系电话、联系时间、报告人、备注等项目]。

护士接到危急值后应立即记录下来，并复述一遍确认无误后5分钟内通知医生。临床医生接到危急界限值的电话报告后应当及时评价，并做好积极有效的处理，并在病程记录中书写处理过程并及时评价。若危急值结果与临床症状不符，要判断样本的留取是否存在缺陷，如有需要，即应当重新留取标本进行复查。

在操作手册中应当包括危急界限值试验的操作规程，并对所有和危急界限值有关的工作人员，包括对医护人员进行培训。

医院医务科应当该定期检查和总结"危急值报告"的上报、处理及时率，每年至少要有一次总结，提出"危急值报告"持续改进的具体措施。

（3）处方制度：医院及医师、药师都应当严格执行《处方管理办法》，促进合理用药，保障医疗安全。

执业医师、助理医师处方权，可由各科主任提出，经医务科审核，分管院长批准，登记备案，并将本人签字或印模在药剂科留样。

处方字迹要清楚，不得涂改。如有涂改医师必须在涂改处签字。药剂科不得擅自修改处方，如处方有错误应当及时通知医师更改后配发。凡处方不合规定者药剂科有权拒绝调配。

有关“麻醉药品和第一类精神药品、医疗用毒性药品、放射性药品”处方及处方权，应当严格遵守有关法律、法规和规章的规定。

医师应当根据病情诊断开具处方，处方一般不得超过7日用量，对于某些慢病或特殊情况可酌情适当延长。处方当日有效，超过期限需经医师更改日期，重新签字方可调配。医师不得为本人开处方。

医师应当根据医疗、预防、保健需要，按照诊疗规范、药品说明书中的药品适应证、药理作用、用法、用量、禁忌、不良反应和注意事项等开具处方。

药品剂量与数量用阿拉伯数字书写。剂量应当使用法定剂量单位：重量以克（g）、毫克（mg）、微克（μg）、纳克（ng）为单位；容量以升（L）、毫升（ml）为单位；国际单位（IU）、单位（U）；中药饮片以克（g）为单位。片剂、丸剂、胶囊剂、颗粒剂分别以片、丸、粒、袋为单位；溶液剂以支、瓶为单位；软膏及乳膏剂以支、盒为单位；注射剂以支、瓶为单位，应当注明含量；中药饮片以剂为单位。

一般处方保存一年，麻醉药品和第一类精神药品处方保存三年，到期后由院长或分管院长批准销毁。

对违反规定，乱开处方、滥用药品的情况，药剂科有权拒绝调配。药师应当对处方用药适宜性进行审核（包括对规定必须做皮试的药物，处方医师是否注明过敏试验及结果的判定等），确认无误后方可调剂。药师有责任向医师提供科学用药，合理用药的信息，并给予用药指导。

本制度所谓的处方含意，包括在门诊、急诊、住院的医师所开具的各类处方及下达医嘱中的药物治疗医嘱。

四、人力资源管理工作制度

1. 员工请假休假管理制度　员工因事、婚、丧、探亲等必须请假者，必须由本人呈递请假申请（病、产假需指定预防保健医生开具证明），说明请假理由，逐级审批。

请假 3 天以内者，由科主任或护士长签字同意后，在科室考勤员处备案方可休假。

请假 3 天以上者，需科主任或护士长、上级主管部门、主管院长、院长分别签署意见后，到人事科办理相关请假手续、备案，方可休假。

请假人接到准假通知后，必须将工作交代妥当，方能离开工作岗位，假期满后必须按期返院，到科室销假，对超假或未销假者，均以无故旷工论处。

各科考勤员要及时登记请假人员及日期，月终报人事科。

各类休假规定：

探亲假：工作满一年的正式职工与配偶不住在一地，可享受探望配偶待遇，异地探望配偶每两年一次，假期 30 天，本市境内不享受探望配偶假。

病假：工作人员因病不能上班者，必须持本院保健医生的诊断证明，经所在科室同意方可休息。非保健医生开的病假条一律无效。

事假：职工个人事情尽量利用工休假和节假日处理，一般不准请事假。因事必须请假者，应事先办理请假手续，严格执行审批权限。

产假、婚假、节育手术假：按相关部门“计划生育条例”执行，由预防保健部同意，人事科备查。

丧假：工作人员父母（不包括岳父、岳母、公婆）、配偶、子女死亡，给丧假 3 天，超过 3 天按事假对待。父母、配偶、子女在外地死亡，路程所需时间不计在丧假之内。

工伤：职工因工负伤，应根据劳动部门有关规定，经技术委员会讨论鉴定，确认为工伤后，写出书面材料，按有关工伤规定享受假期工资和福利待遇。

考勤规定：各科考勤员在科负责人直接领导下，做好考勤记录工作。上报职工考勤、临时工考勤等各项报表，必须经本科室领导审核签字后生效。对请病假事假者要将诊断书或事假准假单交人力资源部备查；院内因工作需要临时借出人员，由借用科室考勤员负责考勤，每月将出勤情况转给借出科室；院内职工调动，原科室考勤员必须在考勤月报表上填写调出时间，被转入的科室填写好调入时间；人事科负责全院职工考勤，并要进行经常检查，核实各科室的考勤情况，年终将考勤情况记入工作人员档案，供今后对职工培养、使用、晋级、提职等参考。员工不得迟到、早退和无故旷工。迟到超过 1 小时，早退超过半小时均作缺勤处理。各种休假单应与考勤表一同交至人力资源部，由人事科按月统计。

请假需提前办理相应手续，请假程序：医院中层干部（包括业务、行政和后勤）外出，离开本地区，必须事先报告给院长，待院长批准后方可离开；院长请假需报医院主管部门批准；副院长请假报院长批准，并告知院办公室；员工请假按管理权限及请假长短分别报科主任、人力资源部、院长批准；员工假条的签批，先由各科室部门负责人签字，再交主管职能科室签字，最后交人力资源部统一上交院长审批。

2. 医院员工年度考核制度　考核要坚持客观公正、民主公开、注重实绩的原则。

考核内容包括德、能、勤、绩四个方面，重点考核工作实绩。

考核标准以岗位职责及年度工作任务为依据，考核结果分为优秀、合格、不合格三个等次。

年度考核的基本程序为：被考核个人总结、述职科室领导在听取群众意见的基础上，根据平时绩效考核和个人总结写出评语，提出考核等次意见。成立院年度考核委员会，在科室对每个职工提出考核意见的基础上，进行严肃认真、实事求是地做好年度考核院领导确定考核等级，人事科负责将考核结果通知被考核人，并将考核结果存入本人档案。

考核结果确定为合格以上等级的，按照有关规定晋升基本工资档次；连续三年考核被确定为合格以上等级的，具有晋升职务的资格；连续两年以上被确定为优秀等级的，具有优先晋升职务的资格；专业技术人员年度考核被确定为合格以上等级的，具有续聘的资格；工勤人员连续两年考核被确定为优秀等级的，具有聘任技师的优先资格。

年度考核被确定为不合格等级的人员不发年终奖金，并予以批评教育；连续两年考核被确定为不合格等级的，根据不同情况，予以降职、调整工作、低聘或解聘；对不服从组织安排或重新安排后年度考核仍不合格的，予以辞退或待岗。

五、财务管理工作制度

1. 财务预算管理制度　医院年度财务预算管理是医院管理的重要组成部分，它是完成事业计划和行政工作任务的根本保证。

预算管理的原则：按照国家对医院实行“以收定支、收支平衡、统筹兼顾、保证重点”的预算管理原则，医院所有收支应全部纳入预算管理。

预算编制的程序：采用自上而下、自下而上相结合的方式。收入一般按上年度实际和近几年来增长趋势预测，支出中的人员经费按国家工资政策、医院人员编制变化等因素预测。公用经费中经常性业务支出部分按收入预算与成本之比预测。大型修缮和基建由基建办根据实际需要提出，进行资金的可能安排。设备添置和更新由各科室根据业务发展计划提出，院部平衡后分轻重缓急进行安排。各科业务发展计划及下年度经费预算由各科于预算上一年12月10日前上报各自职能科和财务科。

年度收支预算由财务科汇总。经科学试算平衡后提出医院收支预算（草案），提交院长办公会议审议，并按照办公会议审议意见将草案平衡后调整好，报院长审批后，提交职工大会审议通过后执行。

临时追加预算。由于某种特殊原因，必须追加预算，必须先由需追加预算的科室提出申请，职能科长审核，报分管院长和院长审批。单项修缮在1万元以上，设备购置在5万元以上需经院长办公会议讨论，院长审批后办理。需报主管部门审批的，必须报主管部门审批同意后执行。

预算的执行和调整：医院要严格执行批准的年度预算。凡已列入预算的，财务科应保证正常用款需要；凡未列入预算或超出预算的开支，未经规定程序追加或调整的任何人无权决定付款。调整预算须编制预算调整方案（调整的原因、项目、数额、措施及有关说明），按规定程序，先申报，再按原定权限审批后调整。

预算的分析：财务科应每季度开展预算执行情况的分析、考核和评价，分析完成与否的原因，发现薄弱环节和问题，提出改进措施和意见，保证全年预算的顺利完成并为编制下半年度预算提供依据。年终进行详细预算执行分析，如实向职工代表大会报告预算执行情况。

2. 财务收支管理制度　为了增加收入、节约支出、勤俭办院，加快医院发展的步伐，加强制度化管理，结合医院实际，特制订收支管理制度。

（1）收入管理：医院各收款部门当日下班前必须将款项缴入银行，于次日上午连同原始收款凭证缴财务部门。其他科室不得以任何名义收取现金、支票和私设“小金库”“公款私存”。

住院、门诊收费处负责对患者的各种医疗、药品及其他有关收入的收取，其他零星收入包括废品收入等由财务科负责收取。对耗用宿舍水电费按月由总务科专人负责计数报财务科，在职工工资中扣回。

（2）支出管理：各有关科室的库存物资采购支出：根据合理储备、保障供给、加速周转、避免浪费的原则，由财务科同有关职能科核定库存周转定额（一般按年度调整）。部门会计按月上报采购计划，经院领导审批后实施。超计划的应补办审批手续，财务科根据批准后的计划安排资金。

购入物品须有正式发票，经手人、仓库保管员、科室负责人、审批人签字完整，该入库的须办好入库手续，否则财务科有权拒绝付款。

各科室按月上报物耗计划，仓库保管员根据批准后的计划数及有关制度发放实物，低值易耗品坚持以旧换新的原则。

对固定资产购置支出（起点金额按国家规定，专用设备单价 1500 元及以上，一般设备单价 1000 元及以上）实行程序化管理，即需科室出具书面报告，由设备科、总务科汇总报院长批准后购置，凭发票办理入库手续。

大型基建项目（单项工程造价 5 万元以上），必须批准手续完整，根据施工单位预算及与院方的合同约定付款，工程决算须经施工负责人审核工程量，报有关部门审核，最后经院长批准后结算付款。零星修缮项目，由基建科负责对工程量预算金额出具书面报告，经院长批准后施工，决算由施工负责人审核工程量，基建项目负责人签署意见报院长批准后结算付款。

外出进修学习、培训、学术交流、出差费用报销，按照医院财务文件规定，结合医院实际制订细则办理。

3. 重大经济事项决策制度　为规范和监督医院领导集体决策行为，提高医院重大经济事项决策的科学性、民主性，制定本制度。

医院重大经济事项决策，实行院长负责制。严格遵守“集体讨论、民主集中、会议决定”的规则，实行集体议事，以会议决定形式体现院长意志，不得以传阅会签或个别征求意见等形式代替集体议事和会议决定。

医院重大经济事项是指对医院经营管理和发展产生重大影响的经济事项，包括：基本建设投资、对外投资、重大设备投资、大额物资采购及其他非计划性资金使用在5000元以上的经济事项。

凡研究决定重大经济事项的会议，须有半数以上院领导到会方可举行，其中分管院领导必须到会。决策程序：咨询论证会前协调材料准备提前通知充分讨论做出决定形成纪要。

4. 医院资产管理制度　凡产权属于医院的一切建筑物及各种附属设施、各种医疗仪器和专业设备、办公与事务用的设备、家具、用具、交通工具均属于医院的固定资产，均应当按规定计价原则计价，列入固定资产范围管理，医院应对固定资产实行统一领导、分级核算的管理原则。

资产管理包括固定资产、库存物资（低值易耗品、卫生材料）、药品管理等，医院资产管理按“统一领导，归口负责”原则，物资采购由医院统一进行。

固定资产是指一般设备单价在500元以上，专业设备单价在800元以上，使用时间超过一年的设备。具体包括：房屋及建筑物、专业设备、一般设备、图书、其他类固定资产。

固定资产管理要专人管理，建立健全管理三级账、卡制度，财产科负责明细账，使用部门负责建卡，贵重仪器、设备建立技术档案和维护、保养、交接及使用情况报告制度。财产科、总务科定期对固定资产进行清查、核实，做到账实相符，账账相符。对盘盈、盘亏的固定资产，应查明原因，按规定进行账务处理。

固定资产的购置和修缮要考虑到工作需要和财力可能，要进行科学论证，防止盲目购置，同时对新购进的设备要及时开展成本核算，防止设备闲置，造成资金投资浪费。

房屋修缮要按照基本建设程序报医院审批。

固定资产的转移、转让、出租、出借、捐赠、报废必须先报医院审批，按有关规定报财政部门批准后，方可处置。

库存物资的管理按照计划采购，定额定量供应的办法进行管理。防止积压、占用大量的资金，影响资金的使用效益。加强对库存物资的清查盘点，及时发现问题，堵塞漏洞，保证物资的安全和完整。

药品的管理遵循“计划采购、定额管理、加强周转、保证供应”的原则。必须正确的核算药房药品的销售情况，并按月计算药品综合差价率，核算药品费用并结转支出和以实现的药品进销差价。

5. 合同管理制度　医院签订经济合同必须遵守国家的法律、政策及有关规定。对外签订经济合同，由院长或院长授权的分管副院长代表医院签署。

在签订经济合同之前，业务主管部门必须充分了解对方资质、履约能力、信誉的状况，查看签约对方的工商营业执照副本年检章原件，并保留盖有该法人公章的工商营业执照副本复印件。在经济合同项目需要的情况下，向对方索取相关资质等资料。

在签订重大经济合同前应认真听取医院法律顾问对经济合同法律条款提出的建议和意见。医院经济合同保管人、实施人对经济合同的签订和履行负有保密责任，未经医院批准，不得以任何形式故意或过失泄露给第三方。

经济合同谈判须由业务主管部门负责人与业务经办人员共同参加，不得以个人单独与对方洽谈经济合同；业务主管部门负责人认为必要时，经请示分管副院长同意后，可邀请财务科、监察科派员一同参加洽谈；重大经济合同必须由分管副院长主持洽谈，并报院长或院长办公会审核批准。

经济合同金额超过人民币10万元并符合招投标条件的经济合同，要履行必要的招投标程序。在经济合同履行过程中，相关履行行为需有符合法律形式的签收手续，经济合同另一方的签收或履行人签字需有法定代表人授权或经济合同特别授权。

经济合同履行完毕的标准，应以经济合同条款或法律规定为准。没有经济合同条款或法律规定的，应以物资交清，工程竣工并验收合格、价款结清、无遗留交涉手续为准。

实际履行或适当履行确有人力不可克服的困难而需变更、解除经济合同时，应在法律规定或合理期限内与对方当事人进行协商。变更、解除经济合同，必须符合《中华人民共和国合同法》的规定，一律必须采用书面形式（包括当事人双方的信件、函电、电传等），口头形式一律无效。因变更、解除经济合同而使当事人的利益遭受损失的，除法律允许免责任的以外，均应承担相应的责任，并在变更、解除经济合同的协议书中明确规定。

因对方责任引起处理经济合同纠纷应坚持原则，保障医院合法权益不受侵犯；因医院责任引起的纠纷，应尊重对方的合法权益，主动承担责任，并尽量采取补救措施，减少我方损失；因双方责任引起的纠纷，应实事求是，分清主次，合情合理解决。

六、后勤管理工作制度

1. 安全生产制度　后勤保障部职工必须严格执行安全操作规程、工艺操作规定及各项规章制度。生产岗位人员必须按各种岗位规定穿戴使用配发的劳动防护用品（工作服、工作鞋、手套、口罩、防护眼镜、安全帽、安全带等），否则不准上岗生产。

非电工、配电工、焊工、电梯工、机动车驾驶员等特殊工种人员，不得从事上述特殊工种作业。持有未经有效审核的特殊工种操作证人员，不得从事上述特殊工种作业。非本班组管理使用的机械、阀门、仪表、电气开关等设备不准按触扳动。

认真交接班，交班人员必须实事求是地向接班人员反映机械设备等安全生产情况，接班人员应认真细致检查设备的运行情况，接班后出现故障或事故由接班者负责。

生产操作人员不得随意改变工作指令、生产指标和操作规程，生产操作人员必须做好操作原始记录，要求记录真实、及时、准确，不得提前填写或弄虚作假。

凡挂有爆炸、火灾、触电、腐蚀等危险警告标志的地区不准靠近。在维修安装、起重作业场所应戴安全帽，2m 以上高处作业应配安全带，或张挂安全网，六级以上大风或落雨天气应停止露天高处作业。

有防火、防爆要求的班组、仓库及禁火区内，严禁吸烟及动用明火，因维修、生产需要动火时，必须按规定办理动火手续，并具备可靠的安全监护措施，否则不得动火。

易燃、易爆、剧毒物品的输送、储存、领用，按化学危险品管理规则执行；受压容器及其设备，严禁超期、超压、超温、超荷运行。

各级生产人员、管理人员严禁违章指挥、违章作业，否则按有关奖惩制度处理，必要时追究刑事责任。

2. 设备预防性维护管理制度　医院医疗仪器设备较多，一旦出现问题将会影响到患者检查、救治、监护过程。因此，医院应制定医院设备预防性维护管理制度确保全院所有仪器定期进行维护保养，以确保仪器处于完好的备用状态。

医院设备科、使用科室负责对所管辖范围内设备进行预防性维护。

根据不同类型的医疗设备制定相应的预防性维护计划。维护的内容包括设备内部清洁、润滑、电器安全检查、性能检测、过滤网清洗等，时间应根据该医疗设备使用说明书上的厂家建议及该设备的维护记录和风险等级综合考虑（一般为 18 个月、12 个月、6 个月）。

完成预防性维护后，及时做好相应的记录，并在被维护设备上粘贴相应标签，注明下次维护日期。

对新安装的医疗设备，及时制定相应的预防性维护计划。对同种类型的设备，则按以前的时间间隔进行预防性维护；对新类型的设备，首次预防性维护工作原则上以 12 个月为间隔，以后则根据实际使用情况进行调整。

对于预防性维护工作中发现的有故障的医疗设备应按维修程序进行相应的维修工作并做好记录。

各责任部门按时进行预防性维护工作，原则上每两年对预防性维护工作进行评价，并根据评价结果调整预防性维护工作的内容和时间间隔。

3. 消防安全管理制度　医院人口密集，且存在大量病患，一旦发生火灾，后果不堪设想，因此消除火灾隐患、降低火灾风险已成为医院安全保卫工作的重中之重。

严格贯彻执行消防法，认真落实各项防火措施。消防器材由所在科室保管使用，任何人不得将消防器材移作他用。如发现消防器材有故障缺陷，应及时向专职消防员报告。

定期对全院职工，特别重点部门、重要环节的人员进行消防安全宣传教育，提高认识和自防自救能力。

院长为医院消防安全责任人，各科负责人为科室消防安全责任人。

专职消防人员和保安人员要按照自己的职责，定期对全院防火工作及所有消防器材进行检查，列出消防器材分布表，发现问题及时整改或向科室提出书面意见，并有书面记录。

严禁集体宿舍、不准使用电炉的科室使用电炉、液化气体，擅自乱拉电线，严禁科室、仓库、工作室存放液化气钢瓶、使用明火，擅自燃烧各种纸屑、垃圾、杂物等，严禁在禁烟区吸烟。

加强重点科室（锅炉房、配电房、中心供氧等）和重要环节管理，定期组织消防安全大检查，及时消除隐患。

消防标志清楚，消防通道保持通畅，便于应急疏散。

加强消控中心管理，24 小时在岗在位，定期进行火灾报警系统和广播系统完好性测试，同时请有资质的单位定期上门保养，并组织培训。

发生火警、火灾时，各职能部门迅速组织力量扑救，本院职工应主动参与抢救，损坏消防设施以及违反制度，追究当事人和科室有关负责人的责任，发生重大事故而触犯法律的依法追究法律责任。

4. 危险化学品管理制度　医院因实验、医疗需要购置大量危化品、精麻药品及放射性元素，但这些物品本身对人体及环境具有危害性，如果存储、使用不当将会引起环境和人员伤害。制定危化品管理制度规范管理危化品采购、使用、报废流程非常必要。

危险化学品是指具有爆炸、易燃、毒性、腐蚀、放射性的物质，在生产、经营、储存、运输、使用各废弃物处置过程中，容易造成人身伤亡和财产损毁而需要特别防护的化学品。

全院对使用的危化品应建立清单，并标注危化品的化学属性，以便使用科室根据其属性进行针对性管理。

存储要求：对大量使用危化品的科室应配备存储防爆柜，存放区域通风良好，远离火源或高温。放射性同位素储存在有铅密闭的防护罐内，放置于专用储藏室。所有危化品储藏柜实行“双人双锁”管理模式，设立《危化品使用登记册》详细记录危化品出入库情况，从而有效防止危化品失窃或违规领用现象发生。使用要求：危化品放置在储存柜外时存在泄漏倾倒的危险。医院应规定无特殊情况危化品即领即用，危化品放置时注意防碰翻。

废弃处理要求：医院各科室产生的所有有害物质废弃物均由后勤管理，有专门的工作人员每天定时定期回收到医院医疗垃圾站集中处理。

巡查要求：医院保卫科每月对科室危化品储存、使用、出入库情况进行巡查，同时检查危化品应急物资、设施，并做好检查记录。科室危化品管理人员定期对洗眼器、淋浴器等应急设施进行检查。

5. 医疗废弃物管理制度　医院在医疗工作和科研教学中每天都会产生大量的有害废物，及医疗废物和危险废物。如果没有对这些有害废物从产生到最终处置的全过程管理，将对医院感控和人员带来安全风险，因此要通过规范的管理制度来确保这些有害废物对医院环境及人员安全的“零”风险。

医疗废弃物是指医疗卫生机构在医疗、预防、保健以及其他相关活动中产生的具有直接或者间接感染性、毒性以及其他危害性的废物。医院感染管理科、总务科、护理部负责对从事医疗废物收集、运送、贮存、处置等的工作人员和管理人员进行相关法律法规和专业技术、安全防护以及紧急处理等知识的培训。

治疗室内针头应置入利器盒，未被污染的化疗药针筒应放入黄色医疗废物袋中，未被污染药品外包装、盐水瓶、青霉素瓶等放入黑色袋中。

临床产生的医疗垃圾必须置黄色垃圾袋中，当装满3/4时扎紧袋口后放入专用医疗废物暂存容器中，盛装医疗废物的每个包装袋应防渗漏，外表面粘贴有明显的警示标识和警示说明的标签。临床产生的医疗废物暂时存放在医疗废物收集点。

使用后的注射器和输液器的针头等利器、被血液和体液污染的注射器和输血器等应放入利器盒内，由专人进行统一调换，减少工作人员针刺伤的发生。

被血液、体液污染的口罩、帽子、鞋套、中单、尿布、便盆等按医疗废物处理。

病原体的培养基、菌种等高危废弃物，先进行压力蒸汽灭菌后，再按医疗废弃物处理。

传染病患者产生的废物使用双层黄色垃圾包装袋，并及时密封。

放入包装物或者容器内的各类废物不得取出。包装物或者容器外表面被污染，应当对被污染处进行消毒处理或者增加一层包装。

禁止将医疗废物与生活垃圾混合，如不慎将生活垃圾混入医疗废物中，按照医疗废物进行处理。

收集医疗废物的容器都要带盖，防渗漏，不可以用纸篓收集医疗废物。

第五章 医院管理创新案例精选

第一节 院长领导力案例

领导力大师沃伦·本尼斯曾提出，绝大多数组织都是被管理过度却领导不足。管理学大师杰克·韦尔奇也曾对全球的管理者们大声疾呼“别沉溺于管理了，赶紧领导吧”。在管理制度已密不透风的今日，我国医院已开始注重由管理力向领导力转变的时候了，医院管理者特别是院长们需要呼唤领导力。本节遴选了无锡市第二人民医院构建医院精益管理链、日本板桥中央综合病院的医院集约化管理、中南大学湘雅医院的日间手术开创医患共同决策新模式等有代表性的案例，供院长们参考和借鉴。可以看到，卓越的院长领导力让医院管理大放异彩。

一、创亚洲化的精益医院新模式 构建医院精益管理链——无锡市第二人民医院

2010 年，美国医疗界率先引入了精益管理思想，但并未形成符合医疗行业特点的理论、模型和创新实践。众所周知，精益管理起源于工业时代，是汽车工业在经历规模化发展、细分化经营后所形成的创新理念。随着丰田模式的创新应用以及全球健康产业一体化进程的加

速，该理念已逐渐渗透至各领域之中。

2011年起，无锡市第二人民医院首创性地结合医院医疗、人才、绩效、服务、管理和文化等要素特点，运用丰田精细化三角模型、协同理论和供应链理论，提出了“医院精益管理链”理论体系。该体系包括六个子系统：医疗质量系统、人才成长系统、绩效考核系统、服务流程系统、内部控制系统和医院文化体系，运用精益管理理念，通过协同管理的自组织和搭便车效应，减少医院管理中的牛鞭效应，使医院管理的各个子系统间不断产生协同作用和整合效应，构筑一条紧密结合的管理链条。在实践过程中取得了显著成效：

医疗资源充分利用，医疗效率快速提升。各子系统间的相互协同作用，促进了医疗服务的良性发展，主要效率指标呈现出明显、可持续的改进。经统计，2012—2014年医院门急诊量达470万人次，较上一周期同比增长24.7%，出院人次12万人次，同比增长37.2%，手术患者同比增长57.6%。

专学科建设跨越发展，科研创新硕果累累。医院目前拥有省级临床重点专科11个，市级临床重点专科10个，是我国地市级三甲医院中拥有重点专科最多的医院之一。

医疗质量持续改进，患者满意度明显提升。近三年来，医院医疗纠纷数同比前三年下降11.6%，发生赔款的总额下降8.9%。

改善医疗、后勤服务流程，提高内部管理流程效率，减少患者等候时间和医疗成本，提高服务质量和效率。

构建具有鲜明特色的普仁文化，增强员工凝聚力和创新力。

项目实施后，医院各项指标列全省综合性医院前列，医院综合满意度达95%，很好地控制了患者医疗费用的增长，人均门诊费用和人均住院费用增幅远远低于同类医院，并能通过精益管理链得到持续改进。

案例点评

无锡市第二人民医院易利华院长首创的“医院精益管理链”理论，是在欧美等先进国家精细化管理理论研究的基础上，结合发展中国家医院的特点，在亚洲地区率先提出，通过精细化理论与协同理论、供应链理论的结合，独创性地提出“医院精益管理链”创新理论。2015年此课题问鼎世界级医院管理最高奖——IHF杰出大奖。

通过打造“医院精益管理链”，医院实现医疗活动流程的完整和各环节的紧密衔接，通过医疗质量优、人才成长快、绩效考核好、流程更合理、管理更扁平、文化更精益，使医院系统整体功能放大。

“医院精益管理链”的构建为现代医院管理找到了理论工具和方法，对于医院管理者和员工而言，全院各职能部门按照精益链的六大系统，及时掌握管理节点和要素，强化管理的具体执行；对于患者和社会而言，该项目有效提高医务人员整体素质和技术水平，使患者获得优质高效安全便捷的医疗服务。

二、医院集团化、集约化管理——日本板桥中央综合病院

日本板桥中央综合病院是一家拥有43家医院、近1万张床位的医疗集团，是日本最大的民营医疗集团之一。医院实施集团化、集约化管理。集约化是指在最充分利用一切资源的基础上，更集中合理地运用现代管理与技术，充分发挥人力资源的积极效应，以提高工作效益和效率的一种形式。集约是相对粗放而言，集约化经营是以效益（社会效益和经济效益）为根本对经营诸要素重组，实现最小的成本获得最大的投资回报。医院实行集体化管理，集团成立统一人事管理中心、检查中心等，各医院信息共享，减少了成本，提高了工作效率，提高了管理成效。具体做法如下：

依托集约化战略实现效益大丰收。日本板桥中央综合病院通过自身的不断摸索，及时总结管理经验，一方面通过服务外包，如对患者的伙食供应，患者被服的洗涤、手术用器材集中外包委托消毒等，整合利用外部专业化资源完成辅助工作，优化医院整体运行模式，实现经营目标和发展战略。另一方面，医院引进先进设备，提高设备使用率，依托信息网络，开展远程医疗，减少了医疗设备在工作中的资源浪费现象，提高了工作效率，实现了经济和社会效益的双丰收。

以集团化规模经营促进效益最优化。集团化管理有利于提高经济效益和卫生资源的利用率，有利于医疗技术水平的提高，可有效激活医疗市场并产生良好的社会效益。第一，日本板桥中央综合病院的医疗集团内部实现了“双赢”。医院集团可以把核心医院的人员和技术分流到其他成员医院，使成员医院接受到核心医院的技术和管理。这样，既能起到疏散大医院患者的作用，又能盘活中、小医院。同时，使不同级别医院的功能逐渐明晰起来，大医院减少了常见病和康复期的患者，全力转向疑难疾病，小医院接受了大医院的技术和人才，提高了服务质量和服务水平，由萧条到热闹，可谓是一种双赢。第二，实现了集团的规模效益。医院集团按照患者需求配置资源，集团内人才和医疗设备共享，使卫生资源得到了合理的利用，特别是大型医疗设备使用规模的扩大，降低了单位成本。同时，后勤服务社会化，药品、设备等共购共储、统一招标采购，压低了价格，节省了管理成本，减少了浪费。第三，患者得到了实惠。在医院集团中，核心医院向成员医院输出管理、技术和人才，成员医院从管理到技术都执行核心医院的标准。这样，患者就近在医院即可享受到与大医院同样标准的诊疗服务，提高了卫生服务的可及性；同时，虽然患者接受了大医院标准的诊疗服务，但按当地医院的标准收费，用低廉的价格获得了优质的服务，患者自然十分满意。第四，精简了管理机构，提高了管理效率。有一些既懂医又具有相当丰富管理经验的专业人员在单一的医院里发挥不了他们的作用，但在多家医院的集团化经营中有了用武之地。由于龙头医院为核心，又有专业管理人员的加入，从而增加了医院集团化经营的策划能力，提高了管理效率。

案例点评

在高成本时代，医院在与成本上升的较量中求生存和发展，成为医院运营的重大考验和医院管理创新的新方向，实现经营方式集约化是医院生存和发展的必由之路。从我国医疗卫生事业发展的实际情况来看，通过要素投入而产生经济效益的粗放型发展方式是不可取的，在日臻激烈的医疗市场上，要想取得社会效益和经济效益的双丰收，必须在管理方式和经济发展方式上有所创新、有所突破，集团化和集约化管理成为我国医院发展的必要手段和必经之路。但集团化管理需要注意加强对医院集团的监管力度，鼓励跨地区成立医院集团，明晰医院集团管理体制及所有制问题，注意发展后劲，加强医院集团的内涵建设，不能只图眼前利益，应该遵照实事求是、量力而行的原则。医院集团的组建应以市场运行规律为导向，适应老百姓的医疗需求，并根据医疗单位的实际情况，以促进自身的可持续发展为目的。此外，集约化管理要从过去一贯性以“外延扩大”和“争地盘，壮块头”为主的经营思路转向以“强化内涵”和“练内功”为主的经营思路上来，重视发展优势学科并建立科研机构，真正把优势学科做大做强，进一步凸显技术优势，创造服务品牌，在管理质量、服务质量等方面上档次、上台阶。

三、日间手术开创医患共同决策新模式——中南大学湘雅医院

为确保日间手术的医疗质量与安全，2014 年 6 月，

中南大学湘雅医院制定了《中南大学湘雅医院日间手术管理办法》，明确了严格的医疗制度和人员职责。日间手术中心设日间病房（床位50张）、预约接待中心、术前等候区、日间手术室8间，采购了高清腹腔镜、关节镜、输尿管镜、支撑喉镜和激光碎石机等手术系统，设备投入2000余万元。由全院优秀外科专家、护士、麻醉师组建快速康复团队，为日间手术病友提供贴心、温馨的医疗服务。

1. 主要亮点　医院以“手术准入标准、医师准入标准、麻醉准入标准、麻醉医师准入标准、患者准入标准、患者出院标准”六个标准为核心，以“患者院前麻醉评估、离开麻醉复苏室评估、出院评估标准”三个评估为抓手，同时配套制定了“患者预约流程、出院随访流程、医保管理流程”三个流程和“日间手术信息系统”一个信息体系，确保日间手术医疗质量与安全。

亮点一：日间手术遵循24小时入出院模式，采用手术患者与手术医师共同商定、预约手术时间，当天住院，当天手术。

亮点二：日间手术以腹腔镜、关节镜、输尿管镜、宫颈镜等内镜微创手术为特色，重点是以Ⅱ类、Ⅲ类手术为主。

亮点三：日间病房建立了规范的快速康复流程，让日间手术患者术后无疼痛、无呕吐。

亮点四：医院为日间手术患者在术前检查、手术预约、缴费与入出院手续办理、术后随访和应急救治等提供绿色通道。

亮点五：日间病房为出院患者提供了3次以上的电话回访，协助患者及早发现术后并发症，指导出院后康复，提高患者的满意度和就医感受。

2. 显著效果　日间手术已占医院择期手术的10%左右，腹腔镜胆囊切除术、腔镜疝修补术、腔镜甲状腺部分切除术、膝关节镜手术、输尿管镜下输尿管结石取石碎石术、宫颈镜手术、支撑喉镜下手术等已普遍选用日间手术。

较大幅度降低了医疗费用，日间手术医疗费用较普通择期手术下降30%以上。

选择日间手术病友的术前等待时间明显缩短，所有病友的术前等待时间小于1周。

日间手术病友的第三方出院满意度调查，满意度在98.5%以上。（摘自《健康界》）

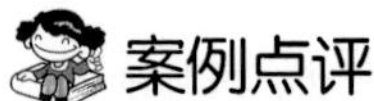

案例点评

中南大学湘雅医院积极响应国家卫生计生委改善医疗服务3年行动计划要求，2014年6月正式成立日间手术中心。日间手术遵循24小时入出院模式，采用手术患者与手术医师共同商定、预约手术时间，当天住院，当天手术。日间手术配备了比传统择期手术更细致科学的医疗流程、更先进的手术室条件和设备、更专业和经验丰富的手术医生和麻醉医生、更完善的术后随访系统。日间手术能让更多的患者享受专家教授们的医疗服务，是降低医疗费用的“金点子”。

四、以“病”为中心重组门急诊资源——四川大学华西医院

2013年3月，华西医院在原有硬件设施基础上，投入近2千万人民币，对门急诊局部空间进行改造，调整部分诊间及医技检查室布局，改进信息系统架构，协调专科专病医生门诊排程，增加门急诊相关辅助人员配置，逐步落实以专“病”诊治为中心的新诊疗模式和空间布局。主要做法如下：

以系统疾病为中心改变门诊诊室布局。打破以治疗手段为划分标准的内、外科空间布局模式，把系统疾病相关专科诊室组合在一起。比如，把肾脏内科和泌尿外科、心脏内科和心脏外科、肺外科和呼吸科等的诊断空间集结在相邻、相近空间，以方便门诊医生会诊，减少

患者流动过多或辨识混乱。

构建专病多学科联合诊断最佳诊疗模式。梳理调研各科室亚专科细分、特色病种诊治、多学科联合治疗组构成等情况；本着成熟一个，建设一个的路线，明确制定有利于患者快速准确定位的特色专病及亚专科治疗模式。如胸痛中心、甲状腺及甲状旁腺疾病、乳腺疾病、帕金森综合征、银屑病等。以实现患者治疗方案最优化。

建设专病相关医技检查的快捷解决方案。分析相关专病及亚专科患者就诊特点，特别关注在其诊治过程中需求比较集中的医技检查项目或治疗，考虑诊断室与这些检查或治疗室尽量安置在同一或就近区域，方便患者接受诊治，也方便临床医生与相关医技检查治疗室医护人员沟通。例如：进行局部空间改造，调整部分医技检查及治疗室布局，将部分与专病诊治密切相关的医技检查或治疗室调整到同一诊区，或为专病诊疗建立检验检查绿色通道，逐步在门急诊打造有利于专病诊治的空间布局及环境，并进一步理顺相关专病诊疗流程。

以专病需求和问题解决为导向优化信息系统。在原有以医院科室设置为门急诊挂号主线的基础上，增设以亚专科及专病为挂号辅线的就诊号源供给模式，供患者选择。

组织增加专家资源投入满足患者增量需求。医院要求各临床专科增加专家门诊出诊人次，例如，副高以上专家门诊至少增加一次。同时还协调各专科亚专业或专病医师门诊时间，尽量保证与各专病诊治相关的科室在同一时间内均有相关医师坐诊，保证 MDT 团队诊治理念得到落实。

开设疑难复杂疾病多科联合门诊会诊。配置专门人员安排相关门诊，使患者一次挂号就能够在同一时间得到 3 ~5 个科室相关专家的联合会诊，为患者早日确诊提供方便。

建立门急诊患者危急值管理制度。联合门诊、急诊、医技等多部门，建立和规范危急值患者识别、诊治的相关工作流程，使无危相表现的危重患者能得到及时诊治，保证和提高患者的医疗安全。

实施后的效果如下：

患者对华西医院服务的增量需求基本满足：这套以“病”为中心，重组优化门急诊诊疗环境、流程的组合拳，第一个效果就是基本满足每年接近10%的门急诊量的持续递增，同时还使华西医院门急诊服务获得了绝大多数患者的信任及高度认可。

医院专病诊治水平和服务能力持续提高：通过不断的优化和调整，医院现已设专科、专病门诊200余种，多科联合会诊病种达13个，复杂疑难专科门诊患者量增长明显，如甲状腺外科门诊量从2012年的18 447人次增长到2014年的29 042人次，增幅达57%以上。急诊的胸痛中心自成立以来每天抢救胸痛危急患者接近10人。

医院辐射力、影响力、声誉度显著提高，外地、特别是省患者增量迅速，2014年，华西医院外地患者比例超过60%，其中外省患者达到10%。同时医院在全国各类排行榜上均排名靠前。（摘自《健康界》）

案例点评

传统门急诊的就医流程和环境设置，是以医院的组织架构为中心，患者按照医院设置为动线进行门急诊就诊。这种模式对于患者增量不快，总量不多的医院，不会产生多大问题；当门急诊患者数量大大超过建筑空间的设计承载量后，各种让患者感受不舒服、影响医院发展的问题均会暴露出来。华西医院近10年门急诊量持续增长，而门急诊空间增长速度不能与之匹配，就属于门急诊空间大大不足的情况。为解决这个问题，华西医院门急诊近年打出一套以“病”为中心，重组门急诊诊疗环境、流程的组合拳，有效地解决了有关问题。

华西医院此举的高明之处在于：①以“病”为中心，调整改善医院门诊、急诊的空间布局和就医流程；

以患者的治疗安全为中心，改善医院门急诊的服务模式。②以“患者”为中心，提高医院门急诊服务的质量效率，在解决患者看病难问题的同时，也在通过加强患者、医生时间管理，门急诊的空间管理，实现医院资源的最大化合理利用。

五、县域医疗集团改革之“宜城模式”——湖北省宜城市人民医院

2002年2月，湖北宜城对全市16家乡镇卫生院进行产权制度改革探索，通过公开拍卖，16所乡镇卫生院由“官”办转为“民”办。宜城市乡镇卫生院体制改革运行8年，随着国家政策的变化和经济社会事业发展的新情况，一些矛盾逐步暴露出来。

2010年7月，宜城市采取并购为主、新建为辅，通过并购或新建的方式，实现乡镇卫生院改制目标。市属三家医疗机构作为并购乡镇民办卫生的主体，全权负责并购及并购后的院长选派、科室设置、人员安排、工资确定、职工招聘等卫生院内部管理；宜城市乡镇卫生院新一轮改革使全市10个乡镇卫生院改头换面，同时组建3个医疗集团。

宜城市于2010年出台《推进乡镇卫生院新一轮改革与建设实施方案》，明确乡镇卫生院改革的总体思路。以医改为契机，以医疗集团化管理为手段，建立市属公立乡镇卫生院体系，推进城乡医疗卫生资源整合，构建卫生发展新机制，推进宜城市城乡卫生事业统筹发展。同时确定改革的主要任务与目标。在全市10个镇（办事处）政府所在地设立1所政府举办的公立卫生院，形成以公立卫生院为主体、民办卫生院为补充的多元化医疗服务体系。采取并购为主、新建为辅，通过并购或新建的方式，实现乡镇卫生院改制目标。操作层面坚持市场化原则和经济运作方式，市属三家医疗机构作为并购乡镇民办卫生的主体，全权负责并购及并购后的院长选派、科室设置、人员安排、工资确定、职工招聘等卫生院内

部管理；宜城市卫生局作为行政主管部门加强科学指导；宜城市委、市政府从宏观上做好统筹和组织协调工作。

宜城市乡镇卫生院新一轮改革用三个月时间使全市10个乡镇卫生院改头换面，实现了并购、整合、扩建。

两大创新之处在于：

1. 恢复并壮大了农村基层三级医疗网　并购使乡镇卫生院由民营改为公办，农村三级医疗网中缺失的中间链条得到修复，化解了国家对农村卫生投入的政策矛盾。

2. 整合优化农村三级医疗网功能定位　医疗集团内成员卫生院人、财、物由主体医院统一管理、统一调配，打破了各自为政，自主发展的僵化格局，为基层首诊、分级医疗、双向转诊、整体联动提供了现实基础和机制平台。县乡村医疗卫生机构结合自身优势、诊治水平及服务能力，物尽所能，各展所长。上行转诊使急诊、危重、疑难病症患者得到及时有效的救治；下行转诊缓解了主体医院的接诊压力，使优势医疗资源效能得到更好发挥，既保障了大病患者的医疗需求，也使镇村医疗资源得到较好利用。

案例点评

医疗集团化建设是医疗卫生体制改革进程中较热的话题之一，各地不断尝试形成不同的“模式”，真正可复制、系统化的做法并不多。一位专家戏谑地说过“十个集团九个空，还有一个不成功”。

宜城市医疗集团化建设有其特殊的历史背景与历史必然。之前乡镇卫生院民营化，为解决地方财政负担重问题，是甩包袱；8年市场化经营洗礼，民营卫生院解决不了公益与争利之间的矛盾，同时松动了农村三级医疗保障网链条；宜城市采取由市直医疗机构并购乡镇卫生院，回归其公办性质，在此基础上探索组建建立利益紧密性医疗集团，恢复了农村基层三级医疗网。医疗集团管理体制与运行机制为县、乡、村医疗卫生机构功能定位回归，优化医疗资源配置与共享，为推进分级诊疗等工作创造了条件。

宜城市医疗集团建设仍存一些悬而未决，需要认真思考加以解决的课题。县域内三大医疗集团在竞争与合作中共生，有利相互学习，竞相改善服务，提高技术水平，有利于形成合理的价格机制。需要注意的是，平均分配资源可能导致重复建设，使医疗资源闲置浪费，不利于重点学科建设及县域医疗水平的快速提高，专科医院特色与优势可能丧失，悖离“大病不出县”目标。再如，并购后的乡镇卫生院人、财、物由主体医院经营管理，其独立法人地位可能受到冲击。另外，建立怎样的转诊机制，以方便患者在医疗集团内合理流动，也不是一蹴而就的。

六、“三套马车”并驾齐驱拉动妇幼健康服务——四川省双流县妇幼保健院

妇幼健康服务工作是卫生计生事业的重要组成部分，关系到千家万户的健康与幸福，是衡量一个地区社会发展、经济水平的重要标志。然而，在基层妇幼保健机构，“保健不懂临床，临床不重视保健”“重临床，轻保健”和“群体保健、个体保健、医疗保健”这“三套马车”出现“两张皮”的现象普遍存在。究竟保健与临床如何结合、如何避免“两张皮”现象？这一直是困扰基层妇幼保健机构管理和发展的难题。一方面政府要用指标达标来考核，另一方面要靠临床经济收入来支撑医院良性发展，两难的景象让这个院长难当。

面对这一难题，2011 年，四川省双流县妇幼保健院创新走出了一条“三大部”业务运转管理模式。医院将保健楼和临床楼的合理布局打破了过去老一套的建设格局，在基础建设上就将健康人群与疾病人群相对分开、合理分流。同时，“三大部”的架构契合了国家卫计委卫生与计生的整合思路，深化了《院科两级管理制度》，优化整合了医疗保健资源和人才的科学配置，促进了婚

前、孕前、孕期、产时、产后及儿童保健的“链条式”服务，实现了“保健与临床的有机结合”，拉动了“群体保健、个体保健、医疗保健”这“三套马车”并驾齐驱。

在妇幼保健机构，临床是保健的“练兵场”，保健是临床的“开发部”。实行院长负责制的院部两级管理是医院管理的重要手段，而部级管理这层是医院管理的重点，这一层级管理的好坏直接决定了医院的发展。为此，四川省双流县妇幼保健院围绕院部两级管理制度，以“三大部”为管理的重点，在“三大部”下设置一级科室及以下的二级专业组，明确了部、一级科室、二级专业组的隶属关系，理顺了这三级的责、权、利，形成了“宝塔式”一级对一级负责的网格化的管理架构，各部主任、护士长在责任上对本部内的人力资源、业务规划、学科发展、绩效统筹上负主体责任，在目标管理及医疗保健质量与安全上负总责，在待遇上享受各层级职务的待遇，从而充分体现了这三级的责权利，有力地激发了部级管理的主动性、创造性，解决了过去科级管理长期存在的等、靠、要思想。

2014 年，四川省双流县妇幼保健院门诊人次、出院人次、业务收入分别比传统管理前同期增长了 150%、180%、200%；承担了国家、省、市、县四级科研、继续教育项目 10 余项；有 4 所医学院校与之建立了教学实习关系；接收 10 余家同级妇幼保健机构派员进修；妇幼健康服务在中国妇幼保健协会、省市会议上做经验交流发言，并被四川省、成都市列为样板基地；近三年，来自全国各级政府、卫生计生委主管部门、妇幼保健机构及医院 200 余家单位 2000 余人次到该院考察学习；先后被评为全国农村妇女“两癌”检查先进集体、全国“五一”巾帼标兵岗、“四川 0～3 岁儿童早期发展与教育科研基地”“三级乙等妇幼保健院”“四川省二级数字化医院”；其先进做法被《健康报》《经济日报》《四川日报》等媒体先后报道。

案例点评

随着医学科学事业和社会经济的不断发展以及人们对健康服务的变化，管理架构也要不断变化，才能适应新形势，才能满足人民群众的健康服务需求。管理与组织学理论均强调，组织内一个人只能接受一个人的指令，多元化的领导必然造成工作上的混乱局面。因此，医院管理组织尽可能地以集中化形式来实行集中决策和统一指挥。同样，层次管理告诫我们，不同的机构层次都必须有明确的职责与权力。为了将保健与临床更好结合，避免“两张皮”现象，四川省双流县妇幼保健院将性质相似或具有密切关系的具体工作合并归集，深化了院科两级管理制度，优化整合了医疗保健资源和人才的科学配置。实现了“保健与临床的有机结合”，拉动了“群体保健、个体保健、医疗保健”这“三套马车”并驾齐驱，在业务运转管理上创新了路子。

第二节　医疗质量管理案例

医疗质量，无论对医院管理者、医务人员，还是患者而言，都不是陌生的名词，而且各自持不同的看法和见解。随着当今卫生改革不断深入、疾病模式和医疗需求模式出现新的转变，医患矛盾日趋激烈，医疗质量更加成为社会关注的热点和管理研究的焦点。在新框架与机制的转轨中，医疗质量管理面临着亟待破解的新课题。如何把质量的普遍性原理与医疗的独特性有机结合，让医患双方都能理解和接受，探索更有效的医疗质量管理办法，是医院管理者应该关心和研究的重要课题，本节精选的案例应能从不同的角度给院长们带来新的启发。

一、“让患者充分参与”的医疗质量创新策略——约翰·霍普金斯医院

约翰·霍普金斯医院（Johns Hopkins Hospital，下称

"霍普金斯医院"）是约翰·霍普金斯大学医学院的附属医院，位于马里兰州巴尔的摩市，建立于1879年，霍普金斯大学医学院与哈佛医学院齐名，其下属的公共卫生学院常年排行全美第一。《美国新闻与世界报道》发起的全美最佳医院排行榜已经进行了20年有余了。在这过程中，霍普金斯医院已经连续20年位居全美最佳医院排行榜榜首，并持续20年被美国新闻报道赞誉为"美国最好的医院"。医院的理念之一是让患者充分参与，医院有一些很好的创新举措来实现这一理念。

1. 设立意见和建议中心　患者的意见和建议，对医院来说就是财富，只有真正了解到患者的需要和困惑，才能在更高层次上提升医院的服务品质和信誉。医院的宣传语是："我们希望您能提问，我们也尊重您的问题"。为此，医院设立了意见和建议中心，专人承接电话投诉和建议，此外还特设有专用网站，由专人负责回复处理投诉和建议，在接到患者的投诉或建议后即刻反馈到各部门主管，并限时处理，及时给患者一个合理满意的答复。

2. 对患者的安全措施进行建议　医院在此问题上激励患者多提问，不要犹豫，有疑问都请讲出来，并告诉医护人员，在要求医务人员严格遵守各项医疗操作规程和遵守医疗法规的同时，积极发动患者的力量配合医疗护理，防止安全意外的发生。

凡入院新患者都给予ID（identification）身份鉴别手链，其内容包括姓名、生日、医疗档案编号等，并请求患者协助核对清楚，以确保安全无误。如丢失或损坏，请患者及时告知责任护士，予以更换。

查对制度是防止差错事故发生的利剑，除医务人员严格执行外，还向患者实行宣教，请求其在接受医务人员的医疗护理服务时，提醒并监督医务人员是否已核对了ID手链，坚决防止A患者与B患者混淆治疗的差错事故的发生。

医院的宣传手册随处可见，明确告知患者：在医疗护理过程中如遇到不懂或有疑问的地方，或者患者关心的其他医疗护理问题，可以随时咨询医务人员，这是患者的合法权利。这样一来，就把被动变为主动，把矛盾扼杀在萌芽状态。

3. 医患共议医疗护理计划 邀请患者一起讨论医疗护理计划，对每一个步骤详加解释，取得患者的理解与支持，使他们明白医疗护理措施对他们所患疾病的重要性和可行性，予以积极的配合与支持（急症除外，医生会采取他们认为正确的治疗措施积极抢救患者）。使患者能够清楚明白治疗的作用，何时接受治疗，以及治疗的目的。而且还指出，患者有权拒绝执行治疗，包括心电图、X线检查等最简单的化验检查都要先征得患者的同意。如果患者拒绝执行，医生会请患者签字，避免纠纷。当然，这样做也许要多耗费一些时间，但是相对于医疗纠纷带来的烦恼与其他方面损失，却是要令人惬意得多。

在医疗护理过程中，很多患者难以一次性接受和理解太多信息，特别是老年人，所以该院邀请患者与家人一起聆听医护人员对疾病的诊断分析，治疗方案的制定，检查结果的分析和讨论。如果情况允许，医院请求患者指定专一家属全程参与治疗护理信息的接收与意见交换，这样就避免了不断更换家属所造成的信息传递错误而导致的医疗纠纷，也减少了医护人员对于同一个问题需要解释多次的苦恼，大大减少了医务人员的工作量。

对于需要手术的患者，患者及指定参与治疗护理的家属都在医院的要求下讨论手术细节过程，使其清楚明了术中可能发生的危险及意外，术后的预期效果，以及可能发生的各种并发症和不良后果，甚至对治疗仪器使用时会发出什么样的声音也予以提前告知，防止患者受到意外惊吓。

案例点评

对医院来说，保障患者安全和提高医疗质量可以说是永恒的主题。很多医院都把医疗质量看作自己的生命线。医疗不良事件在全球范围内频繁发生，患者安全问题已经成为一个世界性难题，并已引起医学界、公众、许多国家政府和国际社会的高度关切。2004 年 10 月世界卫生组织宣布成立“患者安全世界联盟”，旨在减少因安全问题导致的疾病、伤害和死亡。世界各国均对患者安全问题进行了调查干预，并制订了相应的策略，美国在患者安全策略方面的研究走在世界前列，已引起了国际社会的广泛关注。约翰·霍普金斯医院的核心理念之一是“让患者充分参与”，该院有一些很好的创新举措来实现这一理念，这同样给中国医院的患者安全管理带来启迪。

二、重症医学科引入信息化管理系统——四川大学华西医院

四川大学华西医院于 2010 年 6 月启动研发重症医学科信息化管理系统，技术人员及临床医务人员密切配合，将临床实际问题和信息技术较好统一，2011 年完成前期开发，并随着临床试用、反馈需求不断地完善丰富。2012 起，逐渐将该系统推向西藏自治区人民政府驻成都办事处医院（四川大学华西医院西藏成办分院）、华西医院上锦分院、华西医院永宁分院、成都市第一人民医院、成都市新都区中医院、遂宁市中心医院六家医院运行并取得良好的反响。根据系统所提取数据可以对工作量、临床质量、科研统计等进行很好的补充，并由此进行特殊情况的监测和讨论分析，动态反映临床质量，及时发现偏差并予以纠正。

该系统能够达到以下功能：

该系统能够较为准确全面地收集与患者有关的数据，临床工作者、科研者及教学者均可以在大规模数据的基础上挖掘自己需要的数据，并通过分析数据从而获得新的认知、创造新的价值。

该系统能全面准确地收集 ICU 质量控制的指标，减

轻了医务人员的记录、统计、报表等文书工作，是将时间还给患者的有效措施之一。

该系统利用信息技术，通过对海量数据进行收集和分析，来实现及时有效的重症医学科过程管理、目标检测及反馈调节。例如该系统采集临床积累的数据的功能可以实现对非预期的24/48小时重返重症医学科率、呼吸机相关肺炎（VAP）的预防率、呼吸机相关肺炎（VAP）发病率、中心静脉置管相关血流感染发生率、留置导尿管相关泌尿系感染发病率、重症患者死亡率、重症患者压疮发生率、人工气道脱出例数、患者的流动情况、床位使用情况等都可及时准确地调阅。并可根据医务人员、时间段等进行分层统计。医务人员可以根据该系统的动态数据进而采取针对性更强的措施，不断提高医疗质量。

疾病预警功能等对医务人员的诊疗行为进行反馈调节。通过准确度正在不断提高的技术来识别出风险最高的人群，然后告知医生和患者是否有必要采取行动。有了足够的数据，甚至可以观察到，这在以前是绝不可能的。如APACHEⅡ（急性生理功能和慢性健康状况评分系统Ⅱ），它是目前临床上使用最多的评分系统，是Knaus等在1985年提出的，在准确评价危重疾病患者病情严重度，预测患者预后和死亡危险性方面具有重要意义。该系统对APACHE Ⅱ评分的分值对于肺部感染、压疮、深静脉血栓、死亡风险等均有不同的预警，医务人员可以根据APACHE Ⅱ评分的预警提供针对性的个体化的治疗和护理，从而提高医疗质量。

该系统将“精细”的理念与信息技术相结合，既保障了质量管理的“精细”，更使质量管理的精细化提升成为可能。（摘自《健康界》）

案例点评

重症医学科是一个信息密集型科室。四川大学华西医院为西南地区的疑难和危重疾病的诊疗中心，重症医学科是其标杆科室之一。重症医学科患者入住率高，其从进入科室开始随即产生大量临床数据，信息密集情况尤为突出，然而如果仅通过医护人员手工统计各项数据、各项操作记录费时费力；而且这些记录多为纸质文档，保存不易、调阅统计困难等一直是困扰医护人员的最大难题。华西医院重症医学科特别重视医学质量，在以“医疗质量管理精细化”的理念指导下，建立良好的PDCA循环，结合临床实际情况，以重症医学质量控制为中心，研发设计的一套标准化学科管理系统，有效地解决了上述难题。

三、医院国际化认证之路——无锡市第二人民医院

2015年8月28日，美国JCI官方邮件正式确认，无锡市第二人民医院已于8月12日正式通过JCI认证，成为我国大陆地区通过JCI认证的第48家医院。无锡市第二人民医院没有依靠JCI咨询公司而靠自身管理优势获得JCI国际认可更具有意义。JCI官方邮件中写到，祝贺贵院踏上致力于持续提供高质量医疗的道路。

自2014年4月起，医院开始了JCI认证之路。医院通过学习标准，梳理制度，再造流程，反复培训，持续改进，进而形成了全员的安全文化。整整十六个月的努力，2015年8月3日至7日，无锡市第二人民医院接受了5名美国总部JCI评审官员的现场检查，并且一次性顺利通过。

1. 启动JCI认证——国际医院管理最高标准 2014年3月，医院向JCI总部提出了认证申请，开始紧锣密鼓地筹备工作；4月17日，医院召开JCI认证动员大会，全院掀起了开展JCI认证的热潮。医院按照时间节点分阶段有序安排和推进JCI认证的持续改进工作。第一阶段：JCI制度的完善阶段；第二阶段：JCI制度的实施阶段；第三阶段：对各项工作全面督查“回头看”阶段；第四阶段：4个月的稳定表现阶段。至此，一场JCI认证

的攻坚战正式开启。

2. 持续改进，六大突破，保障患者安全　一切从患者角度出发，是 JCI 的核心，对于环境安全、医疗安全，都有严格的规定与要求。对此，医院对照六大国际患者安全目标，把 JCI 的安全理念融入到了医院各个方面。

3. 迎检评审，全力冲刺，一次性通过 JCI 论证　JCI 将目标定位于“患者安全第一”“持续改进医疗质量”“保证医疗服务的可及性、连贯性和同质性”，并且将要求细化成 14 个章节、287 条标准，1146 条衡量要素。医院一年多时间里从基线调查、学习取经着手，全面建立了 1600 名员工档案、组织修订了 200 项医院制度、更新了所有科室的诊疗常规、规范和统一了全院“知情同意书”的格式、建立了不良事件上报制度等。为确保制度有效执行和落实，医院通过培训-执行-再培训-再执行，不断强化员工质量和安全意识，培育了浓厚的医院安全文化氛围。

虽然无锡市第二人民医院 JCI 认证工作已结束，但 JCI 持续改进永无止境。正如 JCI 官方邮件中所言，在今后三年中将继续监督无锡市第二人民医院严格执行 JCI 医院标准，不局限于以文件记录查阅、数据监测报告、领导层以及员工访谈的形式展开，监督工作将在院内或院外进行，在没有事先通知的情况下评估检查。

案例点评

无锡市第二人民医院没有依靠咨询公司，完全凭借自身力量的基础上通过了 JCI 认证。JCI 认证对医院的改变是深刻的，从规章制度、流程再造、质量改进及安全文化等方面均有了全新的变革。通过 JCI 认证，医院总结了 JCI 思维，这正是医院通过 JCI 认证的法宝。JCI 思维是医院管理的全新理念及思维方式，对推进医院质量与安全的提升，提高医院科学化管理水平有非常重要的指导意义。

5

四、创建 JCI 标准下的全程优质护理服务——复旦大学附属华山医院

复旦大学附属华山医院创建于 1907 年，是中国红十字会直属的三甲医院，也是全国首家通过 JCI 认证的部属公立医院。额定床位 1292 张，开放床位 1452 张。根据医院建设“国际化精品医院”的发展目标，华山医院护理部提出以“患者为中心”，提高护理质量、提高护患满意度的宗旨，明确提出将开展“优质护理服务”活动作为护理工作的首要任务，以“创建 JCI 标准的全程优质护理活动”为抓手，倡导护士努力工作，以医院为荣，使医院成为高可靠性组织。

医院聘请哈佛医学院麻省总医院副院长、护理部主任 Jeanette Ives Erickson 女士为客座教授，每年率领核心团队莅临来院指导，就患者安全目标、磁性文化建设、narrative 实践等相关主题进行交流并实地指导，通过促进临床专科护理实践环境的九大模块建立，以及系列先进理念和方法学习，使华山护士能够保持瞄准国际、紧跟前沿。

1. 完善管理体制，做好风险评估　护理部按照 JCI 标准，建立扁平化护理管理体制，在护理质量与安全管理委员会的基础上，成立“临床护理质量持续改进委员会”。委员会针对护理实践中的主要问题，成立专项组，持续改进流程和规范，完善不安全事件上报体系。建立了 13 种不安全事件上报体系，包括：跌倒或坠床、意外拔管、给药差错、工作差错、治疗/手术操作差错、饮食错误、员工针刺伤、药品不良反应、用血错误、输血反应、输液反应、接近差错（Near Miss）。医院鼓励所有工作人员自愿上报，通过收集资料，综合分析，确定优先改善计划，通过根源分析来促进达到患者安全的管理目标和质量的持续改进。

2. 建设信息平台，科学管理运作　护理管理网络全覆盖。建立护理人力资源信息管理平台、护理教育管理

平台、进修生管理平台、质控管理平台以及华山医院护理工作管理系统。通过 HIS 系统，关注护理工作量的统计。

跌倒/坠床的风险管理。采用评估、警示、健康教育、预防措施、意外事件上报等进行防护。

口服给药系统。住院部中心药房引进了 Xana-4001CN 系列全自动单剂量锭剂分包机，每包口服药都清晰地标有患者的信息、药名、剂量、给药时间。

静脉配置中心。急诊和住院部为患者安全用药提供了保障，解决了临床护士因在病房里冲配化疗药物而带来职业防护不到位的问题。

3. 全程教育模式，帮助康复回归 “系统化、专科化、多元化的健康指导”是护理部“健康教育组”的活动主题，为患者的康复和回归社会带来更多的实际意义。

4. 关注护士心声，提升护士境界 2013 年初，在院工会、护理部的大力支持下，医院成立了“护士心灵绿洲”工作室，并将工作室的公共邮箱公示在每个护理单元，方便护士们第一时间及时与心理专家倾诉与交流沟通。

交流讲座：心理课程打造幸福；心理资本讲座，挫折感管理；压力感管理；家庭幸福，培养阳光子女等。

劳模座谈：每年邀请我院或他院的在职或退休劳模，开展劳模座谈会，与年轻一代的护理人员探讨临床护理工作经历，感受来自劳模的正能量。

护士座谈：每年举行 2 次护士座谈会，由护理部主任、党支部书记领衔，与护士就工作、薪酬、人力资源等方面发表意见和建议，事后对与护理部管理相关的问题提出整改措施，对一些与医疗、药房、后勤保障等有关的问题，进一步沟通，力求尽快解决。（摘自《健康界》）

案例点评

JCI 是国际上权威的医疗机构认证体系，JCI 标准关注患者安全、医疗质量及其持续改进和提高，其理念体现在安全、优质、满意的服务，“一切以患者为中心”的核心内涵。而以患者为中心的“循迹追踪法”被公认为是科学的医疗质量评估手段。“循迹追踪法”涉及患者从门诊、急诊到入院、出院的整个就医过程各个环节，因此，优质护理服务不仅体现在病房，也体现在门诊和急诊。华山医院根据JCI、卫生部及上海市的护理质量标准，结合医院服务人群、医疗特色制订了详尽的护理工作质量标准和专科护理质量评价标准，将患者就医的全过程纳入质量标准中，注重护理的连续性、一贯性和可及性。

五、运用MDT模式对恶性肿瘤进行综合治疗——安徽省芜湖市无为县人民医院

无为县医院为二甲医院，开放床位490张，医院有肿瘤科，床位47张，肿瘤患者分散在各科室接受肿瘤治疗。肿瘤治疗手段只有手术和化疗，技术手段单一，不能在当地形成较好的品牌影响力，造成了大量患者流失外地接受治疗。医院迫切需要整合院内资源，建设肿瘤中心，大力开展肿瘤学科建设，提升医院的经济效益和社会效益。

因此，医院组建“肿瘤微创综合治疗中心”，运用MDT诊疗模式，把现阶段各种治疗恶性肿瘤的有效方法整合在一起，实现以患者为中心，多手段、跨学科的联合医治，是一项意义深远的民生工程，也是无为县人民医院发展的必然选择。通过打造无为地区一流的“肿瘤综合治疗”品牌形象，造福广大肿瘤患者，促进医院经济效益和社会效益的双重提升。

医院整合医院科室资源，以先进的肿瘤综合治疗理念为指导，组建手术、微创治疗与其他辅助治疗手段相结合的“肿瘤诊治中心”，在医院实现以患者为中心、多手段、跨学科的肿瘤综合治疗。

“肿瘤诊治中心”以患者为中心，进行资源整合，实现统一收治、统一会诊、统一治疗、统一随访的规范

化、一体化诊疗服务。综合治疗中心的病区设置分为接诊病房、治疗病房、康复病房三类，对应肿瘤患者的接诊、治疗和康复工作。

肿瘤中心创新之处在于：

三个中心和四个统一：三个中心指患者接诊中心、患者治疗中心、患者资源中心，四个统一指统一收治、统一会诊、统一治疗、统一随访。相比传统的各科分流，分治肿瘤患者，肿瘤中心真正实现了以患者为中心，进行资源整合，实现统一收治、统一会诊、统一治疗、统一随访的规范化、一体化诊疗服务。

专家大查房制度：肿瘤微创综合治疗中心实施专家委员会大查房制度，更好地整合肿瘤中心资源优势，真正做到以患者为中心，运用MDT诊疗模式为肿瘤患者制定个体化序贯微创综合治疗方案，相比传统的单一手段治疗肿瘤，可以明显提高患者的治愈率（生存时间）和生活质量，避免病源流失，同时形成良好的口碑传播效果。

案例点评

无为县人民医院运用MDT诊疗模式，整合现有资源、依托先进理念与技术，建立一个跨学科、多手段、多种高科技治疗技术联合应用的肿瘤学科，占领恶性肿瘤防治制高点。开展肿瘤综合治疗，提高临床疗效，形成高水平权威特色专科，将医院“肿瘤微创综合治疗中心”打造成为无为地区领先的“肿瘤综合治疗”第一品牌，更好地造福广大肿瘤患者，促进医院经济效益和社会效益的双重提升。

实施专家委员会领导下的肿瘤多学科综合治疗模式，为肿瘤患者设计科学的个体化综合治疗方案，提高存活率，提升生存质量，真正造福肿瘤患者。

推进肿瘤微创综合康复诊治领域技术规范，培养、造就肿瘤治疗学科带头人，构建肿瘤学科学术交流和科研平台，提高肿瘤诊治水平，打造具备影响力和知名度的肿瘤医疗专业品牌。

建设医院特色专科，带动医院学术队伍，提升医院学术水平；打造医院“肿瘤微创综合治疗中心”的一流品牌形象，提升医院竞争力和盈利水平，带动医院经济效益、社会效益、品牌效益的全面提升。

六、实施“三大查房”制度落实精细化管理——湖北省恩施土家族苗族自治州中心医院

湖北省恩施土家族苗族自治州中心医院是恩施州内唯一一所三级甲等综合医院，也是武陵山地区最具实力且医疗服务辐射范围最广的区域医疗服务中心，成就来源于科学管理，未来发展也必须在科学的、精细化和制度化的管理框架下进行。

2013 年以来，医院在总结既往经验之后又创新实施“三大查房”制度。“三大查房”制度，即院领导带队医疗质量大检查制度、院领导行政夜间查房制度和职能部门中层干部行政夜间查房制度。

1. 院领导带队医疗质量大检查制度　在医疗质控办日常医疗质量督导检查的基础上，由从事医疗业务及管理工作的院级领导带队，医疗管理骨干、临床科室主任或副主任等医疗专家参与的检查组（一般分为 5 ~ 6 组），按照手术、非手术临床科室和医技科室分片分组，每两月一次开展的医疗质量大检查。医疗质量大检查坚持以问题为导向，逢双月下旬进行，定期开展。主要检查各临床科室医疗核心制度执行、交接班记录、疑难和死亡病例讨论记录、病历书写质量、合理检查治疗及抗菌药物临床应用等详细情况，每次检查实现临床医技科室全覆盖。对检查发现的问题，采取现场提出整改意见与书面通知限时整改相结合方式，督促科室不断持续改进医疗质量。对发现的重大问题或系统问题，采取提交院长办公会研究决定后整改的方式及时处理。对具有普遍性和系统性的问题，则以院长办公会决定为依据修改或制定相关制度予以规范。

2. 院领导行政夜间查房制度 由所有院级领导带领分管的职能部门中层干部（一般2～3名），每月至少开展一次行政夜间查房工作。原则上由院领导根据工作需要决定查房时间及区域，随行中层干部负责记录、整理查房情况并形成书面材料提交院办公室汇总，由各位院领导于次月初第一次院长办公会专题汇报行政夜间查房情况。对查房发现的问题采取现场提出整改意见与书面通知限时整改相结合的方式督导持续改进。涉及具有普遍性和系统性的问题，则以院长办公会决定为依据修改或制定相关制度予以规范。

3. 职能部门中层干部行政夜间查房制度 由院办公室根据临床科室分布及职能科室职责，对参与中层干部夜间查房的各职能科室主要负责人进行分组，每组由三名中层干部组成，明确组长、秘书、组员的分工及工作职责，每月开展一次行政夜间查房工作。根据实施方案及查房分组情况，又将医院分为十二个区域，实现医院区域每月分组查房全覆盖，各组按规定的查房时间、查房内容和划分区域按月顺次进行，由小组秘书负责记录整理夜间查房记录并形成书面材料提交院办公室汇总整理，并由院办公室于次月初第一次院长办公会上专题集中汇报。对查房发现的问题，属于各职能部门依据职责能够现场处理的，由参与查房的职能科室负责人现场处理或通知相关职能部门处理；属于被查科室落实制度不力的，现场提出整改要求或提出整改意见与书面通知限时整改；属于需要院长办公会讨论决定的，则在查房记录中注明，交院办公室汇总整理后提交院长办公会专题研究并作出相应决定。

“三大查房”制度实施近三年来，实现医院各科室各区域每月分级分组查房全覆盖，建立形成了长效机制。医院领导和中层干部将位置前移、关口前移、责任前移的做法也取得了明显成效：仅2014年，通过三大查房收集各类建议共680余条，着实解决问题600余条。

案例点评

医院的建设与可持续发展，科学严格的管理以及制度化建设是重要的决定性因素之一。该院探索、创新实施“三大查房”等制度，让管理融入到每年的365天、每天的24小时。“三大”查房制度让一线医护人员直接感受到了“什么是管理”，让患者感受到了什么是“以患者为中心”的优质医疗服务。管理团队成员注重环节与细节，深入基层，到达服务窗口、病区和后勤班组，做到查房范围医院全覆盖，调查了解一线辛勤工作的医务人员工作、生活状况，了解患者诉求，实地查看与医院内部管理、医疗质量和安全保障等相关的运行情况。该院“三大查房”制度让院级领导、中层干部全员参与，上下联动，通过到基层与职工和患者零距离沟通，有针对性的督导、落实和解决实际问题，做到了有的放矢，促进了医院内部管理和医疗质量持续改进，这就是精细化管理的一种具体体现。

七、“七项整治”纠痼疾 提升质量促安全——无锡市第二人民医院

为积极推进公立医院改革，认真开展国家卫计委“进一步改善医疗服务行动计划”，无锡市第二人民医院自2015年6月起开展了端正医疗作风，改善医疗服务专项治理行动。此项活动主要针对患者及家属就医过程中的突出问题，从患者安全及改善就医感受出发，结合医院在医政管理工作中的“痼疾”，提出了“七项整治”重点内容，包括管控临床输液、合理使用抗菌药物、控制辅助用药、减少非计划出院、控制出院带药、规范质子泵抑制剂使用、加强退药管理。

“七项整治”活动主要从医疗行为、医疗流程及医疗服务等方面进一步加强管理及规范，医院无须额外投入人力、物力及财力等任何成本，关键在于通过科学管理、精细管理、协同管理，以进一步规范医疗行为，提

升内涵质量，保障患者安全，提高患者满意度。

“七项整治”主要举措如下：

1. 控制输液，杜绝过度医疗　针对门诊及住院患者输液过多的问题，医院对输液予以管控。门诊原则上不予输液，特殊情况需由副主任以上职称人员开具处方，输液率严格控制在5%以内。住院患者输液量控制在70%以内，同时控制输液量，杜绝过度医疗。

2. 合理用药，规范医疗行为　对质子泵抑制剂、抗菌药物、辅助药物、出院带药等用药中的突出问题，制定了整治措施：①杜绝质子泵抑制剂滥用，严格掌握适应证，能口服不静脉使用。②严格按照国家及省计生委抗菌药物整治要求，规范合理使用抗菌药物，住院患者抗菌药物使用率控制在60%以内，抗菌药物使用强度控制在40DDD以下，Ⅰ类切口抗菌药物预防使用率不超过30%。③辅助药物严格控制在1～2个品种，特殊情况使用3种及以上需经医务处或分管领导审批同意。④出院带药仅限于本次住院疾病的用药，不超过5个品种，费用200～300元，急性病不超过一周用量，慢病不超过两周用量。通过合理用药的管控，规范医疗行为。

3. 规范流程，提高工作效率　针对非计划出院率高的问题，严格按照JCI国际标准，制定出院计划，将非计划出院率控制在10%以内，临时出院需经科主任审批同意。病区原则上不允许退药，特殊情况需经科主任同意，但每天不允许超过1人次。查实的不合理退药，视情节轻重由责任人承担30%～50%。通过非计划出院及退药的管控，减少无效劳动，提高工作效率。

4. 加强管控，部门协同管理　医院医务处、护理部、药剂科、门诊部、考核办、监察科等职能科室加强协同管理。门诊部、护理部每天对输液率、输液量、非计划出院、退药进行统计监控。医务处、药剂科对输液率较高科室的病历，逐份检查合理用药，发现问题向科主任反馈，要求在1～2天内整改到位，于一周后“回头看”，并针对问题开展针对性的教育与培训。考核办加强考核，对违反规定的予以行风与行政处理相结合的办法，并与科室和个人月度、年度考核挂钩。

开展专项整治活动仅一周时间，医院住院输液率下降10%；门急诊输液率下降5%；自动出院及退药均下降90%；出院带药完全符合规定要求；质子泵抑制剂、抗菌药物、辅助药物明显规范。

案例点评

为积极推进公立医院改革，认真开展国家卫计委"进一步改善医疗服务行动计划"，无锡市第二人民医院自2015年6月起开展了端正医疗作风，改善医疗服务专项治理行动。此项活动主要针对患者及家属就医过程中的突出问题，从患者安全及改善就医感受出发，结合医院在医政管理工作中的"痼疾"，提出了"七项整治"重点内容，包括管控临床输液、合理使用抗菌药物、控制辅助用药、减少非计划出院、控制出院带药、规范质子泵抑制剂使用、加强退药管理。

对医务人员而言，"七项整治"行动的开展，有利于规范医务人员的医疗行为。强化了医务人员质量与安全意识，在全院形成了合理用药的氛围，通过督查、反馈、整改、培训，有效规范了医务人员的医疗行为。同时也是端正医疗作风，医德医风建设的重要举措；对患者而言，"七项整治"行动的开展杜绝了过度用药、不合理用药，降低了药物相关不良事件及不良反应的发生，保障了患者的医疗安全。同时，大大降低了患者的医疗费用，有效缓解了患者"看病贵"问题。通过一周时间的整治，患者因药物导致的纠纷投诉明显下降，改善了患者就医体验，提高了患者满意度。

第三节　医院人才培养案例

医院是知识密集型行业，人才是医院发展的第一要素。做好人才的培养、引进、使用，打造一支合理的人才梯队是医院立足之本，是医院可持续发展的源泉。无锡市第二人民医院在人才培养方面创新提出“人才树”工程并问鼎亚洲医院管理奖，就是一个很好的范例。除此之外，本节案例中介绍的几家医院有其独特的人才培养模式。但有一点认识是共同的，那就是，医院人才队伍是由若干个医学人才群组成的，调动每个医学人才群的能动性、积极性、创造性，尽可能实现其素质提升的最大化，将直接影响医院人才队伍的总体水平。

一、精心垒建“人才树”工程——无锡市第二人民医院

在无锡市第二人民医院，每位员工都有一本小手册——《卫技人员系统培训与考核办法》。在这本手册上，不同职称、不同学历的员工，从入职到退休期间每一年需要完成的任务、考核目标，都有明确而细致的要求。这种量化的指标，将医院员工整个职业生涯的“成才路线”勾画得很清晰。

近几年，无锡市第二人民医院打破人才常规培养和管理模式，细化人才培养模式，构建精细化的“人才树”管理新体系。无锡市第二人民医院院长易利华告诉记者：“管理最重要的是找到有效工具”。“人才树”工程让人才培养变得更为精准。

1. “人才树”终结粗放培养　无锡市第二人民医院的“人才树”工程，是将员工整个执业生涯的职业教育按年限系统化、明晰化。人才的管理，也是按照树状管理来进行的。在这一体系中，根部代表广大的年轻员工和初级专业技术人员；树干部为35～45岁的中青年骨干力量；树冠部为临床首席专家及学科带头人等高层次人才群体。三者间形成梯式发展模式。

“人才树”体系的诞生，最早源于医院管理者对人才培养过程的反思。易利华说，如果医院只考虑“急用”不考虑“培养”，忽视了针对人才不同成长阶段的培育，忽视了医学人才成长的周期性，后备人才梯队建

设就会薄弱。一旦医院对人才培养采取粗放方式，员工在成长中就找不到目标。

基于这样的判断，无锡市第二人民医院探索人才精细化管理模式。运用树形结构理论，对人才进行树干、树根、树冠分层管理。这种划分，不仅让每位员工都清晰自己的定位，而且也有利于医院因才“施肥”，根据人才不同阶段给予不同的引导，从而建立系统的人才培养机制。

2. 终身学习提供发展动力　针对中青年学术骨干，无锡市第二人民医院实施推助计划，包括“普仁青年学者”培养计划、“青蓝”计划、“启明星”计划等，3 年为一个培养周期，下达培养目标任务书，对包括思想政治素质、业务能力、学术水平、论文、科研、获奖、综合素质等内容都做了量化规定，明确考核和奖惩。

3. “人才台阶”推动学科登顶　为推动学科登顶，无锡市第二人民医院施行“人才台阶”法培养后备军，建立了医院的临床首席医师和名医制。目前医院拥有临床首席医师 4 名、名医 11 名，聘任周期为两年，实行动态管理。自 2004 年起，医院还推行了医疗骨干年薪制薪酬管理改革，确立了一系列准入、管理及淘汰机制，重点向高风险、高技术、高贡献岗位倾斜，对内部核心人员起到了一定的激励作用，对外部人才产生了“筑巢引凤”效应。

近年来，无锡市第二人民医院人才培养带动专科建设，带动优势学科群发展，在人才、技术、学科上形成了纵横衔接的“创新链条”。医院已成功创建省级重点学科 1 个，省级临床重点专科 9 个，省级医学创新团队 1 个。无锡市第二人民医院探索人才精细化管理模式，经历了十多年人才培养体系的构建。“人才树”工程在最初只是无锡市第二人民医院的一个人才培养计划。从 2009 年开始，我们把这些年来一个接一个的人才培养计划形成了一个体系，并运用树形结构理论，对医学人才进行树干、树根、树冠分层管理。这种划分，不仅让每位员工都清楚自己的定位，而且也有利于医院“因才施肥”，根据人才不同阶段给予不同的引导，从而建立更为系统、更为科学的人才培养机制。

案例点评

无锡市第二人民医院的“人才树”工程遵循医学人才成长周期久、成熟慢的特性，按人才成长的不同技术层次及发展阶段要素分类，打破人才常规培养和管理模式，细化人才培养模式，循序实施培养工程，构建全面、系统和科学的人才培养机制。

“人才树”工程是基于人才成长需求的培养模式，寻求人才建设与培养切合点，探索人才管理的创新实践，是提升医学人才队伍建设的管理工具，是构建医院精益管理链的关键环节，更是实现医院人才管理战略化的不竭动力。

二、用一百年写好一本病历——北京协和医院

北京协和医院有“三宝”：教授、病案、图书馆。正因为有这“三宝”，才使得她成为医学大师的摇篮，人才辈出，薪火相传。北京协和医院以保存病案历史最悠久、保存数量最大、名人病案最多而享誉海内外。自1921年建院至今，医院完整保存病案335万份，中国现代病案管理以北京协和医院病案室的创建为开端。

2010年以来，北京协和医院进一步强化病历内涵质量管理，特聘知晓北京协和医院传统的资深正主任医师组建专家团队，将对三基三严的训练要求融入病历检查之中，通过5年的探索，构建了以病历内涵质控为核心、三级质控为架构、院科互动的全程病历质量管理体系，通过科室自查、专家审核检查、整改及奖惩机制，有力地促进了医疗质量的持续改进与提高。协和构建了以病历内涵质控为核心、三级质控为架构的全程病历质量管

理体系：

1. 组建病历内涵质控专家组，使病历内涵质控成为医疗质量的重要抓手 北京协和医院于2010年建立病历内涵质控专家组，从刚开始的7位专家到现在来自21个专科的27位资深专家参加病历内涵质量检查工作。专家们以高度负责、一丝不苟的工作态度，认真履行检查职责。

病历内涵质量突出传承协和规范、贴近临床、注重逻辑、提高效度和奖励优秀五个方面指导原则，从主诉、现病史、病程记录等15个方面进行评价，重点检查病历中病情及异常检查结果有无分析及处理、诊断是否有依据、诊疗措施是否符合诊疗常规等内容，关注病历中有无个性化分析、观察与处理，强化诊断思路和教学意识。最后点评整份病历的优点和不足。

2. 建立科主任自查、医院核查的病历内涵质量检查机制 医院建立以科主任主导的运行病历内涵质量自查制度。明确规定科室正副主任、带组教授、主治医师自查病历的数量，并要求按月提交自查报告。再由病历内涵质控专家组对科室自查过的病历进行抽查，以此充分发挥科室专业优势，使科室自查工作扎实有效，营造齐抓共管、重视病历质量的管理氛围。

3. 运用PDCA管理手段，有效开展运行病历质控 科室总住院医或质控小组每周对运行病历进行抽查，并向科主任汇报检查结果，每月总结后全科宣讲，同时将问题反馈至主治医师，督促主治医师指导住院医师修改病历，运用PDCA管理理念进行系统改进，持续改进病历质量。科室运行病历检查也是终末监控为事前、事中监控的重要举措。此外，科室通过举办病历书写技能讲座、疾病诊疗常规和新进展等专业技能学习、优秀病历表彰等综合措施提高病历内涵质量。

4. 检查结果公示、反馈、并与绩效考核挂钩，导向明确、奖罚分明 病历内涵质控专家组每月将典型的优秀病历和有代表性的问题病历，以制作展板、周会宣讲、院内网等多种形式进行院内公示。同时，将病历内涵质控结果与绩效考核挂钩。这种院内公示和绩效考核相结合的管理模式，导向明确、奖罚分明，提升了医务人员对病历内涵质量的重视程度，督促并鼓励科室及各级医师提高病历内涵质量。

5. 充分运用信息技术对病历质量进行实时动态监控防微杜渐，提升质控效率　质控人员在电子病历中预设质控规则，通过信息系统事前提醒、自动识别、警示预警、提醒临床医师及时发现病历质量的缺陷，并将质控结果实时反馈临床医师，从而减少终末病历质量缺陷，提高病历质量。

自 1986 年以来，医院每 5 年举办协和病历展，迄今已成功举办 6 届。第六届病历展于 2011 年开展，分为病历中的协和人成才之路篇、制度篇、医学技术发展篇、优秀病历篇四个部分。通过张孝骞、林巧稚等协和前辈撰写的病历展示，看到大师们从医学生到一代宗师一步一个脚印的成长足迹，不仅可以让后人领略到医学大家们治学从业的风采，也让后人跨越时空去感悟前辈们“严谨求精勤奋奉献”的精神风貌，也提供了学习和效仿的途径。“病历中的协和医学发展”为大众清晰地呈现出了医学技术发展的脉络与趋势，医学技术的进步在一份份病历中得到了充分体现。(摘自《健康界》)

案例点评

病历记录的是患者病情变化和医生的医疗行为，不仅能体现医生的医术高低，更折射出医生的精神境界是否完满。每一年新进入北京协和医院的人，都会听到很多像林巧稚教授这样带学生的上级医生的故事。在协和文化氛围的熏陶下各级医生在成长过程中高度重视病历书写，协和前辈们对患者的大爱，对病历书写苛刻的要求，就是这样一代代传承下来。病历是医生成长的足迹。北京协和医院妇产科的郎景和院士说，从病历就可以看出一个大夫是否认真、细致、负责。而病历最重要的是质量。质量包括基本的项目完整、格式规范，也包括内容详实、记述准确、学术丰富，从描写讨论到会诊分析，会使病历成为胜过教科书的活教材。在协和，书写规范病历是医生必备的基本功，它既可以锻炼医生认真负责、严谨求精的工作作风，又可以培养医师临床思维能力，提高业务水平。从医院角度来讲，病历可以反映医院医疗质量、技术水平和管理水平，既是临床科研的基础资料，又是生动的教科书。现如今，协和病历俨然已经成为协和文化的重要符号，传承百年，愈久弥新！

三、一家县医院的人才培养策略——陕西省泾阳县人民医院

2013年起，陕西省泾阳县人民医院根据医院自身特点，量体裁衣，合理规划，完善制度，健全机制。医院在人力资源分配、管理、培养上转变观念，大胆探索，进一步创新人才引进、人才培养、人才管理，增强服务人才的意识；完善医院专业人才结构，准确认识医院人才队伍建设的重要性，加大投入，用优惠政策和较高待遇吸引人才，用医院的发展前景留住人才，用良好的医院文化温暖人才。促进医院健康、稳定、可持续发展。

陕西省泾阳县人民医院人才队伍原有情况是：在职职工917人，其中，卫生专业技术人员761人，占职工总人数的比例为82.9%；高级职称73人，中级职称168人，初级职称511人，无职称61人；硕士研究生7名，本科学历168人，专科学历240人。在此基础上制定人才培养策略如下：

1. 建立人才引进绿色通道　制定吸引人才的特殊优惠政策，实施有计划、有步骤地引人才战略。根据基层医院运行与发展的实际需求，主动向卫生部门汇报，在用好用足编制的基础上，采取变通方式满足基层医院的岗位需求，为基层医院各类急需人才的引进开辟绿色通道。

2. 开展“由点到面”的人才队伍建设，完善人才培

养梯队　学科带头人要履行“传、帮、带”的责任，为其定目标、给任务、加压力、重投资，强化品德与学术的造就，使其掌握新技术，开展新项目，跟上现代医学发展的步伐，提高医院服务能力。青年医生要形成良好的竞争性学习氛围，合理稳定的人才梯队结构，功能互补，才能发挥最佳效果，使医院功能得到正常发挥，才能提高医院总体服务水平与医疗技术水平，增强医院整体实力、提高医疗竞争力。

3. 扎实推进分配改革，发挥公平、平衡作用　事业单位绩效工资制度打破传统分配不均的现象，基层医院在努力提高运行质量和经济效益的同时，针对岗位薪酬制度进行改革，采取“多劳多得”、“绩优多得”等方式，提高骨干医生、重要岗位人员的薪酬待遇，在绩效工资分配方面予以倾斜。同时，在条件与政策允许的前提下，尝试对本院高学历、高职称的“双高”人才发放特岗津贴、住房补贴、交通补贴等，尽可能缩短与上级医院同类型人才之间的薪酬待遇差距，以优惠的政策吸引人才留在基层从事医疗卫生服务工作。

4. 创造发展空间，构建人才发展平台　卫生主管部门在业务培训、职称名额分配等方面已经逐步向基层和一线倾斜，本院进一步积聚资源和创造条件，在人才培养经费方面加大投入，定期选送各科室医学人才进修学习，保证医护、医技人员能获得较多的进修与提高机会。同时，对于提升学历、职称以及获得优秀人才资质的人员，要给予一定的奖励，并在岗位安排、职务晋升等方面统筹考虑，让优秀的医学人才能够脱颖而出，创造良好的成长空间，从而形成重视人才、使用人才、培养人才的良好氛围，构建优秀医学人才集聚的洼地效应。

5. 完善机制建设，促进医院长期健康发展　泾阳县人民医院从自身特点出发，用好现有人才，引进顶尖人才，留住关键人才，储备未来人才。充分重视人才的培养，建立“使用、引进、培养、储备”相结合的人才培养机制，做到高效能使用，高标准引进，高质量培养，高合理管理。促进人才工作朝着可持续、有效的方向发展，千方百计地推动人才工作创新，从物质、文化、精神多个层面更好地培养人才对医院的忠诚度、归属感，壮大医院的人才队伍。

医院步入了良性发展的快车道，2015 年与 2014 年相比，医护技专业技术人员中增加 28 人，高级职称 10 名，中级职称 10 名，医学硕士 4 名，在读硕士 5 名。医院由原来大内、外科转变为二级学科齐全的基层医院，每个学科除有 1 名学科带头人外，后备力量充足。社会影响力不断扩大，成为广大患者的福音。2015 年，医院获得市级科研 2 项，申报新技术、新项目 58 项，评奖 9 项，国内外发表论文 30 余篇，其中 SCI 文章 1 篇，省市级文章 56 篇。

案例点评

基层医院是我国医疗卫生体系的重要组成部分，在推进全民医疗、和谐社会建设中具有基础性地位。在基层医疗事业发展中，引进和培养高素质、能力突出的技能型人才，壮大县级基层医院的人才队伍，才能够为基层医院的发展以及满足群众卫生健康需求提供有力保障，也决定了医院发展的方向和未来。

长期以来的机制、资源、管理等方面因素，在一定程度上制约了基层医疗机构的发展。围绕泾阳县医院的发展现状，医院对人力资源情况进行调查分析并采取措施，从领导管理、制度建设、基础设施建设、机制创新、技术支持等方面完善医院专业人才结构，为医院的长足发展奠定坚实的人力资源基础。

四、低年资护士规范化培训的实践与管理——山东省滕州市中医医院

山东省滕州市中医医院为进一步提升护理人员职业素质和业务技能，培养业务精湛的护理队伍，促进护理

事业的发展，更好地为人民群众的健康保驾护航，应枣庄市护理学会实施初级护士规范化培训要求，结合医院实际情况，完善低年资护士规范化培训机制。

低年资护士规范化培训由护理部为主导，医院护理质控小组成立规范化培训委员会具体负责实施。培训对象为已经取得《中华人民共和国护士职业证书》并经注册、工作5年之内的低年资护士。通过2年分3批完成全院初级护士的规范化培训工作。

具体任务分四个阶段：

第一阶段：成立护理规范化培训小组，制订要求、职责。

第二阶段：培训基地的准备，申请培训基地资质，准备示教场地及操作用具，添置更新教学器材。

第三阶段：师资的认证。

第四阶段：实施培训，培训分为理论教学和技术操作培训两个部分。

考核评估办法：

对培训效果定期评估，制订评估标准，进行考核。

结合每月质量检查，科室抽查。

举行情景模拟演练及三基技能比武，评选技术能手给予奖励。

山东省滕州市中医医院在2014年4月和2015年4月枣庄护理学会规范化培训考核中，全院149名初级护士，理论、操作成绩全部合格，是枣庄市唯一一家合格率达100%的医院。通过规范化培训良好的理论知识与操作技能的积累，在滕州市第八届职工护理技能大赛中取得护理组个人第一名的好成绩，并荣获滕州市五一劳动奖章，同时荣获团体二等奖；2015年参加枣庄市护理技能大赛荣获护理组团体一等奖，并荣获个人第一名、授予枣庄市五一劳动奖章；2015年滕州市第九届职工护理技能大赛操作组竞赛中，奖励前六名选手有五名被滕州市中医医院取得，再次荣获全市团体第二名。枣庄日报、滕州日报均给予报道。通过系统规范化培训后，滕州市中医医院开展中医护理适宜技术由原来的15项增加到28项，中医护理方案在临床护理工作中得到推广，并受到患者的赞同，提升了社会效益和经济效益。

案例点评

通过制定与实施低年资护士的规范化培训计划与方案，将培训机制纳入护理管理体制中，将理论与实践完美结合，山东省滕州市中医医院摸索出一套培养低年资护士职业素质和业务技能的培训模式。完善医院低年资护士规范化培训机制，巩固基础知识，提高临床工作能力，有目的、有计划对低年资护士分阶段进行岗前培训、中西医三基理论考试和中西医技能操作的培训考核，达到低年资护士较快适应临床工作环境，胜任岗位要求，全面提升护理质量的目标。

特别值得一提的是，山东省滕州市中医医院中医护理方案情景模拟演练，起到了推动临床中医护理方案实施的积极作用，受到省中医医院三级评审专家的认同和肯定。系统规范化培训模式使医院护理人员知识层面大大改善，在全院形成相互交流、相互促进的良好学习氛围；服务内涵不断拓展与提升，有效掌握沟通技巧，大大提高了医护、护护、护患之间的满意度。

第四节　医院学科建设案例

学科是组成医院的基本单位，是医院医疗、教学、科研和管理的有机结合点。医院的水平，是通过重点学科的技术优势来体现的，学科建设的水平反映出医院核心竞争力的高低。在医院和学科建设发展中，应把学科建设作为重中之重，通过重点学科的建设，提升医疗技术水平，形成优秀医学人才群体，从而促进医院全面建设与发展。如何将学科进行资源整合、如何让自己的学科脱颖而出、如何发挥专科随访优势等问题，会在本节的案例中给出一定的解答。由此发现，在学科建设方面，创新与实践的着眼点其实还有很多。

一、北医三院的学科为何能脱颖而出——北京大学第三医院

建于 1958 年的北京大学第三医院（下称北医三院），与北京诸多历史底蕴深厚的医院相比，算是地道的年轻族。可是，时下拥有的骄绩却能拉出一张长长的清单：连续三年稳居中国最佳医院综合排行榜第 12 名；拥有 20 个国家临床专科重点建设项目；高居北京二级以上医院 DRG 排名榜首；两位教育部“长江学者特聘教授”。

北医三院强调留住人才、引进人才和培养人才。在学科建设中多措并举，成效显著。

遴选学科带头人后备人选及青年学术骨干队伍，并加强培训。围绕学科梯队建设，建立教授、学科带头人、学术骨干和住院医师等不同层面的建立培养和考评体系。

实施医师分级考核与技术管理档案。设立浮动岗位津贴，奖励考核合格和优秀人员；每年拿出较高额度的资金，用于资助青年骨干出国深造和优秀回国人员科研启动基金；提高长期公派出国的资助标准。

促进学科协同发展。北医三院格外重视学科的协同发展，其骨科、神经外科和生殖医学中心分别占据天时、地利、人和的优势，再结合医院自身的实际情况，逐步发展成为明星学科。骨科是北医三院的传统优势学科，拥有杨克勤、张志虎、党耕町等国内知名教授，始终保持内在活力，走在学术前沿，具有推动学科新发展的重大研究项目。神经外科曾是北医三院缺乏“天时”优势的薄弱学科，但自本世纪初开始，该学科结合医院实际情况，明确发展方向，提出在全面发展的前提下，充分利用脊柱外科的优势，以脊髓外科为切入点，创建出学科特色，提高学科的竞争能力。相比而言，北医三院的生殖医学中心既无天时可倚，又无地利可靠，但在老前辈的带领下，把握好学科切入点，同时建立了优秀的人

才团队。

北医三院在学科内涵建设中多措并举，取得了显著成效。2014 年中国医科院医学信息研究所公布的医院排名，北医三院位列 846 家参评医院的综合排名第 14 位。此外，2015 年 4 月 8 日，北京市卫计委发布北京 93 家二级以上医院 2014 年住院服务的 DRG（疾病诊断相关组）评价结果，北医三院名列第一。

案例点评

跻身国家级区域医学中心的北医三院，目前已有 10 个 211 重点学科，包括内科学（心血管、血液科、肾病）、儿科学、皮肤与性病学、外科学（泌尿外科、骨科）、妇产科学、眼科学、运动医学。另外，骨科、运动医学研究所、妇产科又是教育部创新团队。与北京诸多历史底蕴深厚的医院相比，学科建设成绩可谓光彩夺目。

北医三院的学科能够脱颖而出，关键点之一是注重选对学科带头人，继而带出一个团队。实现这一目标的关键是医院要给学科带头人提要求，明确发展目标，同时医院做好督导，并检验实施效果。

学科建设是医院发展的永恒主题。正如北医三院院长所言，做好学科建设必须依托三个要素：第一，人才工作是前提；第二，资金投入是坚实后盾；第三，设备和空间支持是必要保障。医院学科要做到又快又好发展，要求这三个方面相辅相成，缺一不可。

二、发挥专科随访优势　构建慢病管理平台——山东大学第二医院

为了能够更好的辅助医院临床科室实现信息化的随访工作，解决慢病患者的随访问题，同时提高临床科研管理信息，提高统计效率和准确度，山东大学第二医院结合本院实际情况，自主研制开发了慢病综合管理平台。

具体措施如下：

慢病患者在初诊时登记基线资料，登记内容针对不同病种详细记录，指定专诊医生，同时根据不同的疾病种类制定个性化的随访计划。

系统在医院操作端和患者外网端具备自动提示患者复诊功能，患者可根据提示信息到医院进行复诊。医师根据患者病情对患者进行治疗方案的调整，并详细登记患者的病情信息。

随访医生可以在就诊备忘功能模块，方便查询近期需要随访的患者，根据随访备注进行定期随访或者年度随访等。

医生在随访过程中，可以方便查看患者就诊及随访历史，并对本次随访的内容进行记录。

患者在院外可以登录系统查看自己的就诊或者随访情况，同时可以上传自己的体征数据。系统同时能够自动分析慢病关键指标变化情况，供患者或医生参考。

系统强化了患者心理辅导及健康教育的重要性，在系统中提供慢病防治科学普及知识，并将健康教育纳入患者慢病恢复的健康指标中。进一步让患者认识到在慢病恢复过程中，自身的规范治疗是主要因素。

系统支持短信亲情关怀，主要包括用药提醒、健康资讯、就诊通告等。

系统强大的统计分析功能，为慢病治疗的管理及改进，提供了数据支持。

达到效果：

规范了医院随访工作，通过智能化的随访管理和提醒，借助系统高效的沟通平台，大大降低了工作强度、提高了随访工作效率。

通过对患者的随访跟进，对疾病的诊疗效果进行动态观察和统计分析，同时对诊疗方案进行相应的调整。提高了患者的诊疗质量，同时大大提高了医院的整体诊疗水平。

医生的积极引导，患者就诊观念发生了变化，慢病阶段恢复指数逐渐升高，大大促进了医患关系的和谐发展；同时患者能够逐渐意识到慢病综合管理对于自身的受益，增加了患者对医院的信任度，提高了医院知名度和影响力。

为优质护理服务示范工程、三好一满意活动提供强大的信息化支撑。

创新医院管理思路，增强医院竞争力。

通过建立一体化的患者慢病管理健康档案信息化平台，逐步实现慢病患者的诊疗、健康档案等信息互联互通、资源共享。（摘自《健康界》）

案例点评

山东大学第二医院利用现代互联网技术，自主研制开发了慢病综合管理平台。医院通过此平台可以为患者提供系统的、规范的、个性化随访服务，患者也可以通过平台轻松实现各种医疗信息的查询等服务。该慢病服务管理体系，以健康档案为中心，集预防、保健、医疗、康复、健康教育于一体，能有效地对慢病患者进行健康管理，为居民和医疗工作者提供必要的数据和技术支撑，为实时的健康监测、动态跟踪、用药指导、饮食指导、健康教育等方面的健康全过程管理提供信息化保障。

三、优化诊疗资源配置　脑科中心如何实现大跨越——无锡市第二人民医院

无锡市第二人民医院的神经外科和神经内科分别是省重点临床专科，实力均较强，原先走各自发展的道路。为了打破此种“学科壁垒”，2009 年起，医院在优化诊疗资源配置，实施省、市重点发展专科战略思想的指导下，以神经外科、神经内科为主体，联合神经放射、病理、检验、康复等专科成立了无锡市首个脑科中心，自此脑科中心走上发展的快车道。具体做法如下：

1. 设立领导小组　脑科中心成立之初，医院成立建

设领导小组，院长亲自挂帅，业务副院长担任中心主任。医院从人才、设备到资金全方位给以支持，使得脑科中心工作得以顺利开展。

2. 成立学科团队　脑科中心成立后，迅速组建了一支具有一批高素质、高学历、年富力强的学术队伍。学科带头人3名，后备学科带头2名，其中教授、主任医师15人，享受国务院特殊津贴1名，江苏省领军人才1人、省重点人才2人，无锡市名医3人，博士10人，40岁以下人员均达到硕士学历，知识结构合理。

3. 整合学科资源　为了加速学科融合，脑科中心内部在各个方面紧密融合，神经内、外科以及相关科室，以疾病为主线，以项目组、亚专科为抓手，以脑血管病、神经退行性疾病、癫痫为主，广泛开展神经介入治疗，同时将神经康复融合到早期的神经疾病的诊疗中去。

4. 实施精细化管理　建立了神经内外科以及相关影像、病理、康复的五个“联合”工作机制：①单病种疾病的联合规范化诊治。②建立联合查房制度。③开设脑科中心门诊及脑病联合会诊中心。④每周开展联合脑科学术周会。⑤开设脑科联合急诊。

5. 优化配套病区，建设卒中单元　脑科中心建立了综合性卒中单元模式，实行先进的脑血管病卒中单元管理模式，开设绿色通道；同时还配有专门设计的治疗功能结构病区，围绕中枢神经系统损伤保护与治疗的临床指南，包括神经重症监护室；运动、作业训练；心理、物理治疗；语言、吞咽训练；健康教育园地。极大地提高了脑血管患者治疗效果。

6. 广泛社会宣传　医院大力宣传脑科“中心”诊疗程序。脑科中心创立后，为了让广大患者知晓这一服务举措，医院在各门诊、急诊室、病房都向患者作了宣传和发放告知材料，在报刊和电视台都做了宣传，让患者可以“有备而来”。

达到效果：

1. 社会广泛认可　“中心化诊疗”门诊服务模式是

一个新的管理模式，打破了医院服务流程常规，也吸引了众多媒体的关注和报道。

2. 患者满意度提高　“中心化诊疗”得到了患者的认可和好评。近年来，医院获“全国百姓放心示范医院”“2014 年中国医疗机构公信力示范单位”，在 2014 年江苏省卫生厅官方组织开展的第三方满意度问卷调查中，医院综合满意度达 95.49%，居全省前列，其中护理满意度达 100%，居全省第一。

3. 学科水平大幅提升　2011 年，脑科中心团队获得江苏省卫生厅“创新团队”称号；2012 年，“中心化诊疗”模式被评为无锡市优质服务品牌；2012 年，医院成功创建为中国卫生部脑卒中筛查与防治基地医院。

案例点评

为了践行“以人为本”理念，给患者提供优质、高效、便捷的医疗服务，无锡市第二人民医院从 2009 年开始进行试点改革，成立脑科中心。医院从管理体制入手，打破原先科室设置，优化诊疗资源配置，探索和实行多学科一体化管理。医院从人、财、物全方位给以大力支持，积极组建脑科中心团队、实施诊疗流程再造，调整门诊与病房布局，购置相关设施设备，有效整合相关技术力量，完善多学科协作诊治新流程。脑科中心逐步走上管理人性化、布局合理化、诊疗高效化的快车道，获得包括服务、质量、速度、成本等方面的进一步提升，并最大程度地满足了患者的心理、生理需求，受到了当地患者的极大欢迎。

四、县级医院临床专科化的实践探索——江苏省兴化市人民医院

许多县级综合性医院发展初期只开设一级学科，而当医院规模发展到 1000 张床位左右时，若不能实现临床专科化，医院运行中的一些矛盾会日渐突出。2007 年，

江苏省兴化市人民医院门诊量达 43 万余人次，收治住院患者 15 673 人次，客观上达到进一步细化专科的规模。通过调研，确立了全院的发展目标：尽快走出一条“人有专长、科有特色、院有优势”的强院之路，走上了临床专科化之路。具体做法：

1. 专科细分与整合　针对学科领军人物缺乏、专业人员结构不平衡的难点，医院通过采用现有人才与专科设置相结合、个人选择与组织建议相结合、规定时限与适时过度相结合、严格控制与发展目标相结合、引进人才与内部培养相结合的方法将普外科细化为肝胆胰外科、胃肠外科、甲乳外科、肛肠科、小儿外科、烧伤整形科；将内科细化为心内科、肾内科、消化内科、神经内科、血液科、风湿免疫科、内分泌科、呼吸内科、肿瘤内科、感染科以及重症医学科。并引入人才，创建了放射介入科和手外科。细分与整合的依据，是患者需求和医学发展。当医院发展到 1200 张床左右，病区 30 个左右，亚专科的建设得以开展，在高度细分的基础上的高度整合显得非常重要。普外科与消化科实现在胃肠镜诊疗技术领域的全面优化整合；在微创技术领域推进普外科、胸心外科、泌尿外科、妇科等全面合作，搭建高水平的微创技术平台；由于介入治疗的发展，对心脏病患者进行介入治疗的必要性和可能性的判断，心脏内科与心胸外科合作也逐步深入。

2. 学科建设与人才建设并行　学科建设关键在于人才梯队的建设。县级医院引进人才仍面临着一定难度。为此，医院采取“引进来，走出去”的思路。在引进上，医院通过参加各种渠道，积极引进学科带头人和成熟技术，形成了相对合理的人才梯队。在走出去上，医院与多家三甲医院建立了长期协作关系。在人才建设中，更为根本的原则是规划好、培养好、使用好现有的人才队伍，因此人员的规范化培训、继续教育至关重要。

3. 管理措施的跟进　促进各学科的健康发展及规范

运行，管理制度的建设是必不可少的重要保障。医院注重完善科主任和医师的考评体系，突出教学与科研得分的权重，将考核结果直接与职称晋升挂钩，与职务升迁挂钩，与年度评先评优挂钩。加强临床教学管理，形成“科主任-主诊医师-二级诊疗医师-实习医生及护理”一对一互动教学为主的带教网络，并以“师带徒”的模式促进低年资专业技术人员的成长。在加大对重点学科投入的同时，也需要评价其绩效和给予其及时、适当的奖励。医院通过先“自下而上”再“自上而下”的方式在全院推行绩效管理，将管理中的难点通过调整考核权重的方式进行科学管理，将学科建设的相关指标融入医院绩效考核体系，取得了较好的成效。

项目实施后学科建设初具规模：目前医院共有37个临床专科，其中7个为地市级重点专科；19个为本市优势专科；未来的一两年内，医院还计划推出建设一两个省级重点专科。人才梯队结构有了质的提高。医院迈上了快速发展的轨道。

案例点评

江苏省兴化市人民医院把握时机，经过调研，确立发展目标，走上了临床专科化之路。其探索实践之路给县级医院诸多启示：①县级医院临床专科化既符合医改总体目标，又能满足患者就医需求；②临床专科化是促使医院快速提升核心竞争力的捷径之一；③临床专科化能够极大推进学科创新能力；④学科带头人是学科建设的关键，应多渠道、多形式、多方法引进人才；⑤县级医院专科细分应与整合相结合开展。

目前，许多县级医院正在按照三级医院的标准进行建设。因此，重点专（学）科建设也在成为县级医院院长的重点管理工作。兴化市人民医院借鉴了许多省级以上医院的做法来加强自身内涵建设的探索，值得院长们深思。

五、多方举措实现儿科学科全面发展——湖北省襄阳市中心医院

2007年襄阳市中心医院儿科首次参加省级重点专科的评审，虽然全科上下共同努力，但终因专业设置不全、学科定位不清等因素与重点专科失之交臂。为了使儿科能够得到全面发展，襄阳市中心医院对儿科进行了多方改革举措：

1. 发展亚专科助力科室建设　作为区域医疗中心，医院的建设离不了学科建设，而省重点专科的评审是衡量医院学科建设的重要指标。在医院领导和相关科室的关心和帮助下，儿科人励精图治，决心以亚专科建设为支点，参照重点专科建设标准，医教研全面发展，力保在下一轮的专科评审中获得成功。

2. 学术带头人查房带动专科建设　每个亚专业都设立一个学术带头人，无论哪个病区收治了本专业的患者，在主管上级医师查房的同时要有学术带头人查房，为患者得到有效的诊疗提供了专业的保障，同时为科内实施专科查房提供了制度保证。以此为契机，为方便患儿就医，开设了癫痫、哮喘、血尿、儿保，矮小症及性早熟等专科、专病门诊，对于这些需要长期治疗和随访的患者也提供了诊治的延续性：门诊和病房都由一位专家制定诊疗方案，既保证疗效，也提高了患者的依从性。

3. 加强重点专业带动全面发展　早产儿救治的成功率好似儿科医学王冠上的明珠，也是儿科医疗水平的一项重要标志，襄阳市中心医院儿科新生儿病区的专家们决心要直面困难，向医学高峰发起冲击。

在科主任的带动下科内举办了新生儿高级生命支持的系列讲座，通过科室内部制定的医疗质量控制体系和临床路径等方法，同时选派骨干医师到上海、北京等国内一流医院进修学习，不断将世界上最新早产儿及新生儿治疗理念引进到临床工作中，救治的早产儿体重记录不断被打破：900克—850克—650克。

4. 教学相长科研并进 在襄阳市中心医院成为湖北文理学院教学医院的同时，医学院儿科系也成立了。内外妇儿是医学的四大专业课程，儿科的各位专家也要承担本科生的教学任务。为此儿科医生们在紧张的临床工作同时要挤出时间进行教学的岗前培训、教材熟悉以及教案的编写等教学工作。《礼记·学记》有云："知困，然后能自强也。故曰：教学相长也"。通过对本科生的带教也促进了各级医师的学习，临床诊疗的规范。

案例点评

襄阳市中心医院以重点专科评审为契机，大力发展儿科。通过大力发展亚专科、学术带头人查房、重点专业带动全面发展、教学科研并进等举措，明确了儿科的发展方向，提供了发展中创新性的实施方法，达到了预期的效果。

医院儿科以亚专科建设为支点，参照重点专科建设标准，实现医教研全面发展；实施学术带头人查房制度，为患者得到有效的诊疗提供了专业的保障，同时为科内实施专科查房提供了制度保证；举办新生儿高级生命支持的系列讲座，选派骨干医师到上海、北京等国内一流医院进修学习，引进世界上最新早产儿及新生儿治疗理念；依托医院的预约挂号和微信建立了网络化的早产儿随访体系，促进了神经康复专业的发展；与华中科技大学同济医学院儿科的多位知名专家签订教学查房协议，提高了儿科医生的理论教学和临床带教水平。

经过儿科人数年的不懈努力，取得了重大成效。在新一轮的省级重点专科的评审中，襄阳市中心医院儿科终于实至名归，如愿以偿地通过评审成为襄阳市第一家儿科省级重点科室，为襄阳市儿科医疗的发展再铸丰碑。

第五节 医院护理管理案例

美国护理学家 Swansburg 指出，护理管理是有效地利用人力和物力资源，以促进护理人员为患者提供高质量护理服务的过程。2010 年卫生部提出，在全国范围内开展“优质护理服务示范工程”活动，对护理工作提出明确的要求。目前，适逢医疗卫生体制改革之际，如何以深化护理管理内涵为抓手，提升优质护理服务内涵质量是医院管理者亟需思考的问题。无论是无锡市第二人民医院精细化护理责任组模式，还是长征医院的用关键接触点服务标准规范护理服务流程都有非常好的经验值得借鉴。

一、阳光 2000 温暖同行——中南大学湘雅二医院

自 2010 年中南大学湘雅二医院被国家卫计委确定为“优质护理服务示范工程”重点联系医院以来，全院护士紧密围绕工作要求，结合医院实际情况，大胆摸索、主动创新，不断创新管理机制，推行优质护理新举措，提升护理服务综合能力。2013 年，中南大学湘雅二医院在湖南省内首创以“阳光 2000”为特色主题的优质护理体系，促使全院 2000 余名护士弘扬“阳光 2000，温暖同行”的护理文化理念。

具体做法如下：

1. 规范护理管理，更新临床护理知识技能，使其更加贴近临床实际、更加贴近患者需要。

2. 科学设置护理岗位　按照科学管理、按需设岗、保障患者安全和临床护理质量的原则设置护理岗位，结合工作性质、工作任务、责任轻重和技术难度等要素，制定相应的岗位职责及考核办法。

3. 建立流动人力资源储备库　流动人力资源储备库由护理部统一管理，根据各科室工作情况予以统一调配，由高年资、工作能力强的护士担任应急人才，承担特殊专科、特殊患者临时增加的护理工作，新毕业轮训护士作为补缺人员补充因病休、产假等导致的病区临时缺编。

4. 加强岗位培训　举办护士长培训班，对护士长的

业务水平、沟通技巧和管理方法进行加强。

5. 发展专科护理 将“多学科联动专科护士培养模式的构建与实施”作为医院护理培训工作的重点，并以此为契机，联合医务部、教务部、药学部及营养科等部门及临床科室，积极运用现代管理工具，不断改进培训考核方式，促进专科护士培养模式更加科学化及现代化。

6. 切实落实责任制整体护理 责任护士全面落实护理职责，改善护理服务，提高护理水平，为所负责患者提供全面、全程的护理服务；从细节着手，为患者提供全程、优质、无缝隙的护理服务。

7. 强化护理质量控制 健全护理质量控制体系，探索以临床重点监测指标为目标的护理质量控制模式。

取得成效如下：

1. 患者就医体验明显改善 患者满意度调查结果显示，该院护理工作的满意度始终保持在95%以上的高水平。2013年、2014年国家卫计委第三方门急诊患者满意度调查排名分别为全国第二、全国第一。

2. 护理服务质量不断提高 针对优质护理服务标准，不断查找问题，应用PDCA，持续改进护理质量，护理质量和安全各项指标逐年提高，累计有3个病室获得全国卫生系统优质护理服务先进病房和第一批优质护理服务示范病房，累计有两名护士获得全国卫生系统优质护理服务先进个人。

3. 专科护理快速发展 护士工作和学习的主动性和积极性不断提高，专科护理工作稳步推进，护士临床服务能力快速提升。

4. 优质护理书籍陆续出版 该院优质护理服务获《健康报》等多家媒体报道，并出版《优质护理，与你同行》《阳光里的天使》等书籍，使“阳光2000，温暖同行”的护理文化理念得以传播和发扬。（摘自《健康界》）

案例点评

自2013年起，中南大学湘雅二医院陆续开展了“阳光2000”系列促进活动，旨在提高护士的职业道德修养。全院2000余名护士弘扬“阳光2000，温暖同行”的护理文化理念，将阳光2000的热能量温暖到每一位患者身上。通过一系列的促进活动，进一步从知识、技能和态度等方面提升了全院护士的职业素养，为护士给患者提供更加优质的护理服务奠定了坚实的“软实力”。在逐步形成的“关爱患者、快乐工作”的护理人文氛围中，全院护士将优质护理的内涵落实到一线护理工作中，落实到每一位患者及家属的心中，她们用辛勤的汗水描画出湘雅二医院护士最美的形象，用全程、全面、优质的护理服务温暖并感动着千千万万的患者。

二、牵着你的手走进协和护理——北京协和医院

2010年，北京协和医院成为“全国优质护理服务示范工程”首批重点联系医院；2011年，全院所有病房均开展了优质护理服务；2012年起优质护理服务模式从病房逐步延伸至门急诊、手术室、血液净化中心等各个护理单元。同时，作为国家卫生计生委岗位管理试点单位，在全国率先建立并完善了护士分层级管理体系。协和护理团队始终秉承“以患者为中心”的服务宗旨，重视患者就医感受的改善和专科服务能力的提升，优化护理流程，全面提升护理服务品质。

具体做法如下：

1. 从患者感受出发，实施全面优质护理　不同层级的责任护士分管不同病情的住院患者，为患者提供从入院到出院的个体化、专业化、人性化的全程、连续性护理服务；急诊护理在全国率先建立分诊标准，实施分诊评估，提高分诊专业化和标准化水平。手术室优质护理实现了“前移后延”，扩大围术期护理半径，开展术前访视、术后回访，获得满意效果；门诊开展“争创优质护理服务示范岗”活动，优化流程，老幼重症优先就诊，并提供便民箱、特殊患者专座等多种便民服务。

2. 积极推进延伸护理服务，解决了更多家庭的后顾之忧　责任护士在出院前对患者和家属进行健康教育和居家照顾指导；对出院患者进行电话随访，了解患者康复情况和服药依从性，解答疑问；丰富多彩的志愿者活动，增进了护患交流，全面改善了患者的就医感受；积极鼓励家人参与患者的照顾和健康管理。如儿科开展“袋鼠式护理”“菜鸟奶爸训练营”、早产儿智护训练及“协和贝贝”俱乐部等丰富多彩的活动。

3. 抓基础强专科，专科护理服务能力达国际水平　落实护理行业标准，规范护士专业行为，积极培养专科护士，开设伤口造口、PICC 置管维护、血友病、腹膜透析、艾滋病、糖尿病等专科护理门诊，为门诊患者提供专业指导。

4. 人性化管理提升护士的职业忠诚度和幸福感　创新护士岗位管理，将护士能力与职称相结合，分为 N1 ~ N4 四个层级，实现护士层级与患者级别护理相对应；新护士规范化培训、专科护士培训、百人计划及全员培训等项目覆盖各级各类护理人员，与护士的职业生涯规划相结合，成为留住护理人才的亮点；通过发放优质护理服务津贴、特殊护理岗位津贴、年终夜班奖励等举措，改善护士薪酬待遇、工作和生活环境，提高护士职业自豪感和幸福感。

取得成效

专业技术更加精湛，患者更加安全。2010 年以来，患者对护理工作满意度达 98.66%。在 2012 年国家卫计委全国 112 家医院调查中，患者满意度名列第二，护士满意度全国第一。

5

辐射引领全国护理发展。2010 年至今，北京协和医院高起点、高标准、高要求的护理实践吸引了 6617 名各类护理学生来院实习，4326 名遍及全国各地的护理骨干来院进修，1873 名中华护理学会和北京护理学会专科护士学员在此接受了高水准的专科护理培训。此外，还接待了 7000 余名国内外护理同仁来院参观交流，将“严谨、求精、勤奋、奉献”的协和精神带到了全国。

2010年，以护理专业组全国第一名的成绩获得国家临床重点专科—专科护理专业项目资金400万元及其配套资金支持。获得2015年度公益性行业科研专项项目—卧床患者常见并发症规范化护理干预模式的构建，获批经费500万元。（摘自《健康界》）

案例点评

北京协和医院作为国家卫计委岗位管理试点单位，在全国率先建立并完善了护士分层级管理体系。医院秉承“以患者为中心”的服务宗旨，重视患者就医感受的改善和专科服务能力的提升，在许多方面形成了示范效应：①创新护士岗位管理模式，为护理队伍设计了多通道的职业发展方向。②建立病房分级分类标准，合理使用护理人才，保障了患者安全。③大力加强专科护士培养，使中国的专科护理服务能力达到国际水平。④多种形式的延伸护理服务，解决了许多家庭的后顾之忧，增进了护患互信，为社会和谐做出贡献。⑤全院高度重视护理工作，各职能部门和后勤支持系统树立“为临床一线服好务”的思想，使护士全身心服务于患者。

三、用关键接触点服务标准规范护理服务流程——上海长征医院

依据《优质护理服务示范工程”活动方案》精神，要求“规范护理服务，落实护理工作”。2012年底，长征医院护理部引进了“整合营销传播”IMC学说中的接触点服务理念-用关键接触点服务标准规范护理服务流程。科学根据各科室的特点，制定了专科性、针对性强的接触点SOP共75项，在住院患者、内科、专科、手术科室以及门急诊等提取共性关键接触点共计48项，编著出版《护理接触点服务流程》1部，健康教育手册1部，《健康活动操》1部，用于指导临床，患者满意度大幅度

提升，上升至 98.8%，护士规范服务得到患者的一致认可。

具体做法如下：

1. 分析并归纳护理服务流程中常见的问题　发现在护理服务流程中存在以下主要问题：护士提供的护理服务缺少针对性；不同的护士提供的护理健康指导内容不统一；护士随意简化护理服务流程；患者对护理服务流程不满意时未采取针对性的改进方法；提供护理服务时主动性差，缺少与患者沟通。

2. 提取关键接触点并制定关键接触点服务标准。根据各科室的特点，制定了专科性、针对性强的接触点 SOP 共 75 项。在住院患者、内科、专科、手术科室以及门急诊等提取共性关键接触点共计 48 项，形成流程图。

3. 推行关键接触点服务标准　①归纳制定成册，解读并下发：首先将各科室制定的关键接触点服务标准进行归纳整修，对于不符合要求的以及内容不具体的服务标准进行反复修改，制定《医院护理服务接触点流程》在护理骨干大会上进行解读，告知护士长及护理骨干此专册的作用，对临床指导的意义。②进行情景演练，模拟服务流程：下发专册后，以片为单位，组成四组进行现场情景演练，要求尽最大程度地将普通服务流程中可能出现的问题演示出来，达到正反对比，加深认识的目的。③更新工作流程，现场督导落实：将新建立关键接触点标准，纳入工作流程中，并作为考核的指标，落实到每一个时间点、每一个环节，规范统一。

取得成效：

1. 明显提高了患者满意度　自 2012 年将关键接触点的 SOP 运用在优质护理服务中以来，患者满意度明显提高，2013 年 4 月至 2015 年 6 月共收到住院患者调查信 9000 余封，住院患者对护理服务的总体满意度 98.8%，较 2012 年提高了 0.5%，其中患者对护士长深入病房征求患者意见、检查指导满意度为 98.12%，对专科健康教育满意度为 98.75%。2013 年、2014 年上海市行风万人问卷调查，住院患者满意度名列前茅。

2. 显著增强了护士主动服务意识 自接触点服务在临床开展以来，护理部组织全院新护士进行了接触点服务的专项培训，历时两年，共培训新护士300多名，使新护士熟练掌握了服务流程，提高了主动服务意识，增强了专科护理能力。

3. 扩大了医院的社会影响 此项工作得到了国内、军内同行的一致认可，接受了多家医院的参观学习，达到了国内、军内医院的推广借鉴应用，进一步扩大了医院的影响。（摘自《健康界》）

案例点评

如何在临床工作中如何规范护理服务，使流程最大程度地满足患者的需求。上海长征医院用关键接触点服务标准规范护理服务流程解答了这一难题。该举措有以下几个特点：①创新性：将企业使用的关键接触点管理方法应用于护理服务中，提高护理服务的口碑。②可行性：该举措针对每个科室的专科特点，有针对性地开展、规范了关键护理服务流程，可操作性强。③科学性：用关键接触点服务标准规范护理服务流程是一种进步的、实用的、有价值的管理理念。它促使护理工作更加人性化、科学化，更符合患者的需要。④实用性：用关键接触点服务标准规范护理服务流程体现了以人为本，以患者为中心的现代管理意识，实现了由以往的被动服务到主动服务的转变。

四、“精细化护理责任组模式”构建——无锡市第二人民医院

为进一步深化“优质护理服务工程”，自2012年1月起，无锡市第二人民医院创新性构建全程精细化（优质）护理责任组模式，实施护士岗位管理，推行“我的患者我负责”理念。根据专科特点实行差别化配置护

士，从固定科室逐步转向“相对固定与片区流动”，核算各部门护士配备数量，并注意 N1 ~ N4 级护士结构搭配合理。护理责任组模式下对护士从岗位设置、护士分级、人力调配、岗位培训、绩效考核、职称晋升等六个方面进行护士管理方式改革，形成有激励、有约束的内部竞争机制，深入持久推进优质护理服务。

具体做法如下：

1. 权责明晰，科学建组　成功借鉴医疗主诊 Attending 组模式全院组建了 70 个护理责任组，建立了护理组三级督查 SOP；完善了护理二班督导岗，增设了护理部主任代表值班制度和服务巡查员每日督查制，对发现的问题随时进行指导。

2. 能级对应，分级管理　以组长为首，对不同层级的护士赋予相应的岗位职责，使护士护理能力与患者病情、医疗康复需要相适应；以推行护士能力分级管理为重点，将护士能力分级标准与护士职称体系有机结合，履行不同的岗位职责和工作任务。

3. 完善考核，优胜劣汰　以建立护士岗位管理制度为核心，推进医院人事制度改革，坚持按需设岗、按岗聘用、竞聘上岗；以改革护士收入分配制度为动力，根据实际表现和工作业绩，建立科学的绩效考核和分配体系。

4. 循环培养，促进成长　加大了人才使用和培养力度，通过内循环式培训及外循环式培养，根据制定的不同阶段、不同横截面的培训方案及人力资源使用原则，促进护理人才的成长。

5. 动态管理，持续改进　通过不断调整管理考核指标，强化对护理人员的考核分配职能，加强动态管理和持续改进，最大程度体现无锡市第二人民医院护理部垂直管理体制的效能。

取得成效如下：

1. 提高专业技能，激发工作热情　通过实施精细化护理责任组模式，进一步深化护理垂直管理，各层级护士能力得到了显著提升。在省卫生厅组织的全省护士临床综合实践能力的考核中，合格率从 2011 年的 76% 提升为 2012 年的 100%，并获得专家组的好评。对 70 个护理责任组实施动态管理、年中阶段评比，共有 12 个护理组分获手术科室、非手术科室的一、二、三等奖以及单项奖，极大地调动了护理人员的工作积极性。

2. 提高护理安全，提升患者满意度　2012 年医院综合满意度在全省 95 所医院中名列无锡首位，其中护士服务和护士技术更从 2011 年的 84.37%、87.90% 分别提升至 95.95% 和 93.24%。有效降低不良事件发生率，改革护理工作模式至今，不良事件与去年同期相比下降了 25%。《无锡日报》等主流媒体进行了报道。

3. 优化人才梯队，助推学科发展　明确规范在职护士职业发展规划，设计护士职业生涯，提高了护士的薪酬待遇，获得了护士的认同和欢迎，医院护士年离职率从 7% 下降至 2%；护理在职研究生攻读率从 0.7% 上升至 3%。至 2013 年，共培养了 54 名全国及省、市级专科护士；今年急诊科成为无锡市临床护理重点学科创建科室，是无锡市急诊急救及危重症专科护士培训基地；有 12 名骨干成员成为省护理专业学术委员会主委和委员。

案例点评

为进一步深化“优质护理服务工程”，实施护士岗位管理势在必行。无锡市第二人民医院根据专科特点实行差别化配置护士，从固定科室逐步转向“相对固定与片区流动”，核算各部门护士配备数量，并注意 N1 ~ N4 级护士结构搭配合理。通过实施精细化护理责任组模式，进一步深化护理垂直管理，权责明晰，各层级护士能力得到了显著提升；不同层级的护士赋予相应的岗位职责，使护士护理能力与患者病情、医疗康复需要相适应；有效降低不良事件发生率，提高护理安全，提升患者满意度。

五、铸感动服务品牌 奏护患和谐之音——山东省滨州市中心医院

自2010年以来，滨州市中心医院倾心打造“感动服务”护理品牌，在实施的“优质护理服务示范科室”创建活动基础上，启动开展了“一科一特色，一科一品牌”活动。临床各科室结合各自专科特点，进一步优化服务流程，完善护理服务细节，打造各自的服务特色，确立了优质护理专科服务品牌；医院开展精细化护理，实施“感动服务”，从多方面增强护理人员的服务意识，提高基础护理质量，使患者满意度逐年提高。

具体做法：

1. 以“更新服务理念，转变服务意识”为先导，让品牌创建充满动力。为把“品牌意识”融入到每一位护士的护理理念、护理形象、护理态度、护理技能、护理管理的全过程，医院采取多种形式鼓励引导护理人员变被动服务为主动服务到感动服务。

2. 以“规范管理，完善制度”为保障，让品牌具备保障力。倡导“让标准成为习惯”的工作理念，每年修订和完善护理工作制度，逐步建立健全了分级护理公示制度、患者身份识别制度、非惩罚性不良事件上报制度等。护理工作模式的转变，使得护士的工作方法由被动转为主动，使护理工作更受重视，护士的专业价值得到提升。

3. 以“强化业务培训与技术创新”为平台，让品牌拥有足够潜力。定期组织院内分层次、多途径的技术操作培训，培训中突出专业内涵，注重实践能力，注重新知识、新技术的培训和应用，以适应临床护理发展的需要。

4. 以“加强质量控制，保障护理安全”为目标，让品牌更有竞争力。根据国家卫计委三甲医院评审标准，护理部建立了护理质量持续改进的长效机制和前瞻性护理质量管理系统，全面应用PDCA循环实施日常质量

管理。

取得成效：

随着优质护理服务活动的深入开展，“感动服务”护理品牌的逐步确立，护理人员的服务意识明显增强，基础护理质量不断提高，患者满意度逐年提高，出院满意度平均在95.8%以上，住院患者满意度由2009年的93%上升到2014年的96%。

住院环境明显改善，患者及家属对护士的信任度增加了；护士从中感受到自身专业价值的提升，越来越多的护士愿意留在临床一线工作，工作三年以上护士离职率一直保持在0.4%以下；医生对护士工作的满意度逐年增加，2014年优质护理服务工作调查显示医生对护理工作的满意度达到97%，医生放心地把患者交给护士看护。

护理工作取得了“三提高”、“三下降”的成效。“三提高”即患者满意度提高，护士工作积极性提高，护理质量提高；“三下降”即呼叫器铃声数量降低，患者投诉降低，护理差错事故及医疗纠纷发生率降低。

社会效益凸显，医院影响力得到了提升，真正达到了“三好一满意”的效果，护理部被评为滨州市巾帼文明岗，4个科室被评为山东省“优质护理示范病房”；两个科室被评为“山东省青年文明号”，心内科荣获滨州市“优质护理服务先进集体”记二等功；一人荣获全国优质护理服务优秀个人，一人荣获山东省“优质护理服务示范标兵”，两人荣获山东省“百佳护士”；数十人荣获滨州市“优秀护士”称号。（摘自《健康界》）

案例点评

滨州市中心医院护理工作秉承“生命至上、爱人如己”的服务理念，自2010年以来积极开展优质护理服务工作，不断探索与临床医疗相适应的护理学科发展之路，在夯实基础护理的基础上，拓宽专科护理的范围，相继组建了静脉治疗、伤口造口、糖尿病护理、急危重症护理等七个专科护理小组，形成了多元化、多学科、横宽纵深的护理专业发展格局，倾心打造出“感动服务”护理品牌，奏响护患和谐之音。

六、优质护理服务县级医院开展中央运输——四川省宣汉县人民医院

目前，大多数县级医院采用的是分散式的外勤服务，存在以下不足：医院部门多、内部结构复杂，治疗检查点较分散，患者及家属满意度低；患者检查、标本、药品、医疗文件等的运送主要由护士承担，护士工作负担加重，护理患者时间减少，降低了整体护理质量；医疗外勤工作缺乏统一的管理和规范的流程，资源有效利用率低，医院整体服务质量和工作效率低。

基于上述原因，2013 年 6 月，四川省宣汉县人民医院在我国推行优质护理服务的大背景下，为了优化医院外勤工作流程，降低护士非护理时间，提升护理服务质量，医院成立了中央运输科。中央运输科工作范围涵盖运送各种医疗文件、各种标本、各种药品，包括夜间急诊标本及送药，运送患者做各种检查和治疗、运送院内患者转科、出入院、转院，承担灾害和应急突发事件的转运等工作任务。结合院情，确立运作模式。

具体做法：

1. 做好基线调查工作。首先对医院外勤工作做了深入了解，包括外勤工作流程、所需物资、工具等，为科学计划人力、物力、培训方式、优化服务流程提供科学依据。

2. 运行前外出到中央运输工作运行较好的医院参观学习，在运行前期做好各科室主任、护士长沟通协调工作，将需要各科室配合工作的内容形成红头文件下发，使得中央运输工作开展后各环节的协调更为顺畅。

3. 中央运输科由医院护理部直接领导，与物业公司签订中央运输服务工作协议，其基本构架为：负责人（护士长、物业公司主管）—班组长—运输员，设置护士

长1名，物业公司主管、班组长各1人，物业公司工人23人。

4. 分工明确，紧密合作。护理部主要负责建立健全各项管理制度，制度结合医院院情，具有科学性、可操作性和实用性，保证中央运输工作有章可循，有据可依和安全有效。

5. 加强培训及考核。护士长对运输员进行相关知识的培训，重点加强对中央运输科工作人员安全知识的培训，培养专业的陪检团队，保障患者出检时的安全。

6. 加强运输员管理。通过跟班检查、定期培训及考核等措施，提高中央运输员素质。通过定期收集患者、医护人员、各辅检科室的反馈意见和建议，定期召开中央运输会议，发现中央运输工作中的不足并及时加以改进。

取得成效：

1. 工作效率提高，患者及家属满意度增加。分组预约检查使得患者扎堆等待检查现象减少，等候检查时间缩短，工作效率提高，患者及家属满意度提高。

2. 节约人力资源。中央运输科成立后，其工作专职化及规范化减少了护理人员的非护理工作时间。护士对患者直接或间接护理时间每日增加了1119小时，全院相当于增加了14名护士。

3. 医护人员的满意度提高，护理质量提高。专职化运输工作，减少了护士的非护理工作，调动了护士工作积极性，且护士有足够的时间照护患者，标本滞留和交接错误减少，整体护理质量提高。

案例点评

20世纪90年代初期，欧美发达国家已开始探索中央医疗运输服务，且已具备完整的管理体系，但在国内，中央运输尚未形成统一的管理体系，该医院中央医疗运输管理工作所取得的成绩对在更多的县级医院广泛地推广做出了很好的探索，同时具有很好的参考借鉴意义。

四川省宣汉县人民医院从总体上提高了医院的服务理念、整合了医院物力资源及人力资源，能提高治疗的及时性及准确性从而减少医患矛盾。成立中央运输科，使得专业的人员干专业的事，真正做到把时间充分还给护士，把护士充分还给患者，提高整体护理质量，符合国家卫生行政部门及广大人民群众对优质护理服务的要求，并取得良好的社会和经济效益，得到了临床医护人员和患者及家属的一致好评。

另外，该案例中央运输服务仅局限于院内运输，尚未开展院前和院外服务。在大型灾难性事件或突发公共卫生事件中如何保障中央运输服务，是今后国内医院研究和探讨的方向。

第六节　医院医疗服务改进案例

医疗服务事关人民群众切身利益，事关国计民生，事关医药卫生体制改革成效。随着医改逐步深化，根据新形势下医疗服务需求变化，进一步改善医疗服务，改进医疗服务流程，创新方便人民群众看病就医的措施，对于促进医药卫生体制改革，落实群众路线教育，让人民群众切实感受到医改成效，提高社会满意度，和谐医患关系等具有重要意义。本节遴选了无锡市第二人民医院的内镜中心名医工作室及“院长代表”门诊常设制案例、湖北省恩施土家族苗族自治州中心医院的“健康热线”案例、湖北省宜城市人民医院的患者的满意度管理案例、江苏省靖江市人民医院打造“童话王国”般的儿童医学中心案例及孕妇学校案例等有代表性的案例，展现了不同医院里以“患者为中心、患者至上”的各具特色创新医疗服务，以求更好地满足患者和社会的就医需求。

一、“院长代表”持续改进服务“顽症”——无锡市第二人民医院

无锡市第二人民医院作为一家百年老院，多年来，始

终秉承“以患者为中心”服务理念，从细微处着手，关注每一位患者的需求。医院在广泛征求患者意见的基础上，自2012年3月起创新性推出院长代表门诊常设制。该项目获2014年度“亚洲医院管理公共服务项目卓越奖”。

医院每天由一位经院长授权的中层管理者在门诊一线，时刻了解医院服务、管理状况，及时协调处理各种突发问题，接待患者的投诉、反映与表扬，持续改进医疗服务。其不同于门诊部主任的局限性责职，而代表院长进行跨科协调，履行院长赋予的全院性调配、协调权。院长代表工作实行六个“有”，即每日有专人、每日有记录、每日有交班、每日有院领导批办、每事有部门督办、每事有落实反馈。该项目从源头上消除了医患沟通距离，拉近了医患关系，减少了医患矛盾，勇敢承担了社会责任，见图5-1。

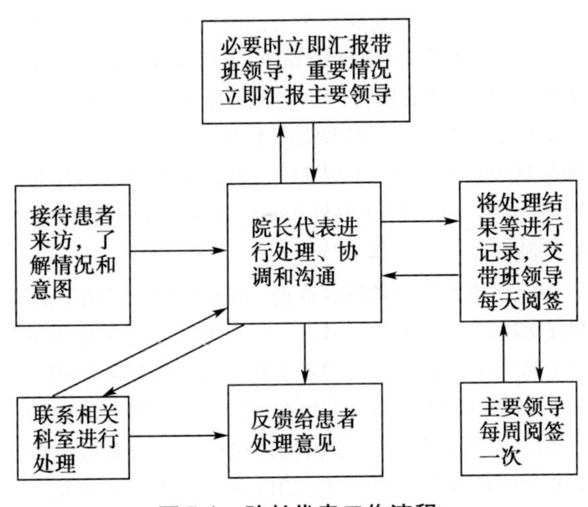

图5-1　院长代表工作流程

“院长代表”项目经过近几年的坚持不懈，取得了以下显著效果：

1. 促进医患沟通　该项目体现一种前线服务、前线管理，在全市首次实施至今，“院长代表”上岗共536人次，接受各类咨询8180人次，接受和处理投诉及问题

80 件，现场表扬 30 余人次，表扬信 12 封，锦旗 5 面。至 2014 年 6 月，咨询数较去年同期下降 40%；因服务态度、科室推诿等引发的投诉下降 55%，患者对投诉回复的满意度达 100%。

2. 投诉更直接　患者可以直接向院长代表反映意见和建议，满足了部分患者情绪过激要找领导解决问题的愿望。通过院长代表每天早交班向院领导直接汇报这一形式，使相关问题可以立即得以解决落实，大大提高了解决一线问题的效率，从而更好地为患者服务，改善了患者的就医体验。

3. 持续改进医疗服务　自 2014 年 5 月起在全院创新性开展“八项服务承诺”啄木鸟行动。有效缩短患者等候时间，门诊准时开诊率从 75% 提高到 97% 以上；2014 年共开展 1.7 万台手术，手术准点率达 97%，患者术前占用天数同比减少 0.5 天；提高患者参与度，充分满足患者及其家属的知情权，医患沟通满意度达 97.5%；提供便捷服务，患者无需排队就能在病房里办理好出院手续，办结率大幅度上升，占同期住院患者比例的 25.9%；提高患者安全，全院医务人员手卫生依从性由原来的 38.22% 上升到 95%，洗手正确性由 34.26% 上升到 95%。

4. 促进医疗质量持续改进　医院连续三年在江苏省等级医院评审中获第一名；近三年来，医院医疗纠纷数同比前三年下降 11.6%，发生赔款的总额下降 8.9%。

5. 提高患者满意度　医院连续四个周期荣获“中国百姓放心示范医院”“全国医疗机构公信力示范单位”、江苏省群众满意示范窗口、2014 年江苏省卫计委第三方满意度调查护理服务态度满意度 100%、连续三年在江苏省卫生厅三级医院复核评价中居于全省第一等荣誉。

医院以此为主题，成功主办三次高层次的全国院长会议，全国 1600 多家医院的 2000 多名医院管理者来此学习、应用、推广、再创新。《健康报》连续多次重点报道了“院长代表”“八项服务承诺”的做法。2014 年江苏省卫计委第三方满意度调查护理服务态度满意度100%；2014 年医院综合满意度 97.13%，同比增长 2.2%。

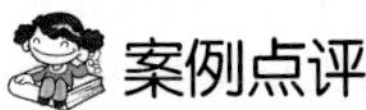

案例点评

医院门诊是医院对外服务的第一窗口，在很大程度上代表了医院服务的优劣。而门诊又是大量医疗问题、患者投诉的集中点。无锡市第二人民医院在广泛征求患者意见的基础上，自 2012 年 3 月起创新性推出院长代表门诊常设制。该项目填补亚洲医院管理公共服务类空白，首次提出“院长代表”这一新模式，并获 2014 年度“亚洲医院管理公共服务项目卓越奖”，代表在公共服务方面居于亚洲医院管理前列。该项目有效提高员工整体素质和技术水平，作为医院管理的有效工具，促进了医院整体管理水平的提升。

二、开通健康热线　体现患者至上——湖北省恩施土家族苗族自治州中心医院

随着社会经济不断发展，人民群众对服务行业及服务质量的期望值不断提高。医院作为特殊的服务型单位，是服务民生的重要窗口行业之一，联系群众、服务患者，是促进医院医疗服务质量的持续改进和提高的应有之义。

湖北省恩施土家族苗族自治州中心医院一直以建“人民满意的医院”为目标，坚持患者利益至上的理念。为进一步深化和丰富精细化管理内涵，在移动通讯已高度普及的前提下，受通信行业、金融行业热线服务电话（如 10086、95588 等）的启发，经过充分酝酿、筹备，并多方考察、学习友好医院的相关做法，于 2014 年 3 月 15 日正式成立了健康热线服务中心，开通了恩施土家族苗族自治州首个免费健康服务热线——“恩施健康热线”，招聘医学类专业的毕业生担任专线员，配置数字化语音记录及数据处理程序与设备，24 小时提供健康咨

询、预约服务、出院随访和受理投诉等在线服务，让群众足不出户就能获得相关服务，切实打通了联系服务患者“最后一公里”。

健康咨询，即对群众来电询问与健康有关的问题及时给予解答。由于专线员均为医学类专业毕业生，对于群众提出的简单问题，专线员能够根据自己的专业知识和临床经验直接解答；对于专科性较强的问题，她们会第一时间转接给相关医疗专家，由专家为来电群众提供更专业的解答。

预约服务。群众可通过拨打健康热线电话，实现预约挂号、预约检查（如 CT、MRI 等）。专线员对患者的预约项目进行详细登记，工作人员每日及时将登记信息送到门诊导诊台及相关检查科室，患者只需按约定时间来院就诊或者检查即可，实现即到即诊，免去了排队等候之苦。

受理投诉。24 小时受理患者投诉，收到后立即启动相应程序，相关职能部门（医务部、护理部、医患协调办公室等）第一时间调查了解情况，还原事实，及时与投诉人员联系，给予道歉和解释沟通，获取谅解；对被投诉人，将根据医院有关规定进行批评教育或给予一定处罚措施；健康热线服务中心每日定期向院总值班报告受理投诉情况，由总值班在次日行政晨会交班时进行报告，相关职能部门据此检验制度、机制、流程是否需要完善和优化，针对存在的不足及时加以整改。

出院随访。专线员每日对出院患者进行全覆盖式电话随访，将患者关注的医疗质量、医药收费、服务态度、就医环境等内容纳入患者满意度评价范围，主动接受患者和社会监督，收集病友及家属对医院的意见和建议，认真分析，及时整改。在电话随访运行良好的基础上，又进一步将患者满意度调查向门诊服务窗口延伸，在门诊窗口设立满意度评价器，由就诊患者按键投票，对“不满意”票启动倒查机制，切实提升患者就医感受。通过开展患者满意度调查，每月评选出“患者最满意”

医生、护士、科室，通过医院门户网站、院报、电子显示屏等途径设“光荣榜”进行公示，给予“最满意医生”、“最满意护士”一定绩效奖励，授予“最满意科室”流动红旗，医务部、护理部分别通过联席会等形式安排典型发言、经验分享，促进管理提升。

截至2015年上半年，共随访出院患者102 643人，健康咨询14 119次、预约服务2922次，受理投诉33例，收集患者意见及建议2404条，随访统计患者满意率达到98.26%。随访率从最初65%上升至95.04%，满意率从最初93%上升至98.99%。患者点名表扬医护人员2014名，评选出最满意科室180科次、最满意医生227人次、最满意护士232人次。恩施健康热线工作受到了各级领导的充分肯定和广大患者的交口称赞，各级媒体多方报道，州内外多家医院前来参观学习。

案例点评

24小时健康服务热线拓展了服务外延，零距离服务群众，体现出医疗行业患者至上的服务理念。“电话随访”主动将医疗服务置于患者和社会的监督之下，是切实替患者着想的实际行动；“预约服务”是医院适应社会发展与患者方便、快捷就医需求的新型服务模式；健康咨询，零距离畅通就医渠道，让患者感到医院、医生就在身边，拉近了医患距离；受理投诉，让患者话有地方说、理有地方讲、苦有地方诉、气有地方消，能有效和谐医患关系。

从“管理”上说，“健康热线”是实现PDCA管理循环的一个重要工具。PDCA是英语单词Plan（计划）、Do（执行）、Check（检查）和Act（修正）的第一个字母，PDCA循环就是按照这样的顺序进行质量管理，并且循环不止地进行下去的科学程序。“健康热线”在医疗服务质量管理中的Do（执行）、Check（检查）和Act（修正）环节上显得尤为重要——“健康咨询”“预约服务”弥补了现场服务之不足；“电话随访”“受理投诉”

则帮助医院明确效果、找出问题，对成功的经验加以肯定，并予以标准化，对失败的教训进行总结，予以修正。

三、患者的满意度管理——湖北省宜城市人民医院

患者满意是公立医院服务的出发点，同时也是落脚点，是医院可持续发展的重要影响因素。《医院管理评价指南》规定患者满意度“及格线”为90%，考评结果作为政府对医院绩效补助的依据。

近年来，湖北省宜城市人民医院找准患者满意度管理的节点，将评价、反馈、沟通、改进、规范、激励等措施有机融合，环环相扣，使之成为医院服务管理的常态工作，并取得一定成效。

将患者满意度调查结果直接纳入绩效分配，体现优劳优酬。宜城市人民医院经营管理方案分配公式为：科室实得劳酬=科室应得报酬×(1+患者满意率-90%)×质量考核得分率。医院以患者满意率90%为标准，科室绩效按患者满意度考评结果超或差的百分点同比奖罚。医院建立大质量观，在分配方案调整时，将患者满意度作为主要分配要素，目的是引导全员关注患者满意度管理，同时设定较低的标准，指导思想是激励全院医务人员提升服务品质。

编印《服务论坛》，搭建医患适时沟通的信息桥梁。针对每月通报时间间隔长、对问题反应慢、整改不及时的弊端，每周一期全院印发，内容包括患者声音、科室反馈、经验交流、患者不满意累计统计等版块。患者服务中心即时反馈患者意见，承办科室当天办。

实行患者不满意排名，完善全员关注患者满意度的管理机制。医疗服务诸多环节、流程、因素中，因为重视程度和能力等方面的原因，往往个别人或个别科室拖了全院的后腿。医院实行不满意年度累计排名，将其作为科室与个人年终评优评先的参考指标，督促后进科室加强管理，时时自警，处处自律，补齐木桶上的那块

短板。

开展最满意医务人员评选，发挥患者参与患者满意度管理的主体作用。每位住院患者入院时医院发放一份《医患联系卡》，最满意医生、最满意护士评选是其中内容之一。让患者知道医院关注患者服务、知道解决问题的方法与途径、知道对医院服务的监督与评价权；医务人员知道医疗服务的一言一行处在患者的监督之下。患者出院时将《医患联系卡》投放在评选箱中。

项目开展后，医院医患矛盾、医疗投诉、医疗纠纷明显减少，全院患者满意度维持在较高水平。项目在湖北省2014年度医院协会及湖北省医院行政管理年会交流并获得二等奖。

案例点评

患者的满意度是一个非理性的受试指标，受诸多外界因素影响：①主观性，表现为同一事件甲满意乙不满意；②不稳定性，表现为今天满意明天或许不满意；③不可比性，不同受调查者比较的对象不同结论往往不同；④复杂性；这种感受具有难于捉摸的同化、先入为主以及一荣俱荣、一损俱损等倾向。

湖北省宜城市人民医院坚持以患者满意为导向，通过医患沟通及时发现存在问题并提出针对举措，定期召开会议或发行刊物进行通报，并将满意度与科室绩效挂钩，定期评选优秀员工，措施得力、真抓实干是取得成效的根本原因。

四、内镜中心的名医工作室——无锡市第二人民医院

近年来，无锡市第二人民医院以创建三甲综合医院和接受JCI国际医院认证为抓手，注重内涵建设，推进技术、服务、管理创新，并对服务环境进行重新布局调整；先后改建了“消化内镜中心”“眼科诊疗中心”“24

小时自助服务挂号区”等多个方便患者、优先患者的诊疗区域，同时推行夏季无午休门诊、专家夜门诊，微信预约、APP挂号、专家工作室，点名专家检查等多种形式的就诊模式，极大地方便了患者。特别是医院“消化内镜中心”改建一年余，内镜检查较往年同期增加60%，胃镜检查由等待1周调整到空腹检查当天完成，肠镜检查由等待1个月调整到5天左右检查，大大低于同市其他医院的预约等待时间，较好地满足了患者需求。

医院通过腾挪迁并，合理规划，优先患者的宗旨，在医院“妇儿中心”大楼中规划出一层楼面改建成“消化内镜诊治中心”。该楼层通过连廊和门急诊大楼、内外科大楼、手术室、供应室形成了全程无障碍连接，医院各科病区的患者和门急诊患者能在最短的时间内从室内通道到达“消化内镜诊治中心”。改建后的“消化内镜诊治中心”将普通胃肠镜检查、无痛胃肠镜检查、ERCP检查、超声内镜检查、胶囊内镜检查、无痛麻醉复苏室、家属等候区等统一规划、设置在一个区域。同时制订了预约、检查、治疗、收费、内镜下手术和无痛麻醉复苏一站式诊疗模式，配备了专职的医护管理人员，制订了严格的岗位职责。同时消化内镜中心不断创新服务流程，成立医生工作室，首创“点名检查”，设立以五位专家名字命名的工作室，包括擅长消化系统危重疑难疾病诊治及消化内镜诊疗的龚镭工作室，在上消化道出血、重症胰腺炎、消化道肿瘤等有较深造诣的金士毛工作室；主攻消化道肿瘤的早期诊断与微创治疗的王小云工作室；擅长多种消化内镜诊疗技术的唐学军工作室以及具有丰富的内镜诊疗操作经验的谈春晓工作室。患者可以根据自己的需求，选择自己心仪的专家进行检查。

在工作人员没有增加的情况下，2014年无锡市第二人民医院内镜检查数量19 726例，较去年同期增加60%，胃镜检查由等待1周调整到空腹检查当天完成，肠镜检查由等待1个月调整到5天左右检查，大大低于同市其他医院的预约等待时间。2014年内镜中心满意率

96%，较去年同期增加12%。先后有30余家医院400余位医院管理者参观了医院内镜中心建设，并表示要学习推广这种模式。

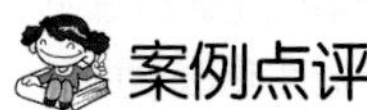

无锡市第二人民医院的内镜中心的名医工作室创新服务流程，成立医生工作室，首创“点名检查”，在以下几个方面可谓独领风骚：①就诊由“多位点”向“一站式”优化。无锡市第二人民医院消化内镜中心诊疗区域的建设和完善，确保了患者从就医的那一刻起就能接收到预约—健康宣教—检查—治疗—收费—获取报告—健康指导（下一步诊疗意见）等一站式的综合服务。②功能由“单一化”向“综合性”转变。无锡市第二人民医院原来的胃肠镜中心因为条件限制功能以检查为主，一些高水平内镜手术无法开展。新的消化内镜中心严格按照胃肠镜检查和内镜手术室的规范要求改建，医患双通道防控院内感染，单人单间注重患者隐私。一些胃肠镜诊疗的微创手术，患者足不出户，在新的消化内镜中心就可以得到解决。③设施由“低水平”向“智能化”转变。新的消化内镜中心不仅在专科设备设施上目前该内镜中心拥有价值百万的内镜设备“海博刀”、最先进的内镜吊塔装置、一体化腔镜清洗工作站以及独立的复苏室、超声内镜室等，在辅助设备上还配置了流媒体叫号系统和网络预约平台。

五、打造“童话王国”般的儿童医学中心——江苏省靖江市人民医院

每天早上门诊挂号处，挂号的人员排成长长的一条龙，其中儿科门诊的挂号量都是上百号，家长带小孩来院看病犹如打仗，即使一家人出场，还手忙脚乱，要完成挂号、看诊、拿药、输液等所有流程，动辄数小时。这是各大医院儿科看病的真实写照。挂号难、输液难，

家长抱怨。儿童是全家的希望，牵一发而动全身，关系着全社会的安宁。

儿童看病流程如何简化、合理？2015 年 4 月，靖江市人民医院管理层提出这个问题。院部商洽拿出意见，将原儿科门诊进行改造，重新规划，打造儿童医学中心。医院门诊办和后勤保障科制订改造方案，并投入实施，希望通过改造，让患儿拥有一个温馨舒适的就诊环境，让家长们不再东奔西走地跑上跑下，在一个区域就能完成所有看病的流程，这一举措给家长们带来了福音。

扩大面积，合理划分区域。儿童医学中心位于医院门诊大楼的东区，面积由原来的 $300m^2$ 扩大至 $800m^2$，诊室由原来的 3 个增至 6 个，确保“一医生一患儿一诊室”；输液室内配有 100 多个座椅，尽可能满足门诊需求；就诊大厅设有分诊台，采用电子叫号系统，输液区实行输液叫号，有效避免了输液区域拥堵现象；等候区配有液晶电视机、圆形沙发，患儿能在等候中观看动画片等；室外建有“儿童乐园”等温馨设施，孩子们在等候时间可前去玩耍。另外，儿童医学中心的治疗室与急诊儿科相连接，方便急诊患儿更快地接受治疗，右侧与门诊大药房毗邻，方便家长配药、拿药。

营造氛围，消除儿童就诊紧张。走进儿童医学中心，如同来到童话乐园，美人鱼、熊大和熊二、海绵宝宝、麦兜等卡通形象随处可见。以前孩子们在输液过程中精神高度紧张不利于治疗，为此电视节目上准备了《狮子王》《海底总动员》《米老鼠与唐老鸭》等 30 多部国内外优秀的动画作品，孩子们在打针输液时有了狮子王和米老鼠的陪伴，变得安静了许多。

空间独立，各项功能齐全。独立拥有挂号处、收费处、就诊大厅、诊室、输液室、化验室、哺乳间、治疗间等一系列配套设施。患儿的就诊流程也更加合理，90% 的孩子可以在这里完成所有治疗。布局和就医流程的合理化，避免了家长和患儿来回奔走，缩短就医等候时间。儿童医学中心为患儿提供了良好的就医环境和完备的医疗服务，相当于小型的“儿童医院”。

如今，家长带患儿来院就诊，进入相对独立的区域，从挂号、就诊、化验、输液到收费，所有项目都能完成，并且一目了然，井然有序，就诊区和输液区都有叫号系统，只需在等候区候诊即可。小孩子到了这个梦幻般的世界也倍感新奇和喜悦，有卡通片、有滑梯坐等。从此不再害怕到医院看病。自 2015 年 7 月份启用以来，靖江电视台、靖江日报等新闻媒体相应报道，并调查来院就诊患儿家长，社会反响很好。省卫计委领导来院视察儿童医学中心也给予了高度评价，认为这是一项为老百姓办实事、解决患儿就诊难的有效举措。

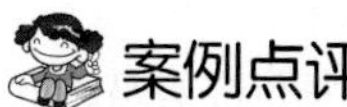

医院从患儿就诊看病难、烦的角度考虑，将儿科门诊就诊流程的各项功能集中，新建成的儿童医学中心，其空间布局和就医流程更加合理化，有效避免了家长和患儿来回奔走，缩短就医等候时间。医院针对患儿怕医院、怕医生的心理，采用墙壁卡通化设计，四处充满童趣，有效克服了患儿“白衣效应”，减少他们紧张、恐惧的心理，更好地配合医生进行治疗。还增设游乐设施，让患儿觉得医院是个可以玩乐的地方，而不是像以往只有疼痛和哭闹，也愿意来看病，减轻了家长的顾虑。

六、孕妇学校——江苏省靖江市人民医院

靖江每年大约会有 5000 个孕妇，由于缺乏对顺产优点的知晓，有部分孕妇会直接要求医生剖腹产，只有小部分孕妇自愿选择顺产。众所周知，剖腹产不仅会对孕妇造成巨大的伤害，出生婴儿也会因为缺少顺产过程中的挤压、按摩，更易生病。并且很多孕妇在分娩的时候，由于未经过专业的训练，加上心理紧张，极大地增加了分娩过程中的危险性。

为了打造省内最具影响力的孕妇学校，给全市孕产妇创造良好的孕期教育环境，靖江市人民医院对原有模

式进行创新，全新改版的孕妇学校拥有多媒体教室、孕期运动训练室、技能实践教室、心理咨询室、家属休息室，配有教学模型和用具，精心设计了促进母婴健康的精品课堂，更好地满足孕产妇的知识需求，让她们学会自我保健和自我护理方法，以积极乐观的心态对待孕产期的各个阶段。

1. 多方考察，追求品牌 孕妇学校筹备期间，靖江市人民医院的专家们考察了苏州、南京等多家国内知名医院，结合了多家医院的优势，硬件设施省内一流；所有授课老师均为主任医师、副主任医师以及专科护士、主管护师以上级别的人员，经验丰富，并在北京全国示范学校接受过一整套的专业训练。

2. 针对对象，精心设计 学校根据每位准妈妈的不同周期，分别开设了小班、中班、大班课程，不同班级教学重点各有侧重。分别有理论课、孕产期运动课程及技能实践课程。授课对象为全市孕产妇、育龄妇女和在靖江市人民医院产前建卡、住院分娩的孕妇及其家属。采取开放式多媒体讲座、示范实践操作、现场问答互动、模仿角色扮演、模型操作、现场参观，小型精品课堂，大小型活动等全方位的寓教于乐的教学方式。

小班（确诊怀孕~16周）：关注孕早期，健康孕育下一代；重视产前检查，规避孕期风险；孕妈妈初期掌握孕期常见症状及处理；产前检查的主要内容。

中班（孕龄16~28周）：孕产期的心理保健；孕期健康的生活方式；孕期营养及体重管理；孕中期常见身体不适的缓解方法；孕中期（瑜伽、体操、球操）；准妈妈手工编织课堂。

大班（孕龄大于28周）：新生儿保健及常见问题的处理；如何做到科学的母乳喂养；产褥期保健（科学坐月子）；挤奶手法；婴儿抚触；婴儿沐浴；新生儿脐部护理并训练模拟分娩；孕期瑜伽（孕晚期）；拉玛泽呼吸减痛操；自然分娩及缓解产痛的技巧；模拟母亲角色适应。

3. 加强沟通，渠道多样　为了加强孕产妇与医生之间的沟通、交流，孕妇学校公开咨询电话；建立公众服务平台（准妈妈QQ群、微信朋友圈等），上课时间及课程安排可上网查找，另外开设了可以通过微信公众平台获得相应的健康保健知识。

自2015年9月办校以来，孕妇学校教员注重宣传学校办校宗旨和目标，通过医院产科门诊、跟随流动医院工程下乡、科普宣传活动周等多途径收纳学员，现拥有学员328名，其中理论课有135名学员，孕产期运动课程有70名学员，技能实践课程有60名学员分别参加了听课，课后学员反映好评如潮，纷纷发表感受："孕妇学校活泼生动的教学形式和轻松舒缓的教学氛围感到很满意，所授课程对她们很有帮助，让她们增长了不少知识，并且服务到位、贴心，老师非常负责。"靖江市人民医院孕妇学校的开设受到了广大孕妇的认可和欢迎。

案例点评

生育一个健康的宝宝是每个家庭的愿望，优生优育是每对父母应尽的责任，如何做到优生优育，则是一门学问，需要从怀孕初期就要做好积极的准备。开办孕妇学校是孕产妇接受孕期健康教育的基地，是传授孕产期保健知识的重要途径。为了能够很好地给孕产妇提供保健服务及咨询，规范孕产期保健、保障母婴平安、降低孕产妇死亡率，提高出生人口素质，在经济大环境下，靖江市人民医院秉承医者仁心，为民办实事的作风，打造纯公益事业，为全市孕产妇提供全方位的服务，这是顺应时代发展潮流的一项举措，深受广大孕产妇欢迎。

孕妇学校提前对孕产妇做好相关知识培训，建立顺产好、母乳喂养好等思想导向，提高了产妇自身的理论知识和实践操作技能，切实减轻了产科临床工作压力。推出的优惠政策对于农村孕产妇来说，无疑是一项惠民利民的举措，让农村孕产妇得到了实实在在的优惠，花乡镇卫生院的费用，享受三级医院服务的待遇。

第七节　医院绩效与薪酬管理案例

绩效与薪酬，已成为当今管理者普遍关注的话题，医院也不例外。进入21世纪，伴随着公立医院改革的脚步，人才竞争、技术竞争等综合实力的搏弈，已悄悄地来到了现代医院管理者的面前，审视眼前这机遇与挑战并存的时代，更应重视医院管理中灵魂的力量，也就是聚焦“人”的管理。医院发展的关键是人才，人才和员工队伍的管理、调适是医院管理永恒的主题。怎样能够科学地衡量员工的劳动价值、部门的绩效，并合理地分配他们的薪酬，最大限度地激发他们的积极性和创造性，这是摆在管理者面前的重要命题。在此，我们精选了几家公立医院经过多年实战且成功的案例，以飨读者。从中借鉴管理思路与方法，提高医院自身绩效与薪酬系统的作用机制。

一、基于平衡计分卡的要素式绩效分配——无锡市第二人民医院

绩效管理是激发医院活力、提升员工积极性的重要工具，卓有成效的绩效管理可以推动医院取得跨越式发展。我们认为，公立医院绩效考核与分配并非是上级的硬性规定，而是源于医院自身的发展，划小考核分配单元不仅有利于医疗工作的精细化，而且有利于更大程度的发挥考核杠杆的作用。

1. 寻找工具（平衡计分卡）　平衡计分卡是西方学者在20世纪90年代提出的一套崭新的绩效评估工具，改变了组织过去单一依靠财务指标衡量组织业绩的片面方法。无锡市第二人民医院通过学习和再创新，从财务、顾客满意度、内部运营和学习成长四个维度，有效注解了绩效主题和考核维度的因果管理的战略目标问题。

2. 管理架构重组　2009年下半年，无锡市第二人民医院正式同时推出了三项大力度的改革，正是这三项改

革的推出，为后来的全面要素式绩效分配奠定了基础。

（1）全面推行主诊医师负责制：在全院范围内建立起科主任领导下的主诊医师负责制，通过两轮全方位、全员性地双向选择，建立起以诊疗小组为考核单元，实现患者选医生，医生对患者实施门诊、病房、手术一条龙全程负责的管理新模式。

（2）推行护理垂直化管理：以护理垂直管理为主体的新型管理模式，通过定岗定级，护理人员实施分级分类专业管理；成立了“人力资源调配委员会”、“护理临床质量与感染管理委员会”、“护理科教研管理与专业化培训委员会”三大专业发展委员会管理体制，使护理管理责权一致，提高了护理管理效能。

（3）加大分配制度改革力度：根据主诊医师负责制和护理垂直化管理的新要求，医院在现行分配基础上，按照“科室有系数、平衡计分卡有分数，个人岗位有系数”的方法，对医院绩效分配进行全面改进。

3. 要素分配显绩效

（1）纵到底——涵盖年度所有薪酬：在对分配总额划分条块时，一方面应考虑保健因素与激励因素的平衡，另一方面也需要考虑短期、即时激励与长期、阶段性激励的平衡。因此，在总额控制下可以将职工分配划分为如下几个方面：

一是基本工资，指按月为职工发放的以档案工资为基础的薪酬部分。二是月度绩效奖，是分配的主体部分，主要突出平衡计分卡财务和内部运行流程两个维度的考核，体现了短期的激励作用。三是年度绩效奖，是分配的主体部分，它是对短期内不能全面评价的科研、创新、满意度等指标的年度综合评价基础上，根据全年业绩贡献对薪酬做出的分配，体现了长期、综合的激励作用。四是风险奖，是分配的有效补充部分，体现的是员工对医院绩效完成的风险共担，是岗位、风险、资本要素的结合。五是单项奖，是分配的另一个有效补充，是医院对年内的重点工作和做出突出成绩的工作的奖励，主要体现即时激励。

（2）横到边——涵盖医院所有人群：高层管理者：主要包括医院院长、副院长等。这一层面的人员绩效分配应从医院整体目标和个人职责完成情况进行双重考核，以年薪为载体，效能为主要标准，强化考核激励约束机制。

核心骨干：包括医院学科带头人、重点职能科室负责人等。这一层面的人员绩效分配应从专（学）科科室管理和个人自身业务发展、科研情况进行双重考核，以年薪为载体，重点体现责任、风险、管理等要素。

医生：是直接面对患者，直接参与诊断、治疗的人员，是医疗服务的直接提供者。这一层面的人员绩效分配重点体现劳动（劳动强度）、风险、技术要素。

医技人员：指运用专门诊疗技术或设备，协同临床各科诊疗疾病的部门人员。这一层面的人员绩效分配主要实行效率、效益考核。

护士：护理服务质量直接影响医院形象和患者满意度，这一层面的人员数量在医院中占大比例，其绩效分配主要体现岗位差异下的劳动、风险要素。

机关员工：主要指医院职能部门员工。这一层面人员绩效分配主要体现管理、责任要素。

后勤员工：指为医院基本运行提供物质保障的部门人员，包括各类维修、物资供应、收费等人员。这一层面人员的绩效分配主要体现劳动要素，即劳动强度和工作量。

5 案例点评

无锡市第二人民医院自2004年起引入平衡计分卡的绩效评价和考核体系，经过十年多的探索和完善，逐渐从最初的单一层次的平衡计分卡考核分配发展为全面纵横、多层次的涵盖所有人员、全部薪酬的基于平衡计分卡下的要素式分配。这样的方法对于其他公立医院在考核分配上也是一个现实可行的参照。

公立医院改革是一项长期而艰巨的任务，但保持公立医院的公益性和提升医务人员的积极性，是改革中不可偏离的要旨，也是确保公立医院正确的办院方向和实现公立医院长远可持续发展的重要保证。因此，积极探索适合我国公立医院发展实际的绩效考核与薪酬分配制度改革，对深入推进公立医院改革有着非常重要而且现实的积极意义。

二、绩效改革硬指标的软着陆——山东省立医院

医改政策的深化、医保总额预付制的实施，以及国家卫计委“九不准”的提出，原绩效方案显现诸多弊端。面对内外部新环境，2014 年 4 月，山东省立医院正式将 RBRVS 绩效工资这一绩效分配方法引入医院。仅仅一年后，这套符合山东省立医院实际的 RBRVS 绩效工资管理新方案已经平稳着陆，并初见成效，指引着全院员工跟随医院发展战略和阶段管理目标大步向前。

山东省立医院一直以来都实行着院科两级分配制度，本次绩效工资方案的调整主要集中在院级层面，再通过制定科室和护理二次分配指导方案，引导各科室负责人进行科室内部的合理分配。

在新方案中，按照医院管理需要，将绩效考评对象分为临床医生、护理、医技、药学、管理 5 类。实现医护分开、同岗（同工作性质、同工作量、同年资、同学历、同职称）同酬。医院每名员工的绩效工资由岗位绩效工资、激励绩效工资、管理绩效工资和单项绩效工资构成。

岗位绩效工资的分配遵循着公立医院的传统岗位设置规则，管理岗位按行政级别设置定额，专技岗位和工勤岗位按职称高低设置定额。

激励绩效工资在员工绩效工资中占据着最大比例，也是 RBRVS 应用的主要阵地。激励绩效工资的计算公式为（∑工作项目 × 项目分值 × 项目每分值价格 − 直接成

本）×关键指标考核结果%。

其中工作项目包括执行项目、协作项目、服务人次、操作次数等；项目分值（点数）在临床、护理、医技和药学等项目参照国际公认 CPT-RBRVS 代码中 workrvu 值，其他窗口服务人资等项目的点数利用统计学方法建模测算赋值。

而最为关键的项目每分值价格（单点价）则使用医院 2013 年执行项目数量、业务收入、直接成本和实发绩效工资等数据，参考 2013 年上述数据，利用统计学方法计算出数值。

在上述基本框架搭建中，最能体现医院管理层意志的亮点是直接成本和关键指标两项，也是绩效工资方案中两个最大的“变数”。当医院设计好院级绩效分配方案后，如何让科室管理者主动地合理二次分配到人头，是绩效方案成功落实的又一道关卡。在设计科室及护理二次分配指导意见时，医院充分考虑到了科室管理者的积极性，同时又给予了中层管理者因科制宜的空间。

新绩效方案运行 6 个月后，从整体情况来看，绩效分配结果与方案设计框架及原则保持一致，基本实现了绩效资金设计的预期目标；以工作量取代收支结余法核算绩效，实现医护分开核算；完成同工同酬；促进成本节约，增加职工收入；新旧方案实施前后工资同期增幅达 35%，促进医院管理水平的提高，不仅规范了临床收费行为，强化科室成本管控，还促进了信息化的再提升。（摘自《健康界》）

5 案例点评

正如山东省立医院秦成勇院长指出，医院绩效改革一定要做增量，通过增量调整各岗位的目标与激励方向一致。绩效改革要让医务人员整体获益，才可能保证具体方案顺利实施；同时绩效指标是指令枪，是导引医务人员的努力方向，要让临床科室管理者知道应该关注哪些内容，要具体工作中应如何执行，也只有这样，绩效改革才是卓有成效的。方案设计之初，山东省立医院RBRVS绩效工资改革明确了总量控制、增量调整的总原则，同时明确了绩效考核的关键指标，也就保证了医院发展战略和阶段管理目标的实现。

三、探索医院HRP运营精细化管理新路子——安徽省芜湖市无为县人民医院

医院资源规划HRP运营管理系统（Hospital Resource Planning）是医院引入ERP（Enterprise Resource Planning，企业资源计划）的成功管理思想和技术，融合现代化管理理念和流程，整合医院已有信息资源，创建一套支持医院整体运行管理的统一高效、互联互通、信息共享的系统化医院资源管理平台。

2014年11月，无为县人民医院遵循总体规划，分步实施的原则正式启动HRP运营管理系统项目。HRP运营系统在无为县人民医院的实施推进的过程，实际上也是医院内部运营管理不断适应、调整的螺旋上升的过程，HRP系统作为推进医院管理的工具和平台，在实施过程中不断产生新的问题，面对出现的问题，通过前期建立的项目组织和沟通协调机制，一方面不断思索现有业务流程存在的问题，另一方面借鉴HRP系统先进的管理理念，通过HRP系统优化后的流程推行开来并逐步固化下来，形成更合理的管理流程。

在成功实施HRP运行管理系统后，取得良好的运行效果，具体包括以下方面。

理清了管理层次，明确了管理职责。以财务部门为例，HRP系统上线后，凭证制作现在90%由系统机制产生，财务部门的管理职能从原来的财务统计核算逐步向财务管理转变。

打通了医院各个部门之间的壁垒，大大提升了工作效率。HRP系统把人、财、物、信息形成了一套完整的体系，各个部门在系统内各司其职，协同工作，工作效率大大提高。

摸清了家底，降低了成本。通过对流程的固化、优化、再固化，为医院持续发展打下了基础。

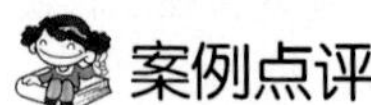

案例点评

管理工具用得好，可以成为推动医院迅速发展的利器；用得不好，也就成为“摆设”。HRP运营管理系统是一个管理工具，无为县人民医院与国内成熟公司合作，在该项目推进工作中不断创新实践，为管理工具在县级医院的“落地”提供了指导。

医院资源规划HRP运营管理系统是医院引入ERP的管理思想和技术的系统化医院资源管理平台。其融合现代化管理理念和流程，整合医院已有信息资源，能够支持医院整体运行管理。无为县人民医院这一大胆创新为医院的现代信息化发展提供了崭新思路。

四、医院全面绩效管理的实践——江苏省兴化市人民医院

长期以来，医院的考核方案总是自上而下，缺乏目标性、针对性及有效性，考核的结果常常是中层无奈、基层抱怨、院部困惑的局面，弊端突出，主要原因包括顶层设计比重过大，考核只能针对科室，对全员的日常行为缺乏有效评价；总希望能以单一的方案，来解决所有的问题，缺乏针对性、考核评估费时耗力；缺乏底层参与，标准不能内化为全员的自觉行为。

5

近年来，兴化市人民医院探索以科室考核为突破口，自下而上推行绩效考核，在形成雏形后，再以顶层设计的形式自上而下强力推进的方式，有效减少上述弊端。

1. 摸石头过河，自下而上形成雏形。明确方向，利用经济杠杆逐步推动科室考核。2008年，医院首先提出了坚持以绩效管理为主线，成本核算为基础，综合考核为手段，提高积极性为目的的薪酬分配原则，鼓励各科根据本科室的特点进行有益尝试。2009年度开始对于开

展绩效考核的科室负责人实行奖励，设立科室绩效考核基金，充分发挥奖金的杠杆作用。2010 年度则要求各科室认真学习借鉴试点科室的经验，结合本科实际拟定绩效考核方案，对开展绩效考核的科室给予奖励，对在规定时间内未开展绩效考核的科室则下浮科室奖金，科室负责人问责。每年进行集体单项评选，对绩效考核开展富有成效的科室给予“最佳工作创新”“最佳绩效考核”等奖励。

2. 专题培训，利用他山之石逐步拓展绩效思维。医院先后邀请四川大学华西医院经营管理顾问李维进教授、郴州市人民医院陈亚光院长等国内知名管理专家来院进行绩效管理的专题讲座。组织各职能科部负责人及科主任赴绩效管理开展较成熟的医院参观学习，培养绩效思维。

3. 总结经验，利用交流互动完善和推进考核方案。每年开展专题交流推进会，总结已开展科室的成功经验与做法，2010 年度，在大部分科室都已经积极开展或尝试的基础上，由人力资源部牵头，对各科室开展情况进行了深度调研，成立了专门领导小组及工作小组，院领导分片负责，牵头指导科室及部门的绩效管理工作，对已开展科室的方式、方法进行指导完善，对未开展科室督促推进。制订了医院中层干部绩效考核方案，将管理目标分解到相应科室，与科主任签订目标责任书，对中层干部科室管理及绩效考核工作进行考评。

4. 顶层设计，自上而下强力推进。科学整合，顶层设计。2011 年以来，随着医院信息系统的全面改造升级，为绩效管理的进一步科学化、标准化提供了有力的支撑。医院综合了几个具有代表性的科室考核方案，利用手术室自行设计的绩效考核软件，形成了一套初步成形的院内绩效考核模板，嵌入医院 HIS 系统，在全院自上而下地全面推进，将临床路径的实施、合理用药、单病种费用的控制等管理难点纳入模板。2013 年以来随着“阳光用药监管平台”在医院的成功开发应用，医院又将监管结果及时纳入绩效模板。各科在公共模板的基础上结合本科管理中的难点动态调节考核指标与权重，促进管理目标的实现。

5. 定期通报，强化落实。将各科绩效考核情况纳入各职能科部考核的重点，每月两次在全院性的质量通报会上通报，并与绩效挂钩。每月奖金的实际发放情况各科均需以书面形式上报到人力资源部，对不能体现绩效考核发放的科室下浮科主任个人奖金及科室奖金的总额。让考核方案不再是一纸空文，而是实实在在的行动、分值、金额。

通过几年的推进，医院绩效考核工作经历了抵触等待观望、部分科室尝试、逐步向全院推进的过程。工作强度、工作量、工作质量、效益以及科室管理的重点、难点纳入考评体系，部分科室在奖金二次分配中，相同岗位的人员奖金金额相差2~3倍；考核结果与个人年度考核、先进评选、外出学习与进修、晋升、发展挂钩，充分调动了员工的积极性。

案例点评

“摸着石头过河”作为一种渐进改革方法，但当改革需要有一个整体性的、全局性的规范的时候，只有顶层设计能够承担这样的使命。绩效改革的目标是为了提高员工积极性，更好地服务于医院与患者，这种积极性应当是员工主动生成的，而不是医院强硬施加的。

兴化市人民医院在绩效改革中坚持由下而上推行，其实质也是为了更好地自上而下推行。在绩效考核推进过程中，由于尊重了员工的民主参与权，这种绩效考核是“落地”的，也就是能“生根”的，其能激发员工积极性也就不足为奇了。

当然，在自下而上推进的过程中，医院也要注意绩效管理中的辅导，及时纠正过程中存在的问题，将好的经验与做法及时在院内推广。通过绩效管理体现目标管理，体现院科两级责任制，实现深化分配制度改革、提高医院管理水平的目标。

第八节　医院加强药品管理案例

《中华人民共和国药品管理法》总则明确指出，加强药品监督管理，保证药品质量，保障人体用药安全，维护人民身体健康和用药的合法权益。由此可见，药品管理意义重大，如何加强药品监督、提高药品质量、确保用药安全，不仅关乎民生，对促进医药卫生事业的发展也有深远意义。本节遴选了山西省第二人民医院的建设了全程合理用药监管平台、四川大学华西医院加强抗菌药物精细化管理、济宁市第一人民医院的建立基于循证质量控制体系和四川省宣汉县人民医院的临床药师介入清洁手术预防用药管理等有代表性的案例，科学的管理策略为医院药品管理保驾护航。

一、加强抗菌药物精细化管理　提高药物合理使用——四川大学华西医院

抗菌药物的临床合理应用直接关系到患者的生命安全，因此，提高抗菌药物临床合理应用是衡量一家医院医疗水平的重要指标。四川大学华西医院从2011年6月起加强抗菌药物精细化管理，组织全院人员参与等，以此提高医院抗菌药物的临床合理应用。

医师处方权和药师资质分级管理。邀请院外知名教授，感染疾病、药学专家及医院管理干部对全院执业医师和药师，包括各院级领导进行抗菌药物专业知识、政策规章、SSI防控等方面的培训和考核。对考核合格者，由授权委员会授予不同级别（一级、二级和三级）的抗菌药物处方权及调剂药师权。

加强处方点评。每周召开处方点评会，会上由几名专家对门诊药师和临床药师定期抽取的以及系统拦截的门诊处方和住院医嘱（包括抗菌药物）进行点评。对不合理的处方和医嘱下发整改通知单到具体临床科室，由相关医师提出反馈意见，科主任签字后交回质控科进行

汇总分析。

加强特殊用药管理。抗菌药物信息化管理，实时监控，同时临床使用三线抗菌药物只有通过具有相应会诊权的医师会诊同意后方可使用，方可开具三线抗菌药物；规范围术期抗菌药物管理，定期公布本院细菌耐药情况，指导合理选药；做好抗菌药物监测，定期分析、评估临床抗菌药物应用的适宜性和整改情况。

合理用药与绩效挂钩。医院对各个临床科室以及全院的月、季度和年终数据进行汇总和分析，并反馈给各临床科室，并与考核挂钩。

华西医院抗菌药物专项整治活动从 2011 年 6 月份正式开始，专项整治后与整治前相比，抗菌药物品种数由 88 种下降至 50 种，品规数由整治前的 200 多个减少到目前的 69 个；门诊和急诊抗菌药物处方比例分别由 9.43% 和 32.42% 下降至 4.69% 和 13.82%；住院抗菌药物费用占总药品费用比从整治前的 27.56% 下降到整治后的 18.50%；医院抗菌药物使用强度和使用率分别从整治前的 65.61% 和 60.15% 下降到目前的 33.16% 和 30.15%；接受三线抗菌药物治疗微生物送检率由 59.92% 上升到目前的 83.12%；Ⅰ类切口手术围术期抗菌药物预防用药率从整治前的 84.31% 下降到整治后的 43.18%。同时，从 2014 年 7 月份开始，国家卫生计生委要求二级及以上医院门、急诊静脉用抗菌药物处方比例分别不超过 7% 和 25%。通过对 2011 年以来的急诊抗菌药物数据分析发现，目前华西医院急诊静脉用抗菌药物处方比例一直保持在 25% 以下，符合国家标准。（注：华西医院未在门诊设立静脉滴注服务）（摘自《健康界》）

案例点评

在抗菌药物管理过程中，管理部门与临床科室的沟通很重要，这种沟通不是机械的行政命令，而是通过专业的过程辅导、医药的互动来提高用药质量。华西医院采取多渠道与临床科室实时沟通，对在抗菌药物使用过程中的问题能够及时发现、反馈和解决；每周进行处方点评，针对门诊和住院部中发现的抗菌药物不合理使用情况，处方点评小组将与相应临床科室一起进行分析和讨论，对药物的合理使用规则达成共识。对有超说明书用药的处方，要求临床科室提交华西医院超说明书用药申请，并附上相关指南等证明材料，调节医院药物学治疗委员会讨论。

有效的沟通、精细化过程管理是华西医院抗菌药物管理取得成效的重要内因。

二、建设全程合理用药监管平台　为患者安全用药保驾护航——山西省第二人民医院

建设全面合理用药管理体系，与信息化有机结合，最大限度地发挥药物治疗效能，将药品的不良反应降低到最低限度，减少医疗隐患、医疗事故，为患者和医者提供最新的、最权威的药学信息支持与高效、安全的药事管理服务，是医院管理者研究的重要课题。

2014 年底，山西省第二人民医院先后与四川美康医药软件研究开发有限公司、山西卫宁软件公司合作，建立起了事前、事中、事后全程监控的合理用药管理体系。该管理体系主要分为四个部分：合理用药信息支持系统、合理用药监测系统、pass 临床药学管理系统、药师工作站管理系统。

合理用药信息支持系统提供了查询功能，医生可以在此系统中查询某些药品的用法、用量、药物相互作用等信息，此外，它还提供了药物专论、临床指南等，可供医生学习使用。另外，该系统中的药品信息是每月更新的，保证使用者能看到最新的医学药品信息。

合理用药信息监测系统是嵌入到 CIS 医生站中的药品查询、监控软件。医生在提交审核医嘱时，系统会自动审核医嘱中是否有相互作用的药品或者是用法用量不合理的药品，并通过警示灯和提示框做出提示。警示灯有 5 个级别：黑色警示灯表示绝对禁忌或致死性危害；红色警示灯表示不推荐使用或者有严重危害；橙色警示

灯表示要慎用或有一定的危害；黄色警示灯表示危害较低，危害程度尚不明确；蓝色警示灯表示不具有任何危害性，用药合理。

建立了药师工作站管理系统，通过药师的专业能力与计算机技术结合，完成合理用药体系的事中监控。在处方发药前，药房药师通过药师工作站管理软件，对医生开立的药品处方可选择不同的检测策略实现人工或自动的二次审查，合理的处方直接通过，若发现不合理的医嘱，可直接打回，要求纠正。为患者合理用药又设置了一道安全门，进一步保障了患者的医疗安全。

建立了 Pass 临床药学管理系统，是对患者用药数据的后期处理。当设定检索某个月的病例后，系统会先对其进行预判，找出用药不合理病历中的不合理医嘱，并用警示灯提示，药事委的评审人员可将系统给出的评审结果作为参考，依据患者的实际情况，评价该份病历是否用药合理。该系统还提供了数据统计功能，显示问题医嘱的发生情况、问题类型、分布科室、严重程度和发生频率以及抗菌药物的使用情况等，并能够生成各种统计报表导出为 Excel 文件，以供管理者使用。

通过事前、事中、事后三个环节一起监管，实现了临床合理用药的科学化，减少了药源性疾病的发生，提高了临床合理用药的整体水平，杜绝了大处方、超常处方、滥用药物等现象，为患者提供了更高效优质的医疗服务，真正做到了临床用药的安全、有效、经济。(摘自《健康界》)

案例点评

合理用药信息支持系统、监测系统完成合理用药的事前监控，在药品医嘱开立、处方生成时，保证医生能通过每月更新的药品知识库系统查询到药品最新、最准确的使用信息；通过药品监测系统自动检测、显示、警告、限制、记载不合理用药行为；通过药品使用分级管理，管控不同级别药品的正确使用，或越级使用。

Pass 软件使医生及时掌握药品更新信息，提高了安全用药意识。同时实现自动审查和医药信息在线查询，及时发现潜在的不合理问题，帮助医生、药师等临床专业人员在用药过程中及时有效掌握和利用医药知识，预防药物不良事件发生，促进临床合理用药工作。

全程管理是质量管理的重要工具，山西省第二人民医院引入药品全程管理理念，并与信息化建设相结合，有效促进了药品的规范使用，确保了用药质量和用药安全，值得医院借鉴。

三、建立循证质量控制体系　规范抗菌药物临床应用——山东省济宁市第一人民医院

抗菌药物一直是医院药品管理的重点和难点。临床对抗菌药物应用相关指南依从性低，某些抗菌药物过度使用的情况依然存在，住院患者抗菌药物使用率、使用强度及清洁手术的使用率虽明显下降但仍未到达规定要求。2011 年卫生部开展抗菌药物专项整治活动，以此为契机，济宁市第一人民医院建立了实施基于循证的抗菌药物临床应用质量控制标准和评价考核体系，促进临床抗菌药物应用结构优化，合理用药水平明显提高。

医院根据《卫生部办公厅关于抗菌药物临床应用管理有关问题的通知》（卫办医政发〔2009〕38 号）及《抗菌药物临床应用指导原则》的要求，结合本院临床诊疗需要和细菌耐药性监测结果，参照各专业临床诊断及治疗指南，制订符合循证医学要求的质量控制标准。在管理过程中采用 PDCA 循环，持续改进药品质量管理。

2013 年至今，医院住院患者抗菌药物使用率在 45%以下，使用强度 30DDDs 左右，清洁手术抗菌药物使用率 20%左右，其中使用强度已与抗菌药物应用最为规范的欧美地区相近。同时增强了医护人员合理用药的意识和用药水平，提高了临床对抗菌药物临床应用指南和规范依从性，减少了过去依赖使用广谱抗菌药物的习惯。（摘自《健康界》）

案例点评

抗菌药物的管理是件难事，但又不是件难事，关键在于有没有真正想抓，济宁市第一人民医院敢抓并用心抓，建立了基于循证的质量控制标准及临床应用技术支撑体系，安排药学人员参与临床查房和指导，成立抗菌药物临床应用评价专家组定期质控，并将 PDCA 循环运用于药品管理，促进抗菌药物的规范使用，值得医院管理者思考。

四、阳光用药监管平台的研发与应用——江苏省兴化市人民医院

缺乏系统的、全面的、实时的信息化监控手段和方法是当前药事管理主要存在的问题，大都是亡羊补牢式的事后管理及处罚，缺少事前的自控及事中的掌控。每天大量的处方、医嘱，无法一一核查其合理性，对个体的失控，缺乏有效的控制，“大处方”“人情方”屡禁不止；“三合理”检查、行风教育，长抓不懈，却收效甚微。实时控制、信息化管理、日评价等机制的建立势在必行。

2013 年，兴化市人民医院建立“阳光用药监督平台”，有效规范了药品管理。平台包括超时限预警、超金额预警、重复用药预警、药物相互作用预警、超两联使用抗生素预警、老人用药预警、儿童用药预警、给药途径预警、剂量范围预警、医保用药预警十项限制性自动预警；同时嵌入临床药学管理软件，供医生与用药审查人员实时查阅。医院还成立了阳光用药工作领导小组，每个月两次用药情况进行检查、点评、分析并全院公示，对存在的问题提出整改意见和措施，对不合理用药行为进行书面干预、诫勉谈话，并与科室及个人考核挂钩。

项目应用以来，实现了全院药占比、抗菌药物使用率、处方平均金额、不规范处方数、用药不适宜处方数、超常处方数的“六个下降”。该平台荣获 2013 年度兴化

市十大优质服务品牌并在泰州地区二级以上医院中推广；2013 年 10 月，泰州日报、泰州电视台进行了专题报道；2014 年 8 月 18 日《健康报》以“江苏省兴化市人民医院三级监控扼制不合理用药”进行了专题报道。

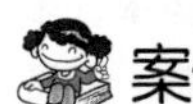

案例点评

良好的信息管理工具不仅应成为监督工具，同时也应成为指导工具，并成为医院管理的好帮手。兴化市人民医院“阳光用药监管平台”不仅加强了医疗机构药品采购和使用管理，规范了医务人员合理用药，并且遏制了医药购销领域商业贿赂现象，更好地维护患者就医的合法权益，它既是用制度去规范医生的行为，更重要的是在制度约束的前提下，让合理用药成为每个医生的自觉行为，有力地促进了临床合理用药，值得在二级以上医院推广。

该平台的成功研发与运行，给医院管理者最大的体会是：信息化的管理工具能让管理事半功倍；再好的工具应用都需要机制上的有效跟进才能形成长效；该平台的进一步开发会让很多的管理难点迎刃而解。

五、临床药师介入清洁手术预防用药管理——四川省宣汉县人民医院

在 2011 年抗菌药物临床应用管理专项整治以前，四川省宣汉县人民医院清洁手术预防用药普遍存在水平低，使用比例高，选用抗菌药物不规范，给药时机不合理，疗程过长，微生物及药敏试验送检率低等问题。临床药师在抗菌药物临床应用管理中的传统作为是处方、医嘱点评，属于事后管理范畴。

根据 2012 年抗菌药物临床应用专项整治实施方案明确规定，针对清洁手术预防用药存在的突出问题，四川省宣汉县人民医院采用临床药师事前干预、建立和完善清洁手术预防用药监测预警机制和举措，取得良好实效。

5

临床药师指定专人每天下午5点30分通过信息系统定时查看次日的手术安排，对其中的清洁手术依次查看，打印成表格。发现有不合理用药的及时与医生沟通，要求整改，对于无正当理由的且拒不接受的医生提交医教部处理。对手术后患者进行跟踪调查，统计用药率、术后感染等情况。医院建立手术医嘱监测预警机制，丰富了抗菌药物管理举措，促进了抗菌药物临床应用管理体系建设。

利用信息化医院建设和联网技术，使用合理用药管理软件进行手术医嘱提取、查看，网上发布预警信息，沟通协调，实现了及时发现、及时沟通、及时处置，节省了工作时间，提高了工作效率。

案例点评

强化抗菌药物临床应用管理是一项系统工程。涉及建立和完善管理组织架构，明确职责，开展抗菌药物应用情况调查，建立完善支撑体系，落实分级管理制度，遴选抗菌药物和定期评估，加强购用管理，强化抗菌药物临床应用相关指标控制，开展抗菌药物临床应用与评估，加强临床微生物标本检测和细菌耐药监测，严格医师处方权限和药师调配权限，落实处方点评制度等诸多方面。

四川省宣汉县人民医院在患者入院，医嘱下达时即开始关注用药情况和用药过程，发现问题，及时沟通协调，管理位置前移，完善了对抗菌药物临床应用事前、事中、事后全过程管理。

临床药师介入清洁手术医嘱监测预警管理，具有以下三个优势：①抗菌药物管理法规熟悉、指标熟悉的职能优势；②抗菌药物药效学、药动学知识与药物选用判别能力强的技能优势；③参与查房、会诊，与临床医生接触多的沟通优势。

四川省宣汉县人民医院的临床药师介入清洁手术预防用药管理这项举措，完善了抗菌药物临床应用全过程管理。突出了临床药师在合理用药管理中的作用和地位，促进了临床药师队伍和能力建设，是一项简便易行、一举多得的管理措施。

第九节　医院文化建设案例

自 C · K · Parhalad 和 Gary · Hamel 提出核心竞争力的概念以来，企业核心竞争力被众多管理者所重视。而核心竞争力的构建是受多方面因素的影响，文化因素无疑是其中一个非常重要的方面。因此，构建良好的医院文化，培育医院核心竞争力，是保持医院可持续发展的原动力。本节就如何构建良好的医院文化，遴选国内外一些医院成功案例，如无锡市第二人民医院的基于流程再造的“五个一”优质服务文化案例、梅奥医学中心的“患者需要至上”案例和北京佑安医院运用 PDCA 循环法构建医院文化建设体系案例等都彰显了医院文化建设逐步跻身医院管理要素之首。

一、医院“五个一”优质服务文化——无锡市第二人民医院

服务是医院的又一品牌，新时期医院的竞争不仅是医疗技术水平的竞争，同时也是服务内涵的竞争。医疗服务流程再造就是以业务流程再造理论为指导，以“流程导向”为目标，以“顾客满意”为标准，运用现代人文手段，通过建立起流畅的服务链，对院内所有工作流程和与院外沟通的工作流程都加以改造。这需要以人为本，执行“以患者为中心”的服务理念，把自己摆在服务的位置，一切以患者满意为标准，使服务更有感情色彩和人情味。

无锡市第二人民医院的“五个一”优质服务包括：第一，“一医一患一诊室”充分尊重隐私权，采用轻质隔音材料将门诊大诊室隔成数个独立的诊疗空间，设置相对独立的二次等候区域。独立的诊疗空间不仅较好保

护了患者的隐私，更有助于医患间的有效沟通。目前，医院在“一医一患”的基础上，又推出“多医一患”的服务，即针对同一专科就诊三次以上或多个专科就诊仍未明确诊断及诊疗效果不佳的患者、合并多系统疾病患者、在当地就诊效果不佳的外地患者、对诊疗效果不满意的患者，推出多专科专家“联合门诊”服务，2012 年开设至今共为 3000 多名患者提供服务。第二，“一个窗口发药”优化就诊流程。通过门诊医生工作站，诊疗完毕时配药信息已直接传送至药房，患者缴费后抵达药房时药品已完成调配，使原来的“人等药”变成了如今“药等人”，平均有效地缩短等候时间 20 分钟/人次。第三，“一站式服务中心”提供前沿服务。借鉴酒店“管家式”服务模式，在门诊设立“一站式服务中心”，提供集中预约、分诊导医、便民措施、药物咨询、审批报销、方便门诊、投诉处理、邮寄报告等服务，平均每年为超过 10 万名患者提供服务。2013 年 3 月起，医院在“一站式服务中心”增设“院长代表”岗，根据院长授权，每天由一名职能科室负责人代表院长接待患者投诉、反映与表扬，并及时处理医疗活动中各部门之间的协调与突发事件的处置，至今“院长代表”上岗共 808 人次，接受各类咨询 15 523 人次，接受和处理投诉及问题 336 件。第四，“168 后勤服务专线”解决住院后顾之忧。设立“168”后勤保障调度中心，整合全院所有后勤保障服务，如食堂、陪诊、维修、配供、送检等，只需一个电话，20 分钟内响应到位。对服务人员采取计数和质量双重考核，调动工作积极性。2013 年起增设出院患者床边预约结算服务，至今共为 8005 名患者提供服务，占同期出院患者总数的 30%，受到了患者的好评。第五，“一条红腕带标识”开辟急救绿色通道。设立急救免费专线电话，提供院前急救服务，对急诊患者进行分级管理，并以不同颜色腕带予以区分，每条腕带均设有患者信息条形码，对于佩戴红色腕带的危急重患者全院开通绿色通道，并可由工作人员至床边办理相关收费及入院手续。全院所有工作人员含后勤工人 100% 接受并通过 2 年一次的 CPR 培训考核。目前全院急诊抢救成功率达 98% 以上。

方便、快捷、温馨的医疗服务，让患者实实在在感受到了医学人文关怀，切实提升了医院综合满意度，在 2014 年江苏省卫计委组织的第三方满意度调查中，医院综合满意度为 95.49%，护理满意度达 100%。医院连续四个周期通过“全国百姓放心示范医院”评审，先后荣获“全国改革创新医院”“全国医院文化建设先进单位”“江苏省文明单位”“江苏省群众满意的医疗卫生机构”“江苏省五一劳动奖状”、江苏省“全面改善医疗服务，推进医德医风建设专项行动”先进单位、“江苏省创建群众满意基层站所示范单位”等一系列荣誉称号。

医院相关创新举措先后在央视新闻、《健康报》《新华日报》等主流媒体中播报和刊发。并被新华社内参——《国内动态清样》予以专题报道，国务院领导和卫生部主要领导均作重要批示，要求在公立医院试点改革中予以宣传和推广。省领导和卫生厅领导称赞为医疗卫生领域“服务样板”，要求在全省推广。

案例点评

随着社会发展和人民群众生活水平的提高，患者不再满足于仅仅是看好病，同时也希望在诊疗的过程中获得尊重感，从这个角度讲，服务的意义就越来越重要了。无锡市第二人民医院针对人民群众在看病过程中最关心、最直接、最现实的问题和矛盾，如不重视患者隐私权、反复排队交费、医疗流程不合理、绿色通道不畅通、住院后勤服务难等现象，从患者的角度合理设计和改良医疗流程，并坚持持续改进医疗服务，一定程度上缓解了看病难、看病繁的问题，提升了社会满意和美誉度。

服务无止境，新的时期怎么强调改善服务也不为过，在改善服务的过程中，要摆脱旧观念、旧习惯，坚持以患者为本，运用信息化、智能化的工具，不断创新服务内容。

二、“患者需要至上”永恒的梅奥文化——美国梅奥医学中心

梅奥医学中心自创建至今，坚持为患者提供最佳服务为基础，100 多年来，建立了享誉世界的最佳服务体系，成为了现代医学的行业规范。从 20 世纪初开始，梅奥诊所逐渐创建起了一套新的医学管理模式、医学理念和治疗手段，成为一家多专科协作管理医院。如今，梅奥诊所在佛罗里达州和亚利桑那州另设有分所，同时拥有自己的医学院和涵盖周边几个州的数十家医疗诊所。近几十年来，世界医学上的许多突破来自梅奥。目前梅奥拥有 2700 多位临床专家、42 000 多位雇员，是一个庞大的医疗王国。

梅奥是一家“以患者为中心”的医疗机构，它的核心理念就是“患者的需要至上”。

在梅奥，医院的许多地方写着“以患者为中心”以及“团队精神”的标语。在这所医院，对患者的诊断及治疗意见不会是一个医生的观点，而是医疗团队的观点。虽然该院医生的地位非常高，但你经常可以看到医生为患者开门，弯腰把患者扶上轮椅，亲切与患者握手交谈等。医院许多大厅有钢琴，经常有义工在弹琴。

在梅奥，患者能随心所欲地向医生讲述自己的病史，而医生必须严肃认真地处理。如有一个患者曾拜访四家声望极高的医院，但没有一家认真听她述说。在梅奥，一位护理诊断师在耐心听她用 45 分钟讲完病情后，又陪着她看了一位胃肠专家，和专家一起分析潜在问题，提出建议。

在梅奥，医生除了对患者的病情做出科学及时的治疗，还对患者在心理、社会、精神和财务等方面的相关需求做出回应。有一次，一位驾驶重型卡车的女司机出车路上，突发疾病需要住院，但是她不肯住院，因为她不放心停在医院前面的卡车及卡车里吊着的一只狗。于

是一名急诊室护士主动担起了照顾狗的工作，另外一名护士则联系警局替她把卡车停到了一家商场停车场里。

在梅奥，从设计中体现出医院强大的关怀实力。梅奥医院非常大，差不多能占据整个城市中心的4/5，楼与楼之间均有地下通道或天桥相连。冬天，这里的雪非常大，但医院的人行道从不积雪，行人也不会滑倒，因为人行道下边有地热系统。再如，Rochester 分院 Gonda 大楼有极为宽敞的全开放式空间，大理石的地面和楼梯井，悬挂着的玻璃雕塑，各个楼层的墙上都有很多窗户，里面的人可以看到窗外的花园。正如医院的一位管理人员所说："医疗中心的采光越好，就越能消除患者心中的阴霾。"

这么多年，梅奥的历史传承人换了几代，但是梅奥诊所的"核心价值观"从来没有改变过，而且它不断通过各种各样的培训、制度和诊疗活动继续渗透和贯彻着。

案例点评

毫无疑问，梅奥诊所的传奇令人拍案叫绝，它所带给我们的启发不仅是精湛的仁心医术，而且更有卓越的管理之道。它之所以能铸就顶级品牌原因，以及如何为其他医疗组织和企业机构树立赖以学习的榜样，值得当代的医院管理者深思，我们的医院到底要向梅奥学习什么？百年梅奥对医院战略管理的启示很多，例如患者至上的理念实践、仁心仁术的医疗团队，百年以来一直坚持的管理之道，一直不变的愿景塑造……

事实是，梅奥无论是雇佣和培训员工、设计医疗设施，还是关爱患者，医院都向患者及其家属提供了实实在在、令人信服的证据来表明自己的实力和价值观。梅奥医院积极主动的提供这些证据，小心谨慎的管理着患者能够看到和体验到的一系列线索，都阐述了它的服务理念：在梅奥医院，患者为先。自然，患者也回报它：患者心中，梅奥为先。

三、运用PDCA循环法构建医院文化建设体系——北京佑安医院

医院文化建设是一个循序渐进、长期、艰巨、复杂而庞大的系统工程，贯穿于医院的建设与发展之中。运用PDCA循环理论构建医院文化建设体系是切实可行的，经过潜移默化地引导，使全体员工的思想、观念、行为、追求与医院发展的目标一致，可以使医院文化建设更加科学、更加系统、便于操作，从而增强群体意识，增强医院凝聚力，实现医院文化与医院发展战略的和谐统一。

自2006年起，伴随北京佑安医院转型发展，对原有的医院文化建设架构进行了盘点。提出了新的医院发展战略目标、医院精神、医院文化理念、医院服务理念和医院的办院方针。建立和完善了医院文化的理念识别系统、行为识别系统和视觉识别系统。

实施阶段：

1. 以创新文化为基础，缔造诊疗服务平台　多年来，佑安医院始终把文化建设与医疗工作紧密结合，让广大患者享受到一流的技术和服务。医院推行慢病管理服务模式，创办了“佑安医院肝病康乐家园”。佑安医院还先后与全国25个省市的78家传染病专科医院建立了协作关系，成立了佑安医疗联盟，把首都高超的医疗技术和优质服务送到全国各地，送到百姓的家门口，为科学规范传染病诊疗工作作出了积极的贡献。

2. 以人才文化为根本，展示科研综合实力　五年来，先后引进海外归国人才13人、海聚工程人才5人，国内中青年学科骨干8人，硕、博毕业生400余人，500余名医护人员通过SFDA的GCP培训、31名PI通过美国NIH高级临床研究培训、72名护士通过美国NIH临床循证护理研究培训，临床研究获得美国FDA认可。与首都医科大学附属医院科研综合比较，总分比和专科医院比较排名双第一。

检查阶段：加强对内宣传，通过发放宣传手册，院

周会、支部组织生活会、科室内部会议、医院短信平台、医院内外网站等途径，层层发动，对医院文化建设体系内容进行广而告知和动员，营造良好的医院文化建设舆论氛围。在医院官方网站上向社会公布医院的文化建设体系，在医院门诊，病区的公共区域，张贴医院文化建设的内容，利用文化橱窗进行宣传，获取反馈意见。让医院文化深入人心，成为全体干部职工的内化于心，外化于行的自觉行动，体现在各项医疗活动和与人相处中。

完善和改进阶段：目前，医院的文化建设体系已经构建，医院的每一位员工，基本知晓医院文化建设的部分甚至全部内容。下一步将根据推行一段时间后，内部员工和外部社会的反馈意见，进行完善和改进，一个循环结束，解决一部分问题，再进行下一个 PDCA 循环，以此类推，呈大阶梯式上升，在不断解决问题的过程中，最后提炼成科学、精炼、准确的医院文化建设体系。

达到效果：

从全院干部职工人心思上、勇于进取、不断超越、甘于奉献精神的形成；到医院科研教学的飞速发展、业务量的连续攀升，再到医院优秀品牌的建立赢得社会各界的良好口碑，都彰显了医院文化教育人、塑造人、鼓舞人的引领和促进作用。（摘自《健康界》）

案例点评

实践证明，从 2003 年的“非典”战役，到 2009 年的甲型 H1N1 禽流感，再到如今的 H7N9、H10N8 以及埃博拉病毒病等疫情，北京佑安医院以其完备的现代化信息网络设备平台、精湛的中西医结合防治技术及人文关怀为一体的应对突发公共卫生事件体系，为积极有效应对新发传染病的蔓延及防治做出了积极的贡献，展现了国家队主力军的风采。在隔离病房，开展了“亲近、主动、微笑服务”活动，并推行“两声三心”服务，来有迎声，走有送声；服务有热心、耐心、爱心，从“方便医护管理”转向“方便患者就医”，从“被动服务”转向“主动服务”。患者对医疗服务的满意度一直保持在较高水平，连续被评为全国文明单位、全国卫生系统先进集体、首都精神文明建设先进及标兵单位，全国医院人文管理荣誉奖、全国五一劳动奖状、全国三八红旗集体、医疗服务创新先锋等光荣称号。党和国家领导人多次亲临佑安医院视察，给予佑安人极大的鼓舞和鞭策。

四、“分类预警”筑牢医院“安全防护墙”——四川省双流县妇幼保健院

在现代医院运行管理中，安全工作与业务工作对院长是“一肩双挑”，对其余领导是“一岗双责”。在处置生产安全突发事故中必须坚持“以人为本”和“人的生命安全高于一切”的原则，要充分体现保障公共卫生、保障群众生命安全和提高医院应对各种突发事件的应急反应能力与处置水平，最大程度地减少人员伤亡和健康危害，把国家财产损失减低到最低程度，保障人民群众生命和财产安全，切实维护社会稳定。

具体做法：

1. 八类预警按颜色分类标识

蓝色预警——发生医疗紧急事件

紫色预警——发生暴力分子紧急事件

粉色预警——发生儿童走失紧急事件

黄色预警——发生灾难性紧急事件

红色预警——发生火灾紧急事件

银色预警——发生武器威胁紧急事件

灰色预警——发生炸弹威胁、可疑爆炸物紧急事件

橙色预警——发生危险品泄漏事件

2. 预警处置应对流程

范例：红色预警——发生火灾紧急事件

应急电话：当紧急呼叫时，请记住报告准确的位置（如楼层、科室、房间号）。

（1）当发生火灾时，按以下程序应对：

按报警器或拨打控制中心电话报警，启动红色预警信号。

采用抬、背、抱的方式转移着火区域的患者。

关闭门窗防治火势蔓延。

如果火情较小，则灭火。

如果火情太大，则撤离至安全区域，并打119报警。

（2）注意事项：所有人员必须熟悉本科室的灭火器、消火栓、消防面具、报警按钮、医用气体开关阀门的位置及疏散路线。

发生火灾险情时要镇定，以起火点为中心，按照先近后远、先上后下的原则，引导患者沿疏散路线疏散，禁止乘坐电梯。

（3）消防器材的使用方法

灭火器。反复摇2～3下，拔下保险销，上风处对准火苗根部按下灭火器压把。

消防面具。打开盒子、撕开外包装，拉下两颗橡胶圈、撑开带入头部、拉紧顶绳。

消火栓。打开消火栓门、按下火警按钮、接好水管，打开阀门。

（4）监控中心处置应对流程

值班人员甲通过对讲机通知就近保安人员前往救援，并立即通过电脑启动报警系统，需要时启动消防泵和喷淋泵。

值班人员乙启动消防广播，播报红色预警广播用语，通知有关科室前往救援。

三种广播用语（重播三遍）：

启动预警用语："紧急呼叫、紧急呼叫，现在某某楼某某科室，红色预警；重复某某楼某某科室，红色预警；请支援科室速到现场。"

人员疏散用语："全体人员请注意，全体人员请注意，现在某某楼启动红色预警，不是演习警情。正在控制中，请不要惊慌，不要拥挤，不要乘坐电梯，按照出口指引疏散到安全区域。请照顾好孕妇、老人和儿童。”

解除预警用语：“全体人员请注意，现在解除红色预警。”

达到效果：

四川省双流县妇幼保健院编制《紧急事件应对手册》运行三年来，成功处置突发事件5件，其中成功寻找走失3岁儿童和73岁老年痴呆各1人、控制“医闹”事件2件、抓获盗窃者1人。在平时演练中符合医院八类应对处置流程，且实际运用较好。最重要的是员工的安全意识和处置突发事件的能力全面加强，“四步处置法”牢记在心中。确保了安全生产，值得推广。

案例点评

“安全重于泰山”“人的生命高于一切”等这些耳熟能详的语句无不时时刻刻警醒着我们安全的重要性。2015年，天津市天津港发生的重大安全事件在我们的头上重重地敲了一个警钟——各级政府、管理机关、各行各业再不重视安全将是对他人和对自己生命的漠视！

安全是一种文化。重视安全、尊重生命，是先进文化的体现；忽视安全、轻视生命，则是落后文化的表现。作为“以患者为中心”的现代医院，安全这把“双刃剑”就牢牢的掌控在一院之长的“心中”和“手中”。四川省双流县妇幼保健院借鉴引进并结合实际，将繁杂的各类突发事件应对处置方案作了系统的提炼和精简，用人们最容易接受、最容易理解、最容易看见的方式制定了《紧急事件应对手册》，处置原则强化了在任何情况下员工和病员首先是保证自己的生命、然后是求救、其次是对应《紧急事件应急手册》按图索骥、最后才是向上级报告的安全事故“四步处置法”的“以人为本”的意识。牢牢的筑起了医院“安全防护墙”。

五、凝心聚力共谋发展举办医院文化艺术节活动——湖北省襄阳市中心医院

湖北省襄阳市中心医院集团化建设初具规模，一院三区两分院的格局已经形成，如何将不同医院文化融合、统一，对医院管理来说是一个新的挑战。

医院开展文化艺术节活动，文化艺术节以“患者至上、图强求精、友爱奉献、和谐发展”为主题开展系列活动。医院制定文化艺术节实施方案，成立组委会，负责文化艺术节活动的总体部署。组织召开动员大会，要求各部门提高对医院文化建设重要性的认识，要把组织参加活动作为宣传医院精神，展示医院形象，提高职工整体素质的重要工作来抓。按照“内聚人心、外树形象”的要求，认真做好活动的组织安排。

1. 优质服务暖人心，树立“患者至上”的理念　为了给患者提供安全、优质、满意的服务，文化节期间医院开展优质服务月活动。责任部门围绕医疗卫生职业精神组织医务人员开展“服务在我心”系列活动，通过文明用语、服务竞赛、医患沟通培训等活动，真正把人文关怀、优质服务融入到患者就医整个过程之中，努力构建和谐医患关系。

2. 劳动竞赛提素质，培养“图强求精”团队精神　开展各种类型的劳动竞赛和技能比武，营造比学赶帮的良好氛围。培养职工图强求精的团队精神和专业操守。

3. 文体活动聚活力，共谋医院“和谐发展”　文化艺术节以开展节日活动为契机，组织开展健康向上的文体活动，凝人心、聚活力。以节日民俗、文化娱乐和体育健身等活动为载体，积极挖掘传统节日的文化内涵，创新传统节日的载体形式，引导职工继承和弘扬中华民族的优秀传统，营造社会和谐、家庭幸福的浓厚节日氛围。

4. 志愿服务献爱心，营造“友爱奉献”的良好氛围　为弘扬“无私、奉献、友爱、互助”的志愿者精神，构建和谐医患关系，紧紧抓住医疗行业社会主义核

心价值体系建设这个根本，开展“贴心服务在病房”“爱心小屋”“健康服务到身边”“我是一束阳光”“周末奉献两小时”等主题志愿服务，为患者服务、为医院服务、为社会服务。让更多的职工参与到志愿服务活动中来，努力在全院范围内形成“人人关心，人人支持，人人参与，争创优质志愿服务”的活动氛围。

通过围绕主题活动，职工认同和遵守医院精神、价值理念和行为准则，大家自觉地把个人的目标追求与医院整体利益结合起来，逐步形成了建设医院、发展医院的强大凝聚力。“患者至上”的服务理念得到强化，医院的社会形象明显改善，2014 年医院服务综合满意度达 95% 以上，医院先后荣获“湖北省级最佳文明单位”、“全国职工教育培训示范点”、“全市维护消费者权益先进单位”等荣誉称号。襄阳日报、晚报均有报道了此次活动，为医院树立了良好的社会形象。医院每年将举办不同主题的文化艺术节活动，使医院文化建设不断创新求变，与时俱进。

案例点评

襄阳市中心医院通过开展医院文化艺术节活动，弘扬“患者至上、图强求精、友爱奉献、和谐发展”的健康文化。为构建和谐医院文化、有效促进医患关系提供了保障。以节日民俗、文化娱乐和体育健身等活动为载体，引导职工继承和弘扬中华民族的优秀传统，营造社会和谐、家庭幸福的浓厚节日氛围。开展形式多样的志愿服务活动，宣传医院的价值观和精神文化，在医务人员中倡导奉献精神，让员工把一切为了患者的理念化为自觉的行动。开展各种类型的劳动竞赛和技能比武，营造比学赶帮的良好氛围。

医院开展文化艺术节活动，有利于构建和谐医院文化，能够引导广大职工热爱医院、振奋精神、凝心聚力，为医院建设和发展做出贡献，襄阳市中心医院的文化艺术节活动是一个很好的范例。

六、附属医院文化特色——桂林医学院附属医院

作为医院的灵魂，文化是医院建设的重要组成部分和改革创新的强大动力，更是医院“软实力”的重要象征。

2013 年 3 月，桂林医学院附属医院第六次职代会明确提出：医院的办院宗旨是：病人利益第一、医疗质量第一、服务态度第一、医院声誉第一；愿景是：诚信医院、实力医院、和谐医院；目标是：建设成为专科特色鲜明的国家级优质三级甲等医院，区域性医疗医学中心。上述目标正是医院文化建设的核心，即如何通过医院文化建设有效解决群众普遍反映的“看病难、看病贵”问题是医院探索思考的问题。

1. 乘风破浪景色新——物质文化建设助力医院品牌形象提升　近年来，医院高度重视医院的物质文化建设，不断提升医院环境品质、改善院容院貌、更新服务设施，引进国际领先的医疗设备，为患者提供了整洁、温馨、舒适、便利的诊疗场所，从而给肉体与精神承受巨大痛苦的患者以双重抚慰；通过加强医院物质文化建设，还为员工提供良好的工作空间。在关心职工工作的同时关心职工家属的工作、学习和生活情况，解决后顾之忧。

2. 人间真情隔不断——“以人为本”助推医院行为文化建设　医院坚持“以人为本”，要求医护人员要有高尚的职业道德修养，用真情去营造医患关系的良好氛围，并促进医院行为文化建设。深入开展优质护理服务示范工程活动，医院的 34 个病房纷纷推出了一系列感动服务。系列温馨服务，使患者强烈感受到医疗服务的改善所带来的温暖。

3. 问渠哪得清如许——医院制度文化建设探微　“没有规矩，不成方圆”。近年以来，医院以三级甲等评审及优质医院创建为契机，积极、深入地加强制度文化建设，建立、健全了近 600 多项制度，如应急预案汇编、

质量管理流程图汇编等；修订了各级各类人员岗位职责、行为规范、工作流程、奖惩条例、考核细则等，细化到每一个工作岗位和工作流程，有效地规范了诊疗程序和行为。为实现从粗放型的行政化管理转变为精细的信息化管理打下良好基础，有力地促进了医院的发展。同时，医院还进一步加强了培训，努力提升一线医护人员的执行力。

4. 为有源头活水来——医院理念文化建设纪实　理念文化，是医院文化的核心和灵魂，是医院发展的原动力。近年来，医院为了规范医院理念，统一编印员工手册，明确了医院的发展理念、服务宗旨、医院精神、服务品牌、核心理念、道德准则、形象标准等，让职工在实际工作中贯彻落实，使员工能够真切地体会到医院文化催人奋进的现实力量。为了更好地服务群众，加大志愿者服务活动，让志愿者走向社会、社区、基层医院。

桂林医学院附属医院将文化分为四个层次进行建设：一是以医院的实体的物质形式表现出来的表层物质文化，如医院标识、建筑、绿化、保洁环境、设备、后勤保障、文化体育设施、信息网络要素等；二是以医院提供的医疗保健服务和医院的经营活动中产生的各种文化现象表现出来的浅层行为文化，如服务态度、医护技术、医患沟通、公共关系等；三是以医院的各种规章制度、管理规范、行为准则表现出来的中层制度文化；四是以医院员工的观念和行为直接表现出来的深层精神文化，包括员工的价值取向、服务理念、传统习惯等。通过四个层次的文化建设来解决患者看病难、看病贵的问题，取得良好社会效果。

通过采取上述措施，医院文化氛围浓厚，职工精神面貌焕发，医院各项工作步入新台阶。群众“看病难、看病贵”问题的得到缓解，门诊费用和住院费用得到有效控制，相对于国内同级医院而言处于较低的水平。

案例点评

当前，我国正在深入推进医疗卫生体制改革，努力促进基本公共卫生服务逐步均等化，切实缓解“看病难、看病贵”的问题。作为桂林领军医院的桂林医学院附属医院，是广西壮族自治区开展医改工作的重要先行者。在此背景下，桂林医学院附属医院通过四个层次推进文化建设，不仅是为了医院的长远发展，还承担解决桂林市群众“看病难、看病贵”的重任。由此可见，医院文化不只是一种理念，它还要成为医院迎接群众和市场检验的竞争力，解决患者看病难题的重要途径。

第十节　医院探索智慧医疗案例

智慧医疗的运用能够有效提升医疗机构的运营效率，对医患关系有积极的缓解作用。尤其是近年以来，随着“新医改”医疗信息化建设的加快，智慧医疗系统更是被赋予重要的使命，正是这样的各种有利因素的作用下，医疗机构持续不断地投入资金加强自身的智慧医疗系统建设。如本节精选的案例中第三军医大学西南医院的管理决策信息数字化平台，构建了无所不包的医院系统；温州医学院附属第一医院的门诊信息化建设医疗流程再造，让医院门诊实现零排队；甘孜州人民医院的远程医疗e网，实现了远程医疗、远程教育培训；上海市徐汇区中心医院的云医院-智慧医疗之探索，将互联网在医疗细分领域的垂直深耕成为现实；天津市宁河县医院制订了智慧医院五年蓝图，找到了最适合自己医院的以患者为中心的信息化建设；桂林医学院附属医院的“第五媒体”手机报作为医院宣传教育的一个新载体，夺人眼球。

一、数字化医院的构筑——第三军医大学西南医院

伴随着国际标准化的渗入，医院信息化建设从幕后

走向前台，成为医院整体战略的一部分。我国医院信息化经历了数年的飞速发展，目前正步入更高层次，向着全面数字化医院的方向迈进。这其中第三军医大学西南医院算得上是其中的先行者和佼佼者。从1999年起，医院全面启动运行了总后勤部配发的“军卫一号”系统。具体措施如下：

1. 构建管理决策信息数字化平台

（1）医疗质量控制系统：网络医疗质量控制是指医院质量控制人员通过网络对全院各科室的患者从入院直至出院的诊治情况进行全程实时质量检查控制的过程，是西南医院基于医院信息化体系提出的一种全新的质控理念和质控方式。根据这一思路，自行研发了基于医院内部信息网络平台的“网络医疗质量控制信息系统”。它具有病案实时检查、双向交流、质量评价、统计分析等功能，质控中心专家可通过该系统，随时检查调阅全院每位患者的医嘱、费用明细、病历记录、检验数据和影像资料，并通过网络与医生及时沟通，实现了真正的实时质量监控。运行6年多以来，共查出和反馈质控问题近5万条。

（2）医院综合管理查询系统：这是西南医院在“军卫一号”基础上自行开发的管理配套软件，系统完全按照医院管理思路设计开发，包括“院长管理系统”“机关管理系统”“科主任管理系统”等模块。系统的应用提高了管理者准确把握医院全局和细节的能力。

2. 挖掘需求，持续发展 西南医院信息化建设过程紧跟发展形势，积极挖掘需求和拓展应用，使信息化的发展不断向更高层次推进。

在西南医院门诊分诊处，某患者根据自己所提供的个人资料，很快得到工作人员发给他的一张“一卡通”，实现患者挂号、就诊、收费、发药、检查检验申请与报告查询、触摸屏及互联网查询、院内订餐与购物，网上及电话预约挂号、医保患者管理等功能。近年，西南医院又积极与社会公共信息化平台进行融合，开发了“城市一卡通，健康卡”系统。如今的患者使用同一张卡，不仅能完成如坐公交、购物等功能，还能在医院就诊、付费。利用健康卡储存的个人身份识别信息，可以在网上或手机上完成一系列医疗流程，包括挂号、医疗咨询、健康档案查询、费用查询、投诉建议等一系列“虚拟医院”功能。

移动医网系统。西南医院2005年率先利用互联网将医院HIS平台和短信平台实现对接，患者只需用手机输入自己的ID号码，发送短信就可以及时获得他所要的信息，如费用信息、检查报告、检验结果等，也可以进行业务咨询、短信投诉等。另外，医院还使用这个平台实现对特定用户的消息群发，从而辅助医院管理。

虚拟医院系统。西南医院在外网网站上开发了“虚拟医院”系统，包括网上挂号、网上医疗自寻、网上医患交流、公共卫生信息查询、患者个人就医信息查询等。

远程医学系统。西南医院共实现了基于卫星通讯、互联网和ISDN线路三种途径的远程医学信息系统。其中总后配发的“军卫二号”系统是主体，每周开展常规性的远程教学和会诊工作。同时利用基于互联网的远程医学信息系统，与周边中小医院和合作医院建立广泛联系，进行会诊和教学。

案例点评

西南医院经过十年的不懈努力，从内部数字化体系的构建、深入发展到提升数字化医院的智能性。西南医院全面数字化医院的构筑给我们的启示是，信息化是医院现代化管理的一个重要方面，医院的管理应引起足够的重视。战略决策与全员参与是医院信息化成功的关键。强调全员参与不仅能够使信息化工作顺利推进，更能够让员工在使用中逐渐从信息使用者变成设计者，从而提升医院的信息能力。

“总体规划、分步实施”有利于数字化医院进入良性发展轨道。医院信息化建设是系统工程，不能一蹴而就，需要总体规划、分步实施，并且随着计算机及通信技术的迅速发展，该总体规划应随之而适当地变化。每一步的具体实施，都必须制定出详细的方案，并要经过充分论证。

不断挖掘需求是医院信息化战略持续发展的保证。医院信息化建设并不是一件一劳永逸的事，它必将随着时间的变化而不断需要更新。作为医院信息的系统开发者和信息的使用者，都需要不断挖掘包括技术、科研、服务、管理等方面对信息的具体需求，如此才能促进医院信息系统在原有框架基础上不断向更高层次发展。

二、信息化让医院门诊实现零排队——温州医科大学附属第一医院

温州医科大学附属第一医院（简称“温医一院”）是浙江省三级甲等综合性医院。近年来，医院以推进预约诊疗服务工作为起点、以信息化条件下的医疗服务流程再造为抓手、以改进患者就诊体验满意度为标准、以全面建设智慧医院为目标，积极践行改善医疗服务，取得明显效果。被社会媒体赞誉为“消灭”了传统的挂号、缴费环节，实现了就诊流程“零”排队。

1. 医疗流程再造，以需求为导向　信息化条件下的医疗流程再造以“人性化”为导向，对我们的就医流程进行再造，让就医变得方便。2011 年 6 月，温医一院召开“实名制预约预存门诊服务流程信息发布会”提出“实名制预约预存门诊服务流程，是改造医学流程的重要基础”，既能使患者主动掌握并合理安排自己来院就诊时间，又能有效提高医院门诊的最大接诊量。在实名制预约预存门诊服务流程的基础上，温医一院推出诊间结算系统、支付宝预存支付等，免去了挂号、缴费，减少患者排队等候时间，通过药房自动化发药机的使用，变“人等药”模式为“药等人”模式。

2. 管理流程再造，以信息化为抓手　自主研发的医疗多功能自助服务、实名制预约预存、手机门诊、电子

病历、移动查房、手术室智能更衣、自动发药、检验自动流水线、办公无纸化等系统渗透到医疗、行政、后勤管理的方方面面。

3. 信息化建设，以人为本　一方面，以患者为中心，围绕方便患者就诊展开医疗流程再造，优化医疗服务流程，使患者真正得到方便、快捷、有效、安全和价廉的医疗卫生服务。提供门诊一站式服务，如会诊、转诊、特检预约、复诊预约；提供多种途径查阅报告单，如微信、支付宝、手机 APP；打造多渠道结算模式，如诊间、自助机、住院护士站结算；自主开发投用楼宇导航系统（问路机），对患者的就医线路进行动态导航。另一方面，以医护人员为本，围绕医护人员开展医疗流程优化，充分顺应人性需求，打破时间和空间的局限，降低其劳动强度，拥有良好的用户体验，系统才有生命力，才能取得真正意义上信息化流程的成功。

达到效果：

1. 实名制预约预存系统　2015 年 5 月份，实名制就医率 82.30%，预约率 67.74%，预存率 79.10%。

2. 床旁结算系统　2014 年 3 月启用护士站结算系统，2014 年 9 月护士站财务入院率 47%，床旁结算率 56%；2015 年 1 月护士站财务入院率 57%，床旁结算率 65%；2015 年 3 月护士站财务入院率 59%，床旁结算率 74%。

3. 医疗多功能自助机　2013 年 1 月 1 日至 12 月 31 日，总收入 31 亿元，自助机合计金额 10.3 亿元，窗口合计金额 9.65 亿元；2014 年 1 月 1 日至 12 月 31 日，总收入 39 亿元，自助机合计金额 15.81 亿元，窗口合计金额 8.09 亿元。

4. 诊间一站式服务　诊间结算、特检预约、复诊预约、会诊预约等，诊间一站式服务，取消“挂号”、“收费”环节，方便患者。

以上系统的研发及应用，对解决“看病难、看病烦”问题和改善医院“三长一短”现象起到明显作用，目前已有多家兄弟医院效仿实施。2014 年医院获中国医改管理创新奖、全国首家医患友好度示范医院、中国医疗机构公信力示范单位、中国健康产业八大领域之医院服务创新类“奇璞奖”，并连续两年获全市十大医院“患者满意度”第三方测评结果—综合性医院冠军。院长陈肖鸣入选全国卫生系统 2014 年度“推进医改服务百姓健康”十大新闻人物。（摘自《健康界》）

案例点评

温医一院领导层高度重视和正确认识医院信息化建设，全体员工积极参与，在信息化条件下，以患者为中心，以需求为导向，大胆改革，破除旧的观念和制度篱笆，实现医疗流程优化、再造和创新，提供优质的医疗服务。医院自主研发的医疗多功能自助机功能全面，让患者可以方便地完成就诊卡办理、现金预存、银联卡刷卡预存、用药清单查询、门诊电子病历自助打印、化验单打印、缴费、满意度调查等。自主开发投用楼宇导航系统（问路机），为患者提供动画导航，解决人工口述指路时的模糊或口误问题。减少在就医途中由于询路而浪费的时间，提高病患就医效率，提高用户就医满意度。

温医一院信息化建设核心理念是“以人为本”、“模式创新”。院长陈肖鸣提出“我们要的是信息化条件下的流程再造，而不要旧流程的信息化”的崭新观点，并以此指导医院的信息化建设。

三、远程医疗搭 e 线桥梁助发展惠民生——甘孜藏族自治州人民医院

甘孜藏族自治州人民医院结合自身医疗卫生基本情况，与四川大学华西医院、新疆医科大学附属医院、和睦家中国医疗基金会以及四川省人民医院建立了远程医疗合作关系，集合医院优势医疗资源，实现医疗资源的共享，方便了地处边远少的农牧民群众看病就医、提高

基层医疗服务水平，逐步实现农牧民群众大病不出县、重病不出州的目标。

由医院信息中心主导，医务部等多部门合作，医院与远程合作医院保持良好合作关系。由国家、省、州各级政府投入建立远程会诊室、候诊室、教学室，专人负责远程医疗及患者信息保密等相关工作。全院 wifi 覆盖，保护数据信息安全的同时，保证远程教学查房等工作正常开展。

医院针对甘孜藏族自治州边远民族地区卫生医疗发展现状，提出了远程医疗是整合利用医疗卫生资源，提升基层医疗卫生服务能力，改善农牧民看病难，看病贵问题的有效途径，并全面部署远程医疗系统建设工作，扎实推进，不断创新，结合医院实际建立了远程会诊、远程教学、远程辅检报告等远程医疗服务。

1. 远程医学教学服务　医院开展远程继续教育培训，其课程涉及各临床专科，以及医院运营管理、医疗质量管理、公共卫生教育培训等。通过直播、点播两种方式，按需为临床科室实际开展培训解决继续教育缺乏问题，使医务人员在不脱岗的情况下，低成本、高效率、持续地获得高质量的继续教育培训，提高医院医疗服务水平及管理水平。

2. 远程会诊咨询服务　医院提供 24 小时、实时互动、并可快速传输和查阅病历资料的远程会诊咨询服务。如患者有需要便可通过主管医生申请会诊，由医院信息中心专人负责，通过远程系统，省时、省钱、省力，不出州就能享受到优质医疗资源的服务，提升就医体验。此外，通过远程会诊，患者还可由上级医院提供的绿色通道转入上级医院进行下一步治疗，节约就医成本，进一步方便患者就医的同时，合理利用医疗资源，推进了双向转诊的实施。

3. 建立甘孜藏族自治州远程医学分中心及区域影像系统　医院成立了甘孜藏族自治州远程医学分中心，建立远程医学专家库，覆盖肝胆、心血管、呼吸等临床专科以及病理、检验、放射等医技专科，为18个县级医院提供与该院的会诊咨询及与该院和华西医院的三方会诊咨询，同时建立区域影像系统，使区域内医学影像资源实现了共享，解决了县级医院在诊断过程中遇到的很多疑难问题。提供上级医院远程课件传播的同时，提供汉、藏双语特色基础知识和临床应用的在线培训。不断提高各级医院的医疗技术和服务水平。

该院自远程医疗系统建立至今，实现了医疗信息、医学知识、医院管理的资源共享，会诊率逐年提升，共提供远程会诊咨询服务约500例，其中包括各种诊断不明病例、疑难病例、危重病例、高风险病例，解决了地处边远少地区，交通不便，医疗水平不高，人才引进困难的问题；节约了农牧民群众因长途转诊带来的大量车旅费、生活费等额外经济负担，解决了藏区农牧民外地就医语言不通的问题，让农牧群众不出州得到更优质医疗服务，也为急诊危重患者赢得了抢救时间，对提高当地百姓和农牧民群众的健康状况和生活质量具有重大现实意义，进一步推进了分级诊疗及双向转诊工作的实施，助推民生幸福工程。（摘自《健康界》）

案例点评

甘孜藏族自治州由于特殊的地理、历史、文化等原因，医疗卫生水平不高，人才引进困难，当地大部分地域交通不便，农牧民群众的经济承受能力低，群众看病难问题十分突出，而远程医疗就是解决问题的有效途径。该院通过互联网，利用远程系统，突破地域、时间的限制，将大医院更优质的医疗资源和先进技术延伸，并根据地区性特点，开展与县级医院及四川大学华西医院的藏、汉双语三方会诊，让藏区农牧民群众直观地享受到优质的医疗资源。同时，由于基层医院医疗教育水平低，该院积极探索民族地区特色继续教育，针对地区多发病打造地区特色课程，为基层医院医生提供更多的培训机会，提高边远地区医院医疗服务质量，缓解医疗资源分布的不平衡，促进分级医疗服务的逐步实现，带动甘孜藏族自治州民族卫生事业的快速发展。

四、云医院智慧医疗之探索——上海市徐汇区中心医院

居民医疗健康需求明确：看专业医生！节约时间！节约成本！2015年7月4日，国务院印发《关于积极推进“互联网+”行动的指导意见》，提出“推广在线医疗卫生新模式”。基于移动互联、传感、大数据、云计算新技术发展，得益政策驱动，上海市徐汇区中心医院依托扎实工作基础搭建“云医院”，为居民提供便捷经济的医疗健康服务，探索远程医疗的实践规范，长期整体提高慢病等疾患的诊疗及管控水平，降低社会医疗成本。

医院高度重视“云医院”工作，院长主抓，组建“工作小组”，制订“实施方案”，紧抓落实5大点：

1. 院内+院外，联动　院内，建立“云医院网络中心”；院外，布局“云医院布点”。

2. 线上+线下，闭合　线上，医患之间沟通，全程通过视频、音频实现，突破“传统面对面”，建立”云医院“的“视频面对面”，“掌上面对面”。线下，配合线上做好“到院付费”“到院检查”“到院取药”“到院住院”“到院手术”等服务。

3. 三级+转诊，分层　转诊，指3级医疗机构之间的分层诊疗及双向转诊。对患者实行扁平化基本医疗及健康管理，病情需要，经“云医院”酌情转二级或三级医疗机构，待患者病情稳定，转回原家庭医生，负责其康复随访。

4. 诊疗+健康，全程　诊疗，线上与线下、院内与院外、团队合作、全方位的完成问诊、检查、诊断、治疗方案（用药、进一步检查及特殊治疗）、复诊预约、支付、取药或药品配送、复诊及用药提醒。健康，线上与线下、院内与院外、团队协同、多维度的服务“云医

院”的新老病患，形成健康宣教、健康咨询、疾病筛查、就医导诊、心理安抚、诊后随访、康复指导的一条龙健康管理服务。

5. 系统+数据，集融　医院信息部门与第三方信息网络服务提供者，通力合作。提供数据集成与交互服务，实现异构平台下统一的信息访问与信息共享，构建了“云医院”与实体医疗机构间无缝一体化、线上线下集成数据融合平台。

上海市徐汇区中心医院”云医院”，自搭建使用以来，社会影响面较大，基于“云医院”的良好社会效应，包括中央电视台、《新民晚报》、第一医学频道、《康复》杂志、徐汇频道等在内多家媒体对“云医院”进行了报道；国务院发展中心、工信部电子元器件行业发展中心、国家科学技术奖励办、医学科技促进工作委员会、上海市区政府、上海市卫计委、徐汇区卫计委及区内相关领导，均到实地指导“云医院”的建设及推进。这不仅加大、加快了“云医院”的宣传普及、建设推进，更给“云医院”添了压力、压了责任，推动了“云医院”加速稳健发展。

案例点评

上海市徐汇区中心医院大胆创新、敢于突破，“云医院”将互联网在医疗细分领域的垂直深耕，成为现实；并以“互联网”为载体，将物联网、移动、传感、大数据、云计算等高新技术手段充分融入医疗健康服务；紧密挂靠线下各级医疗机构（三级、二级医院、社区卫生服务中心及站点、养老院、医务室、公园等公共场所的休憩角，落地医疗实践，实现线上线下的联动闭合；同时又是疾病“从防到治，从治到访”的全程关爱、全程服务。“云医院”布局设计起点较高，涵盖了“智慧医疗”的精髓，是“智慧医疗”临床应用的极佳示范案例。

“云医院”服务系统层面，可以有效提高医疗和健康管理服务的质量和效率、控制成本、提供便捷访问的医疗和健康管理服务；“云医院”技术层面，可穿戴设备等传感通讯技术、移动互联技术、以及终端“卫护远程医疗机器人”的应用，使医生-患者-设备-平台，人人相连、物物相连，实时相联、时时相联；医疗机构层面，三级医疗机构纵向联动，通过平台分级诊疗，转诊会诊，利于医疗资源合理配置，缓解看病难、看病贵的问题，是医改的可行性实践方案。“云医院”创新模式在实践中正不断完善、规范，该模式的复制推广，将助力医改推进，提高整体医疗健康管理水平及效率、缩减社会医疗开支。

五、以患者为中心的信息化建设——天津市宁河县医院

天津市宁河县医院由于医院医疗业务逐年迅速增长，大部分基础设施、设备（包括网络与信息设施、设备）、人才资源的使用相继接近满负荷甚至超负荷。随着市场经济体系的建立和卫生改革不断深化，医疗市场竞争日趋激烈，医院面临的内、外环境发生了根本变化，生存发展面临着前所未有的巨大压力。医院审时度势，及时制定了以患者为中心的信息化建设目标，描绘了医院未来五年建设发展的宏伟蓝图，并把智慧医院建设作为了其中的一项重要内容。

2010 年：住院电子病历系统和 OA 办公系统的建立

本年工作的主要内容是：对门诊医生工作站、住院医生工作站、药品管理、检验、医技等主要系统的进行程序更新及完善；增加住院电子病历系统、手术麻醉管理系统、OA 办公系统、无线网络的建设、数字认证工作等。

2011 年：中心机房和容灾备份机房的建设，门诊电子病历系统

为了使医院信息安全可靠运行，将对中心机房全面改造，并增加容灾备份机房。新增加一台杀毒软件服务

器，用于安装网络版杀毒软件，以满足日益增加的业务需求。

2012 年：提高、完善

本年工作的主要内容是：开发心电图网络系统、临床路径系统；全面升级医学影像系统（PACS）；加强医技科室、药剂科室信息化建设强度。完善已有的系统功能，扩大使用范围。

2013 年：开发新产品、进一步提高

本年工作的主要内容是：开发医学知识库、完成历史数据的电子化；开发主索引系统，完成移动护理和移动查房系统，实现部分数据与市卫生局平台的链接等。

2014 年：科研成果、高效服务

本年工作的主要内容是：完善前期开发工作的内容；完成血液透析中心管理系统、ICU 管理系统、PM 风险控制设备管理系统，全过程药品审核系统上线工作；完成申报电子病历应用水平 6 级的评审工作；完成评审 HIMSS6 工作；配合 JCI 复审改造工作，应用数据分析和数据挖掘技术对信息进行分析。

2011 年，医院在卫生部抗菌药物专项检查全国二级医院排名第一；2012 年 1 月，顺利通过国际联合评审委员会（JCI 第四版）的认证，是全国唯一的一所二级甲等医院 JCI 认证的县级医院；2014 年 5 月通过卫生部电子病历六级评审；2014 年 10 月，通过 ISO15189 认可；11 月顺利通过了 HIMSS EMEAM6 认证工作，也是国内第一家通过 HIMSS EMEAM6 级认证的县医院；2015 年 1 月顺利通过了 JCI 二次评审认证。

案例点评

信息化技术能促进医院各项改革措施的落实，推动医院改革的深化，信息技术已日益成为提高医院科学管理水平、医疗服务质量和医疗工作效率的有力手段，加快信息化建设是深化医院改革、促进医院发展的必然要求。

在天津市宁河县医院的信息化改革中，医院审时度势，及时制订了以患者为中心的信息化建设目标。同时，医院深刻认识到，医院信息化建设不是短期行为，选择一个适合自己医院的厂商比选择一个所谓“优秀”的厂商更重要。只有适合自己医院的厂商才能有长期合作的基础，才能让双方在长期合作中都获益。

六、手机报助力医院宣传“第五媒体”实现全院覆盖——桂林医学院附属医院

当今时代，被称为“信息化时代”，在人们正关注第四媒体——网络媒体的同时，一种以手机短信为主要形式的新的传播媒体，也被人称之为“第五媒体”或“拇指媒体”的手机媒体正以势不可当之势吸引了越来越多的关注。与所有综合性医院类似，桂林医学院附属医院本身存在的四个特殊性。①职工众多：全院各类职工达2000多人，没有任何一个会议室能够容纳所有职工集中学习传达相关精神；②医院承担救死扶伤的社会重任，全院职工分布在不同的医疗岗位，无法歇业集中学习；③如果将所有学习资料以文字资料形式下发造成巨大浪费，并且职工也不方便学习；④医院大批年轻员工已经不习惯传统书面文字学习，喜欢通过电子信息形式随时浏览学习。

医院对于以上问题高度重视并一直以来都致力解决这个现实的问题。经过研究决定通过移动通信MAS平台每月推出大家喜闻乐见的形式——三种手机报，即桂林医学院附院新闻手机报、党员手机报、知识普及版手机报，解决以上问题，实现职工宣传全覆盖。

附院新闻手机报主要对医院相关新闻进行报道，让职工全面了解医院发展中的点滴，使职工具有主人翁意识。党员手机报紧扣热点，宣传内容富含时效性。重点选取中央最新动态精神以及新近出台的医改政策进行解读，确保教育宣传时效性、常态化、动态化。通过三种手机报，针对不同层面的职工、党员进行分类宣传与

教育。

手机报的内容由宣传科专人负责采集，由党办、组织科、纪委监察、医务部、护理部等相关部门按规定上报相关内容，使手机报内容的实效性、针对性、权威性得到保障。

医院从2012年以来对手机报——“第五媒体”开始了探索，在广西区内比较超前。通过三种手机报——“第五媒体”的支持，医院宣传模式全新亮相，即传统与现代相结合；纸质化与信息化相结合；集中学习与个人学习相结合。既符合职工的需求，又克服了医院存在的特殊困难，达到“随时、随地、随身”的特点，真正达到宣传100%全覆盖。特别手机报以其形式新、更新快、接收方便、成本低廉、互动性强等特点，成为医院宣传教育的重要阵地之一，小小的手机屏幕已成为广大员工了解最新医院信息的高效沟通平台。

截至目前，医院共发布附院新闻手机报85期；党员手机报、知识普及版手机报各35期。

院内手机报的发布是医院提升管理品质、加速信息化建设、扩大宣传媒介的新举措，通过手机报平台搭建起的全院信息网络通道，也将更好地服务于广大职工，让全体职工随时随地感知医院动态、领会医院精神。手机报得到医院当地媒体多次报道。同时，案例获得广西卫计委2014年卫生思想政治工作基层党建创新典型案例一等奖。

案例点评

桂林医学院附属医院以“第五媒体”手机报作为医院宣传教育的一个新载体，以其形式新、更新快、接收方便、成本低廉、互动性强等特点，取得了一定的成绩，得到职工广泛认可。

但是，手机报的工作仍然需要进一步的探索与探讨。一是手机报的互动性仍需进一步探索。手机报本身的特点就是具有互动性，但是，目前医院手机报仍然主要停留在宣教功能方面，互动性仍需进一步探索与实践。二是手机报的周期过长，信息量仍需增强。由于各种原因，医院三种手机报目前常规是每月一期，也就是每月三期（新闻版、党员版、知识普及版），遇到重大事件才及时发布手机报。因此，手机报的周期与信息量仍需增强。三是多部门参与与专人采编培训需加强。医院手机报的内容来自不同部门，部门提供手机报信息的及时性与准确性需进一步培训。手机报专人的采编能力也需进一步加强，只有通过培训，才能进一步提高手机报的质量，达到医院的要求与初衷。

第六章 自测题

为巩固理论成果，检验学习成效，我们特精编了70道简答题、70道判断题和80道选择题。此测试题可用于县级医院院长学习后的自测和医院管理干部情况的考核。

一、简答题

1. “泰罗制”的内容。
2. 梅奥人际关系学说。
3. 马斯洛需要层次理论。
4. 简述熊彼特创新的五种形式。
5. 蓝海战略与红海战略的异同。
6. X-Y理论的主要内容。
7. 战略积分卡与平衡计分卡的区别。
8. PDCA循环的内涵和补助。
9. 六西格玛管理的特征。
10. 什么是医院？
11. 医院管理职能包括哪几个方面？
12. 什么是医院文化？
13. 国内医院现行的分级管理内容？
14. 什么是医院科研管理？
15. 什么是医院学科建设？
16. 医院战略管理的定义是什么？

17. 创新思维转化为管理创新行为的过程？

18. 院长如何运用 PDCA 循环加强医院质量管理？

19. 院长推行医疗技术创新的主要举措有哪些？

20. 什么是 JCI 认证？JCI 认证与等级医院评审的区别在哪里？

21. 护理垂直管理实行哪种管理架构？

22. 国家卫计委公布的护理事业 2011—2015 年纲要提出，到 2015 年，二、三级医院的床护比要达到多少？

23. 医院门诊部的主要管理职责是什么？

24. 加强门诊管理，重点应做好哪几个方面的工作？

25. 何为住院医师规范化培训？

26. 医院继续医学教育的概念、目的和涉及对象？

27. 谈谈医院在转化医学研究中应承担的任务？

28. 电子病历的定义？

29. 医院内部人力资源调配遵循的主要原则是什么？

30. 实行年薪契约式激励机制应包括哪些重点内容？

31. 平衡计分卡绩效管理模式的构建，要落实哪几个重点步骤？

32. 如何开展医疗设备购置财务可行性论证？

33. 医院一般物资或项目招标流程有哪些？

34. 医院预算分析和评估如何进行？

35. 医院成本管理控制可从哪几个方面进行？

36. 医院价格管理的任务包括哪些内容？

37. 什么是医院经济合同？合同管理风险控制包括哪些内容？

38. 请问新型农村合作医疗的参保对象是什么？采用什么方式筹集资金？

39. 医院医保管理主要做好哪两个方面的宣传工作？

40. 医院医保质量管理主要医保统计指标分哪几类？

41. 请问医保工作设计与规划的主要内容？

42. 医疗机构药事管理工作的含义？

43. 医疗设备管理原则是什么？

44. 试述医院设备管理的任务和内容？

45. 医用耗材采购评标时应坚持哪些原则？

46. 试述医用耗材追溯管理？

47. 什么是健康教育？

48. 加强区域流行病学管理，如何做好防控措施？

49. 医院感染重点部门有哪些？

50. 何谓标准预防？

51. 洗手五大指征？

52. 何为医院的后勤保障管理？

53. 何为后勤服务中心？

54. 医院建筑总体规划布局的原则？

55. 医院基本建设项目招标应重点注意哪些环节？

56. 县级医院规划应注意哪些问题？

57. 列举医院实行目标管理的形式。

58. 简述无锡市第二人民医院事业部制改革的重点内容。

59. 医院纪检监察如何做好信访工作？

60. 医院宣传工作的主要内容有哪些？

61. 医院领导活动的原则。

62. 什么是院长领导力？

63. “领导”与“管理”的区别？

64. 请简述医院法制化建设的意义。

65. 医师在执业活动中享有哪些权利？

66. 依据《中华人民共和国侵权责任法》，哪些情形下推定医疗机构有过错？哪些情形医疗机构不承担赔偿责任？

67. 《麻醉药品和精神药品管理条例》对麻精药品的储存有何规定？

68. 医院各专业委员会应具备哪些共同职责？

69. 医疗十五项核心制度包括哪些制度？

70. 院务公开的主要内容包括哪些？

二、判断题

1. 丰田生产方式的四大要素，是指准时生产、自动化、少人化、创新方法。

2. 按照《综合医院分级管理标准》，我国医院可确定为甲、乙、丙三级，每级分三等。

3. 平衡计分卡的四个维度指：财务、客户、内部运营、外部关系。

4. 蓝海战略的市场是已经接近饱和的已知市场空间。

5. Y 理论的管理策略是严格控制员工工作，约束员工行为，采取强制或惩罚的方式来要求员工，拒绝员工参与到管理过程中。

6. FEMA 失效模式和效果分析是质量管理的工具之一，是对管理失败的总结和分析。

7. 西格玛（σ）在统计学上表示“方差”，是度量一个过程的输出结果的离散程度的指标。

8. 零库存管理的内涵即为库存为“空”。

9. QCC 品管圈的活动小组每次活动选择多个主题，同时进行，可以很大程度上提高效率。

10. 战略计分卡的基本框架主要包括财务、客户、内部业务流程和学习与成长四个层面。它的目标和指标来源于组织的使命、核心价值观、远景和战略。

11. 医院感染也包括住院患者入院时已经处于潜伏期的感染。

12. 医院成本管理的范畴仅限于医院运行所需的水电气以及设备资产。

13. 医院文化只要注重精神层面的内涵建设就可以了。

14. 医院门诊是指医务工作者在医院设定的诊疗场所为所有的患者与人群检查身体、诊治疾病、指导防病的医疗服务形式。

15. 以丁涵章、马骏、陈洁等于 1998 年主编的《现代医院管理全书》（杭州出版社出版）成为了第四代中国医院管理理论的重要标志。

16. 医院应强制医务人员报告医疗安全（不良）事

件，提高不良事件上报率。

17. 医院应对全院各临床医技科室开展的所有医疗技术项目予以扶持。

18. 推行“分级诊疗、双向转诊”的目的是提升县级公立医院的经济效益和社会效益，扩大病源，为更多的患者服务。

19. 2012 年卫计委发布了关于实施医院护士岗位管理的指导意见要求，护理管理岗位、临床护理岗位应当占全院护士岗位总数的 90% 以上。

20. 护理部的职权范围是负责全院护理人员的培训、院内调配、考核、奖惩，护士的调出、调入、晋升、提级、任免及护校毕业生的院内分配等。

21. 门诊部只需要负责门诊服务质量的管理，门诊医疗质量管理应由医务处/科负责。

22. 多学科门诊应由副主任医师以及以上资质的临床专家出诊，影像科和检验科属于医技科室，不参加多学科门诊。

23. 附属医院是学校的重要组成部分，其教学、科研、学科建设工作同时接受学校的指导，其教学任务仅指临床理论教学。

24. 药物临床试验是新药上市后在人体进行的安全性和有效性的科学评价过程。

25. Word 等文字处理软件编辑、打印的病历文档属于电子病历的范畴。

26. 集成信息平台为临床数据中心的数据来源提供了技术基础和保障，通过信息标准、交换原则的制订，对业务系统提供标准的信息交换服务，不能确保数据交换过程的安全性、可靠性，实现数据在系统平台范围内自由、可靠、可信的交换。

27. 物联网的概念最早是在我国提出的。

28. 医院人才引进和招聘工作是一项实行公开竞争的人事政策，是人力资源规划与调配工作的延伸和内在表现形式。

29. 医院主要是以专业技术向社会提供公益服务，所以医院在岗位设置的过程中，应该保持专业岗位的主体地位，卫技人员占全院总人数80%以上。

30. 绩效与薪酬是衡量同一件事物的两个不同方面，所以相互必须要关联运用。

31. “二次分配”在绩效与薪酬管理系统中无足轻重，没有必要对其过程加以督导。

32. 建立骨干人群薪酬激励机制，重点考虑的是绩效管理中的贡献大小要素。

33. 比较分析是为了说明财务数据之间的数量关系与数量差异，为进一步的分析指明方向。

34. 在用资产类指标判断单位规模时，所有资产均应列入计算，包括“待摊费用”“递延资产”“待处理财产损失”等虚资产。

35. 公立医院资产由医院自行管理。

36. 全部或部分使用国有资金投资或者国家融资的项目必须进行招标。

37. 政府采购采用公开招标、邀请招标、竞争性谈判、单一来源采购、询价以及国务院采购监督管理部门认定的其他采购方式。其中，公开招标应作为政府采购的主要采购方式。

38. 医院年度财务收支预算编制须遵循事业单位预算编制原则并采用滚动、零基及弹性预算法相结合。允许进行赤字预算。

39. 非医院购进的医用品和器材，临床上可参考同类用品组织收费。

40. 可行性研究与决策审批两个工作内容不得由一人兼任。

41. 公立医院可将本院持有的卫生设施作为医院贷款的抵押物。

42. 参加我国城镇职工基本医疗保险费的退休人员个人不需缴纳基本医疗保险费。

43. 我国的基本医疗保险制度以城镇职工基本医疗

保险制度、商业医疗保险制度和新型农村合作医疗制度三大制度为主体。

44. 城镇居民基本医疗保险建立的是以大病统筹为主的医疗保险制度，居民医保的参保人员不建立个人账户。

45. 定点医疗机构信用等级按分值高低进行排序，依次分为A级、AA级和AAA级。

46. 城镇职工医疗保险由用人单位和参保职工按照工资总额的一定比例共同缴纳组成社会医疗统筹和个人账户两项基金，其中用人单位缴费率一般控制在职工工资总额的6%左右，职工个人缴费率一般为本人工资收入的3%，退休人员个人不需缴纳基本医疗保险费。

47. 医院药品质量与安全管理体系包括：医院药品质量监督领导小组、药剂科药品质量检查小组、各部门药品质量监督员。

48. 医疗设备的装备管理是指采购验收以后的管理。

49. 植入性医用耗材的相关档案满三年后可随意处置。

50. 放射工作人员放射体检每年一次。

51. 医院后勤能源消耗中，电梯是耗能最大设备约占总量的50%，是为患者和员工提供便捷交通的必备设备。

52. 在外包服务考核结果的应用中，须每季度数据汇总，作专项分析即可，无须对整改举措进行跟踪成效。

53. 医院的信息安全管理就是建立完善的管理制度。

54. 医院文化只需传承不必创新。

55. 纪检监察的工作方针是标本兼治、保证质量、惩防并举、注重预防。

56. 志愿者招募仅局限于面向社会，招募社会志愿者。

57. 院长的政治素质是指政治、思想和道德三方面的总和，也是医院院长必须具备的首要条件。

58. 院长知识素质的总体结构，一般来讲为“361”

结构模式，即30%为管理科学知识，60%为医学专业知识，10%为其他人文科学和辅助科学等知识。

59. 领导和管理都是以人为导向，注重对人的行为的影响。

60. 领导力的本质就是获得医院员工的追随与服从，即院长通过其影响力来影响追随者的行为以达到医院各种目标，这是一种与职务高度关联的影响力。

61. 床位在100张以上的医疗机构，其《医疗机构执业许可证》应每三年校验一次。校验由医疗机构所在地卫生行政部门办理。

62. 由于医院感染暴发直接导致患者死亡的，医疗机构应当于12小时内向所在地县级地方人民政府卫生行政部门报告。

63. 依据《中华人民共和国侵权责任法》，如果患者能够证明医疗机构违反法律、行政法规、规章以及其他有关诊疗规范的规定造成患者损害的，就应承担损害赔偿责任。

64. 国家实行医师执业注册制度。医师经注册后可以在任何医院从事任何医疗活动。

65. 医疗机构产生的医疗废物应自行处置。

66. 医院各岗位职责一旦拟定审批后将永远不用修订。

67. 部门职责有调整或岗位有新增时，员工岗位职责应在下一年度再进行修订。

68. 全院所有的岗位职责编写均由人事科负责完成。

69. 医院制定的制度只需要考虑是否便于管理者管理，无需考虑其他因素。

70. 制度制定后将一劳永逸无需再做修改完善。

三、多选题

1. 迈克尔·波特明确提出了三种成功型的通用战略，指：(　　)

A. 成本领先战略　　B. 差异化战略
C. 集中化战略　　D. 多元化战略

2. 赫茨伯格提出的双因素理论指（　　）
A. 激励因素　　B. 刺激因素
C. 保健因素　　D. 感恩因素

3. 布姆斯与比特纳在传统市场营销理论4P（产品、价格、促销、渠道）基础上，增加哪3个“服务性的P”，组成7P理论。（　　）
A. 人　　B. 过程
C. 物质环境　　D. 打折

4. 彼得·圣吉提出了创建学习型组织的“五项修炼”，是指：（　　）
A. 自我超越　　B. 改善心智模式
C. 建立共同愿景　　D. 团队学习
E. 系统思考

5. 以下哪些商品不满足“边际效用递减规律”（　　）
A. 毒品　　B. 面包
C. 水　　D. 成套邮票

6. 以下哪些假设不属于X理论（　　）
A. 人们本质上是懒惰的，要靠外力刺激才能努力工作，只要有可能，人们就会逃避工作，逃避责任、安于现状。
B. 由于员工不喜欢工作，追求的是员工个人目标，因此必须采取强制措施或惩罚办法，才能让他们的行为与组织目标保持一致。
C. 只有很少的人才是理性的，能够自我激励和管理他人，因此这些人才能管理员工。
D. 当给员工努力工作的机会时，他们会把组织的目标当作自己的目标而努力，如果员工对某些工作做出承诺，他们会进行自我指导和自我控制，以完成任务。

7. 德尔菲专家咨询法由（　　）提出
A. 海尔默　　B. 朱兰

C. 莱斯切尔　　D. 帕累托

8. 哪些项不是 SWOT 分析的要素（　　）

A. 优势　　B. 劣势　　C. 成本

D. 机会　　E. 威胁

9. FMEA 失效模式和效果分析可细分为（　　）

A. 设计 FMEA　　B. 过程 FMEA

C. 设备 FMEA　　D. 结果 FMEA

E. 体系 FMEA

10. 5S 管理法的具体内容是（　　）

A. 整理　　B. 整顿　　C. 清扫

D. 激励　　E. 培养　　F. 清洁

G. 修养

11. CRM 的要素包括（　　）

A. 管理模式　　B. 信息技术

C. 经营理念　　D. 应用功能

12. PDCA 循环的阶段是（　　）

A. 选择　　B. 计划　　C. 实施

D. 检查　　E. 处置

13. 战略积分卡的基本框架主要包括（　　）这几个层面

A. 财务　　B. 客户

C. 外部交流　　D. 内部业务流程

E. 管理水平　　F. 学习与成长

14. 蓝海战略的精髓在于（　　）

A. 发掘传统市场边界之外的潜在需求

B. 整合企业行为

C. 创造差异化兼具低成本的有效供给

D. 攫取已知需求下的更大市场份额

15. 医院主要有哪四大基本功能（　　）

A. 医疗　　B. 教学

C. 科学研究　　D. 社会预防

16. 医院工作的特点有哪些（　　）

A. 医疗服务对象具有特殊性

B. 医疗服务具有很强的科学性

C. 医疗服务具有极强的时效性

D. 医疗服务具有整体性

E. 医疗服务具有社会性

17. 医院全面质量管理的原则包括哪些（　　）

A. 全面管理　　B. 倡导督促

C. 全员参与　　D. 转变意识

E. 全过程管理　　F. 科学管理

18. 医院战略管理包括哪几个层次（　　）

A. 总体战略　　B. 中长期战略

C. 业务战略　　D. 职能战略

19. 医院管理创新包括哪几个方面（　　）

A. 提出一个新的医院经营思路

B. 创设一个新的医院组织机构并使之有效运转

C. 提出一个新的医院管理方式、方法

D. 设计一种新的医院管理模式

E. 进行一项医院管理制度的创新

20. 我国的医院管理学理论发展主要经历了哪几个阶段（　　）

A. 新中国成立前后的模仿阶段

B. 20 世纪 60 年代至 90 年代的经典创立阶段

C. 20 世纪 90 年代末期改革发展阶段

D. 21 世纪初以来新的发展阶段

21. 下列属于国际患者安全目标的是（　　）

A. 严格执行查对制度，正确识别患者身份

B. 强化手术安全核查，防止手术患者、手术部位及术式错误

C. 减少医院感染的风险

D. 强化临床“危急值”报告制度

E. 防范与减少患者跌倒、坠床等意外伤害

22. 下列关于医疗技术管理描述正确的是（　　）

A. 第一类医疗技术由医疗机构进行常规管理

B. 第二类医疗技术是指安全性、有效性确切，涉及重大伦理问题的医疗技术

C. 第二类医疗技术应由卫生行政部门加以控制管理
D. 涉及需要使用稀缺资源的医疗技术属于第三类医疗技术
E. 医疗机构开展第二、三类医疗技术必须经过卫生行政部门的审核

23. 哪些情况下医务人员必须书面告知患者或家属医疗风险、替代医疗方案（　　）
A. 需要实施手术的
B. 需要实施特殊检查的
C. 需要使用自费药物的
D. 需要实施特殊治疗的
E. 需要进行病理检查的

24. 护理垂直管理包括哪些方面（　　）
A. 人、财、物　　B. 责任
C. 权利　　D. 利益

25. 合理的护理人力资源管理包括哪些方法（　　）
A. 弹性排班
B. 非护理岗位的护士占用护士编制
C. 固定排班
D. 建立应急人力资源库

26. 护理责任组长的职责是（　　）
A. 分管危重患者
B. 分管病情相对稳定的患者
C. 质量监控
D. 协调指导

27. 开展临床护理路径的效果有哪些（　　）
A. 减少医疗费用
B. 降低住院天数
C. 提高患者满意度
D. 促使护理工作规范化、标准化

28. 医技科室拥有（　　）的特点
A. 诊疗仪器设备多　　B. 更新周期短
C. 要求条件高　　D. 更新换代快

29. 医技科室精密贵重仪器的四定是指（　　）
A. 定位放置　　B. 定人保管
C. 定期检查　　D. 定期维修

30. 预约挂号的方式包括（　　）
A. 现场预约　　B. 电话预约
C. 网络预约　　D. 他人代约

31. 导诊预约台的职责主要是（　　）
A. 预约挂号手续办理　　B. 登记联络
C. 为患者发预约就诊号　　D. 提供患者咨询服务

32. 科研选题的原则主要包括哪些方面（　　）
A. 目的性　　B. 创新性　　C. 科学性

33. 科研经费的使用原则包括哪些（　　）
A. 政策性原则　　B. 计划性原则　　C. 节约性原则

34. 科技档案可按照哪些类别进行整理与归档（　　）
A. 任务来源类　　B. 原始记录类
C. 成果鉴定类　　D. 成果奖励类
E. 成果推广应用类

35. 《医院信息系统基本功能规范》根据数据流量、流向及处理过程，将整个医院信息系统可以划分为（　　）个部分
A. 临床诊疗部分
B. 药品管理部分
C. 经济管理部分
D. 综合管理与统计分析部分
E. 外部接口部分

36. 《医院信息系统基本功能规范》指出，医院信息总体可分为（　　）与（　　）两大类
A. 财务信息　　B. 影像信息
C. 检验信息　　D. 临床信息
E. 管理信息

37. 集成平台的建设台包括的主要门户有（　　）
A. 医务人员门户　　B. 医院管理人员门户
C. 患者公众服务门户　　D. 闲杂人等门户

38. 医院岗位设置遵循的主要原则有（ ）

A. 有效配合原则 B. 最低数量原则

C. 岗责相符原则 D. 递次设置原则

39. 根据职称和执业年限来分层，临床医生的培养模式为：（ ）

A. 初级医生全科化 B. 中级医生专科化

C. 高级医生导师化 D. 高级医生专病化

40. 下列哪些做法属于人才激励机制（ ）

A. 利益激励 B. 成就激励

C. 感情激励 D. 参与激励

41. 常用的绩效管理模式包括但不仅限于（ ）

A. 360 度反馈法 B. 平衡计分卡法

C. 强制正态分布法 D. 要素评分法

42. 平衡计分卡绩效管理模式主要通过（ ）四个维度进行绩效评价

A. 劳动行为 B. 财务

C. 内部运行管理 D. 顾客

E. 效率 F. 学习成长

43. KPI 的遴选应重点遵循哪些原则（ ）

A. 成长性原则 B. 全面性原则

C. 可度量原则 D. 竞争力原则

E. 层次性原则

44. 医院经济分析的主要方法（ ）

A. 比较分析 B. 趋势分析

C. 因素分析 D. 比率分析

45. 医院的基本报表（ ）

A. 资产负债表 B. 收入支出总表

C. 损益表 D. 现金流量表

46. 常用偿债能力指标（ ）

A. 资产负债率 B. 流动比率

C. 速动比率 D. 应收账款周转率

47. 邀请招标适用的情形（ ）

A. 货物或服务具有特殊性，只能从有限范围的供应

商处采购
B. 只能从唯一供应商处采购
C. 采用公开招标方式的费用占政府采购项目总价值的比例过大的
D. 发生了不可预见的紧急情况，不能从其他供应商处采购

48. 医院支出预算编制包括（ ）
A. 人员经费 B. 材料耗费
C. 公用经费 D. 其他支出

49. 医院对基本建设项目的内部审计主要包括（ ）
A. 工程预算编制依据审查
B. 工程施工招投标审查
C. 工程竣工决算审查

50. 医院医保管理质量控制一般从哪些层次实施（ ）
A. 院部质量控制 B. 科室质量控制
C. 机构质量控制 D. 个体质量控制

51. 医院医疗保险费用结算范围主要包括（ ）
A. 门诊医疗费用
B. 住院医疗费用
C. 家庭康复费用

52. 定点医疗机构信用等级评价考核的内容主要包括（ ）
A. 自律管理 B. 医保协议履行
C. 医保基金绩效 D. 参保人员满意度

53. 二级以上医院药事管理与治疗学委员会的组成成员有（ ）
A. 具有高级技术职务任职资格的药学人员
B. 具有高级技术职务任职资格的临床医学人员
C. 具有高级技术职务任职资格的护理和医院感染管理人员
D. 具有高级技术职务任职资格的医院后勤管理人员
E. 具有高级技术职务任职资格的医疗行政管理人员

54. 药品使用质量与安全管理主要考核指标包括（ ）

A. 处方质量指标　　B. 药品质量指标
C. 药品使用安全指标　　D. 药品经济指标
E. 基本药物配备率、基本药物使用金额占比等其他指标

55. 医疗设备管理包括哪五个方面（　　）
A. 在科学论证的基础上规范采购流程
B. 建立和完善医院医疗设备管理体制
C. 提高设备的使用率和完好率，保证设备始终处于最佳状态
D. 建立完善的医疗设备档案管理
E. 注重医疗设备的经济管理

56. 公共卫生服务内容包括（　　）
A. 建立居民健康档案　　B. 健康教育
C. 预防接种　　D. 传染病防治
E. 儿童保健

57. 放射工作人员安全管理包括有（　　）
A. 每两年一次放射体检
B. 每四年一次辐射安全知识培训
C. 佩戴个人计量仪

58. 医院感染感染管理工作的目的是致力于降低哪些人群发生感染的风险（　　）
A. 患者　　B. 医院员工
C. 临时工作人员　　D. 志愿者
E. 实习生以及探视者

59. 医疗废弃物分哪五类（　　）
A. 感染性废物　　B. 病理性废物
C. 损伤性废物　　D. 药物性废物
E. 化学性废物

60. 医院基本建设规划应包括哪些（　　）
A. 医院总体建筑规模
B. 医院建筑总体规划布局
C. 医院总体规划实施方案

61. 督查督办的主要方式有哪些（　　）
A. 催办督查　　B. 专项督查

C. 实地督查　　D. 跟踪督查

62. 学科群建设的基本构架分为哪三个层次（　　）

A. 核心学科

B. 紧密层学科

C. 外延层学科

63. “三重一大”集体决策制度包含哪些内容（　　）

A. 重大问题决策　　B. 重要干部任免

C. 重大项目投资决策　　D. 大额资金使用

64. 医院纪检监察主要职能有哪些（　　）

A. 教育职能　　B. 监督职能

C. 查处职能　　D. 保护职能

65. 医院对内宣传工作主要有哪些（　　）

A. 思想政治工作和医院文化的宣传

B. 办院宗旨和兴院思路的宣传

C. 医德医风及优质服务的宣传

D. 树立和宣传先进典型

66. 以下哪几种成员可以构成志愿者队伍（　　）

A. 院内青年志愿者　　B. 院内党员志愿者

C. 退休职工志愿者　　D. 社会志愿者

67. 院长岗位素质有哪些（　　）

A. 战略眼光　　B. 统筹能力

C. 协调能力　　D. 执着刚毅

E. 创新能力

68. 院长的履职能力有哪些（　　）

A. 学习能力　　B. 管理能力

C. 创新能力　　D. 服务能力

E. 协调能力

69. “领导”的特征及核心涵义包括（　　）

A. 是领导者的行为过程

B. 包含个体对群体的影响

C. 一定在一个组织机构中发生

D. 其过程与实现某种目标相关

E. 一个团队内只能有一名领导者

70. 领导的基本职能包括（　　）
A. 引领　B. 组织　C. 指挥
D. 协调　E. 教育

71. 院长领导力的特殊意义包括（　　）
A. 对医院外部环境的影响
B. 对医院发展方向的影响
C. 对医院发展过程的影响
D. 对医院员工的影响
E. 对院长自身的影响——成长影响

72. 领导智慧主要指（　　）
A. 认识力　B. 凝聚力　C. 想象力
D. 统御力　E. 分析力

73. 院长对人才的任用应该遵循哪些原则（　　）
A. 按特长领域区别任用
B. 按人际关系亲疏任用
C. 按特长的变化而用
D. 把握最佳状态，用得其时
E. 善于开发、挖掘和培养人的特长

74. 院长领导力的控制影响主要分为（　　）
A. 亲自参与　B. 预先控制
C. 对关键环节的控制　D. 过程控制
E. 反馈控制

75. 以下属于卫生法律的是：（　　）
A.《中华人民共和国执业医师法》
B.《中华人民共和国母婴保健法》
C.《中华人民共和国药品管理法》
D.《中华人民共和国传染病防治法实施办法》
E.《中华人民共和国献血法》

76. 依据《医疗机构管理条例》，医疗机构登记的主要事项包括（　　）
A. 医院名称　B. 医院主要负责人
C. 医院所有制形式　D. 诊疗科目
E. 注册资金

77. 医师出现下列哪些情形，医疗机构应当在三十日内报告准予注册的卫生行政部门（　　）
    A. 死亡或者被宣告失踪的
    B. 受刑事处罚的
    C. 受吊销医师执业证书行政处罚的
    D. 暂停执业活动期满，再次考核仍不合格的
    E. 中止医师执业活动满三年的
78. 下列哪些药品的标签必须印有规定的标志（　　）
    A. 麻醉药品　　B. 精神药品
    C. 医疗用毒性药品　　D. 放射性药品
    E. 非处方药
79. 医疗机构发生以下哪些情形时，应当按照《国家突发公共卫生事件相关信息报告管理工作规范（试行)》的要求进行报告（　　）
    A. 10 例以上的医院感染暴发事件
    B. 发生特殊病原体感染
    C. 新发病原体的医院感染
    D. 可能造成重大公共影响
    E. 产生严重后果的医院感染
80. 三级医生查房对新入院患者各级医生查房要求正确的描述是（　　）
    A. 住院医师应在入院 8 小时内查看患者
    B. 主治医师在 48 小时内查看患者
    C. 副主任医师（主任医师)/科室主任在 72 小时内查看患者
    D. 住院医师应在入院 12 小时内查看患者
    E. 主治医师在 24 小时内查看患者

参考答案

一、简答题

1. “泰罗制”的内容　泰罗是上世纪初在世界范围内影响最大、推广最普遍的科学管理思想和理论的发现人。他的科学理论研究被称为“科学管理理论的起点”，他本人也因此被尊之为“科学管理之父”，泰罗科学管理的内容常常被人们称为“泰罗制”。“泰罗制”的主要内容是：泰罗分析认为，工人和业主在生产经营活动中存在着某种利益的一致性：那就是通过改善经营的成果，在其他资源和份额不变的情况下，双方也都能从经营的效果中取得双方的利益，并互为增加。

泰罗以自己在生产一线的管理实践和探索冲破了工业革命以来，一直沿袭的、传统的经验管理方法，将科学管理引进到生产一线和具体的工作之中，为管理理论的科学化奠定了基础。泰罗主张把管理的职能从生产中独立出来，把管理作为一个独立的学科来思考、研究和创新。因此，泰罗为科学管理奠定了扎实的理论和实践基础。

2. 梅奥人际关系学说　梅奥是人际关系学说的创始人，在美国西方电器公司霍桑工厂进行的长达八年的霍桑试验，对人的行为和人际关系进行了系统研究，为其人际关系学说获得了充分的证据支持。“霍桑试验”包括照明试验（1924—1927 年）、继电器装配室的试验（1927—1932 年）、“访谈试验”（1928—1930 年）和对接线板接线工作室研究（1930—1932 年）四个阶段。梅奥全面总结了霍桑试验的结果，提出了人际关系学说。人际关系学说的主要内容是：一是人是“社会人”，并非“经济人”的人性假设。二是“非正式组织”理论。三是“士气”理论与人际关系为导向的新型领导。

人际关系学说及霍桑试验提示医院管理者不仅应建立有效的激励机制，培养团队精神，时刻把调动医务人员的积极性放在主导地位；更应重视和正确对待非正式组织的作用，建设医院文化，发挥正式组织的积极作用，避免非正式组织的不利影响；同时，应进行有效沟通，注重倾听和赞誉，增强员工自信心和使命感，提高满意度，激发创造力。

3. 马斯洛需要层次理论　需要层次理论（Maslow's hierarchy of needs）是20世纪60年代由美国学者、著名的心理学家、管理学家和人本主义心理学家亚伯罕·哈罗德·马斯洛（Abraham H. Maslow，1908—1970年）提出，其代表性著作是《人类动机的理论》。需要层次理论认为，人类的需要是分层次的，由低到高分别是：生理需要、安全需要、社交需要、尊重需要、自我实现需要。需要层次理论的主要观点如下：

一是五种需要按层次逐级递升，但顺序不是完全固定，也有种种例外情况。

二是人人都有需要，某层需要获得满足后，另一层需要才出现；在多种需要未获满足前，首先满足迫切需要；当该需要满足后，其后的需要才显示出激励作用。

三是一般而言，某一层次的需要相对满足了，就会向高一层次发展，追求更高层次的需要成为行为的驱动力，而获得基本满足的需要就不再是一股激励力量。

四是五种需要可以分为两级，其中生理需要、安全需要和社交需要属于低级需要，这些需要借外部条件即可满足；而尊重需要和自我实现需要是高级需要，应通过内部因素才能满足，而且尊重需要和自我实现需要是无止境的。

五是同一时期一个人可能有几种需要，但总有一种需要占主导地位，对行为起决定作用，各层次需要相互依赖和重叠，任何一种需要都不会因为更高层次需要的发展而消失，只是对行为影响的程度大大减小。

六是一个国家多数人的需要层次结构，同该国的经济发展水平、科技发展水平、文化和人民受教育的程度直接相关的。不发达国家，低级需要占主导的人数比例较大，发达国家则刚好相反。

4. 简述熊彼特创新的五种形式　创新理论由奥裔美籍经济学家约瑟夫·A·熊彼特（Joseph Alois Schumpeter，1883—1950年）在其代表作《经济发展理论》提出。《经济发展理论》与《经济周期》、《资本主义、社会主义和民主主义》等著作，形成了以“创新理论”为基础的独特的理论体系。

创新理论认为经济发展源于创新。所谓创新，是建立一种新的生产函数，是把一种从来没有过的关于生产要素和生产条件的新组合引入生产体系。创新具有五种形式，分别是：

一是采用一种新的产品，也就是消费者还不熟悉的产品或一种产品的一种新的特性。

二是采用一种新的生产方法，即在有关制造部门中尚未通过经验检定的方法，这种新的方法决不需要建立在科学上新的发现的基础之上，而是存在于商业上处理一种产品的新的方式之中。

三是开辟一个新的市场，也就是有关国家的某一制造部门以前不曾进入的市场，不管这个市场以前是否存在过。

四是掠取或控制原材料或半制成品的一种新的供应来源，不管这种来源是已经存在的，还是第一次创造出来的。

五是实现任何一种工业的新的组织，比如，造成一种垄断地位或打破一种垄断地位。

5. 蓝海战略与红海战略的异同　红海战略是指在现有的市场空间中竞争，是在价格中或者在推销中作降价竞争，他们是在争取效率，然而增加了销售成本或是减少了利润。而蓝海战略是开创无人争抢的市场空间，超越竞争的思想范围，开创新的市场需求，开创新的市场空间，经由价值创新来获得新的空间。

6. X-Y 理论的主要内容　X 理论认为：多数人天生懒惰，尽一切可能逃避工作；多数人没有抱负，宁愿被领导批评、怕负责任，视个人安全高于一切；对多数人必须采取强迫命令，软硬兼施的管理措施。

Y 理论的看法则相反，它认为，一般人并不天生厌恶工作，多数人愿意对工作负责，并有相当程度的想象力和创造才能；控制和惩罚不是使人实现企业目标的唯一办法，还可以通过满足职工爱的需要、尊重的需要和自我实现的需要，使个人和组织目标融合一致，达到提高生产率的目的。

7. 战略积分卡与平衡计分卡的区别　战略积分卡与平衡计分卡之间最大的区别在于：一是平衡计分卡是着眼于组织的经营绩效，而战略积分卡则着眼于组织的长期发展目标；二是平衡计分卡是按组织管理运营绩效的驱动因子构建 KPI；而战略积分卡则是按组织愿景的要素构建 KPI。因此，战略积分卡是以组织的战略要素为基础，并将各种衡量方法整合为一个有机整体，从财务、内部流程、顾客、创新与学习四个进行考核评估的一种平衡计分卡。

8. PDCA 循环的内涵和补助　P 即计划（Plan）——确定目标，制订活动计划和标准；D 即实施（Do）——实施就是具体运作，执行计划中的内容；C 即检查（Check）——检查计划执行的效果，比较与目标的差距，找出存在的问题；A 即处置（Action）——对总结、检查的结果进行处理，肯定成功之处，并予以标准化，查明问题的原因，提出解决的办法，并实施改善，修正计划，完善标准。在一次循环中未得到解决的问题，将被放置到下一个戴明循环中。

9. 六西格玛管理的特征　六西格玛管理具有如下特

征：一是对顾客需求的高度关注。二是高度依赖统计数据。三是重视改善业务流程。四是突破管理。五是倡导无界限合作。

10. 什么是医院　医院是运用医学科学理论和技术，对患者、特定人群或健康人群提供医疗、预防、保健和康复等保健服务的场所，备有一定数量的病床、医务人员和必要的设备，通过医务人员的共同协作，对住院或门诊患者实施诊疗、护理与预防工作，以达到保障人群健康的目的。

11. 医院管理职能包括哪几个方面　医院管理职能包括六个方面：一是制定科学的医院发展规划目标；二是加强职业道德和行风建设；三是加强医疗质量、技术和服务建设；四是促进医院资产保值增值；五是促进医学科研与教育；六是探索绩效分配新形式。

12. 什么是医院文化　医院文化有广义和狭义之分。狭义的医院文化是指医院在长期医疗活动中逐渐形成的以人为核心的文化理论、价值观念、生活方式和行为准则等。广义的医院文化泛指医院主体和客体在长期的医学实践中创造的特定的物质财富和精神财富的总和。

13. 国内医院现行的分级管理内容　医院分级管理指运用现代科学管理和医院管理理论，按照医院的功能和相应规模、技术建设、管理及服务质量等综合水平，提出规范要求，将其划分为一定级别和等次的标准化管理，并通过评审机制督促落实。按照《综合医院分级管理标准》确定为甲、乙、丙三等，其中三级医院增设特等，因此目前国内医院共分为三级十等。

14. 什么是医院科研管理　医院科研管理就是将现代管理学原理、方法应用于医院的科技活动中，以调动临床科技人员和有关部门的积极性，实现在科技活动中各要素的最佳组合并发挥最大的效能。

15. 什么是医院学科建设　医院学科建设指根据医学发展的趋势、国家和所在地区建设和发展的需要，结合医院学科的特点和前期基础，制订学科建设发展规划，并分解为具体的阶段目标、计划、措施加以贯彻落实。主要包括明确建设目标、主要研究方向、人才培养队伍梯队、基础条件投入建设成效评估等方面。

16. 医院战略管理的定义是什么　医院战略管理是指医院战略的分析制定、评价选择以及实施控制，使医院能够达到其战略目标的动态管理过程，是医院赖以生存和不断发展而进行的总体性谋划。

17. 创新思维转化为管理创新行为的过程　医院管理实践中创新思维转化为管理创新行为的过程为：创新思维的火花——创新领导信念——创新领导活动——形成创新的医院文化与氛围——吸引更多的员工和整体的创新凝聚——提升医院管理的整体水平。医院管理创新就是一个创新型领导者运用创新理念，去影响和引领一个创新的团队，从而实现医院永续发展的过程。

18. 院长如何运用PDCA循环加强医院质量管理　一是计划阶段（P）院长要把握三个关键环节：完善医疗质量管理的组织体系；分析医疗问题与主要原因；制订医疗质量管理计划和实施方案。二是实施阶段（D）院长要重点落实的两项重要任务：广泛开展医疗质量管理培训；严格执行医疗质量管理制度。三是检查阶段（C）院长要注意利用好职能部门，抓检查、考核和评估，强化过程监督与终期评估。四是处理阶段（A）院长在医疗质量管理活动中，要抓好两项总结：总结经验、形成制度；深挖问题、持续提高。

19. 院长推行医疗技术创新的主要举措有哪些　第一，要树立全员创新意识，提高医疗技术创新。第二，要突出重点专科，发挥技术创新引领作用。第三，要加强人才队伍建设，建立医疗技术创新团队。第四，要建立医疗技术创新倾斜政策，鼓励扶持技术创新。第五，要构建和完善以产学研联合为主要形式的技术创新支撑体系。

20. 什么是JCI认证？JCI认证与等级医院评审的区别在哪里　JCI认证是美国医疗机构评审联合委员会专

门为协助世界各国最优秀的医院融入国际质量评审和保险系统而设计的认证体系，JCI 标准是全世界公认的医疗服务标准，代表了医院服务和医院管理的最高水平，也是世界卫生组织认可的认证模式。

我国等级医院评审更多的是偏重于医院的规模、学科水平、专科技术、人才梯队、科研创新、设施设备以及医院的整体发展水平。这是我们国家对医院不同等级发展的总体方向和要求。而 JCI 则认为医院的整体规模和学科技术及人才、设备等，应当由各个国家从发展的需要、经济能力、患者需求方面来自行选择和考虑。这不是他们的重点，他们认为 JCI 的标准则是侧重于患者的安全、医院医疗问题的解决、医院管理的持续改进和医院安全、伦理、学习文化的构造来推动医院科学发展。

21. 护理垂直管理实行哪种管理架　护理垂直管理是在主管院长直接领导下，实行护理部——科护士长——护士长三级护理管理架构，分级负责，逐级指导，层层监督。

22. 国家卫计委公布的护理事业 2011—2015 年纲要提出，到 2015 年，二、三级医院的床护比要达到多少　三级综合医院、部分三级专科医院全院护士总数与实际开放床位比不低于 0.8∶1，病区护士总数与实际开放床位比不低于 0.6∶1；二级综合医院、部分二级专科医院全院护士总数与实际开放床位比不低于 0.6∶1，病区护士总数与实际开放床位比不低于 0.4∶1。

23. 医院门诊部的主要管理职责是什么　门诊部属于医院内部的一个重要职能科室，主要负责门诊范围内的行政管理，协调各医、技、护之间的关系，确保门诊医疗服务工作的正常运转。

24. 加强门诊管理，重点应做好哪几个方面的工作　①加强门诊组织管理，提高医护服务意识；②转变门诊服务观念，提高患者就诊效率；③充分利用信息技术，建设门诊网络平台；④优化门诊布局，再造适宜医疗流程。

25. 何为住院医师规范化培训　住院医师规范化培训是培养合格医生的重要阶段，是我国培养高素质临床医师的主要渠道和关键环节。住院医师规范化培训是指对从事临床医疗工作的高等院校医学毕业生，通过三年严格的规范化、系统化的临床工作训练，具备临床工作的基本素质和医生职业道德，掌握临床工作所必需的医学理论知识、操作技能和临床思维方法，成为合格的临床医学人才。

26. 医院继续医学教育的概念、目的和涉及对象　继续医学教育是继毕业后教育之后，以学习新理论、新知识、新技术和新方法为主的终身性医学教育。目的是使卫生技术人员在医疗活动过程中，保持高尚的医德医风，不断更新专业知识，了解、掌握学科进展和最新动态，不断提高专业工作能力和业务水平。继续医学教育的对象是高等院校毕业后，通过规范或非规范的专业培训，具有中级或中级以上专业技术职称的卫技人员。

27. 谈谈医院在转化医学研究中应承担的任务　医院是我国发展转化医学的主阵地之一，医院的建设要适应转化医学发展的需要。医院在转化医学研究中应承担的任务包括：一是凝练科学问题。现阶段国内的转化医学研究要更加重视从临床到基础的过程，也就是要重视由医院提出临床问题，交给基础医学研究者去解决。二是指导与参与研究。在医院里提出一个临床问题之后，需要同院外的其他科研单位进行多学科密切的协作。但在整个研究的过程中，医院的临床医生必须时刻给予指导，应主导转化的进程。三是成果验证与应用。医院是研究成果验证与应用主要场所。任何一项医学科研成果要正式用于临床，最后都必须进行临床科研实验，这是不可跨越的一步。

28. 电子病历的定义　电子病历是指医务人员在医疗活动过程中，通过医院信息系统生成的文字、符号、图表、图形、数据、影像等数字化信息，并能实现存储、管理、传输和重现的医疗记录，是病历的一种记录形式。

29. 医院内部人力资源调配遵循的主要原则是什么　在医院统一领导下，负责人员调配的管理部门必须遵循医院总体战略发展目标，根据医院学科、部门结构和医疗运行保障需要等具体情况，按照定编、定岗、定额和总体医院人力资源规划框架，对科室、部门提出的需求或依据医院实际工作要求，综合考虑岗位配置数、医院床位数、科室规模、人均工作量等因素，着重突出医院临床医疗队伍建设、学科建设所急需的高层次人才为重点，对个别人员的岗位进行微调，以满足现实运行和长远发展的需要，是对医院人员实行动态管理的一种优化调配。

30. 实行年薪契约式激励机制应包括哪些重点内容　重点内容主要包括：制订年薪准入条件、进行自荐、公推和民主测评、签订年薪协议，强化年薪过程管理和考核、确定薪酬基数与兑现机制、滚动退出等。

31. 平衡计分卡绩效管理模式的构建，要落实哪几个重点步骤　①设定绩效目标；②绘制管理目标地图；③组织正确实施；④客观绩效评价；⑤绩效考核运用。

32. 如何开展医疗设备购置财务可行性论证　对于医疗设备购置的财务可行性论证，申请购置部门除提供年预计服务人次外，其余应由专业财务人员完成。财务可行性论证需要包含的主要财务指标包括：盈亏平衡点（BEP）、投资回收期（Payback Period）、投资收益率（ROI）、安全边际率等。在计算过程中，应以物价部门核定的与该设备相关的收费标准作为单位收入标准，以设备投入后检查项目中使用的耗材（包括化学试剂及卫生材料）作为单位变动成本的主要计算基础。

33. 医院一般物资或项目招标流程有哪些　①职能部门办理招标审批手续，需经过职能部门、采购中心、监察科、分管院长和院长的审批后方可进入招标程序；②职能部门拟订招标公告、招标文件，并上网公告；

③由职能部门牵头，监察、审计等部门参与，进行开标、评标工作；④汇总结果，形成评标记录，并经分管院长、院长审批；⑤上网公告中标结果；⑥发出中标通知书，签订经济合同。

34. 医院预算分析和评估如何进行

（1）分析与评估医院整体月度经营业绩，对执行有偏差的核心指标提出修正建议，落实调整或改进措施。

（2）重大投资项目完成交付使用后，落实专项效能评估。

（3）对部门预算执行每半年系统分析、评估一次，查找部门预算执行中存在的问题，及时反馈给责任部门，属于正常范围内的增减，报经批准进行经营预算调整。

（4）每月进行医保经费运行情况分析，同时每月要完成一定数量的医保病历费用质控，评估结果与月度绩效考核挂钩。

（5）年终，医院财务部门对全年经营预算执行情况进行一次综合分析，并出具分析报告，为医院决策层对下一年度经营目标提供信息支持。

35. 医院成本管理控制可从哪几个方面进行　医院成本管理控制可从①控制人员费用②提高设备使用效率③控制管理费用④降低物资采购成本⑤调整医院业务收入结构等五个方面进行。

36. 医院价格管理的任务包括哪些内容　执行价格政策，根据国家及上级有关部门规定的医药价格政策，制定及完善各项医药价格管理制度；进行医疗服务收费项目的申报、备案；全面负责医疗药品收费价格的落实、检查及监督；负责按规定及时调整医疗收费标准；落实价格公开，接待并处理患者对医疗服务收费方面的咨询、价格查询和投诉。

37. 什么是医院经济合同？合同管理风险控制包括哪些内容　医院经济合同是指以医院名义与其他企、事业单位、社会团体及个人等发生实际经济业务往来而订立的合同。

合同管理风险控制包括：①医院对外发生经济行为，除即时结清外，均应当订立书面合同。②医院签订经济合同应遵守询价比价、政府采购、招投标等相关制度。根据协商、谈判等的结果拟定合同文本，并对本文严格审核。③医院建立合同专用章的保管制度，合同经编号、审批及医院法定代表人或由其授权的代理人签署后，方可加盖合同章。④对合同履行实施有效监控，强化对合同履行情况及效果的检查、分析和验收，并留有相应书面材料。⑤财务部门根据合同条款审核后办理结算业务，如合同中约定验收后付款的，则需要有经供需方及使用部门共同签署的验收报告；合同中约定定期检修的，则付款时应将经确认的维修报告作为付款依据之一等。

38. 请问新型农村合作医疗的参保对象是什么？采用什么方式筹集资金　新型农村合作医疗的参保对象是农村居民，采取个人缴费、集体扶持和政府资助相结合的方式筹集资金，其中政府财政补助是新农合主要的基金来源。

39. 医院医保管理主要做好哪两个方面的宣传工作　一是对医务人员的宣传，可以通过医院内外网、院内刊物、医保宣传专栏以及院周会、科室会议、医保查房等平台和方式，将医保政策、医保流程、医保管理要求、监督检查情况等内容和信息及时传达和发布，方便医务人员随时学习和查询；二是对参保人员的宣传，借助医院内外网，通过编印告参保人员书、设立医保宣传栏和医保咨询台向参保人员宣传医保政策。

40. 医院医保质量管理主要医保统计指标分哪几类　医院医保统计指标主要有医保结算指标、医保支付指标、医保管理指标三大类，其中医保结算指标主要包括医保门诊及住院结算人次、医保门诊及住院总费用、门诊及住院次均费用等，医保支付指标主要包括医保费用支付总额、医保住院支付比例、医保费用支付率、拒付金额比例等，医保管理指标主要有门诊住院率、门诊及住院人头人次比、医保住院转诊、转院率、目录内药品备药率、药品比例等。

41. 请问医保工作设计与规划的主要内容　医保工作设计指总体设计和对医保工作内容和工作方法的描述，总体设计指对全院和医保办科室医保管理制度的制定，工作内容和方法包括各医保岗位职责、权限与工作内容、工作目标、评价标准等。医疗保险经办机构一般每年与定点医疗机构签订《医疗保险服务协议》，明确医院的权利、义务和责任，对医院医疗服务进行监督、管理和考核。医院根据医保协议和管理要求，确定医保管理目标，制定医院医保管理工作的中长期计划和短期计划。

42. 医疗机构药事管理工作的含义　医疗机构药事管理是指医疗机构以患者为中心，以临床药学为基础，对临床用药全过程进行有效的组织实施与管理，促进临床科学、合理用药的药学技术服务和相关的药品管理工作。

43. 医疗设备管理原则是什么　医院设备的装备管理指设备从落实资金和预算，查明需要，经过综合平衡、编制计划，再造型订货，直至设备到货为止这个全过程的管理。要做好装备管理工作，首先要制订良好的装备原则，目前常采用的原则是经济原则及实用原则。

44. 试述医院设备管理的任务和内容

（1）医疗设备管理的任务

1）根据医疗科学需要及经济、实用的原则，正确地选购设备，为医院提供品种、性能、精度适当的技术装备。

2）加强岗位责任制，负责建立健全管理制度，形成一个科学、先进的管理方法。

3）提高在用设备作用率，在保证供应和效益的基础上，充分发挥投资作用，并做好引进医疗设备的研究消化、改进。

4）提高设备的完好率，保证设备始终处于最佳状态。尽快掌握引进设备的安装，保养及维修技术，及时解决备品配件的供应。

(2) 医疗设备管理的内容

1) 设备的物资运动形成的管理，包括设备的选购、验收、安装、调试、使用、维修等管理。

2) 设备的价值运动形成的管理，包括设备的资金来源、经费预算、财务管理、经济效益等。

45. 医用耗材采购评标时应坚持哪些原则　①质量第一，价格第二；②质量同等情况下以价格为决定因素；③质量及价格差不多的情况下，优先考虑大厂商和原来老供应商；④同类产品中若有较多档次的分高、中、低三个档次来选择，以适应不同消费阶层；⑤一些专业性较强的专科耗材（如骨科耗材），可邀请使用科室所有骨干医师一起共同参与评标；⑥重要耗材按以上原则确定一个主供货商和一个备用供货商。

46. 试述医用耗材追溯管理　医用耗材具有可追溯性，实行医疗器械追溯管理，应以质量安全为切入点，按照前述安全管理的要求进行严格管理。尤其要做好医用耗材使用中的操作规程、上岗证，大型设备、三类医疗器械、安全风险性高的医疗器械的应用许可证（文件）、质量检测文件、计量检定文件、不良事件报告文件、毁损文件、使用记录等文件的收集和建档，并实行条码化管理。

47. 什么是健康教育　健康教育是通过信息传播和行为干预，帮助个人和群体掌握卫生保健知识，树立健康观念，自愿采纳有利于健康行为、生活方式的教育活动与过程。

48. 加强区域流行病学管理，如何做好防控措施　做好区域流行病学管理做好五项防控措施：一是广泛开展健康教育。可采取电视、电台、报刊、版报、宣传册、户外大型公益广告、网络等媒体广泛开展宣传教育。二是强化疫情监测。建立传染病网络直报系统，网络直报率需达100%，设备运转保障良好。在适当位置设立发热门诊和肠道门诊。24小时专人疫情值班电话，每季度一次疫情分析和预测预报。三是增强卫生应急能力。建立应急办公室，明确负责人和工作人员，配备相应的办公设施。坚持实行24小时疫情监测值班制度。四是积极争取防治经费。建立重大传染病“政府组织领导、部门各负其责、全社会共同参与”的综合防治工作机制。五是加强质量控制。每年定期开展对传染病报告管理工作督导，对督导中存在的问题现场纠正整改，特别是共性的问题，疏理后形成督查小结上报卫生行政主管部门，传染病报告管理督导率100%。

49. 医院感染重点部门有哪些　重点部门包括重症监护室（ICU、NICU、RICU、NSICU、EICU等）、手术室（包括门诊手术室）、消毒供应室、血液净化室、内镜中心、口腔科、新生儿病房等。

50. 何谓标准预防　标准预防是针对医院所有患者和医务人员所采取的一组预防感染措施。包括手卫生、使用个人防护设备、患者安置、处理污染的医疗物品与环境及安全注射等。

51. 洗手五大指征　接触患者前；进行无菌操作前；体液暴露后；接触患者后；检查患者周围环境后。

52. 何为医院的后勤保障管理　医院后勤保障管理是围绕医院的工作重点，由后勤管理、技术及服务人员为保障医疗、教学、科研、预防和保健等工作正常运行而开展的工作。其基本职责是从人力、物力、财力及技术等方面来促进医疗资源得到合理使用，以保障医院运行，提供医疗配套服务、优化服务流程，合理运用成本，从而来改善医院的经济效益并获得社会效益的最大化。

53. 何为后勤服务中心　后勤服务中心是医院后勤服务领域的新模式，其整合了维修、膳食、运送、保洁等后勤服务基本项目，并为医院个性化的生活辅助服务预留了空间。如有个性化的生活保障需求，患者、家属及医护人员只需拨打一个电话，就有专人限时提供服务，以满足在设施报修、陪检服务、餐饮提供等生活服务需求。

54. 医院建筑总体规划布局的原则　原则包括院区

内各建筑的规划布局，应以方便患者就医和医护人员从事诊疗活动为原则。尽可能做到功能分区清晰，合理划分门诊区、急诊区、医技区、住院区、科研教学区、行政办公区和后勤保障区等区域，并合理设置人流、物流线路以减少人流交叉，实现洁污分流，防止院内交叉感染。其中，急诊科、儿科、感染疾病科的设置要相对独立，并位于医院方便出入的位置。

55. 医院基本建设项目招标应重点注意哪些环节　招标过程的质量控制，对整个建设项目的质量、进度、投资控制等都起着不可低估的作用，重点应落实在招标文件的编写、标底的编制与限价和工程量清单的审定，可邀请医院以外的专家、法律顾问进行科学、严谨地审查招标文件和监督招标过程。

56. 县级医院规划应注意哪些问题　县级医院规划应注意以下几个问题：一是人口结构的变化带给医院规划的挑战。二是新型农村合作医疗制度建设给医院规划造成的影响。三是卫生机构管理水平的提高对医院规划的影响。四是社会公众的参与对医院规划的影响等。

57. 列举医院实行目标管理的形式　医院实行目标管理主要有以下几种形式：一是绩效考核。绩效考核运用科学的方法，对组织的工作量和工作成绩做出尽可能准确的评价，在此基础上对组织的绩效进行改善和提高。二是成本目标管理。医院成本通常包括：人员经费、耗用的药品及卫生材料费、固定资产折旧费、无形资产摊销费、提取医疗风险基金和其他费用。三是患者安全目标管理。针对医院管理和医疗工作中存在的安全问题和医疗隐患，在患者信息管理、医患沟通、医嘱执行、手术安全、卫生规范、用药安全、危重通报、鼓励患者参与管理等多个方面采取有效措施，进一步提高医疗质量，改进医疗服务作风，实现创建平安医院的目标等。

58. 简述无锡市第二人民医院事业部制改革的重点内容　2011 年起，无锡市第二人民医院运用事业部制改革原则，基于医院业务流程再造理论，实施行政部门的扁平化管理，减少管理层级，拓宽管理幅度。将全院职能部门按照功能相关度大小进行优化重组，组成医疗发展部、护理部、门诊部、综合部、党群部、资产财务部、保障部共七大事业部。

59. 医院纪检监察如何做好信访工作　医院纪检监察要充分利用不同渠道，做好来信来访工作。对各类投诉举报信息要认真梳理线索，反映重要问题的都必须调查核实，重大问题需向上级纪检监察部门报告。特别要重视收受回扣、索要和收受“红包”以及违反政治纪律、财经纪律、组织人事纪律的案件，对责任人要严肃处理，并利用典型案例开展警示教育，充分发挥震慑作用，同时查找制度方面的薄弱环节，做到查漏补缺。

60. 医院宣传工作的主要内容有哪些　一是对内宣传。宣传学习与医院有关的法律、法规；宣传学习本院重大决策和管理规章制度；宣传学习现代科技、文化和业务知识；密切联系本院员工，做好思想政治工作；发现、培养和推广先进典型；做好医院文化建设。二是对外宣传。宣传医院和科室的医疗技术、服务特色、专家教授以及教学、科研、医疗成果；宣传医院的性质宗旨、制度建设、管理模式、文化建设以及群众社团活动等；宣传医院的大型活动及社会公益行动；宣传医院的诊疗信息，方便患者就医就诊和查阅咨询；加强网络宣传工作。

61. 医院领导活动的原则　一般来讲，领导活动必须遵循以下原则：①下级服从上级原则；②统一领导的原则；③系统整体领导原则；④分层领导的原则；⑤责、权、利统一的原则；⑥集体领导与分工负责相统一的原则。

62. 什么是院长领导力　院长的领导力主要是指院长如何在医院管理中激励他人自愿地在组织中做出卓越成就的能力，是院长和跟随者以及他们追求的共同目标之间的一种丰富的、复杂的和动态的关系。

63. “领导”与“管理”的区别

一是定义不同。领导是率领并引导众人朝着一定方向前进。管理是管理者自觉地控制人和组织的行为，以人为中心的有效运用集合起来的各种资源，去实现组织预期目标的协调活动。

二是对象不同。领导注重对人的行为的影响，管理则注重对事的过程的控制。领导以人为导向，管理以事为导向。

三是功用不同。管理行为通常具有很强的可预测性，以有效地维持秩序为目标。领导行为则具有较大的可变性，能带来有益的变革。

四是侧重点不同。领导通常关注意义和价值，关注所要达到的目标是否正确。管理通常是整合各种资源借助各种手段来达到既定的目标。

五是与职权的关系不同。管理必须有组织赋予的职权才能管事，即更依靠权力型影响力。领导则更依赖非权力性影响力，即领导者的个人魅力和影响力。

六是领导学角度的区别。领导具有全局性，管理具有局部性。领导具有超前性，管理具有当前性。领导具有超脱性，管理具有操作性。

64. 请简述医院法制化建设的意义　随着社会的进步和依法治国观念的不断深入，医院也逐步从人治过渡到法治阶段，法制化、制度化是医院发展的必然趋势。对于医院院长而言，加强医院内部管理，加强医院法制化建设在医院建设和发展中具有重要的意义。第一，加强医院法制化建设是医院质量与患者安全的基本保证。第二，加强医院法制化建设是提高医院管理水平的有效手段。第三，加强医院法制化建设是实现可持续发展的重要保障。第四，加强法制化建设是医院维权与自律的必要手段。

65. 医师在执业活动中享有哪些权利　医师在执业活动中享有以下权利：在注册的执业范围内，进行医学诊查、疾病调查、医学处置、出具相应的医学证明文件，选择合理的医疗、预防、保健方案；按照国务院卫生行政部门规定的标准，获得与本人执业活动相当的医疗设备基本条件；从事医学研究、学术交流，参加专业学术团体；参加专业培训，接受继续医学教育；在执业活动中，人格尊严、人身安全不受侵犯；获取工资报酬和津贴，享受国家规定的福利待遇；对所在机构的医疗、预防、保健工作和卫生行政部门的工作提出意见和建议，依法参与所在机构的民主管理。

66. 依据《中华人民共和国侵权责任法》，哪些情形下推定医疗机构有过错？哪些情形医疗机构不承担赔偿责任　患者有损害，因下列情形之一的，推定医疗机构有过错：违反法律、行政法规、规章以及其他有关诊疗规范的规定；隐匿或者拒绝提供与纠纷有关的病历资料；伪造、篡改或者销毁病历资料。患者有损害，因下列情形之一的，医疗机构不承担赔偿责任：患者或者其近亲属不配合医疗机构进行符合诊疗规范的诊疗；医务人员在抢救生命垂危的患者等紧急情况下已经尽到合理诊疗义务；限于当时的医疗水平难以诊疗。

67.《麻醉药品和精神药品管理条例》对麻精药品的储存有何规定　麻醉药品和第一类精神药品的使用单位应当设立专库或者专柜储存麻醉药品和第一类精神药品。专库应当设有防盗设施并安装报警装置；专柜应当使用保险柜。专库和专柜应当实行双人双锁管理。第二类精神药品应当在药品库房中设立独立的专库或者专柜储存第二类精神药品，并建立专用账册，实行专人管理。专用账册的保存期限应当自药品有效期期满之日起不少于5年。

68. 医院各专业委员会应具备哪些共同职责　医院各专业委员会共同的职责有：①负责督导并推动全院管理工作，制定全院管理计划与政策，督促落实并做好年度评估与计划；②每季度召开工作会议，听取相关委员会及各部门工作汇报，确定目标，分配人、财、物、技术等资源，组织改进项目的实施；③定期对医院监测指标、风险数据、重大问题缺陷等资料进行分析，并批准改进方案；④制定并组织实施相关员工培训计划；⑤建立医院相关信息的有效传递机制，促进医院建设；⑥主任委员全面负责并主持委员会工作，委员会委员认真履行相关职责，相关职能科室负责委员会的日常事务，各部门负责本职范围内的相关管理工作。

69. 医疗十五项核心制度包括哪些制度　首诊负责制度；三级查房制度；疑难病例讨论制度；会诊制度；危重患者抢救制度；手术分级管理制度；术前讨论制度；死亡病例讨论制度；分级护理制度；查对制度；病历书写基本规范与管理制度；交接班制度；技术准入制度；临床用血审核制度；手术安全核查制度。（附助记口诀：首诊三级三讨论；会诊手术要分级；查对病历要交接；抢救技术要用血；手术操作要核查。）

70. 院务公开的主要内容包括哪些　院务公开的主要内容包括：各窗口科室服务规范、便民措施及行风建设有关规定、收费项目及标准、患者投诉电话通过上墙公示、电子信箱、意见簿及定期召开院外行风监督员会议向社会直接公示；党支部民主生活会情况、党费缴纳情况、党组织建设情况、机构设置、人员配备、任期、改选等均要在一定场合向党员或职工做说明或公开；医院年度工作计划完成情况及重要工作通过院周会进行公布；通过院周会和院公开栏每月公布医疗质量、护理质量、医德医风检查、业务工作量完成情况；通过院务公开栏、网络适时公开引进人才计划、年度考核与评优工作、民主评议院领导干部、中层干部任免情况；适时公开基建项目的招标情况、院内基建维修、大型医疗设备的招标、议标情况；办公用品、低值易耗品的招标、议标情况；药品、试剂、器械的集中招标、投标、采购情况等。

二、判断题

1. （×）分析：四大要素是以人为核心、技术工具、管理工具、哲学理念。

2. （×）分析：三级医院增设特等，因此目前国内医院共分为三级十等。

3.（×）分析：平衡计分卡的四个维度指：财务、客户、内部运营、学习与成长。

4.（×）分析：蓝海代表未知的市场空间，即当前尚不存在竞争的一些领域。

5.（×）分析：基于Y理论的管理策略应该是鼓励员工参与决策，组织应当为员工提供富有挑战性和责任感的工作，建立良好的群体关系，调动员工的积极性。

6.（×）分析：FEMA是一种先期质量策划中评价潜在失效模式及其起因的一种工具。

7.（×）分析：西格玛（σ）在统计学上表示"标准差"。

8.（×）分析："零库存"管理的含义是以仓库储存形式的某种物品数量为"零"，即不保存经常性库存，它是在物资有充分社会储备保证的前提下，所采取的一种特殊供给方式。

9.（×）分析：一个品管圈在一次活动（即一次循环）中，只选择一个主题，且需要全员达成共识，通力合作。

10.（√）

11.（×）分析：医院感染是指住院患者在医院内获得的感染，包括在住院期间发生的感染和在医院内获得出院后发生的感染，但不包括入院前已开始或者入院时已处于潜伏期的感染。

12.（×）分析：医院成本主要可以分为医疗项目成本与病种医疗成本、活劳动成本和物化劳动成本、采购成本管理、维护设备成本。

13.（×）分析：医院文化包括医院硬文化和医院软文化两大方面。医院文化不仅限于在其历史发展过程中形成的个性化意识形态、行为模式以及相应的制度和组织，还包括固态的有形物质，如设备、建筑、环境等。二者是有机整体，彼此相互制约，又互相转换。

14.（×）分析：医院门诊是指医务工作者在医院

设定的诊疗场所为不住院的患者与人群检查身体、诊治疾病、指导防病的医疗服务形式。

15. （×）分析：1998 年丁涵章、马骏、陈洁等人主编《现代医院管理全书》（杭州出版社出版）是中国医院管理学理论的第三阶段的重要标志；无锡市第二人民医院易利华教授等人编著出版的《医院管理新论》《医院经营新论》等 20 余部医院管理著作及其连续举办的中国医院发展战略高级论坛，成为第四代中国医院管理理论的重要开拓者与探索者。

16. （×）分析：医院应采取激励措施，鼓励医务人员主动上报医疗安全（不良）事件，不得采取任何强制措施或处罚。

17. （×）分析：医院应结合学科建设、科室团队实力及区域疾病谱特点等对拟推行的重点技术项目在人力、物力、财力等方面予以重点扶持，做到有所为、有所不为。

18. （×）分析：推行“分级诊疗、双向转诊”的目的在于促进各级医疗机构分工协作，合理引用医疗资源，形成“健康进家庭，小病在基层，大病到医院，康复回基层”的就医格局，实现合理的医疗资源配置。

19. （×）分析：2012 年国家卫计委发布了关于实施医院护士岗位管理的指导意见要求，护理管理岗位、临床护理岗位应当占全院护士岗位总数的 95% 以上。

20. （√）

21. （×）分析：门诊质量包括门诊医疗质量和门诊服务质量。门诊部既要负责门诊服务质量管理，又要负责门诊医疗质量管理。

22. （×）分析：影像科和检验科同样需要参与多学科门诊，对疑难复杂的影像和检验报告进行分析、讨论，为临床诊断和治疗提供帮助。

23. （×）分析：附属医院教学任务包括临床理论教学、临床见习教学、临床实习教学等。

24. （×）分析：药物临床试验是新药上市之前在

人体进行的安全性和有效性的科学评价过程。

25.（×）分析：《电子病历基本规范（试行）》中强调，Word等文字处理软件编辑、打印的病历文档不属于电子病历的范畴。

26.（×）分析：可以确保数据交换过程的安全性、可靠性，实现数据在系统平台范围内自由、可靠、可信的交换。

27.（×）分析：早在1995年，比尔·盖茨就在他所写的《未来之路》这本书中第一次提到了物联网（Internet of Things）的理念。

28.（×）分析：医院人才引进和招聘工作是一项实行公开竞争的人事政策，是人力资源规划与调配工作的延伸和外在表现形式。

29.（×）分析：医院主要是以专业技术向社会提供公益服务，所以医院在岗位设置的过程中，应该保持专业岗位的主体地位，卫技人员占全院总人数70%以上。

30.（√）

31.（×）分析：二次分配是医院整个绩效管理链中落实绩效导向、实现公平与效率统一的关键环节。院部给予部门二次分配的权力，并不代表部门可以随意进行薪酬分配和毫无依据进行分配，考核部门要加强部门二次分配的指导与督导，避免二次分配的不合理造成员工满意度和忠诚度的下降。

32.（×）分析：建立骨干人群薪酬激励机制，除重点考虑绩效管理中的贡献大小要素外，还要考虑责任要素、风险要素和技术要素等。

33.（√）

34.（×）分析：资产负债表资产类项目中“待摊费用”、“递延资产”、“待处理财产损失”为单位“虚资产”，在用资产类指标判断单位规模时，最好将其剔除。

35.（×）分析：公立医院是国家政府举办的医院，

属于政府预算单位，其资产所有权属于国家所有，资产管理归政府财政部门管理。

36.（√）

37.（√）

38.（×）分析：遵循事业单位预算编制原则并采用滚动、零基及弹性预算法相结合编制年度财务收支预算，一般不编制赤字预算。

39.（×）分析：财务、物价管理部门要建立和完善“各类一次性医用品和器材购货和使用、收费管理规范与程序，凡非医院购进的医用品和器材，临床上不得收费。”

40.（√）

41.（×）分析：根据《中华人民共和国担保法》：“学校、幼儿园、医院等以公益为目的的事业单位、社会团体的教育设施、医疗卫生设施和其他社会公益设施不得用于抵押。”

42.（√）

43.（×）分析：我国的基本医疗保险制度以城镇职工基本医疗保险制度、城镇居民基本医疗保险制度和新型农村合作医疗制度三大制度为主体。

44.（√）

45.（×）分析：定点医疗机构信用等级按分值高低进行排序，依次分为AAA级、AA级和A级。

46.（×）分析：职工个人缴费率一般为本人工资收入的2%。

47.（√）

48.（×）分析：医疗设备的装备管理指设备从落实资金和预算，查明需要，经过综合平衡、编制计划，再造型订货，直至设备到货为止这个全过程的管理。

49.（×）分析：医用耗材中一次性植入人体内的医用耗品是永久植入人体的材料，其档案属永久保存资料，不得轻易销毁。

50.（×）分析：根据《中华人民共和国职业病防

治法》《放射工作人员职业健康管理办法》对于放射工作人员放射体检每两年一次。

51. （×）分析：医院后勤能源消耗中，空调和通风系统是耗能最大设备，约占总量的50%。

52. （×）分析：每季度进行数据汇总，对存在共性的、影响度比较大的问题展开专项分析，并跟踪改进后的效果评估。

53. （×）分析：信息安全管理要坚持管理与技术并重，以等级保护工作为原则，将技术措施和管理措施有机结合，建立信息系统综合防护体系，提高信息系统整体安全保护能力。

54. （×）分析：医院文化是一个动态发展的过程，与医院发展阶段、所处的经济社会的形势和人民群众的健康需求密不可分，因此医院文化必须在原有的基础上不断创新发展。

55. （×）分析：纪检监察的工作方针是标本兼治、综合治理、惩防并举、注重预防。

56. （×）分析：志愿者招募不仅要面向社会，还要面向医院内部，如医院的青年职工、党员、退休职工等都可以列为招募对象。

57. （×）分析：院长的政治素质是指政治、思想和品德三方面的总和，也是医院院长必须具备的首要条件。

58. （×）分析：院长知识素质的总体结构，一般来讲为“361”结构模式，即30%为医学专业知识，60%为管理科学知识，10%为其他人文科学和辅助科学等知识。

59. （×）分析：领导注重对人的行为的影响，管理则注重对事的过程的控制。领导以人为导向，管理以事为导向。

60. （×）分析：领导力的本质就是获得医院员工的追随与服从，即院长通过其影响力来影响追随者的行为以达到医院各种目标，是一种非职务影响力。

61.（×）分析：《医疗机构执业许可证》的校验应由原登记机关办理。

62.（×）分析：除向卫生行政部门报告外，应同时向所在地疾病预防控制机构报告。

63.（×）分析：需要证明医疗过错与患者损害后果存在因果关系，只有同时证明了因果关系，医疗机构方承担赔偿责任。

64.（×）分析：医师经注册后，可以在医疗、预防、保健机构中按照注册的执业地点、执业类别、执业范围执业，从事相应的医疗、预防、保健业务。

65.（×）分析：医疗废物必须转运到具有资质的医疗废物集中处置地储存和处置，其他任何单位和个人不得自行处置。

66.（×）分析：人事科应会同各主管职能部门每三年或在必要时，对全院范围内岗位职责的评估、修订，修订后的职责需及时告知部门和员工。

67.（×）分析：遇部门职责调整、岗位新增或异动等情况，由人事科协助各主管职能部门及时完成岗位职责的更新、发布等程序，避免因岗位职责延迟更新，造成员工权责不清的情况。

68.（×）分析：医院各主管职能部门负责所分管各类岗位职责初稿的编写，具体组织形式和流程由职能部门根据实际情况决定，所分管的各部门负责人与各类岗位员工应予以协助配合。

69.（×）分析：制度既要科学、完整、规范，又要体现宽严适度、合理可行，具有可操作性。制订的制度不仅要让医院管理者便于操作，同时还要能够调动被管理者的积极性。

70.（×）分析：制度制订后仍需持续改进，其持续改进的目的和标准是患者满意、也是医院的可持续发展。制度是给员工一个可参照的行为标准，它更多地强调一种管理理念，制度不是一成不变的，某一阶段的制度只能解决这一阶段的问题。这就是说，只要医院存在，制度的制订、修改、完善就会周而复始地进行。

三、多选题

1. ABC　2. AC　3. ABC　4. ABCDE
5. AD　6. D　7. AC　8. CD
9. ABCE　10. ABCEG　11. BCD　12. BCDE
13. ABDF　14. AC　15. ABCD　16. ABCDE
17. ACEF　18. ACD　19. ABCDE　20. ABCD
21. ABCDE　22. ACDE　23. ABD　24. ABCD
25. AD　26. ACD　27. ABCD　28. ABC
29. ABCD　30. ABC　31. ABCD　32. ABC
33. ABC　34. ABCDE　35. ABCDE　36. DE
37. ABC　38. ABCD　39. ABD　40. ABCD
41. ABCD　42. BCDF　43. ACDE　44. ABCD
45. ABD　46. ABC　47. AC　48. ABCD
49. ABC　50. ABD　51. AB　52. ABCD
53. ABCE　54. ABCDE　55. ABCDE　56. ABCDE
57. ABC　58. ABCDE　59. ABCDE　60. ABC
61. ABCD　62. ABC　63. ABCD　64. ABCD
65. ABCD　66. ABCD　67. ABCDE　68. ABCDE
69. ABCD　70. ABCDE　71. BCDE　72. ACE
73. ACDE　74. BDE　75. ABCE　76. ABCDE
77. ABCD　78. ABCDE　79. ABCDE　80. ABC

参考文献

[1] 周三多. 管理原理 [M]. 南京：南京大学出版社，1997.

[2] 张亮，王明旭. 管理学基础 [M]. 北京：人民卫生出版社，2008.

[3] 王悦，熊季霞. 医药人力资源管理 [M]. 北京：科学出版社，2011.

[4] 张成林. 第五项修炼-学习型组织的艺术与实践 [M]. 北京：中信出版社，2009.

[5] 陈小悦. 竞争战略 [M]. 北京：华夏出版社，2005.

[6] 曾中，李晓涛. 企业文化与经营业绩 [M]. 北京：华夏出版社，1997.

[7] 王悦，熊季霞. 医药人力资源管理 [M]. 北京：科学出版社，2011.

[8] 何畏，易家祥. 经济发展理论 [M]. 北京：商务印书馆，1990.

[9] 梁万年. 卫生服务营销管理（第二版） [M]. 北京：人民卫生出版社，2013.

[10] 易利华. 医院精益管理链 [M]. 北京：中国协和医科大学出版社，2014.

[11] 陈险峰，蒋光裕，易利华. 医疗机构医务人员三基训练指南-医院管理 [M]. 南京：东南大学出版社，2005.

[12] 易利华，唐维新. 医院科室管理学 [M]. 北京：人民卫生出版社，2009. 6.

[13] 易利华. 医院管理新论 [M]. 北京：人民卫生出

版社，2001. 5.

［14］易利华. 医院管理创新［M］. 北京：中国协和医科大学出版社，2005. 1.

［15］易利华. 医院战略管理概论［M］. 北京：人民卫生出版社，2014. 5.

［16］唐维新，易利华. 医院服务战略概论［M］. 北京：人民卫生出版社，2003. 9.

［17］易利华. JCI 思维——JCI 认证医院实战手册［M］. 北京：光明日报出版社，2015. 8.

［18］王建安. JCI 评审攻略：100 招提升医院质量与安全［M］. 北京：光明日报出版社，2013. 11.

［19］易利华. 医院精细化管理概论［M］. 北京：人民卫生出版社，2010. 11.

［20］曹建文，刘越泽. 医院管理学（第三版）［M］. 上海：复旦大学出版社，2015. 2.

［21］朱会耕，沈平. 现代医院门诊管理指南［M］. 上海：复旦大学出版社，2014. 1.

［22］董恒进. 医院管理学［M］. 上海：复旦大学出版社，2000. 6.

［23］胡铮. 电子病历系统［M］. 北京：科学出版社，2011. 4.

［24］刘昕. 人力资源管理赢得竞争优势［M］. 北京：中国人民大学出版社，2013. 7.

［25］王宏江，陈振飞. 岗位管理［M］. 北京：中国水利水电出版社，2008. 5.

［26］付亚，许玉林. 绩效考核与绩效管理［M］. 北京：电子工业出版社，2003. 10.

［27］上海国家会计学院. 高级会计实务精讲［M］. 上海：立信会计出版社，2014.

［28］荣惠英. 医院医疗保险管理［M］. 北京：人民卫生出版社，2015. 3.

［29］陈文玲，易利华. 2011 年中国医药卫生体制改革报告［M］. 北京：中国协和医科大学出版

社，2011. 9.

[30] 卫生部医管司，中国医院协会. 二级综合医院评审标准实施细则（2012 年版）[M]. 北京：人民卫生出版社，2012. 1.

[31] 朱士俊. 医院管理学·质量管理分册 [M]. 北京：人民卫生出版社，2011. 9.

[32] 吴永佩，张钧. 医院管理学·药事管理分册 [M]. 北京：人民卫生出版社，2011. 7.

[33] 中华人民共和国卫生部. 医疗机构药事管理规定 [M]. 2011. 1.

[34] 李向东，崔亮. 医学装备管理规范 [M]. 西安：第四军医大学出版社，2013.

[35] 汤黎明，赵海阳. 医院医学工程科技术管理规范 [M]. 南京：南京大学出版社，2008.

[36] 刘晓勤，王树峰. 医院管理学·后勤管理分册 [M]. 北京：人民卫生出版社，2011. 8.

[37] 张鹭鹭，王羽. 医院管理学 [M]. 北京：人民卫生出版社，2015. 8.

[38] 诸葛立荣. 医院后勤院长实用操作手册 [M]. 上海：复旦大学出版社，2014. 8.

[39] 易利华. 论现代医院院长领导力 [M]. 北京：人民卫生出版社，2006. 12.

[40] 肖唐友. 领导软实力 [M]. 广州：广东人民出版社，2015. 5.

[41] 杨思卓. 新领导力 [M]. 北京：北京大学出版社，2015. 5.

[42] 赵实. 卓越领导者 [M]. 北京：机械工业出版社，2013. 1.

[43] 徐中，周政，王俊杰. 领导力如何在组织中成就卓越 [M]. 北京：电子工业出版社，2015. 5.

[44] 刘翀. 跟德鲁克学领导力做卓有成效的管理者 [M]. 北京：中国法制出版社，2014. 8.

[45] 卫生部医疗服务监管司. 医院工作制度与人员岗位职责 [M]. 北京：人民卫生出版社，2010. 9.

后　　记

《县级医院院长手册》在众位编者的辛勤耕作下终于问世了。县级公立医院的改革一直以来是我国医改的重中之重，2015 年 5 月国务院办公厅印发的《关于全面推开县级公立医院综合改革的实施意见》，揭开了全面推进我国县级公立医院综合改革的序幕。县级医院院长作为医院的引领者，迫切需要紧跟医改风向标，提升医院管理水平，提高驾驭发展、创新驱动的本领，带领医院发展建设步入快车道。

为配合国务院办公厅关于新医改要求、国家卫生计生委提升县级医院综合能力建设的相关文件精神，人民卫生出版社组织出版《全国县级医院系列实用手册》，共 27 个分册，面向全国县级医院发行，将在 2016 年上半年出版。无锡市第二人民医院院长易利华教授作为该系列书的副主任委员，并担任其中《县级医院院长手册》的主编，负责整书的编撰工作。

本书分为六个章节，由主编易利华教授统一编撰写作大纲并负责统稿。以下同志参与了本书的编写工作：第一章第一节由易利华、李军、郝爱民负责编写工作；第二节由王丹、赵阳、邢明负责编写工作；第三节由张彤、黄晓光、黄培、郝爱民负责编写工作。

第二章第一节由李拓、瞿甦负责编写工作；第二节由任国琴负责编写工作；第三节由孙彦荣、黄培负责编写工作；第四节由李拓、赵霞负责编写工作；第五节由朱福、姚青岭、易韬负责编写工作；第六节由邵志民、吴限、李霞、丁维瑜负责编写工作；第七节由张彤、王丹、韩兴贵、袁汇亢负责编写工作；第八节由高峰、黄晓光、周莹负责编写工作；第九节由高峰、陈水、过皓负责编写工作；第十节由汪开保、刘剑波、裴泽军、包黎刚、赵霞负责编写工作；第十一节由苏飞、曾坪、郑庆华负责编写工作；第十二节由苏飞、唐正利负责编写工作；第十三节由夏志宏、杨琼、徐珠屏、张彤、卫蕾、陆银春、袁汇亢负责编写工作；第十四节由易利华、赵阳、谈永飞、刘文卫、郝爱民负责编写工作；第十五节由刘承伟、杨红、杨正丽、胡敏敏负责编写工作。

第三章第一节由陆红霞、曲如瑾、李霞负责编写工作；第二节由易利华、陈小维、胡敏敏负责编写工作。

第四章第一节由王丹、瞿甦负责编写工作；第二节由张彤、章更生、刘海英负责编写工作。第三节由张彤、章更生、刘海英负责编写工作。

第五章由易利华、许洪元、赵霞、许心周负责编写工作。

第六章由易利华、李杨等负责编写工作。

最后由主编易利华教授负责统稿和定稿。

迄今为止，国内尚没有一本系统、全面论述县级医院院长的书籍，希望本书能为全国县级医院院长提供实用管理工具与指南，对县级医院院长和医院管理者在从事医院管理的实践中有所帮助和促进。由于水平有限，可能一些观点和论述尚需讨论，不到之处恳请读者、朋友、同行、专家们给予谅解和指正。

易利华

索　　引

Z